U0353810

护理基础规范与临床实践

HULI JICHU GUIFAN YU LINCHUANG SHIJIAN

主编 董先芳 李 琳 王婷婷 朱 君

蒋萍萍 许 会 许崇明

黑龙江科学技术出版社

HEILONGJIANG SCIENCE AND TECHNOLOGY PRESS

图书在版编目（CIP）数据

护理基础规范与临床实践 / 董先芳等主编． -- 哈尔滨：黑龙江科学技术出版社，2024.4
ISBN 978-7-5719-2371-6

Ⅰ．①护… Ⅱ．①董… Ⅲ．①护理学 Ⅳ．①R47

中国国家版本馆CIP数据核字（2024）第069986号

护理基础规范与临床实践
HULI JICHU GUIFAN YU LINCHUANG SHIJIAN

主　　编	董先芳　李　琳　王婷婷　朱　君　蒋萍萍　许　会　许崇明
责任编辑	陈兆红
封面设计	宗　宁
出　　版	黑龙江科学技术出版社
	地址：哈尔滨市南岗区公安街70-2号　邮编：150007
	电话：（0451）53642106　传真：（0451）53642143
	网址：www.lkcbs.cn
发　　行	全国新华书店
印　　刷	黑龙江龙江传媒有限责任公司
开　　本	787 mm×1092 mm　1/16
印　　张	22
字　　数	554千字
版　　次	2024年4月第1版
印　　次	2024年4月第1次印刷
书　　号	ISBN 978-7-5719-2371-6
定　　价	238.00元

编委会

主　编

董先芳　李　琳　王婷婷　朱　君

蒋萍萍　许　会　许崇明

副主编

孙淑虹　刘　苗　武　楠　毕雪梅

赵　莉　郝　秀

编　委（按姓氏笔画排序）

王　莉（新郑市公立人民医院）

王婷婷（邹平市人民医院）

毕雪梅（山东省巨野县章缝镇中心卫生院）

朱　君（日照市中心医院）

刘　苗（淄博市市级机关医院）

许　会（青州市人民医院）

许崇明（新疆医科大学附属肿瘤医院）

孙淑虹（山东省滨州市无棣县海丰街道便民服务中心）

李　琳（枣庄市立医院）

武　楠（泰安市立医院）

赵　莉（聊城市妇幼保健院）

郝　秀（滨州医学院附属医院）

董先芳（山东省公共卫生临床中心）

蒋萍萍（中国人民解放军陆军第八十集团军医院）

前 言
FOREWORD

现代护理学以人为本,以患者为中心,注重知识、尊重科学。随着医学科技的进步与发展,生活水平的提高,人们对医护服务的要求也不断增加,这对护理学的发展而言,是机遇与挑战并存的。现代社会中,护理学作为医学的重要组成部分,其角色和地位更是举足轻重。不论是在医院抢救患者的生命、有效地执行治疗计划,进行专业的生活照顾、人文关怀和心理支持,还是在社区、家庭中对有健康需求的人群进行保健指导、预防疾病,护理学都发挥着越来越重要的作用。且随着社会经济的发展,医学技术的进步,以及人民群众对健康和卫生保健需求的日益增长,人们对护理学的地位有了更新的认识。为此,多位护理学专家在总结其自身临床经验的基础上编写了本书。

本书从临床护理实际工作需求出发,是以提升护理工作者临床护理操作技术、规范临床护理操作流程为核心进行编写的。本书围绕临床科室展开,对临床科室中常见疾病的护理内容进行了论述,简要叙述了疾病的病因、临床表现、辅助检查、诊断与鉴别诊断,而后详细介绍了护理评估、护理诊断、护理措施等内容。书中融入了大量的护理工作者的工作心得,将其科学的护理思维、丰富的临床实践经验融会在一起,不仅内容全面,而且操作性强,是一本适合临床护理工作者、实习护士及护理教学工作者参考的工具书。

在本书编写过程中,编者借鉴了诸多护理学相关的书籍与资料文献,但由于编者编校经验有限,书中难免有错误之处,恳请广大读者见谅,并给予批评指正,以更好地总结经验,达到共同进步的目的。

《护理基础规范与临床实践》编委会

2024 年 1 月

目 录
CONTENTS

第一章

护理操作技术

第一节 无 菌 技 术

无菌技术是医疗护理操作中防止发生感染和交叉感染的一项重要的基本操作,执行无菌技术可以减少和杜绝患者因诊断、治疗和护理所引起的意外感染。因此,医务人员必须加强无菌操作的观念,正确熟练地掌握无菌技术,严密遵守操作规程,以保证患者的安全,防止医源性感染。

一、相关概念

(一)无菌技术
无菌技术是指在医疗、护理操作过程中防止一切微生物侵入人体和防止无菌物品、无菌区域被污染的操作技术。

(二)无菌物品
无菌物品是指经过物理或化学方法灭菌后保持无菌状态的物品。

(三)非无菌区
非无菌区是指未经过灭菌处理或虽经过灭菌处理但又被污染的区域。

二、无菌技术操作原则

(一)环境清洁
操作区域要宽敞,无菌操作前30分钟应通风,停止清扫工作,减少走动,防止尘埃飞扬。

(二)工作人员准备
修剪指甲,洗手,戴好帽子、口罩(4～8小时更换,一次性的少于4小时更换),必要时穿无菌衣,戴无菌手套。

(三)物品妥善保管
(1)无菌物品与非无菌物品应分别放置。

(2)无菌物品须存放在无菌容器或无菌包内。

(3)无菌包外注明物名、时间,按有效期先后安放。

(4)未被污染下保存期为7～14天。

（5）过期或受潮均应重新灭菌。

（四）取无菌物注意事项

（1）面向无菌区域，用无菌钳钳取，手臂须保持在腰部水平以上，注意不可跨越无菌区。

（2）无菌物品一经取出，即使未使用，也不可放回。

（3）未经消毒的用物不可触及无菌物品。

（五）操作时要保持无菌

不可面对无菌区讲话、咳嗽、打喷嚏；若疑有无菌物品被污染，不可使用。

（六）一人一物

一套无菌物品仅供一人使用，防止交叉感染。

三、无菌技术基本操作

无菌技术及操作规程是根据科学原则制定的，任何一个环节都不可违反，每个医务人员都必须遵守，以保证患者的安全。

（一）取用无菌持物钳法

使用无菌持物钳取用和传递无菌物品，以维持无菌物品及无菌区的无菌状态。

1.类别

（1）三叉钳：夹取较重物品，如盆、盒、瓶、罐等，不能夹取细的物品。

（2）卵圆钳：夹取镊、剪、刀、治疗碗及盘等，不能夹取较重物品。

（3）镊子：夹取棉球、棉签、针、注射器等。

2.无菌持物钳（镊）的使用法

（1）无菌持物钳（镊）应浸泡在盛有消毒溶液的无菌广口容器内，液面须超过轴节以上 2～3 cm 或镊子 1/2 处。容器底部应垫无菌纱布，容器口上加盖。每个容器内只能放一把无菌持物钳（图 1-1）。

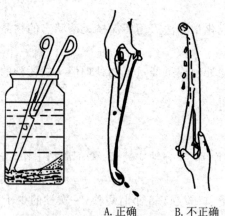

A. 正确　　　　B. 不正确

图 1-1　无菌持物钳（镊）的使用

（2）取放无菌持物钳（镊）时，尖端闭合，不可触及容器口缘及溶液面以上的容器内壁。手指不可触摸浸泡部位。使用时保持尖端向下，不可倒转向上，以免消毒液倒流污染尖端。用后立即放回容器内，并将轴节打开。如取远处无菌物品时，无菌持物钳（镊）应连同容器移至无菌物品旁使用。

（3）无菌持物钳（镊）不能触碰未经灭菌的物品，也不可用于换药或消毒皮肤。如被污染或有可疑污染时，应重新消毒灭菌。

（4）无菌持物钳（镊）及其浸泡容器，每周消毒灭菌1次，并更换消毒溶液及纱布。外科病室每周消毒灭菌2次，手术室、门诊换药室或其他使用较多的部门，应每天消毒灭菌1次。

（5）不能用无菌持物钳夹取油纱布，因黏于钳端的油污可形成保护层，影响消毒液渗透而降低消毒效果。

（二）无菌容器的使用法

无菌容器用以保存无菌物品，使其处于无菌状态以备使用（图1-2）。

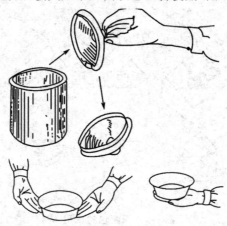

图1-2 无菌容器的使用

（1）取无菌容器内的物品，打开时将盖内面（无菌面）向上置于稳妥处或内面向下拿在手中，手不可触及容器壁的内面，取后即将容器盖盖严，避免容器内无菌物品在空气中暴露过久。

（2）取无菌容器应托住容器底部，手指不可触及容器边缘及内面。

（三）取用无菌溶液法

目的是维持无菌溶液在无菌状态下使用。

1.核对

药名、剂量、浓度和有效期。

2.检查

有无裂缝、瓶盖有无松动、溶液的澄清度和质量。

3.倒用密封瓶溶液法

擦净瓶外灰尘，用启瓶器撬开铝盖，用双手拇指将橡胶塞边缘向上翻起，再用示指和中指套住橡胶塞拉出；先倒出少量溶液冲洗瓶口，倒液时标签朝上，倒后立即将橡胶塞塞好，常规消毒后将塞翻下，记录开瓶日期、时间，有效期24小时。不可将无菌物品或非无菌物品伸入无菌溶液内蘸取或直接接触瓶口倒液，以免污染瓶内的溶液，已倒出的溶液不可再倒回瓶内。

4.倒用烧瓶液法

先检查后解系带，倒液同密封法。

（四）无菌包使用法

目的是保持无菌包内无菌物品的无菌状态，以备使用。

1.包扎法

将物品放在包布中央,最后一角折盖后用化学指示胶带粘贴,封包胶带上可书写记录,或用带包扎"＋"。

2.开包法

(1)三查:名称、日期、化学指示胶带。

(2)撕开粘贴或解开系带,系带卷放在包布边下,先外角,再两角,后内角,注意手不可触及内面,放在事先备好的无菌区域内,将包布按原折痕包起,将带以一字形包扎,记录,24小时有效(图1-3)。

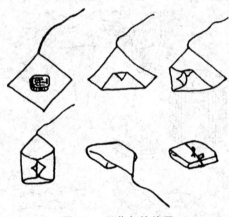

图1-3　无菌包的使用

3.小包打开法

托在手上打开,另一手将包布四角抓住,稳妥地将包内物品放入无菌区域内。

4.一次性无菌物品

注射器或输液条,敷料或导管。

(五)铺无菌盘法

目的是维持无菌物品处于无菌状态,以备使用。

将无菌治疗巾铺在清洁、干燥的治疗盘内,使其内面为无菌区,可放置无菌物品,以供治疗和护理操作使用。有效期限不超过4小时。

(1)无菌治疗巾的折叠法:将双层棉布治疗巾横折2次,再向内对折,将开口边分别向外翻折对齐。

(2)无菌治疗巾的铺法:手持治疗巾两开口外角呈双层展开,由远端向近端铺于治疗盘内。两手捏住治疗巾上层下边两外角向上呈扇形折叠三层,内面向外。

(3)取所需无菌物品放入无菌区内,覆盖上层无菌巾,使上、下层边缘对齐,多余部分向上反折。

(六)戴、脱无菌手套法

佩戴无菌手套的目的是防止患者在手术与治疗过程中受到感染,以及医护人员处理无菌物品过程中确保物品无菌(图1-4)。

(1)洗净擦干双手,核对号码及日期。

(2)打开手套袋,取出滑石粉擦双手。

(3)掀起手套袋开口处,取出手套,对准戴上。

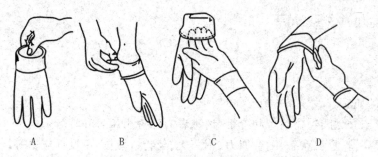

图 1-4　戴脱无菌手套

（4）双手调手套位置，扣套在工作衣袖外面。

（5）脱手套，外面翻转脱下。

（6）注意：①未戴手套的手不可触及手套的外面；②已戴手套的手不可触及未戴手套的手或另一手套内面；③发现手套有破洞立即更换。

（七）取用消毒棉签法

目的是保持无菌棉签处于无菌状态下使用。

1.无菌棉签使用法

（1）检查棉签有效期及包装的完整程度，有破损时不能使用。

（2）左手握棉签棍端，右手捏住塑料包装袋上部，依靠棉棍的支撑向后稍用力撕开前面的包装袋。

（3）将包装袋抽后折盖左手示指，用中指压住。

（4）右手拇指顶出所用棉签并取出。

2.复合碘医用消毒棉签使用法

（1）取复合碘医用消毒棉签 1 包，检查有效期，注明开启时间。

（2）将包内消毒棉签推至包的右下端，并分离 1 根留置于包内左侧。

（3）左手拇、示指持复合碘医用消毒棉签包的窗口缘，右手拇、示指捏住窗翼，揭开窗口。

（4）将窗翼拉向右下方，以左手拇指按压窗翼，固定窗盖。

（5）右手从包的后方将包左上角向后反折，夹于左手示指与中指之间，露出棉签手柄部。

（6）以右手取出棉签。

（7）松开左手拇指和示指，拇指顺势将窗口封好，放回盘内备用。

（王　莉）

第二节　皮下注射

一、目的

（1）注入小剂量药物，适用于不宜口服给药而需在一定时间内发生药效时。

（2）预防接种。

（3）局部供药,如局部麻醉用药。

二、评估

(一)评估患者

（1）双人核对医嘱。

（2）核对患者床号、姓名、住院号和腕带（请患者自己说出床号和姓名）。

（3）评估患者病情、意识状态、配合能力、用药史、药物过敏史、不良反应史等。

（4）向患者解释操作目的和过程,取得患者配合。

（5）查看注射部位皮肤情况（皮肤颜色,有无皮疹、感染）。

（6）协助患者取舒适坐位或卧位。

(二)评估环境

安静整洁,宽敞明亮,必要时遮挡。

三、操作前准备

(一)人员准备

仪表整洁,符合要求。洗手,戴口罩。

(二)按医嘱配制药液

（1）操作台上放置注射盘、纸巾、无菌治疗巾、无菌镊子、2 mL 注射器、医嘱用药液、安尔碘、75％乙醇和无菌棉签。

（2）双人核对药液标签、药名、浓度、剂量、有效期和给药途径。

（3）检查瓶口有无松动,瓶身有无破裂,药液有无浑浊、沉淀、絮状物和变质。

（4）检查注射器、安尔碘、75％乙醇、无菌棉签等,包装无破裂,药液在有效期内。

（5）按正规操作抽吸药液,并贴好标识,置于无菌盘内。

（6）再次核对药液,记录时间并签名。

(三)物品准备

治疗车上层放置无菌盘（内置抽吸好的药液）、治疗盘（安尔碘、75％乙醇）、注射单和快速手消毒剂,以上物品符合要求,均在有效期内。治疗车下层放置生活垃圾桶、医疗废物桶、锐器盒。

四、操作程序

（1）携用物推车至患者床旁,核对床号、姓名、住院号和腕带（请患者自己说出床号和姓名）。

（2）根据注射目的选择注射部位（上臂三角肌下缘、两侧腹壁、后背、股前侧和外侧等）。

（3）常规消毒皮肤,待干。

（4）二次核对患者床号、姓名和药名。

（5）用注射器抽取药液并排尽空气；取干棉签夹,于左手示指与中指之间。

（6）一手绷紧皮肤,另一手持注射器,示指固定针栓,针头斜面向上,与皮肤呈30°～40°（过瘦患者可捏起注射部位皮肤,并减少穿刺角度）快速刺入皮下,深度为针梗的 1/2～2/3；松开紧绷皮肤的手,抽动活塞,如无回血,缓慢推注药液。

（7）注射毕,用无菌干棉签轻压针刺处,快速拔针后按压片刻。

（8）再次核对患者床号、姓名和药名,注射器按要求放置。

(9)协助患者取舒适体位,整理床单位,并告知患者注意事项。

(10)用快速手消毒剂消毒双手,记录时间并签名。

(11)推车回治疗室,按医疗废物处理原则处理用物。

(12)洗手,根据病情书写护理记录单。

五、注意事项

(1)遵医嘱和药品说明书使用药品。

(2)长期注射者应注意更换注射部位。

(3)注射中、注射后观察患者不良反应和用药效果。

(4)注射<1 mL药液时须使用1 mL注射器,以保证注入药液剂量准确无误。

(5)持针时,右手示指固定针栓,但不可接触针梗,以免污染。

(6)针头刺入角度不宜超过45°,以免刺入肌层。

(7)尽量避免应用对皮肤有刺激作用的药物行皮下注射。

(8)若注射胰岛素,须告知患者进食时间。

（王婷婷）

第三节　肌内注射

一、目的

注入药物,适用于不宜或不能口服和静脉注射,且要求比皮下注射更快发生疗效时。

二、评估

(一)评估患者

(1)双人核对医嘱。

(2)核对患者床号、姓名、住院号和腕带(请患者自己说出床号和姓名)。

(3)评估患者病情、治疗情况、意识状态、用药史、药物过敏史、不良反应史、肢体活动能力和合作程度。

(4)向患者解释操作目的和过程,取得患者配合。

(5)查看注射部位皮肤情况(皮肤颜色,有无皮疹、感染和皮肤划痕阳性)。

(6)协助患者取舒适坐位或卧位。

(二)评估环境

安静整洁,宽敞明亮,必要时遮挡。

三、操作前准备

(一)人员准备

仪表整洁,符合要求。洗手,戴口罩。

(二)按医嘱配制药液

(1)操作台:注射盘、无菌盘、2 mL 注射器、5 mL 注射器、医嘱所用药液、安尔碘和无菌棉签。如注射用药为油剂或混悬液,须备较粗针头。

(2)双人核对药物标签、药名、浓度、剂量、有效期和给药途径。

(3)检查瓶口有无松动,瓶身有无破裂,药液有无浑浊、变质。

(4)检查无菌注射器、安尔碘、无菌棉签等,包装无破裂,药液在有效期内。

(5)按正规操作抽吸药液,并贴好标识,置于无菌盘内。

(6)再次核对药液,记录时间并签名。

(三)物品准备

治疗车上层放置无菌盘(内置抽吸好的药液)、安尔碘、注射单、无菌棉签和快速手消毒剂,以上物品符合要求,均在有效期内。治疗车下层放置生活垃圾桶、医疗废物桶、锐器盒。

四、操作程序

(1)携用物推车至患者床旁,核对床号、姓名、住院号和腕带(请患者自己说出床号和姓名)。

(2)协助患者取舒适体位,暴露注射部位,注意保暖,保护患者隐私,必要时可遮挡。

(3)选择注射部位(臀大肌、臀中肌、臀小肌、股外侧和上臂三角肌)。

(4)常规消毒皮肤,待干。

(5)再次核对患者床号、姓名和药名。

(6)用注射器抽取药液并排尽空气,取干棉签,夹于左手示指与中指之间,以一手拇指和示指绷紧局部皮肤,另一手持注射器,中指固定针栓,将针头迅速垂直刺入,深度约为针梗的 2/3。

(7)松开紧绷皮肤的手,抽动活塞。如无回血,缓慢注入药液,同时观察反应。

(8)注射毕,用无菌干棉签轻按进针处,快速拔针,按压片刻。

(9)再次核对患者床号、姓名和药名。

(10)协助患者取舒适体位,整理床单位,注射后观察用药反应。

(11)用快速手消毒剂消毒双手,记录时间并签名。

(12)推车回治疗室,按医疗废物处理原则处理用物。

(13)洗手,根据病情书写护理记录单。

五、常用肌内注射定位方法

(一)臀大肌肌内注射定位法

注射时应避免损伤坐骨神经。

1.十字法

从臀裂顶点向左或右侧画一水平线,然后从髂嵴最高点做一垂线,将一侧臀部被划分为 4 个象限,其外上象限并避开内角为注射区。

2.连线法

从髂前上棘至尾骨做一连线,其外 1/3 处为注射部位。

(二)臀中肌、臀小肌肌内注射定位法

(1)以示指尖和中指尖分别置于髂前上棘和髂嵴下缘处,在髂嵴、示指、中指之间构成一个三角形区域,示指与中指构成的内角为注射部位。

(2)髂前上棘外侧三横指处(以患者手指的宽度为标准)。

(三)股外侧肌肌内注射定位法

在股中段外侧,一般成人可取髋关节下10 cm至膝关节的范围。此处大血管、神经干很少通过,且注射范围广,可供多次注射,尤适用于2岁以下的幼儿。

(四)上臂三角肌肌内注射定位法

取上臂外侧,肩峰下2～3横指处。此处肌肉较薄,只可做小剂量注射。

(五)体位准备

1.卧位

臀部肌内注射时,为使局部肌肉放松,减轻疼痛与不适,可采用以下姿势。

(1)侧卧位:上腿伸直,放松,下腿稍弯曲。

(2)俯卧位:足尖相对,足跟分开,头偏向一侧。

(3)仰卧位:常用于危重和不能翻身的患者,采用臀中肌、臀小肌肌内注射法较为方便。

2.坐位

为门诊患者接受注射时常用体位,可供上臂三角肌或臀部肌内注射时采用。

六、注意事项

(1)遵医嘱和药品说明书使用药品。

(2)药液要现用现配,在有效期内,剂量要准确。选择两种药物同时注射时,应注意配伍禁忌。

(3)注射时应做到两快一慢:进针、拔针快,推注药液慢。

(4)选择合适的注射部位,避免刺伤神经和血管,无回血时方可注射。

(5)注射时切勿将针梗全部刺入,以防针梗从根部衔接处折断。若针头折断,应先稳定患者情绪,并嘱患者保持原位不动,固定局部组织,以防断针移位,同时尽快用无菌血管钳夹住断端取出;如断端全部埋入肌肉,应速请外科医师处理。

(6)对需要长期注射的患者,应交替更换注射部位,并选择细长针头,以避免或减少硬结的产生。如因长期多次注射出现局部硬结时,可采用热敷、理疗等方法予以处理。

(7)2岁以下婴幼儿不宜选用臀大肌注射,因其臀大肌尚未发育好,注射时有损伤坐骨神经的危险,最好选择臀中肌和臀小肌注射。

(许崇明)

第四节　静脉注射

一、目的

(1)所选用药物不宜口服、皮下注射、肌内注射,又需迅速发挥药效时。

(2)注入药物进行某些诊断性检查,如对肝、肾、胆囊等造影时需静脉注入造影剂。

二、评估

(一)评估患者

(1)双人核对医嘱。

(2)核对患者床号、姓名、住院号和腕带(请患者自己说出床号和姓名)。

(3)了解患者病情、意识状态、配合能力、药物过敏史、用药史。

(4)评估患者穿刺部位的皮肤状况、肢体活动能力、静脉充盈度和管壁弹性。选择合适静脉注射的部位,评估药物对血管的影响程度。

(5)向患者解释静脉注射的目的和方法,告知所注射药物的名称,取得患者配合。

(二)评估环境

安静整洁,宽敞明亮。

三、操作前准备

(一)人员准备

仪表整洁,符合要求。洗手,戴口罩。

(二)物品准备

1.操作台

治疗单、静脉注射所用药物和注射器。

2.按要求检查所需用物,符合要求方可使用

(1)双人核对药物名称、浓度、剂量、有效期和给药途径。

(2)检查药物的质量、标签,液体有无沉淀和变色,有无渗漏、浑浊和破损。

(3)检查注射器和无菌棉签的有效期,包装是否紧密无漏气,安尔碘的使用日期是否在有效期内。

3.配制药液

(1)安尔碘棉签消毒药物瓶口,掰开安瓿,瓶帽弃于锐器盒内。

(2)打开注射器,将外包装袋置于生活垃圾桶内,固定针头,回抽针栓,检查注射器,取下针帽置于生活垃圾桶内,抽取安瓿内药液,排气,置于无菌盘内。在注射器上贴上患者床号、姓名、药物名称和用药方法的标签。

(3)再次核对空安瓿和药物的名称、浓度、剂量和用药方法和时间。

4.备用物品

治疗车上层治疗盘内放置一支备用注射器、安尔碘、无菌棉签,无菌盘内放置配好的药液、垫巾。以上物品符合要求,均在有效期内。治疗车下层放置生活垃圾桶、医疗废物桶、锐器盒和含有效氯250 mg/L的消毒液桶。

四、操作程序

(1)携用物推车至患者床旁,核对床号、姓名、住院号和腕带(请患者自己说出床号和姓名)。

(2)向患者说明静脉注射的方法、配合要点、注射药物的作用和不良反应。

(3)协助患者取舒适体位,充分暴露穿刺部位,放垫巾于穿刺部位下方。

(4)在穿刺部位上方5~6 cm处扎压脉带,末端向上,以防污染无菌区。

（5）用安尔碘棉签消毒穿刺部位皮肤，以穿刺点为中心向外螺旋式旋转擦拭，直径＞5 cm。

（6）再次核对患者床号、姓名和药名。

（7）嘱患者握拳，使静脉充盈，左手拇指固定静脉下端皮肤，右手持注射器与皮肤呈 15°～30°自静脉上方或侧方刺入，见回血可再沿静脉进针少许。

（8）保留静脉通路者，用安尔碘棉签消毒其静脉注射部位三通接口，以接口处为中心向外螺旋式旋转擦拭。

（9）静脉注射过程中，观察局部组织有无肿胀，严防药液渗漏，如出现渗漏立即拔出针头，按压局部，另行穿刺。

（10）拔针后，指导患者按压穿刺点 3 分钟，勿揉，凝血功能差的患者适当延长按压时间。

（11）再次核对患者床号、姓名和药名。

（12）将压脉带与输液垫巾对折取出，输液垫巾置于生活垃圾桶内，压脉带放于含有效氯 250 mg/L 的消毒液桶中。整理患者衣物和床单位，观察有无不良反应，并向患者讲明注射后注意事项。用快速手消毒剂消毒双手，推车回治疗室，按医疗废物处理原则整理用物。

（13）洗手，在治疗单上签名并记录时间。按护理级别书写护理记录单。

五、注意事项

（1）严格执行查对制度，须双人核对医嘱。

（2）严格遵守无菌操作原则。

（3）了解注射目的、药物对血管的影响程度、给药途径、给药时间和药物过敏史。

（4）选择粗直、弹性好、易固定的静脉，避开关节和静脉瓣。常用的穿刺静脉为肘部浅静脉，如贵要静脉、肘正中静脉、头静脉。小儿多采用头皮静脉。

（5）根据患者年龄、病情和药物性质掌握注入药物的速度，并随时听取患者主诉，观察病情变化。必要时使用微量注射泵。

（6）对需要长期注射的患者，应有计划地由小到大、由远心端到近心端选择静脉。

（7）根据药物特性和患者肝、肾或心脏功能，采用合适的注射速度。随时听取患者主诉，观察体征和病情变化。

（孙淑虹）

第五节　导　尿　术

一、目的

（1）为尿潴留患者解除痛苦；使尿失禁患者保持会阴清洁干燥。

（2）收集无菌尿标本，做细菌培养。

（3）避免盆腔手术时误伤膀胱，为危重、休克患者正确记录尿量，测尿比重提供依据。

（4）检查膀胱功能，测膀胱容量、压力及残余尿量。

（5）鉴别尿闭和尿潴留，以明确肾功能不全或排尿功能障碍。

(6)诊断及治疗膀胱和尿道的疾病,如进行膀胱造影或对膀胱肿瘤患者进行化疗等。

二、准备

(一)物品准备

治疗盘内:橡皮圈一个,别针一枚,备皮用物一套,一次性无菌导尿包一套(治疗碗两个、弯盘、双腔气囊导尿管根据年龄选不同型号尿管,弯血管钳一把、镊子一把、小药杯内置棉球若干个,液状石蜡棉球瓶一个,洞巾一块)。弯盘一个,一次性手套一双,治疗碗一个(内盛棉球若干个),弯血管钳一把、镊子两把、无菌手套一双,常用消毒溶液:0.1%苯扎溴铵(新洁尔灭)、0.1%氯己定等,无菌持物钳及容器一套,男患者导尿另备无菌纱布两块。

治疗盘外:小橡胶单和治疗巾一套(或一次性治疗巾),便盆及便盆巾。

(二)患者、护理人员及环境准备

使患者了解导尿目的、方法、注意事项及配合要点。取仰卧屈膝位,调整情绪,指导或协助患者清洗外阴,备便盆。护理人员应衣帽整齐,修剪指甲,洗手,戴口罩。环境安静、整洁、光线、温湿度适宜,关闭门窗,备屏风或隔帘。

三、评估

(1)评估患者病情、治疗情况、意识、心理状态及合作度。

(2)评估患者排尿功能异常的程度,膀胱充盈度及会阴部皮肤、黏膜的完整性。

(3)向患者解释导尿的目的、方法、注意事项及配合要点。

四、操作步骤

将用物推至患者处,核对患者床号、姓名,向患者解释导尿的目的、方法、注意事项及配合要点。消除患者紧张和窘迫的心理,以取得合作:①用屏风或隔帘遮挡患者,保护患者的隐私,使患者精神放松。②帮助患者清洗外阴部,减少逆行尿路感染的机会。③检查导尿包的日期,是否严密干燥,确保物品无菌性,防止尿路感染。④根据男女性尿道解剖特点执行不同的导尿术。

(一)男性患者导尿术操作步骤

(1)操作者位于患者右侧,帮助患者取仰卧屈膝位,脱去对侧裤腿,盖在近侧腿上,对侧下肢和上身用盖被盖好,两腿略外展,暴露外阴部。

(2)将一次性橡胶单和治疗巾垫于患者臀下,弯盘放于患者臀部,治疗碗内盛棉球若干个。

(3)左手戴手套,用纱布裹住阴茎前1/3,将阴茎提起,另一手持镊子夹消毒棉球按顺序消毒阴茎后2/3部－阴阜－阴囊暴露面。

(4)用无菌纱布包裹消毒过的阴茎后2/3部－阴阜－阴囊暴露面,消毒阴茎前1/3,并将包皮向后推,换另一把镊子夹消毒棉球消毒尿道口,向外螺旋式擦拭龟头－冠状沟－尿道口数次,包皮和冠状沟易藏污,应彻底消毒,预防感染。污棉球置于弯盘内移至床尾。

(5)在患者两腿间打开无菌导尿包,用持物钳夹浸消毒液的棉球于药杯内。

(6)戴无菌手套,铺洞巾,使洞巾与包布内面形成无菌区域。嘱患者勿移动肢体保持体位,以免污染无菌区。

(7)按操作顺序排列好用物,用镊子取液状石蜡棉球,润滑导尿管前端。

(8)左手用纱布裹住阴茎并提起,使之与腹壁呈60°,使耻骨前弯消失,便于插管。将包皮向后推,右手用镊子夹取浸消毒液的棉球,按顺序消毒尿道口、螺旋消毒龟头、冠状沟、尿道口数遍,每个棉球只可用一次,禁止重复使用,确保消毒部位不受污染,污棉球置于弯盘内,右手将弯盘移至靠近床尾无菌区域边沿,便于操作。

(9)左手固定阴茎,右手将治疗碗置于洞巾口旁,男性尿道长而且又有三个狭窄处,当插管受阻时,应稍停片刻嘱患者深呼吸,减轻尿道括约肌紧张,再徐徐插入导尿管,切忌用力过猛而损伤尿道。

(10)用另一只血管钳夹持导尿管前端,对准尿道口轻轻插入 20～22 cm,见尿液流出后,再插入约 2 cm,将尿液引流入治疗碗(第一次放尿不超过 1 000 mL,防止大量放尿,腹腔内压力急剧下降,血液大量滞留腹腔血管内,血压下降虚脱及膀胱内压突然降低,导致膀胱黏膜急剧充血,发生血尿)。

(11)治疗碗内尿液盛 2/3 满后,可用血管钳夹住导尿管末端,将尿液导入便器内,再打开导尿管继续放尿。注意询问患者的感觉,观察患者的反应。

(12)导尿毕,夹住导尿管末端,轻轻拔出导尿管,避免损伤尿道黏膜。撤下洞巾,擦净外阴,脱去手套置弯盘内,撤出臀部一次性橡胶单和治疗巾置治疗车下层。协助患者穿好裤子,整理床单位。

(13)整理用物。

(14)洗手,记录。

(二)女性患者导尿术操作步骤

(1)操作者位于患者右侧,帮助患者取仰卧屈膝位,脱去对侧裤腿,盖在近侧腿上,对侧下肢和上身用盖被盖好,两腿略外展,暴露外阴部。

(2)将一次性橡胶单和治疗巾垫于患者臀下,弯盘放于患者臀部,治疗碗内盛棉球若干个。

(3)左手戴手套,右手持血管钳夹取消毒棉球做外阴初步消毒,按由外向内,自上而下,依次消毒阴阜、两侧大阴唇。

(4)左手分开大阴唇,换另一把镊子按顺序消毒大小阴唇之间-小阴唇-尿道口-自尿道口至肛门,减少逆行感染的机会。污棉球置于弯盘内,消毒完毕,脱下手套置于治疗碗内,污物放置治疗车下层。

(5)在患者两腿间打开无菌导尿包,用持物钳夹浸消毒液的棉球于药杯内。

(6)戴无菌手套,铺洞巾,使洞巾与包布内面形成无菌区域。嘱患者勿移动肢体保持体位,以免污染无菌区。

(7)按操作顺序排列好用物,用镊子取液状石蜡棉球,润滑导尿管前端。

(8)左手拇指、示指分开并固定小阴唇,右手持弯持物钳夹取消毒棉球,按由内向外,自上而下顺序消毒尿道口、两侧小阴唇、尿道口,尿道口处要重复消毒一次,污棉球及弯血管钳置于弯盘内,右手将弯盘移至靠近床尾无菌区域边沿,便于操作。

(9)右手将无菌治疗碗移至洞巾旁,嘱患者张口呼吸,用另一只弯血管钳夹持导尿管对准导尿口轻轻插入尿道 4～6 cm,见尿液后再插入 1～2 cm。

(10)左手松开小阴唇,下移固定导尿管,将尿液引入治疗碗。注意询问患者的感觉,观察患者的反应。

(11)导尿毕,夹住导管末端,轻轻拔出导尿管,避免损伤尿道黏膜。撤下洞巾,擦净外阴,脱去手套置弯盘内,撤出臀部一次性橡胶单和治疗巾置治疗车下层。协助患者穿好裤子,整理床单位。

(12)整理用物。

(13)洗手,记录。

五、注意事项

(1)向患者及其家属解释留置导尿管的目的和护理方法,使其认识到预防泌尿道感染的重要性,并主动参与护理。

(2)保持引流通畅,避免导尿管扭曲堵塞,造成引流不畅。

(3)防止泌尿系统逆行感染。

(4)患者每天摄入足够的液体,每天尿量维持在 2 000 mL 以上,达到自然冲洗尿路的目的,以减少尿路感染和结石的发生。

(5)保持尿道口清洁,女患者用消毒棉球擦拭外阴及尿道口,如分泌物过多,可用 0.02% 高锰酸钾溶液冲洗,再用消毒棉球擦拭外阴及尿道口。男患者用消毒棉球擦拭尿道口、阴茎头及包皮,1~2 次/天。

(6)每周定时更换集尿袋 1 次,定时排空集尿袋,并记录尿量。

(7)每月定时更换导尿管 1 次。

(8)采用间歇性夹管方式,训练膀胱反射功能。关闭导尿管,每 4 小时开放 1 次,使膀胱定时充盈和排空,促进膀胱功能的恢复。

(9)离床活动时,应用胶布将导尿管远端固定在大腿上,集尿袋不得超过膀胱高度,防止尿液逆流。

(10)协助患者更换体位,倾听患者主诉,并观察尿液性状、颜色和量,尿常规每周检查一次,若发现尿液混浊、沉淀、有结晶,应做膀胱冲洗。

(郝　秀)

第二章

肝病科护理

第一节 肝 硬 化

肝硬化是一种或多种病因长期或反复作用造成的弥漫性肝脏损害。病理组织学上有广泛的肝细胞变性、坏死，纤维组织弥漫性增生，并有再生小结节形成，正常肝小叶结构和血管解剖的破坏，导致肝脏逐渐变形，变硬而形成肝硬化。临床上早期可无症状，后期可出现肝功能减退，门脉高压和各系统受累的各种表现。

肝硬化原因很多。国内以病毒性肝炎最为常见。本节着重介绍病毒性肝炎肝硬化的发生机制，病理学特点，临床表现，诊断治疗。

一、发病机制

近年来随着分子生物学及细胞生物学的深入发展，有关肝硬化发病机制的研究不断加深。然而，HBV、HCV 和 HBV/HDV 感染人体后导致肝硬化的机制却远远没有阐明。根据现有研究，可能与下列因素有关。

(一)病毒抗原持续存在

病毒性肝炎，若病毒及时清除，病情就会稳定，不致进展为肝硬化；如果病毒持续或反复复制，病情持续或反复活动，发生肝硬化的可能性极大。众所周知，HBV 在肝细胞内复制并不损伤肝细胞，只有人体对侵入的 HBV 发生免疫反应时才出现肝脏病变。因此，人体感染 HBV 后，肝损伤是否发生及其类型，并非单独由病毒本身所致，而是由病毒、宿主及其相互作用决定的。

1.病毒的作用

感染嗜肝病毒后是否发生慢性化，进而发展为肝硬化，主要与下列因素有关。

(1)病毒类型：已知 HAV、HEV 感染极少慢性化，HBV、HCV 或 HBV/HDV 感染与肝硬化关系密切。

(2)感染类型：急性 HBV 感染大多痊愈，大约 10% 进展为慢性，约 3% 呈进行性。HBeAg阳性的慢性肝炎较易发生肝硬化，第 5 年时至少有 15% 发生肝硬化，以后每年以 2% 的频率递增；除非发生 HbeAg/抗-HBe 自发性血清转换，即抗-HBe 持续阳性，HBV DNA 持续阴性。抗-HBe阳性的肝炎，如果 HBV DNA 高水平持续阳性，证实为前 C 区基因突变株感染者，与肝硬化关系更密切。值得注意的是儿童慢性 HBV 感染者一旦出现症状,其中 80% 肝脏组织学有明显改变,半数为慢性肝炎,半数为肝硬化。在亚洲国家,HCV 感染为肝硬化的第二大病因,急性 HCV 感染约 80% 转变为慢性,20%～25% 成为肝硬化。肝硬化出现时间早者丙肝发病后 4 个月～1 年,多数出现于第 2～4 年。

(3)病毒水平:单一病毒株感染时,病毒高水平持续和反复复制是影响病情发展为肝硬化的极重要因素,如 HBV 感染,无论何种类型,HBVDNA 持续或反复高水平阳性者发生肝硬化的可能性极大。

(4)重叠感染:HBV、HCV、HDV 感染均容易慢性化,如果三者出现二重甚至三重感染或合并 HIV 感染均可促使病情活动,加剧发展为肝硬化的倾向。HBV/HDV 同时感染者大多痊愈,2.4% 左右发展为慢性肝病;HBV/HDV 重叠感染者 90% 慢性化,60% 以上可发展为慢性肝病或肝硬化。

(5)病毒基因型:HBV 基因具有高度异质性,似乎没有遗传学上完全一致的两种病毒分离物。HBV 感染可引起不同临床类型的乙型肝炎,例如,急性自限性乙型肝炎多为 HBV 野生株感染,而前 C 区基因突变株感染常导致重症乙肝、慢性重度肝炎和肝硬化。HBV 的基因型可能与 HBV 所致疾病谱有关。但临床上也不乏相同变异株(特殊基因型)引起完全不同临床表现者。HBV 基因型是决定临床疾病谱的影响因素,但不是决定因素。

2.宿主免疫功能

临床上 HBV 感染后,在爆发性肝衰竭时,HBV 复制水平可能低下,而肝损害较轻的慢性无症状 HBV 携带者中,其 HBV DNA 水平可能很高。HBV 感染后,决定事态发展和演变的主要因素可能是宿主的免疫反应,宿主免疫功能正常,病毒及时清除,肝损伤不致慢性化,肝硬化也不会发生。反之亦然。病毒不能及时、有效、永久清除的宿主主要因素:①细胞毒性 T 淋巴细胞(CTL)功能低下。②肝细胞 HLA 异常表达。③IFN 生成缺陷。④NK 细胞活性降低。⑤抗病毒抗体生成不足。

3.自身免疫反应

自身免疫性肝炎(AIH)和原发性胆汁性肝硬化(PBC)均属典型自身免疫性疾病,具有高度肝硬化倾向;慢性丙肝与 AIH 的表现有许多重叠,有时甚至泾渭难分,而 HCV 所致慢性肝炎的临床表现,血清学及其结局与 AIH 有许多相近相似之处,甚至有时 HCV 感染可作为 AIH 的始动因素;HAV 感染之所以不容易慢性化,是因为 HAV 感染是病毒对肝细胞直接损害而不是一种免疫反应过程,一旦 HAV 启动自身免疫反应也同样可发生 AIH;至于酒精性肝病,血吸虫肝病和药物性肝病的发生,自身免疫反应均可起到举足轻重的作用,因而自身免疫反应是促使感染者的病情活动及肝硬化发生发展的重要影响因素。

肝脏含有两种特异性抗原,即肝特异性脂蛋白(LSP)和肝细胞膜抗原(LMAg),二者均可刺激机体产生相应的抗体,抗-LSP 和 LMA。后二者虽然主要见于 AIH,但在 HBsAg 阳性慢性肝病中也可检出,尤其是抗-LSP。它们不仅对肝细胞有直接损害作用,而且可通过 T 细胞介导的免疫反应和介导抗体依赖性淋巴细胞毒作用(ADCC)导致肝细胞损伤。

(二)肝内胶原纤维合成与降解失衡

肝纤维化是多种慢性肝病共有的组织学变化,既是慢性肝病向肝硬化发展的必经之路,又贯穿于肝硬化始终。

肝纤维化是由于细胞外基质(extracellular matrix,ECM)合成和降解比例失衡所致。该过程由肝细胞损伤启动,炎症反应使之持续存在,多种细胞因子、介导的细胞间相互作用激活星状细胞(HSC),后者是生成 ECM 的主要细胞;库普弗细胞功能受抑,胶原酶合成与分泌减少,在肝纤维化形成中起辅助作用。

1.细胞因子与 ECM 合成

各种细胞因子(包括单核因子和淋巴因子)及各种生长因子,是以往所谓胶原刺激因子和调节因子。对肝纤维化影响最大的是 TGFβ、IL-1 和 TNF。这些因子既由肝炎病毒刺激,激活单核巨噬细胞系统(包括库普弗细胞)和淋巴细胞所释放,也由肝细胞损伤刺激内皮细胞、库普弗细胞、血小板、肝细胞和肌成纤维细胞而分泌;它们既参与病毒清除和肝细胞损伤,也激活 HSC、成纤维细胞和肝细胞,使之合成、分泌 ECM,抑制库普弗细胞合成分泌胶原酶,对抗 HGF,阻止、延缓肝细胞再生,参与肝硬化形成。

(1)TGF-β_1:是启动和调控肝脏胶原代谢的主要因子,由淋巴细胞、单核巨噬细胞、内皮细胞、血小板和肝细胞等合成。它在肝纤维化形成中的作用表现在:①激活 HSC,诱导成纤维细胞的增殖。②促进 HSC,成纤维细胞、肝细胞等合成、分泌 ECM。③调节各种细胞连接蛋白受体的表达及其与 ECM 的结合。④抑制 ECM 的降解。⑤促进 HSC 和肝细胞自分泌大量 TGF-β_1,构成局部正反馈循环。肝纤维化时,TGF-β_1 mRNA 水平显著升高,与胶原蛋白 mRNA 水平呈正相关。临床上,TGF-β_1 明显升高的同时,总是伴随胶原、非胶原糖蛋白和蛋白多糖的增加。

(2)IL-1:主要由单核巨噬细胞产生,从基因水平上调节胶原蛋白的合成,激活并促使 HSC 和成纤维细胞增殖,促进 ECM 合成和分泌。

(3)TNF:是机体免疫反应导致组织损伤的重要细胞因子,在肝纤维化过程中,不仅激活各种免疫细胞,促使其释放细胞因子,而且促进 HSC 和成纤维细胞增殖及合成、分泌胶原蛋白。慢性肝病时,侵入肝脏的单核巨噬细胞产生大量 TNFα,其水平与肝脏病变的活动程度相关,而且 TNFα 着色的单核细胞主要集中于门管区,该区域正是肝纤维化形成的好发部位之一。

2.参与 ECM 合成的细胞

HSC 是正常肝脏及肝脏纤维化时的主要产胶原细胞,库普弗细胞与肝纤维化过程关系极为密切。

HSC 位于 Disse 间隙,嵌入相邻细胞之间的隐窝中,树状胞质突起环绕肝窦内皮细胞边缘。类似其他组织的血管周细胞。在正常肝脏,HSC 分裂活性低下,HSC 指数为 $3.6\sim6.0$(HSC/100 个肝细胞之比),主要功能是贮存脂肪和维生素 A,并以旁分泌形式分泌 HGF,促进肝细胞再生。HSC 可被库普弗细胞等多种非实质细胞分泌的 TNFβ 等细胞因子激活,也可被病变肝细胞激活。

活化的 HSC 几乎丧失全部原有功能,表现全新的生物特性:①表达 ECM 基因,合成大量病理性 ECM,如胶原、蛋白多糖及各种非胶原糖蛋白;②表达许多细胞因子和生长因子,如 TGFβ、TGFα、FGF、单核细胞趋化肽 1(MCP-1)、内皮素 1(ET-1)、胰岛素样生长因子 1(1GF-1)等,其中 TGFβ 的分泌释放,可促使 HSC 周而复始地繁殖;③分泌金属蛋白组织抑制物(TIMP-1),TIMP 能与激活的基质金属蛋白酶(MMP)发生可逆性结合而抑制其降解 ECM 的活性。HSC 的活化是启动肝纤维化过程的关键环节。

库普弗细胞与肝纤维化过程关系极为密切。在肝纤维化启动阶段,库普弗细胞在受到刺激后,释放大量细胞因子,如 TGF-α、TGF-β、TNF-α、血小板衍生的生长因子(PDGF)、IL-1 等均可激活 HSC,同时这些毒性细胞因子、氧自由基和蛋白酶又可直接造成肝细胞损害,后者进而激活

HSC,启动肝纤维化。但是,库普弗细胞又可能是肝内唯一既不分泌 ECM 又合成分泌胶原酶的细胞。遗憾的是至肝硬化形成之后,无论何种肝硬化,尽管库普弗细胞的形态没有明显改变,但其数量却显著减少而且库普弗细胞释放的胶原酶还受到 HSC 分泌的 TIMP-1 的抑制,TGFβ_1 对 ECM 的降解也有很强抑制作用。结果,肝脏胶原代谢总是合成大于降解,促使肝纤维化向不可逆性方向发展,最终形成肝硬化。

3.肝细胞再生不良

肝细胞再生不良是肝硬化的重要组织学特征。有研究证实,正常鼠在肝部分切除之后,肝脏酮体生成迅速增加,而肝硬化鼠则无明显改变,说明肝硬化时存在肝细胞再生迟缓。肝细胞再生迟缓是肝硬化发生发展的重要组成部分,其确切机制尚不清楚,可能与下列因素有关。

(1)营养缺乏:肝硬化患者大多有显著营养不良,机体内部存在严重能量代谢障碍,不能为肝细胞再生提供必需的原料和足够的能量。如氨基酸代谢不平衡、有氧代谢障碍、维生素和微量元素的缺乏和失衡均不利于肝细胞再生。

(2)血液循环障碍:肝硬化时不仅有显著全身及门脉血液循环障碍,门-体分流、血栓形成及 Disse 间隙胶原化和肝窦毛细血管化所致的肝内弥散滤过屏障的形成,都将严重破坏局部微环境,影响肝细胞再生。

(3)促肝细胞生长因子和抑肝细胞生长因子比例失衡:肝损伤之后肝脏的修复是肝细胞再生为主还是胶原沉积为主,关键取决于两大系列因子之间的平衡。其中,最为重要的是肝细胞生长因子(HGF)和 TGFβ 之间的平衡。已如前述,HGF 的主要来源是 HSC。在慢性肝病时,HSC 转变为肌成纤维细胞,此时,不仅表达 HGF mRNA 的能力丧失,不再释放 HGF,相反,表达 TGFβ mRNA 增加,大量释放 TGFβ。后者不仅消除了 HGF 对肝细胞的促有丝分裂作用,而且诱导 HSC 及肝细胞生成大量 ECM,促进胶原沉积,抑制胶原降解,形成肝纤维化、肝硬化。

二、并发症

(一)上消化道出血

上消化道出血最常见,多突然发生大量呕血或黑粪,常引起出血性休克或诱发肝性脑病,病死率很高。出血病因除食管胃底静脉曲张破裂外,部分为并发急性胃黏膜糜烂或消化性溃疡所致。

(二)肝性脑病

肝性脑病是本病最为严重的并发症,亦是最常见的死亡原因。

(三)感染

肝硬化患者抵抗力低下,常并发细菌感染,如肺炎、胆道感染、大肠埃希菌败血症和自发性腹膜炎等。自发性腹膜炎的致病菌多为革兰阴性杆菌,一般起病较急,表现为腹痛、腹水迅速增长,严重者出现中毒性休克,起病缓慢者多有低热、腹胀或腹水持续不减;体检发现轻重不等的全腹压痛和腹膜刺激征;腹水常规检验白细胞数增加,以中性粒细胞为主,腹水培养常有细菌生长。

(四)肝肾综合征

失代偿期肝硬化出现大量腹水时,由于有效循环血容量不足等因素,可发生功能性肾衰竭,又称肝肾综合征。其特征为自发性少尿或无尿、氮质血症、稀释性低钠血症和低尿钠,但肾却无重要病理改变。引起功能性肾衰竭的关键环节是肾血管收缩,导致肾皮质血流量和肾小球滤过率持续降低。

（五）原发性肝癌

并发原发性肝癌者多在大结节性或大小结节混合性肝硬化基础上发生。如患者短期内出现肝迅速增大、持续性肝区疼痛、肝表面发现肿块或腹水呈血性等，应怀疑并发原发性肝癌，应做进一步检查。

（六）电解质和酸碱平衡紊乱

肝硬化患者在腹水出现前已有电解质紊乱，在出现腹水和并发症后，紊乱更趋明显，常见的如下。①低钠血症：长期钠摄入不足（原发性低钠）、长期利尿或大量放腹水导致钠丢失、抗利尿激素增多致水潴留超过钠潴留（稀释性低钠）。②低钾低氯血症与代谢性碱中毒：摄入不足、呕吐腹泻、长期应用利尿剂或高渗葡萄糖液、继发性醛固酮增多等，均可促使或加重血钾和血氯降低；低钾低氯血症可导致代谢性碱中毒，并诱发肝性脑病。

（七）门静脉血栓形成

约 10% 结节性肝硬化可并发门静脉血栓形成。血栓形成与门静脉梗阻时门静脉内血流缓慢、门静脉硬化、门静脉内膜炎等因素有关。如血栓缓慢形成，局限于肝外门静脉，且有机化或侧支循环丰富，则可无明显临床症状。如突然产生完全梗阻，可出现剧烈腹痛、腹胀、便血呕血、休克等。此外，脾脏常迅速增大，腹水加速形成，并常诱发肝性脑病。

三、诊断和鉴别诊断

（一）诊断

主要根据：①有病毒性肝炎病史。②有肝功能减退和门脉高压的临床表现。③肝脏质地坚硬有结节感。④肝功能试验常有阳性发现。⑤肝活体组织检查见假小叶形成。

失代偿期患者有明显上述临床表现及肝功能异常，诊断并不困难，但在代偿期诊断常不容易。因此，对长期迁延不愈的肝炎患者、原因未明的肝脾大等，应随访观察，密切注意肝大小和质地，及肝功能试验的变化，必要时进行肝穿刺活组织病理检查。再对肝硬化程度做出分级，目前临床应用最广泛的是 Child-Pugh 分级，见表 2-1。

表 2-1　Child-Pugh 分级

依据	1 分	2 分	3 分
肝性脑病	无	Ⅰ～Ⅱ度	Ⅲ～Ⅳ度
腹水	无	易消除	顽固
胆红素（μmol/L）	＜34	35～50	＞51
清蛋白（g/L）	＞35	28～34	＜28
凝血酶原时间（s）	＜14	14～18	＞18

注：5～8 分为 A 级，9～11 分为 B 级，12～15 分为 C 级。

（二）鉴别诊断

1.与表现为肝大的疾病鉴别

主要有慢性肝炎、原发性肝癌、华支睾吸虫病、肝包虫病、某些累及肝的代谢疾病和血液病等。

2.与引起腹水和腹部胀大的疾病鉴别

如结核性腹膜炎、缩窄性心包炎、慢性肾炎、腹腔内肿瘤和巨大卵巢囊肿等。

3.与肝硬化并发症的鉴别

(1)上消化道出血:应与消化性溃疡、糜烂出血胃炎、胃癌等鉴别。

(2)肝性脑病:应与低血糖、尿毒症、糖尿病酮症酸中毒等鉴别。

(3)功能性肾衰竭:应与慢性肾炎、急性肾小管坏死等鉴别。

四、预后

取决于患者的营养状况、有无腹水、有无肝性脑病、血清胆红素高低、清蛋白水平,以及凝血酶原时间 Child-Pugh C 级者预后很差。还与病因、年龄和性别有关。一般说来,病毒性肝炎引起的肝硬化预后较差;年龄大者,男性预后较差,肝性脑病、合并食管静脉大出血、严重感染等则病情危急,预后极差。

五、治疗

传统的观点认为,人的肝脏一旦发生纤维化或硬化后,就不可能发生逆转。现在仍认为肝硬化无非常特效的治疗手段,应对不同的患者采取个体化综合积极治疗措施,一些患者可逆转至正常。治疗的关键在于早期诊断,有明确病因者首先应针对病因治疗,如酒精性肝硬化者必须戒酒,代偿期乙型及丙型肝炎肝硬化可行抗病毒治疗。而对肝硬化失代偿期患者主要是对症治疗,以改善肝功能和及时处理并发症为主。

(一)一般治疗

1.休息

肝硬化代偿期或无症状患者,可参加一般轻工作,以不疲劳为度。但失代偿期或有并发症者,则需绝对卧床休息,以减少机体在功能上对肝脏的要求,使肝细胞有机会修复和再生。

2.饮食

以高热量、高蛋白质、维生素丰富而易消化的食物为宜,切忌进食损害肝脏的饮食(如酒、亚硝酸盐含量高的泡菜及过期变质食物等)。热量供给应根据患者体重、食欲和病情而定,一般 10 460 kJ/d。高蛋白饮食可促进肝细胞再生,每天应给予 100 g 左右,以植物蛋白(如豆奶)较为理想。如肝功能显著减退或有肝性脑病先兆,蛋白质摄入量应严格限制。脂肪尤其是动物脂肪不宜摄入过多,但过分限制会影响食欲及脂溶性维生素的吸收,故每天摄入以不超过 30～50 g 为宜。有腹水者应予少钠盐或低钠盐饮食。有食管胃底静脉曲张者应避免进食坚硬、粗糙食物。

3.支持治疗

失代偿期患者进食甚少或不能进食,需纠正贫血、纠正低蛋白血症(纠正白蛋白/球蛋白比值)和纠正凝血机制障碍。例如,可静脉滴注葡萄糖胰岛素氯化钾(GIK)液(即葡萄糖 100～200 g,胰岛素 10～20 U,10%KCl 10～20 mL)以增加肝糖原的贮备,给予高浓度(25%～40%)支链氨基酸以提高能量,并增加蛋白质的合成。严重贫血者可间断少量多次输入新鲜血,使血红蛋白提高到 100 g/L 以上;低蛋白血症者可酌情输注人血白蛋白;凝血机制严重障碍者可肌内注射维生素 K_3 20 mg/d,或凝血酶原时间延长的用维生素 K_1 150 mg/d 静脉滴注,间断输注新鲜血浆,或应用氨甲环酸使凝血酶原时间达 60% 以上。

(二)保肝药物治疗

保肝药物一般指能清除氧自由基,减少对肝细胞的损害,促进肝细胞稳定性及肝功能好转的药物。由于几乎所有的药物都需经肝脏代谢,过多地应用药物反而会增加肝脏的负担。所以,在无症状的肝硬化患者,正确的策略是"不乱用药,少用药,只用必要的药"。

根据具体病情可选用促肝细胞生长素、甘利欣、还原型谷胱甘肽等1～2种保肝药物。其中,促肝细胞生长素120～180 mg/d,静脉滴注;甘利欣150 mg/d,静脉滴注;还原型谷胱甘肽1 200 mg/d,静脉注射,疗程均为2～4周。亦可选用口服护肝药,如水飞蓟宾、磷脂酰胆碱等。此外,熊去氧胆酸口服,12～15 mg/(kg·d),可减轻胆盐毒性,减轻 T 细胞毒作用,抑制免疫球蛋白和细胞因子,保护肝细胞,现主要用于原发性胆汁性肝硬化患者。由于肝硬化患者常伴有维生素缺乏,故亦可适当补充 B 族维生素、维生素 C、维生素 E 及叶酸等,有黄疸者若加用脂溶性维生素 A、维生素 D、维生素 K 等则效果更佳。

(三)抗纤维化治疗

肝纤维化是肝硬化的必经中间环节和重要组成部分。研究发现,针对肝硬化病因的治疗在减轻肝细胞坏死和炎症的同时,纤维化往往可消减。此外,近年来对肝纤维化发病机制的认识带动了肝纤维化治疗研究的发展。及时有效的抗纤维化治疗可使肝纤维化停止或延缓发展,肝硬化得以改善。

1.病因治疗

针对原发病的病因治疗是抗肝纤维化治疗的最主要的有效手段。

(1)干扰素:干扰素 α 治疗慢性丙型肝炎的随访结果表明,治疗临床显效(血清 HCV RNA 转阴、肝功复常)者,肝纤维化改善达70%,有效及无效者无变化,对照组有40%病例进一步恶化。杜心芳等报道,小剂量干扰素应用不良反应轻微,治疗慢性乙型肝炎、慢性乙型肝炎肝纤维化(chronic hepatitis B liver fibrosis,CHBLF)有一定效果。临床随访研究表明,在产生持续病毒学应答的丙型肝炎患者,其肝组织纤维化可以减轻。

(2)拉米夫定:拉米夫定能有效抑制 HBV DNA 的复制,并在部分患者获 HBeAg 血清转换,治疗1年后肝组织纤维化有不同程度的减轻或延缓其进程,若治疗更长时间甚至可以使已形成的肝硬化也逆转,但 Y MDD 变异及所致的耐药性限制了它的长期应用。

(3)单磷酸阿糖腺苷:单磷酸阿糖腺苷治疗慢性乙型肝炎,对 HBeAg 及 HBV DNA 阴转率可达30%～40%。治疗结束时,型前胶原肽和透明质酸明显降低,总有效率分别为75%、80%,对照组为36.4%、40.9%。

(4)其他:血色病、家族性肝内胆汁淤积、继发性胆汁性肝硬化在去除病因或手术纠正后可使肝硬化逆转;酒精性肝硬化在长达10年戒酒后,肝脏可恢复到接近正常。

(5)脂肪性肝炎和胆汁淤积:包括酒精性和非酒精性脂肪性肝炎和急慢性肝病的胆汁淤积,除基础治疗外,还可以熊去氧胆酸(ursodeoxycholic acid,UDCA)、磷脂酰胆碱(polyene phosphatidyl choline,PPC)、腺苷蛋氨酸等治疗。

(6)血吸虫感染性肝纤维化:用抗日本血吸虫药物作病原治疗是该病的主要治疗手段,也是阻止肝纤维化进展的重要措施。吡喹酮是治疗人、畜日本血吸虫病的主要药物。

2.促进肝细胞再生

促进肝细胞再生是治疗肝纤维化的重要途径之一,但尚缺乏行之有效的治疗方法。随着细胞生物学和分子生物学研究的进展,基因治疗为肝细胞再生提供了新的途径,并可能成为抗肝纤维化的重要手段之一。肝细胞生长因子(HGF)最初作为肝细胞强效的促分裂剂而应用于肝功能衰竭的治疗。Ueki 等构建人 HGF(hHGF)重组载体,肌内注射二甲基亚硝胺(DMN)肝损伤大鼠,结果 hHGF 表达明显增加,肝脏 hHGF 受体酪氨酸激酶磷酸化程度明显高于对照组;利用抗增殖细胞特异性核抗原抗体检查发现,治疗组 47% 的肝细胞处于有丝分裂期,高于对照组约 2 倍。另外,由 DMN 诱发的肝细胞凋亡明显减少,肝脏 TGFβ1 过量表达亦明显受抑。研究还发现,hHGF 在大鼠中表达量增加了 200%～300%,远低于 5 000% 的致癌表达量,实验中未发现肿瘤形成。肝硬化患者肝细胞的端粒长度比正常肝细胞明显缩短。最近,Rudol ph 等发现剔除端粒酶 RNA(mTR)基因的小鼠其肝脏再生能力明显降低,且较易发生肝硬化。在四氯化碳诱导的小鼠肝硬化模型中,经尾静脉注射携带 mTR 基因的腺病毒重组载体,可恢复肝细胞端粒酶活性和端粒长度,促进肝细胞再生,抑制 TGFβ1 表达,显著减轻纤维化肝脏的损害程度,表明端粒酶基因治疗有望成为肝硬化或其他终末期肝功能衰竭患者的有效疗法。其主要问题是端粒酶促进正常肝细胞再生的同时,可能诱发癌细胞生长。但该研究认为,短暂激活端粒酶活性可能不足以引起肿瘤形成。

3.抑制星状细胞活化或细胞外基质合成及分泌

目前认为,α 和 γ 型干扰素具有明显的抗肝纤维化作用,其抗肝纤维化作用除与其抗病毒作用密切相关外,与其直接抗肝纤维化也有关。国外研究其抗肝纤维化机制主要为抑制星状细胞的增殖和活化,减少胶原成分的 mRNA 转录,从而减少细胞外基质成分的表达。此外,IFN-γ 还具有阻止肝纤维化进一步发展以及降低纤维化水平的作用。对慢性丙型病毒性肝炎患者,IFN-α 可减轻肝纤维化程度,降低肝纤维化血清学标志物 PⅢP 和 TGFβ1 水平。在对 IFN-α 无反应的丙型肝炎患者中,应用 6 个月或 5 年的 IFN-α 治疗,也可改善肝组织纤维化程度。目前对 IFN-γ 的抗肝纤维化作用正在进行临床评价。秋水仙碱用于抗纤维化治疗已有多年历史,Kersheno bich 等采用随机双盲临床试验观察了 100 例肝硬化患者使用秋水仙碱的结果,随访最长达 14 年(平均 4.7 年),口服秋水仙碱 1 mg/d,每周 5 天,发现秋水仙碱组较对照组生存期明显延长,肝组织病理学改变有一定程度的好转,有效地改善了患者的症状。该研究提示秋水仙碱能够延长肝硬化患者的存活率。但又有研究对此持不同意见。因此,对秋水仙碱抗纤维化治疗肝硬化的疗效和机制还有待进一步研究。其抗纤维化的作用机制为抑制微管蛋白的聚合,从而干扰细胞胶原分泌。糖皮质激素作用于成纤维细胞的 mRNA 及核蛋白体,使前胶原的生成受阻,还能诱导成纤维细胞产生胶原酶,以及激活组织蛋白酶的活性,促进胶原分解。此外,还抑制巨噬细胞产生 PGF2α,后者能促进成纤维细胞的增殖。但需慎重选择病例,注意其不良反应。其最佳适应证是自身免疫性慢性活动性肝炎。抑制脯氨酸的羟化作用则影响胶原的合成与分泌,脯氨酸 4-羟化酶抑制物,如吡啶化合物(pyridine 2,4-dicarboxylate 及 pyridine 2,5-dicarboxylate)和 ethyl 3,4-dihydroxybenzoate 能抑制脯氨酸羟化酶的活性,从而影响前胶原的三联螺旋构形的稳定性以及 Ⅰ、Ⅲ 型前胶原的合成与分泌。但据悉该药有严重的不良反应,已停止临床应用。国外研究发现,补充类视黄醇可抑制体外肝星状细胞增殖和胶原合成,而且临床也发现大多数肝病患者维生素 A 含量减少。这些资料均支持类视黄醇可用于治疗肝纤维化,但维生素 A 过量本身也可导致肝纤维化,而且同时服用维生素 A 可加强酒精和药物等的毒性。其原因可能是诱导了微粒体细胞色素 P450 2E1(cyto chrome P450 2E1,CYP2E1)的代谢途径。这些自相矛盾的现象限制了常规应用类视黄醇来治疗慢性肝病。至于维生素 A 的减少和星状细胞活化之间的因果关系,以及类视黄醇对于不同病因的肝纤维化和肝硬化有无治疗作用,尚需进一步研究。有文献提示,氧自由基和其他氧化物参与了星状细胞的激活。在肝纤维化治疗中最常用的抗氧化剂是维生素 E。动物实验和临床试验均已证实,维生素 E 具有抗肝纤维化的作用。其抗肝纤维化的作用机制不仅限于清除自由基、抑制脂质过氧化反应,还包括其他机制,例如,抑制星状细胞的增殖和其胶原的合成,抑制库普弗细胞的激活,减少 IL-6、TNF-α、TGFβ 等多种细胞因子的产生,保护肝细胞,抑制肝纤维化的启动因素,抑制肝细胞胶原的合成等。作为促肝细胞增殖的生长因子,HGF 可抑制 TGFβ1 表达,对星状细胞活化及细胞外基质合成有显著抑制作用。动物实验证明,HGF 对肝纤维化发生有较强的阻断作用并促进肝硬化的逆转。HGF 在人体内的抗肝纤维化作用有待于进一步评价。近年研究发现,雌激素具有抑制肝纤维化发生的作用,抗肝纤维化的机制尚未完全阐明,可能为:①抑制肝内 TIMP 的表达,使 MMP 活性增强,抑制纤维化产生;②具有抗氧化效应,能降低肝和血清脂质过氧化物水平,从而抑制星状细胞的激活;③调节参与肝纤维化的某些细胞因子的表达,如下调 TGFβ1,增强淋巴细胞上 γ-干扰素启动因子的活性等。此研究处于实验阶段,一些临床问题有待进一步探讨。其他药物如肼屈嗪、山黧豆素能阻止胶原纤维和弹力纤维的架桥连接而抑制胶原的合成。腺苷蛋氨酸可使肝组织脯氨酸羟化酶活性下降,Ⅰ型前胶原 mRNA 表达减少。α-氧戊二酸类似物为脯氨酸和赖氨酸羟化共同底物,能抑制这两种酶以抑制胶原羟化酶或减少胶原产生。铃兰氨酸可取代脯氨酸掺入前胶原肽链,具有抑制胶原合成的功能。

　　4.针对细胞因子的治疗

　　调节细胞因子活性能够从细胞水平干预肝纤维化的发生,其途径包括使用受体阻滞剂或细胞因子抗体,阻止细胞因子产生或抑制其活性,使用特定细胞因子或蛋白以促进细胞外基质降解吸收等。

　　(1)内皮素受体阻滞剂:内皮素受体(endothelin receptor,ETR)在体内广泛存在,所有肝脏细胞均有表达,但以星状细胞为多。研究揭示,内皮素是参与肝纤维化的又一重要细胞因子,因此,ETR 阻滞剂亦可治疗肝纤维化。其代表药物为 Bosentan,可抑制星状细胞的活性,抑制Ⅰ型胶原 mRNA 表达。在四氯化碳诱导及胆管结扎动物模型均见到抗纤维化效果,且 Bosentan 在星状细胞激活之前和之后给药均能抑制纤维化。

　　(2)促肝细胞生长素:目前已知能降解肝硬化的药物有促肝细胞生长素(hepatocyte growth-promoting factors,pHGF)和肝乐宁,实践证明它们有保护肝细胞、减少肝细胞损害、刺激肝细胞 DNA 合成、促进肝细胞再生、增强肝库普弗细胞的功能、抑制肿瘤坏死因子的产生等作用,对吞噬细胞、T 细胞、NK 细胞有免疫促进作用,降低脂质过氧化物水平,抑制成纤维细胞增殖、分化,间接减少胶原纤维形成。在国内的一项实验中,给予免疫损伤大鼠促肝细胞生长素灌胃(浓度20 g/L,剂量:1 mL/d),结果大鼠血清纤维化指标(PCⅢ、透明质酸、层粘连蛋白、肝脏羟脯氨酸(Hyp)含量好转,组织学变化改善。促肝细胞生长素用法:每次 100~200 mg,加入 10% 葡萄糖液 300~500 mL 内静脉滴注,每天 1 次,疗程 3~6 个月。肝乐宁每次 100 mg,用法同上。

　　(3)信号转导阻断剂:现在认为,星状细胞的激活与促分裂原活化蛋白激酶(mitogen-activated protein kinase,MAPK)和 PI3K 信号通路的关系最为密切,已有数种信号转导阻断剂用于体外实验,包括脂质氧化酶抑制剂、γ-亚麻油酸、己酮可可碱(pentoxifylline,PTX)、simvas-tatin、酪氨酸激酶抑制剂 AG1295 等,其中 PTX 的疗效较肯定。PTX 是甲基黄嘌呤衍生物,在体外可抑制肌成纤维细胞的增殖,减少Ⅰ、Ⅲ型前胶原 mRNA 的表达,还能阻止 PDGF 受体信号通路,降低细胞内 cAMP 含量。也有人认为,PTX 的作用是加强了细胞外基质的降解而不是减少其合成。某些动物实验显示,PTX 具有抗纤维化作用。在另一项研究中,PTX 下调 α1(Ⅰ)mRNA 表达的同时,也促进了 TIMP-1mRNA 的表达,这种矛盾作用似可说明 PTX 疗效不够强大的原因。其他针对细胞因子的治疗还有肝细胞生长因子、TGFβ 阻滞剂、松弛素、脯氨酸

4-羟化酶抑制剂鲁非罗尼和沙非罗尼、烟酸己可碱以及 decortin、latency 相关肽等。

5.促进星状细胞凋亡

体内的星状细胞一旦发生激活,常通过自分泌途径持续活化,很难被逆转。在肝纤维化自发逆转过程中观察到星状细胞凋亡,故推测通过使活化的星状细胞发生凋亡可能是治疗肝纤维化的理想途径。细胞基质的相互作用在调控细胞增殖与凋亡中有重要作用,利用整合素识别序列 Gly-Arg-Gly-Asp-Ser(GAGAS)可溶性五肽类似物可拮抗整合素功能,从而干扰整合素受体介导的星状细胞与基质的相互作用,导致星状细胞发生凋亡。TGFβ1 可抑制星状细胞增殖,同时也抑制星状细胞凋亡,抗 TGFβ1 治疗可望使活化的星状细胞发生凋亡。

6.基因治疗

体细胞水平的基因调控近年日益受到重视,也成为肝纤维化的治疗目标。主要有以下几类。

(1)IIGF:Ueki 等给予 DMN 诱导的肝硬化模型鼠肌内注射脂质体包裹的能表达重组人类 HGF 基因的日本血凝素病毒(hemagglutination virus of Japan,HVJ)表达载体,一周后鼠体内 HGF 表达增多,cMet/HGF 受体酪氨酸磷酸化增加,肝细胞增殖增加、凋亡减少,TGFβ1 表达和 α 平滑肌肌动蛋白(alpha smooth muscle actin,α-SMA)阳性率均减少,肝组织病理变化改善。

(2)TGFβ1:梁志清等将 TGFβ1 序列反向插入反转录病毒载体 PL ATSN,并将其导入人星状细胞细胞株 LI90 内,发现 LI90 细胞合成分泌 TGFβ1 及细胞外基质减少;Gressuer 等则用腺病毒载体构建了表达无活性的 TGFβ1 Ⅱ型受体的质粒 AdCATβ-TR,将重组病毒经门静脉注入 DMN 诱导的肝硬化模型大鼠肝脏内,处理后大鼠肝纤维化指标好转,生存率提高。

(3)IFN-γ:IFN-γ 转基因鼠对诱导刺激产生慢性活动性肝炎,却不发生明显肝纤维化。有学者将重组 IFN-γ 腺病毒转染的肝细胞移植给血吸虫感染小鼠,使Ⅰ、Ⅲ型胶原合成减少,纤维化程度减轻。

(4)抑制星状细胞的激活与增殖:c-myb 的表达是星状细胞增殖活化的重要标志,c-myb 反义硫代寡苷酸(ASON)在体外能阻断 TNF-α 及Ⅰ型胶原诱导的 c-myb 表达及星状细胞激活,且针对 c-myb 的基因调控对其他细胞影响小,较有发展前景。

(5)与细胞外基质有关的基因治疗:Bohr 等利用 TI MP-1 启动子 CAT 系列重组无效表达质粒及突变质粒进行研究,发现可抑制星状细胞激活过程中的 TI MP-1 表达上调,增加细胞外基质降解。

(6)抑制胶原转录:随着分子生物学技术的应用与发展,对胶原合成的研究已经深入到基因转录水平。目前对胶原基因转录激活的热点研究主要集中在核转录因子的作用上。Inagaki 等研究小组对核转录因子之一的特异蛋白-1(specific protein-1,SP-1)在Ⅰ型胶原转录激活中的作用进行了较为系统的研究。他们发现,TGFβ 诱导的 α2(1)胶原基因激活转录的关键之一在于 SP-1 与相应的靶序列结合,另外,星状细胞核提取蛋白中 SP-1 核转录因子在介导 α1(1)型胶原基因激活转录中亦有重要作用。除通过 SP-1 复合物介导外,TGFβ 激活的胶原 α1(1)、α2(1)基因转录还可通过另一重要的核转录因子(nuclear transcription factor,NF)-1 进行。其他转录反式调控因子如激活蛋白-1(AP-1)与相应靶调控序列结合介导了星状细胞的 TGFβ 激活效应。NF-κB 对氧化应激等诱导的星状细胞激活具有一定作用,并因此而间接影响胶原基因的激活。原癌基因 JunB、c-myb 等也与胶原基因转录激活有关。其他尚未被发现的特征性激活星状细胞胶原基因转录的核蛋白因子尚在不断认识中。以转录因子为靶点,直接抑制其转录激活作用的药物可望成为未来的发展方向之一。卤夫酮是一个特异性的 α(Ⅰ)型前胶原基因表达的抑制剂,可抑制多种细胞(如人成纤维细胞等)对α(Ⅰ)型前胶原的蛋白合成。低浓度的卤夫酮即可显示疗效。由于卤夫酮是特异性地在胶原转录水平发挥作用,因此完全符合以下标准,即特异性地抑制Ⅰ、Ⅲ型胶原,且在基因转录和翻译水平。故卤夫酮是一个有前景的抗纤维化药物。

(7)促进细胞外基质降解:胶原酶基因表达与纤维化进展及恢复的关系研究提示,纤维化消散可能得益于胶原酶产生增多。运用胶原酶基因进行转基因治疗可促进细胞外基质降解,这对于消解已形成的肝纤维化非常重要,是一主动的抗肝纤维化措施。在主要成分的降解过程中,Ⅰ型胶原的降解对肝纤维化的消退特别重要。

研究证实,纤溶酶原激活物/纤溶酶系统是调节MMP活性和细胞外基质降解的关键因素。纤溶酶原激活物(plasminogen activator,PA)包括组织型纤溶酶原激活物(tissue type plasminogen activator,TPA,t-PA)和尿激酶型纤溶酶原激活物(uroki nase type plasminogen activator,UPA)两种。TPA主要参与纤溶过程,而UPA主要参与病理生理条件下细胞迁移、组织重建、肿瘤浸润及转移等过程。MMP以酶原的形式分泌,在纤溶酶的作用下,伴随失去约10 kDa的片段而被激活。同时纤溶酶也可直接降解细胞外基质。纤溶酶由UPA激活,而被纤溶酶原激活物抑制因子1(plasmino gen activating inhibitor-1,PAI-1)所抑制。Swaisgood报道,UPA基因删除小鼠容易出现肺纤维化,提示UPA缺失在肺纤维化发生中的重要作用。同样,纤溶酶原激活物/纤溶酶系统在肝细胞增生和肝纤维化发生发展中亦起重要作用。在肝纤维化阶段,肝组织UPA及其受体mRNA水平分别升高28倍和18倍,而PAI-1和TPA mRNA无明显变化;至肝硬化阶段,肝组织UPA、TPA及PAI-1表达均明显增加。UPA可通过激活HGF而促进肝细胞再生。UPA基因敲除小鼠肝细胞再生明显延迟。相反,PAI-1基因敲除小鼠肝细胞再生明显加快。Salgado等以非分泌型UPA腺病毒重组质粒经髂静脉注射治疗实验性肝损伤大鼠,发现UPA可提高肝组织MMP-2活性,使门静脉周围及小叶中心的纤维组织明显吸收。与对照组相比,治疗后10天肝纤维化程度降低85%,纤维化肝脏α-SMA阳性细胞仅为对照组的50%。另外,UPA基因治疗可增加HGF及其受体c-met表达,促进肝细胞再生,改善肝功能。UPA促进肝细胞再生的机制可能还与细胞外基质降解导致肝组织结构改建和血管新生,使肝细胞增生空间扩大等有关,预示其可能成为肝纤维化治疗的一个新手段。另一方面,通过抑制PAI-1的表达,也可起到增强纤溶酶活性、促进细胞外基质降解的作用。PAI-1有望成为治疗肝纤维化的一个潜在靶点。

核糖核酸(RNA)是从猪肝中提取的生物制剂,其作用是能提高人体免疫力,促进纤维降解,增强蛋白质合成,促进肝脏的修复。用法与用量:30~60 mg+10%葡萄糖液每次250~500 mL静脉滴注,1次/天,连续1个月,1个月后改用6~12 mg肌内注射,每天或者隔天1次,连续2个月,1个疗程共3个月。

7.微量元素

许多微量元素和体内的代谢酶有关,肝纤维化时这些微量元素含量发生变化,针对肝纤维化时微量元素的变化的治疗可能对抗纤维化有益。早期肝纤维化肝细胞的DNA裂解增加,口服锌(Zn)可以抑制这种裂解,并且这种作用和肝细胞金属蛋白酶浓度升高有关。缺硒可引起大鼠肝线粒体脂质过氧化及超氧化自由基含量显著增加,硒的抗氧化机制除了直接对自由基的清除、促进还原型谷胱甘肽(glutathione,GSH)和自由基的结合外,同时又可保护谷胱甘肽和促进谷胱甘肽合成。有学者认为锌、硒在保护谷胱甘肽上要好于维生素E。

(四)并发症的治疗

1.腹水

腹水是指腹腔内液体产生和吸收之间失衡,腹腔内大量病理性液体积聚,是肝硬化最常见的并发症。肝硬化则是腹水最常见的病因。正常情况下,人体腹腔内约有 50 mL 液体,一般少于 100 mL(有人认为少于 200 mL),如有过量积液,则称为腹水。B 超检查可探查出少至 100 mL 的腹腔液体。腹水形成往往是肝硬化由代偿期转为失代偿期的重要标志。

(1)病因治疗:引起肝硬化的病因有多种,在治疗腹水的同时要祛除病因或治疗原发病,如酒精性肝病患者应戒酒,病毒性肝炎、自身免疫性肝病、血色病等患者应作相应治疗。肝功能改善将有助于腹水的消退。

(2)常规治疗。

1)卧床休息:肝硬化腹水患者直立位时可激活压力感受系统,使血浆肾素水平升高,增加水钠潴留。卧床休息理论上可通过增加肾灌注和钠排泄来促进腹水消退,但目前尚缺乏对照试验证实。

2)限制钠和水摄入:钠潴留是肝硬化腹水形成的重要环节,1 g 钠可潴留 200 mL 水,如摄入钠大于尿钠排出,钠代谢呈正平衡,腹水可持续聚积;反之,摄入钠少于尿钠排出,钠代谢呈负平衡则腹水消退加速。研究发现,约 10%～15% 的轻度腹水患者仅通过限钠即可产生自发性利尿而腹水消退。一般来说,肝硬化腹水患者每天钠摄入量＞0.75 g 时就可产生腹水,每天钠摄入量控制在 0.5 g 以内,腹水才可能吸收。但长期的低钠饮食并不可行,易导致患者食欲下降、营养不足、依从性差。故限钠的标准应根据腹水程度确定,一般以每天摄入 0.5～3 g 食盐比较合适,对利尿剂治疗反应差的患者则要根据 24 小时尿钠排泄率严格控制。尿钠＜10 mmol/L,钠摄入量为 250～500 mg/d(氯化钠 600～1 200 mg,相当于无盐饮食);尿钠在 10～50 mmol/L,钠潴留不甚严重者,钠摄入量为 500～1 000 mg/d(氯化钠 1 200～2 400 mg,相当于低盐饮食)。一旦出现明显利尿或腹水消退,钠摄入量可增至 1 000～2 000 mg/d。

一般患者无须限制水的摄入。对血清钠低于 120 mmol/L 或存在明显的稀释性低钠血症者,则要限制每天摄水量在 800 mL 以内。

3)利尿剂的合理使用:清除体内滞留水分,达到消除腹水的目的。但因腹水最大吸收量为 700～930 mL/d,若大量使用强利尿剂,尿排出量大于腹水吸收量,势必导致细胞外液大量丢失,循环血容量下降,肾灌流量降低,加重氮质血症,引起电解质紊乱,甚至肝性脑病。因此,在治疗过程中,应注意根据其不同作用机制与患者具体情况合理使用利尿剂,防止利尿过度。对无周围水肿的单纯腹水患者,利尿效果以体重下降不超过 0.5 kg/d 为宜,而伴周围水肿者体重下降则以不超过 1 kg/d 为宜。

目前常用的利尿剂为抗醛固酮(Ald)剂及祥利尿剂。抗 Ald 剂以螺内酯(安体舒通)为代表,作用于远曲小管,是较为理想的利尿剂,但其作用缓慢,长期使用易造成高钾血症。祥利尿剂如呋塞米,作用于肾曲小管髓祥升支,属排钾类强效利尿剂,单用易导致低钾血症。而螺内酯和呋塞米合用有协同利尿作用,且可保持血钾的稳定。肝硬化腹水患者使用螺内酯和呋塞米这两种药物的比例为 100 mg∶40 mg。一般先用数天螺内酯,再加用呋塞米,亦可一开始就联合应用。以 60～100 mg 螺内酯和 40 mg 呋塞米合用作为开始剂量,然后根据尿量、尿排钠量和体重变化调整,需要时可将上述剂量增加 1～2 倍,螺内酯和呋塞米最大剂量为 400 mg/d 和 160 mg/d。因肝硬化患者对螺内酯的代谢延长,故 Sungaila 等主张每天一次给药。此外,托拉塞米是一较新的袢利尿剂,其排钠作用大于呋塞米。

作为水排泄障碍的治疗药物,其中血管升压素 V_2 受体(arginine vasopressin V_2 receptor, AVPV$_2$)拮抗剂和阿片受体激动剂最受人们关注。AVP 释放使肾集合小管对水的重吸收增加是导致肝硬化水潴留的主要因素。选择性非肽类受体拮抗剂(如 VPA-985)能与肾集合小管上的 V2 受体结合,阻断 AVP 作用,达到利水效果。SR121463A 是目前作用最强、选择性最高的口服 V2 受体拮抗剂。k-阿片受体激动剂(如尼拉伏林,niravoline)通过抑制下丘脑 ADH 释放而发挥作用,可使肝硬化水潴留患者的尿量增加 4 倍,尿渗透压降低 50%。但该药有共济失调、烦躁不安等不良反应,剂量稍大时甚至可诱发轻度精神障碍和人格障碍。以上两类利水剂特别适用于有水潴留和低钠血症的肝硬化患者,但何时用于临床尚需进一步临床试验。

4)补充白蛋白:血浆白蛋白过低的患者,补充人血白蛋白或新鲜血浆,常可使应用利尿剂效果不佳者产生利尿作用。白蛋白的补充量建议隔天 10~20 g。对难治性腹水,补充白蛋白最好与治疗性放腹水相结合。对无低蛋白血症者大量补充白蛋白,由于血容量的骤然升高易诱发食管静脉破裂出血,还可增加腹腔内蛋白的漏出,使腹水胶体渗透压升高而加重腹水。

5)血管活性药物的使用:肝硬化腹水患者由于血浆渗入腹腔,有效循环血量减少,内源性儿茶酚胺分泌增加,血管或小血管(尤其是肾脏弓状动脉或入球微动脉)处于痉挛状态,肾脏动-静脉短路,肾缺血,原尿滤过锐减。在这种情况下使用利尿剂,即使剂量加大,利尿效果亦不佳。此时可根据患者的血流动力学状态,酌情选择多巴胺、山莨菪碱、血管紧张素转化酶抑制剂、前列地尔、米索前列醇等血管活性药物,以增加肾血流量,促进排钠利尿。

近来有学者报道生长抑素及其衍生物能使门静脉压力明显降低,使淋巴液漏入腹腔减少,有效血容量增加,腹水形成减少,且生长抑素及其衍生物对肾血流的影响不大。此外,血管升压素在降低门静脉压力的同时可增加动脉压,改善晚期肝硬化患者的肾功能,如特利加压素能明显增加顽固性腹水患者的尿量。但也有学者认为此类药物可减少肝血流量,促进肝损害,故应用时宜持审慎态度。

(3)难治性腹水的治疗:对限制钠盐摄入和大剂量利尿剂治疗无效或者治疗性腹腔穿刺术放腹水后很快恢复者称为难治性腹水,约占肝硬化腹水患者的 10%。

1)腹腔穿刺大量排放腹水(large volume paracentesis,LVP):大量腹水压迫可引起心肺症状,并因腹内压过高压迫肾静脉使利尿剂不能发挥作用。近年来研究表明,LVP 和同时补充白蛋白可使血浆心钠素含量升高,血浆肾素活性、醛固酮浓度降低,增强了肾脏利钠、利尿及内生肌酐清除率,减轻了腹水而对血浆电解质、尿素氮并无影响,是治疗难治性腹水的一种快速、安全、有效的方法,可作为首选。每次可放 4~6 L,同时按 1 L 腹水补给 10 g 白蛋白的比例静脉输注白蛋白,若每次排放 3~5 L,可按 1 L 腹水补给 6~8 g 白蛋白的比例给予,每周 2~3 次。为防止腹水再发,应严格限钠摄入并立即应用利尿剂治疗。

有人曾用下列扩容剂替代白蛋白治疗:右旋糖酐-70,每排放 1 L 腹水用 8 g;右旋糖酐-40,用量同上,但扩容效果不佳,部分患者发生低钠血症和/或肾功能损害;聚胶明肽,一次性静脉滴注 150 mL/L。由于合成的胶体扩容剂在体内的半衰期低于 24 小时,血管内存留时间短,故不能满意地预防排放腹水后的循环功能紊乱。Gines 等的一项国际多中心随机对照试验表明,在排放腹水后输注白蛋白的并发症比输注右旋糖酐-70 和聚胶明肽显著减少,因此在腹水排放量超过 5 L 时仍应用白蛋白扩容。

2)自身腹水回输治疗:与治疗性放腹水相比,自身腹水回输可补充蛋白、扩容,改善肾功能,避免蛋白质丢失和长期放腹水导致的营养不良。回输同时静脉注射利尿剂,效果较好,适用于腹水无感染、内毒素试验阴性者。禁忌证:①感染性或癌性腹水;②食管胃底静脉曲张破裂出血或近期有出血;③严重凝血功能障碍;④严重心肾功能不全和肝性脑病等。腹水回输分直接回输和超滤浓缩回输。

直接回输:腹水抽出后直接经静脉回输,每次量为术前 24 小时尿量＋500 mL。回输中注意:①为避免过敏反应,每 1 L 腹水加地塞米松 10 mg。为防止门静脉压、心脏负荷增高,加呋塞米 40～80 mg,必要时将速度控制在 2～9 mL/min,并可加用毛花苷 C。②输注量＞4 L 者,每 1 L 腹水加入肝素 25 mg。

浓缩回输:每次抽出腹水 5～6 L,经超滤浓缩至 1L 后经静脉回输。基本原理是利用半透膜的有限通透性,让水和小分子物质通过,保留相对分子质量大于 60 kDa 的蛋白成分。此法蛋白截留率为 86.31%,浓缩前腹水与浓缩液中电解质成分及量基本无差异。其优点:①每次可补给患者自身白蛋白 20～60 g,大大节省开支;②增加有效血容量和减轻肾压迫,改善肾血流量和增加尿量;③消除钠潴留和去除部分低分子毒性物质。对于经济条件不富裕的患者,或血制品来源不丰富的地区,不失为优选方案。

对自身腹水静脉回输不适应的患者,亦可采用腹水浓缩腹腔回输。其依据是腹水白蛋白与循环血白蛋白存在交通,其有可能回纳到体循环。腹水浓缩腹腔回输的疗效与静脉回输相近,而安全性高(浓缩腹水中内毒素含量增加,静脉回输有一定危害)。此外,有学者报道腹水浓缩后免疫球蛋白、补体 C3 等含量增加,对防止腹腔感染有良好作用。目前腹水浓缩腹腔内回输有两种方式:①分次回输,腹腔穿刺借泵放液,经超滤浓缩后经另一导管回输腹腔,或将浓缩液收集于无菌瓶再回输,一次超滤量 2.5～6.0 L,平均 4 L 左右。②持续浓缩回输或全腹水浓缩回输,腹水浓缩后经另一穿刺针回输腹腔,形成密闭式腹腔内回输,一次性将腹水清除,至不能引流出腹水为止。既往多采用分次回输法,近年多采用持续回输。

3)腹腔-颈内静脉回流术(peritoneovenous shunt,PVS):PVS 是 20 世纪 70 年代中期发展起来的用于治疗难治性腹水的新技术。用装有特殊压力感受器单向阀门或瓣膜的硅胶管,一端置入腹腔内游离于腹水中,另一端沿腹壁、胸壁皮下插入颈外静脉,到达近右心房处的上腔静脉。这一装置主要依靠呼吸运动发挥作用,吸气时腹压升高,而胸腔内上腔静脉压力降低,腹-胸压力梯度为 0.294～0.491 kPa,阀门开放,腹水流向上腔静脉;无压力梯度时则阀门关闭,不发生反流。通过此装置,腹水可不时地流入体循环。此种分流可使心排血量增加,血浆容量扩张,腹水减少。但 PVS 不能提高患者的生存期,且易出现许多严重的并发症,如分流管闭塞、感染、弥散性血管内凝血(disseminated intravascular coagulation,DIC)、食管曲张静脉破裂出血、心力衰竭、心律不齐、肺水肿、腹部伤口及其皮下组织出血、腹水渗漏及腹膜纤维化和粘连等,分流术后一年内的死亡率高达 50%左右。目前主要用于腹腔穿刺放液术等治疗无效以及不能行肝移植术和经颈静脉肝内门体分流术(transjugular intrahepatic portosystemic shunt,TIPS)治疗的患者。

4)经颈静脉肝内门体分流术:是一种门静脉高压减压术,类似于侧-侧门体分流术,可降低门静脉高压和肝窦高静水压,有较好的近期疗效(一半以上患者腹水消退),但远期疗效欠佳,术后支架阻塞的发生率高(50%),也可诱发肝性脑病(25%)。最近一项随机试验报告指出,经颈静脉肝内门体分流术与排放腹水疗效相似,但其死亡率高于排放腹水组。美国国家卫生研究院的共识会议已将本法列为"不确定"疗法,但可作为等待肝移植的过渡疗法。

5)肝移植:腹水的出现往往提示肝硬化进入晚期。肝硬化产生腹水后2年,其生存率大约为50%,但进行肝移植后3～5年生存率高达70%以上。肝移植成功后2周内动脉血容量、血浆肾素、去甲肾上腺素和血管升压素水平恢复正常,腹水也随之消退,因此肝移植是治疗顽固性腹水的有效方法。等待肝移植患者不宜行PVS,因为PVS会造成肝表面及周围大量"茧状物"产生,不利于移植手术进行。

2.消化道出血

(1)食管胃底曲张静脉破裂出血的治疗:食管胃底曲张静脉破裂出血比其他病因的胃肠道出血具有更严重的致残率和病死率以及更高的住院费用。约30%的初次出血发作为致死性发作,且多达70%的幸存者在首次曲张静脉破裂出血后复发出血。另外,曲张静脉破裂出血后的一年生存率可能极差(32%～80%)。曲张静脉破裂出血的治疗包括急性出血治疗、初级前预防(预防曲张静脉形成)、初级预防(预防初次出血)和次级预防(预防再次出血)。

1)急性出血的治疗:门脉高压症急性出血一直是临床工作中棘手的问题之一。近年来,随着生长抑素类药物及新一代血管升压素的临床使用和内镜介入治疗的开展,门脉高压症急性出血的抢救成功率有明显升高。①一般治疗:应绝对卧床休息,保持安静,禁食,密切监测血压、脉搏,维持水电解质、酸碱平衡,防止感染,预防肝性脑病发生,加强止血治疗,纠正低血容量。由于静脉压升高易导致再出血,所以血容量的补足不必过分积极,能保证重要脏器供血即可。出血量过大时可酌情输新鲜血,现在多主张优先选择输新鲜血浆,且勿过量。因门静脉高压出血中30%～50%由并存的门静脉高压性胃病变或消化性溃疡引起,抗酸剂、制酸剂、凝血酶等可作为一般止血措施采用。有人主张在病因欠明了的情况下,应急诊胃镜检查以明确病因。②药物治疗:药物治疗急性出血可早期进行,不需特殊技术和经验,是曲张静脉破裂出血患者的一线治疗。a.血管升压素(vasopressin,VP)及其衍生物:血管升压素是从神经垂体提取的9肽物质,止血率40%～60%。国内常用垂体后叶素,因其疗效确切、价格便宜,迄今仍是治疗急性曲张静脉破裂出血的一线药物之一。该药通过收缩内脏血管,减少门静脉血流量,以降低门静脉及曲张静脉的压力。用法:先试用小剂量(0.1～0.3 U/min,持续静脉滴注),无效可增至中剂量(0.4～0.6 U/min)甚至大剂量(＞0.6 U/min),持续静脉滴注12～24小时,奏效可减剂量,再用8～12小时停药;若无效,可在严密监测下提高剂量至1.0 U/min;如停药或减量过程中再出血,可恢复至出血前剂量滴注。其不良反应包括诱发冠状动脉痉挛、血栓形成、高血压、心肌梗死等严重心脑血管并发症,还可因水钠潴留引起稀释性低钠血症。为减轻上述不良反应,Groszmann等首先提出同时给予血管扩张剂硝酸甘油,可采用舌下含服、静脉输注或皮下注射等途径给药。近年随着生长抑素等药物的研发,血管升压素使用已有所减少。特利加压素是含3个甘氨酸的合成赖氨酸加压素,其血流动力学作用与血管升压素类似,半衰期约5～10小时。该药本身无活性,在体内经氨基肽酶连续作用,N端的甘氨酸残基脱去,形成具有活性的血管升压素。用法:每4小时静脉注射2mg,有效改为每次1 mg,连用至少24小时。台湾报告肝功能差者效果不佳,可能系因此药需经肝内代谢才能发挥作用,能否取代血管升压素有待进一步研究。b.生长抑素及其类似物:生长抑素及其类似物是目前治疗急性曲张静脉破裂出血的主要药物。其机制包括选择性收缩内脏血管平滑肌,抑制扩血管物质;增加食管下端括约肌压力,减少侧支循环血流;抑制胃泌素分泌,减少胃酸形成,减少再出血危险性;减少肝动脉血流量,降低肝内血管阻力。生长抑素的人工合成物奥曲肽为14肽胃肠激素,半衰期短(2～3分钟),但起效快,用药35秒即起作用。用法:首剂以250 μg静脉推注,继以250 μg/h持续静脉滴注,直到出血停止后24小时停用。生长抑素类似物奥曲肽是由 8 个氨基酸组成的环形多肽,半衰期 90～120 分钟,可静脉滴注、肌内注射或皮下注射。用法:首剂 0.1 mg 缓慢静脉注射(不少于 5 分),随后 25～50 $\mu g/h$ 静脉滴注,连续滴注至少 48 小时。两者疗效相当。此类药物对全身血液循环影响较小,全身不良反应较少见。少数患者可出现一过性头晕、嗜睡、腹痛、腹泻等,大剂量过快静脉注射时可导致一过性高血压、胸闷、心悸等,过长时间使用应警惕缺血性肝坏死。研究证实,生长抑素及其类似物治疗急性曲张静脉破裂出血效果确切,总止血率达 73％,短期止血率达 90％,优于血管升压素,但是否能降低患者死亡率尚有争议。c.联合用药:硝酸酯类与血管升压素联合应用可增加疗效,减少心脑血管反应,对治疗曲张静脉破裂出血有较大优势,目前已普遍应用于急性出血治疗。酚妥拉明与血管升压素合用可能也有类似优点,有学者报道同时给予血管升压素 0.5 U/min 和酚妥拉明 0.1 mg/min,止血率可高达 91.6％,患者平均动脉压、下腔静脉压、心率、心脏指数均无明显改变,同时酚妥拉明可改善肝内微循环,减少血管升压素诱发的肝坏死,但此结果尚待大规模长期临床试验证实。③气囊压迫止血:常用者为双气囊三腔管(Sengstaken-Blankemore 管),短期有效(气囊压迫止血率 80％～90％),但再出血率高达 50％～60％。④内镜下治疗:当药物治疗无法控制出血时,急诊内镜治疗可明显降低急性出血死亡率。a. 内镜下硬化剂注射(endoscopic injection sclerotherapy,EIS)治疗静脉曲张:可采用血管内硬化法、血管旁硬化法、血管旁和血管内联合注射法。EIS 可造成食管静脉内血栓形成;使静脉周围组织凝固坏死并逐渐形成纤维化,增加静脉覆盖层;使静脉管壁增厚、血管变硬。常用的硬化剂包括 1％乙氧硬化醇、5％鱼肝油酸钠、乙醇胺油酸盐、纯酒精和十四烷基磺酸钠等。曾有报道其急症出血止血率可达 90％以上,曲张静脉消失率为 56％～88％;主要不良反应为低热、胸骨后痛、短暂吞咽困难、溃疡、食管狭窄、穿孔等,还可继发或加重胃底静脉曲张,复发出血率较高,约 31％～58％。但近年来的多项研究(包括 1 756 例病例的总结)表明:EIS 仅部分有效,大部分无效且部分有害,其不良反应和并发症抵消了其潜在治疗价值。b. 内镜下食管曲张静脉套扎术(endoscopic esophageal varix ligation,EVL):主要在胃食管交界处上 5 cm 内,自下而上结扎曲张静脉 5～10 处不等,一次将曲张静脉全部扎完,以免遗漏未结扎的静脉压力增高导致出血,1～2 周后复查并补充结扎,直至曲张静脉全部消失。其急症出血止血率可达 90％～95％,多次结扎曲张静脉消失率为 55％～80％,复发出血率为 33％～43％。EVL 急症止血安全有效,并发症少,可作为 EIS 的替代治疗方法。c.EVL 和 EIS 联合治疗:姚礼庆等报道用 EVL、EVS 和 EVL＋EVS 三种方法治疗 305 例肝硬化食管曲张静脉破裂出血患者,止血成功率分别是 EVL 84.7％、EIS 86.0％、EVL＋EIS 92.9％,曲张静脉消失率分别为 EVL 56.5％、EIS66.6％、EVL＋EIS93.7％。d.内镜下组织黏合剂止血疗:曲张静脉破裂出血患者中约 20％～30％由胃底曲张静脉破裂引起,这些患者三腔管压迫治疗往往无效,EIS 和 EVL 治疗的再出血率高。目前较好的止血方法是内镜下注射组织黏合剂恩布酯,这是一种快速固化的水样物质,与血液接触后能即时产生聚合和硬化作用,从而闭塞血管并控制曲张静脉出血。由于恩布酯尚未通过美国食品与药品管理局(Food and Drug Administration,FDA)审查,人们试图探索更好的替代物质。Dermabond(2-辛基-氰烯酸酯)为 FDA 批准的表面创口黏合剂,其化学结构与恩布酯类似。临床前期试验结果表明,0.5 mL Dermabond 引起的血管闭塞效果与 0.2 mL 恩布酯相当。Yang 等用人凝血酶行曲张静脉内注射治疗,每次注射 800～4 000 U,平均 1.9 次(1～4 次),12 例胃底脉张曲静破裂出血中 9 例获得较好的止血效果,随访 7～33 个月有 2 例复发,重复治疗有效,未发现明显不良反应。⑤药物与内镜联合治疗:药物与内镜相结合治疗急性食管曲张静脉破裂出血正受到越来越多的重视,被认为是最有希望的手段。对 8 项临床试验共 939 例患者进行的荟萃分析显示,联合疗法(血管活性药物加硬化治疗或食管静脉套扎)能提高即时止血率和 5 天止血率,死亡率和严重并发症无差异。认为药物能增强内镜止血的疗效,两者相结合可能是控制食管曲张静脉破裂出血理想的方法。⑥经静脉球囊闭塞逆行栓塞术(balloon-occluded retrograde transvenous oblitera tion,B-RTO)治疗胃底静脉曲张:该法在日本被用于急性胃底曲张静脉破裂出血的治疗。Kitamot 等 6 年内对连续 24 例患者行 B-RTO,经股静脉或颈静脉插入气囊导管,显示胃-肾静脉分流,再由导管注入 2.5～5 mL 油酸乙醇胺,使胃底静脉闭塞。23 例插管成功,21 例胃底静脉完全闭塞,该法对肾功能无损害。⑦经颈静脉肝内门体分流术。⑧其他外科手术治疗:当上述治疗措施仍不能控制出血时,可考虑其他方式的急诊分流术。⑨预防并发症:抗感染,预防肝性脑病。

2)初级前预防:非选择性 β 受体阻滞剂是目前唯一一类可用于初级前预防的药物,常用药物包括普萘洛尔、纳多洛尔、噻吗洛尔等。这类药物作用于心血管系统 $β_1$ 受体,可使心率减低,心肌收缩力下降,导致心排血量下降,全身体循环血量下降,从而降低门静脉压力;作用于 $β_2$ 受体,使内脏血管床中与 $β_2$ 受体拮抗的 α 受体相对兴奋,导致肠系膜等内脏血管收缩,降低门静脉血流量。动物实验及初步临床试验表明,它能阻止静脉曲张的形成。Escorsell 等测定了 50 例肝硬化门脉高压症患者使用噻吗洛尔前后的血流动力学指标,发现伴食管胃底静脉曲张患者肝静脉压力梯度(HVPG)平均下降 12％±8％,其中仅有 20％下降至 1.6 kPa(12 mmHg)以下,而不伴静脉曲张者 H VPG 平均下降 24％±14％,有 58％下降至 1.6 kPa(12 mmHg)以下,表明非选择性 β 受体阻滞剂对于预防静脉曲张形成较为理想。目前欧美正在对此进行大规模多中心临床试验。

3)初级预防:具有中等或高度曲张静脉破裂出血倾向的患者,即伴有中、重度静脉曲张的 Child A 级及伴有任何程度静脉曲张的 Child B 级和 C 级患者均需要初级预防。①药物治疗。a.非选择性 β 受体阻滞剂:防治门静脉高压导致的消化道出血疗效确切,约有 1/3～1/2 的患者对其反应良好,是目前初级预防的主要措施之一,它可使肝硬化门静脉高压初次出血的危险降低大约 40％。常用药物包括普萘洛尔、纳多洛尔、噻吗洛尔等,其中以普萘洛尔应用最为广泛。其疗效标准是将肝静脉压力梯度(HVPG)降至 1.6 kPa(12 mmHg)以下或将 HVPG 降低 20％以上。但因 H VPG 测定属有创检查,临床用药多依据经验调整。如普萘洛尔从 20 mg/d,分两次服用开始,逐步增加剂量到 80 mg/d,达到静息心率为 55～60 次/分或从基线心率下降 20％～25％,一般最大剂量不超过 320 mg/d。多数学者认为 β 受体阻滞剂应当终生用药,如无特殊并发症出现,不能随意停药。此类药物价廉、易服、安全,在早期用药效果较理想,使出血率降低 50％并降低其相关死亡率,预防初次出血效果优于防止再出血。其原因可能是由于肝硬化门脉高压症晚期,门静脉侧支循环阻力增加使疗效受限。其相对禁忌证是中、重度心力衰竭(尤其是充血性心力衰竭)、严重慢性阻塞性肺病、外周血管病和胰岛素依赖性糖尿病。最近,伴有血管扩张作用的第三代新型 β 受体阻滞剂在临床的应用引起了广泛关注。其降低门静脉压力的作用途径可能包括:拮抗 β 受体,减少门静脉血流;具有潜在的扩血管活性,可降低门静脉系统阻力;通过降低外周动脉血压,引起内脏血管反射性收缩,减少门静脉血流量,从而进一步降低门静脉压力。大多数研究认为新一代 β 受体阻滞剂具有更强的降低门静脉压力的作用,但目前该类药物治疗门脉高压症尚在试验阶段。常用的药物有卡维地洛、尼普地洛。b.硝酸酯类药物:是一类血管扩张剂,常用的如单硝酸异山梨酯、硝酸异山梨酯(消心痛)、硝酸甘油等。其中单硝酸异山梨酯受到最大关注,主要原因是它半衰期长(约 5 小时)。单硝酸异山梨酯是一种强静脉弱动脉血管扩张剂,降门静脉压的作用机制可能因剂量不同而异:大剂量可直接扩张侧支血管和门静脉肝血管床,使门静脉阻力降低,从而使门静脉压力下降;小剂量时扩张静脉形成静脉池,使心房压降低,反射性引起内脏血管收缩,使进入门静脉的血流减少,从而使门静脉压降低。但目前该类药物不主张单独使用(即使对不能耐受β受体阻滞剂的患者也是如此),这是因为该类药物有可能加重肝硬化的特征性血管扩张性血流动力学改变。c.钙通道阻滞剂:有关此类药物对门脉高压症的治疗效果争议较多。有学者认为钙通道阻滞剂可阻滞细胞膜上的钙通道,减少钙引起的兴奋-收缩偶联,松弛肌成纤维细胞,降低肝内阻力,从而降低门静脉压力。常用药物有维拉帕米(异搏定)、硝苯地平(心痛定)等。有报道予门脉高压症患者硝苯地平 60 mg/d 舌下含服 1 个月可使门静脉压力有所下降,但此结果有待进一步研究证实。d.血管紧张素转化酶抑制剂(angiotensin conversion enzyme inhibitor, ACEI)及血管紧张素Ⅱ受体拮抗剂(angiotensin-Ⅱ receptor antagonist):近期血管紧张素转化酶抑制剂及血管紧张素Ⅱ受体拮抗剂类药物在门脉高压症初级预防中的应用引起了较多关注,但其效果尚有争议。De 等将 39 例患者分为 2 组,分别给予氯沙坦和普萘洛尔治疗,2 周后氯沙坦组 HVPG 平均降低 26.74%±21.7%,其中 78.94%患者 HVPG 降低 20%以上;普萘洛尔组 HVPG 平均降低 14.52%±32%,其中 45%患者 HVPG 降低 20%以上。而 Gonzalez-Abraldes 等则认为长期使用氯沙坦对降低门静脉压力,预防门脉高压症出血并无好处。有关结果尚待进一步研究证实。e.其他药物:哌唑嗪、可乐定等α受体阻滞剂及选择性5-HT受体拮抗剂等药物均可降低门静脉阻力,而茶碱、己酮可可碱等在动物实验中可降低门静脉侧支血流量,可能可改善门静脉高压。但目前这些药物在门脉高压症中的应用尚在试验研究阶段。f.联合用药:因单用一种药物 HVPG 下降程度往往达不到理想目标,故许多学者尝试联合用药。研究较多的是非选择性β受体阻滞剂和硝酸酯类联合应用。大多数学者认为长期联合使用非选择性β受体阻滞剂和硝酸酯类可降低门静脉高压,预防食管胃底曲张静脉破裂出血的疗效优于单独应用β受体阻滞剂。但也有少数学者发现硝酸酯类药物可能恶化肝硬化患者业已存在的血管曲张状态,而对两者联合使用持否定态度。②内镜下治疗:大量研究表明,EVL 可降低食管胃底曲张静脉破裂出血危险性。有关 EVL 与β受体阻滞剂疗效比较目前意见不一,一般认为 EVL 仅适用于不能耐受非选择性β受体阻滞剂或有禁忌证的患者,不推荐将其作为曲张静脉破裂出血的常规初级预防手段。综合 EIS 预防食管曲张静脉破裂出血的临床研究,大部分认为无效,部分认为有利,部分认为有害。一般认为 EIS 的不良反应和并发症可抵消其潜在的治疗作用,不推荐作为初级预防手段。此外,有学者主张将 EVL 和 EIS 有机结合,同时或先后运用,称为 EVSL 法。但其疗效尚需进一步临床评估。

4)次级预防:如果不进行治疗,30%~40%曲张静脉破裂出血患者在 6 周内发生再出血,70%以上一年内再出血。故次级预防一直是门静脉高压治疗的重点。常用的次级预防方式包括β受体阻滞剂、硝酸盐类等药物治疗及内镜下曲张静脉套扎术、经颈静脉肝内门体分流术、外科分流手术、原位肝移植(orthotopic liver transplantation, OLT)等。①非选择性β受体阻滞剂:β受体阻滞剂是次级预防的首选药物。研究表明,它可使再出血危险降低大约 30%,代偿功能良好的肝病患者可单独应用β受体阻滞剂治疗。长期使用β受体阻滞剂可明显降低门静脉高压患者出血导致的死亡率,并提高生活质量。其用法参照初级预防。②EVL 和 EIS:对大多数患者而言,内镜治疗是首选的预防再出血措施之一,其术后再出血止血率可达 95%。EVL 和 EIS 各有优缺点。EVL 对食管曲张静脉的硬化和栓塞作用显著不如 EIS,而 EIS 在重度食管曲张静脉破裂出血时易发生拔针后大出血;未经 EVL 治疗而直接采用 EIS 治疗,硬化剂用量大、治疗次数多,并发症发生率高。故目前主张有条件时采用两者联合应用。③经颈静脉肝内门体分流术:可降低门静脉高压,减少门静脉高压食管胃底曲张静脉破裂出血的危险。研究表明,经颈静脉肝内门体分流术分流道建立后,门静脉主干压力明显下降,而血流量上升,上消化道钡餐提示食管胃底静脉曲张消失或明显减轻,短期内出血控制率可达88%。但经颈静脉肝内门体分流术分流道阻塞率高,故并未在临床广泛开展。原则上肝硬化门静脉高压患者均可行经颈静脉肝内门体分流术,但其最佳适应证为准备行肝移植的患者术前降压止血,其次为外科术后及硬化剂治疗失败者。活动性肝性脑病、大量腹水、凝血功能异常、心肺肾衰竭、感染和败血症是经颈静脉肝内门体分流术治疗的禁忌证。④外科手术:如果上述治疗均无效,仍然出现再出血,则应考虑外科手术。适应证:a.初次出血的青壮年患者,肝功能A级或B级,食管静脉曲张范围广泛,程度严重,迂曲粗大,尤其是伴胃底静脉曲张者,宜首选手术治疗,但并非绝对。b.经反复多次内镜治疗后仍有出血者,肝功能A级或B级者,应手术治疗。c.伴明显脾大及脾功能亢进,肝功能A级或B级的出血者待病情稳定后应尽早行脾切除及分流手术。d.食管静脉曲张部位不广泛,程度属轻或中度,曲张静脉迂曲不严重者,可首选内镜治疗(硬化或套扎);内镜治疗3次以上仍不能控制出血者应手术治疗。所有反复静脉破裂出血的患者也可考虑行原位肝移植。

(2)门静脉高压性胃病出血的治疗:门静脉高压性胃病(portal hypertensive gastropathy,PHG)是指在肝硬化门脉高压症基础上出现的内镜下可见的马赛克征(MLP)和红斑征(RM),组织病理学上的表现为黏膜和黏膜下血管扩张。其引起的上消化道出血约占肝硬化患者上消化道出血的1%~8%。

轻度PHG无明显症状与体征,出血发生率低,如未作硬化剂治疗很少进展成重度PHG,一般不需治疗。

目前药物治疗仅是缓解PHG的一种方式,不能完全治愈PHG。普萘洛尔可降低门静脉压力,减少胃黏膜血流而缓解PHG时胃黏膜淤血状态,因此对PHG有治疗作用。用法:10~20 mg,每天2次,24小时后剂量加倍,直至出血停止或心率低于55次/分。每天80~160 mg的剂量常能有效控制出血。现有学者认为,生长抑素对门静脉高压胃黏膜淤血亦有缓解作用。因PHG胃黏膜壁细胞数量减少、泌酸功能减退,故抑酸类药物如西咪替丁、质子泵抑制剂(PPI)等对此无治疗作用。

各种分流手术因分流了部分门静脉血流使门静脉压力降低,缓解了内脏淤血状态并使胃黏膜血流量减少,可使PHG有所缓解。当胃黏膜发生非手术治疗难以控制的出血时,分流性手术是可以尝试的方法。

3.肝性脑病

1)去除诱因:大多数肝性脑病发生都有明显的诱因,如上消化道出血、大量放腹水、大量排钾利尿、便秘、尿毒症、高蛋白饮食、服用安眠药或麻醉药、感染等。这些诱因是可避免或可治疗的。去除诱因、避免肝性脑病的发生和进一步发展是最基本的策略。

2)基于氨毒性假说的治疗。①减少氨的产生。a.饮食指导:肝性脑病患者需控制饮食中的蛋白质摄入量。有肝性脑病病史的患者蛋白质摄入不宜超过70 g/d,但不能低于40 g/d,以免引起负氮平衡。发生脑病时,更应严格控制蛋白质摄入量,能量供给以碳水化合物为主,每天供给热量5 020~6 690kJ。但亚临床肝性脑病(subclinical hepatic encephalopathy,SHE)患者不必禁食蛋白质。亚临床肝性脑病管理中以植物性蛋白或动、植物混合性蛋白饮食结构为佳。b.灌肠或导泻:人体肠道中的氨50%左右产生于结肠细菌,因此清理肠道是快速而有效的方法。清除肠内积食、积血或其他含氮物质,可用生理盐水、磷酸盐或弱酸性溶液灌肠,或口服、鼻饲 25% 硫酸镁 30～60 mL 导泻。C.不吸收的双糖:乳果糖是人工合成的双糖(乳糖和果糖),人类小肠细胞的微绒毛无分解乳果糖的双糖酶,所以乳果糖不被小肠吸收。起效的初始部位在结肠,乳果糖被结肠菌丛酵解,能增加大便次数,从而减少肠道谷氨酰胺转换成氨或 α-酮戊二酸的能力,从而减少氨负荷,降低血氨水平。乳果糖因其治疗的有效性和无严重的不良反应,长期以来是使用最多的治疗肝性脑病的药物。乳果糖有糖浆剂和粉剂,每天 30～100 mL 或 30～100 g 分 3 次口服,宜从小剂量开始,调节至每天 2～3 次软便,粪 pH 5～6。Uribe 用体外试验证明乳果糖减少肠道需氧菌数量,降低粪便 pH,降低血氨浓度。Watanabe 经随机双盲临床试验对 75 例伴或不伴亚临床肝性脑病的肝硬化患者予乳果糖治疗,发现乳果糖能有效改善亚临床肝性脑病患者的心理智能测试结果。基于氨中毒学说和乳果糖的有效性和安全性,有学者建议对经颈静脉肝内门体分流术后患者和门静脉高压的肝硬化患者预防性地常规应用乳果糖。Weber 研究发现,新霉素与乳果糖合用治疗亚临床肝性脑病有协同作用。这种效果在对单独使用乳果糖无效的患者更为突出,而与其他抗生素之间无协同作用。乳梨醇是乳果糖的衍生物,作用机制与乳果糖相似,口服更易被吸收。石虹等对 31 例亚临床肝性脑病患者进行随机双盲临床试验发现,乳梨醇能有效改善患者的数字连接试验、数字符号试验(digit symbol test,DST)等心理智能测试结果,缩短体感诱发电位(somatosensory evoked potential,SSEP)的潜伏时间,且不良反应小。Salerno 对 28 例亚临床肝性脑病患者用小剂量乳梨醇(0.3～0.5 g/kg)一周 2 次治疗 5 个月,发现治疗后患者门体脑病指数和智力测验明显改善且无不良反应发生,认为长期低剂量乳梨醇能有效治疗亚临床肝性脑病。Tarao 发现用乳梨醇后厌氧菌和乳酸杆菌占肠道细菌总量的比值增加,产氨的细菌和需氧菌占肠道细菌总量的比值减少;同时,肠道 pH 下降,排便次数增加,大便多为软便;患者血氨浓度下降,精神状态改善,扑翼样震颤减轻,从而认为乳梨醇是有效的治疗肝性脑病的药物。且因乳梨醇的口感更好,不良反应更少,易于携带,故更易耐受。两药的剂量均遵从个体化,以保持每天 2 次软便为宜。d.口服抗生素:利福昔明是利福霉素的衍生物,抑制细菌 RNA 的合成。口服给药不吸收,仅作用于胃肠道局部。临床试验表明,利福昔明治疗肝性脑病至少与乳果糖和新霉素作用同样有效,同时耐受性更好。在不耐受新霉素和肾功能损害的患者,利福昔明是首选的抗生素。Puxeddu 等用利福昔明(200 mg 每天 3 次)治疗慢性肝性脑病患者共 15 天(同时合用乳果糖)期间,患者可每天解 2～3 次软便。两药合用能有效控制患者症状、体征,耐受性良好,无不良反应发生。在减少产氨菌丛方面,两药合用有协同作用。他们认为在需接受长时间治疗的肝性脑病患者,利福昔明和不吸收双糖联合使用的有效性和耐受性良好,应首先考虑。②增加氨代谢。a.L-鸟氨酸-L-门冬氨酸:通过刺激谷氨酰胺合成而降低血氨。Stauch 等将 66 例肝性脑病患者在限制蛋白摄入量(每天 0.25 g/kg 体重)的基础上随机分为两组:一组口服 L-鸟氨酸-L-门冬氨酸 18 g/d,分 3 次服用,连续 14 天;另一组给予安慰剂。该随机双盲临床试验结果提示,口服 L-鸟氨酸-L-门冬氨酸是安全、耐受良好的治疗肝性脑病的药物。b.苯甲酸盐:与氨结合后以马尿酸盐的形式排泄而使血氨下降。有作者对 17 例高氨血症的门体脑病患者用苯甲酸盐治疗,有 14 例患者血氨降低,临床表现和脑电图(electroencephalogram,EEG)改善;另一项随机双盲前瞻性研究提示,苯甲酸盐(5 g,每天 2 次)与乳果糖合用治疗急性肝性脑病疗效显著。c.补充锌:动物实验证实,脑中锌含量下降与肝性脑病的神经抑制有关,肝性脑病患者在限制蛋白质摄入的同时也限制了锌的摄入,蔬菜又阻碍了锌的吸收,而尿素循环中有两种酶依赖锌,故理论上认为给乙酸锌可改善症状。但在两项大样本研究中,发现口服锌(200 mg,每天

3次)能提高血浆锌浓度,但不能改善门体脑病的评分指数。

3)基于假神经递质的治疗:Egberts对22例亚临床肝性脑病患者,饮食控制在35 cal/(kg·d)及蛋白质1 g/(kg·d)的基础上用支链氨基酸治疗一周。结果显示精神心理测试水平提高,但驾驶能力无改善,认为短期效果肯定,驾驶能力未改善可能与治疗时间不够长有关。Plauth等报道17例驾驶能力受损并经精神测定学证实的亚临床肝性脑病患者服用8周支链氨基酸或安慰剂,结果服用支链氨基酸组精神测定学结果改善($P < 0.01$),驾驶能力提高($P < 0.002$),并且无明显不良反应。Chalasani等对一例Budd Chairi综合征伴难治性肝性脑病拟行肠道分流术的患者术前予支链氨基酸治疗,结果患者的症状、体征好转,经长期随访未复发。Higuchi等对6例肝硬化伴1~2级肝性脑病的患者予支链氨基酸治疗,患者的数字连接试验、数字符号试验等心理智能测试和EEG检查结果明显好转。但由于病例数少,所得结论尚需进一步验证。

口服支链氨基酸用于预防和治疗慢性肝性脑病的方法和效果在权威著作上有意见分歧。Fabbri等对已发表的随机临床试验结果进行分析,得出结论:口服支链氨基酸预防和治疗肝性脑病只应用于不耐受蛋白质的进展期肝硬化患者。另有学者认为,摄入足量富含支链氨基酸的混合液对恢复患者的正氮平衡是有效和安全的。

4)基于"GABA"假说的治疗。苯二氮䓬受体拮抗剂氟马西尼:以往研究提示,内源性苯二氮䓬可导致肝性脑病的神经抑制表现。因此,应用苯二氮䓬受体拮抗剂氟马西尼可以逆转肝性脑病的神经症状。文献报道氟马西尼治疗肝性脑病的效果很不一致,与选择应用剂量与方法不同有关。综合文献介绍,氟马西尼可使70%的肝性脑病患者的症状有短暂而明显的改善。氟马西尼口服吸收达高峰浓度需20~90分钟,静脉应用20分钟遍布全身,因起效快,排泄快,故多用静脉注射。氟马西尼不是对所有肝性脑病有效,可能与同时存在颅内压升高、脑水肿、低氧血症、低血糖等有关,或肝衰竭终末期某些物质(而非苯二氮䓬类)与肝性脑病发生有关,或存在其他苯二氮䓬受体的配体。

5)肝移植。①肝细胞移植:Schumacher等行肝细胞脾内移植,移植后肝细胞有正常的形态,能分泌胆汁并表达白蛋白mRNA,患者门体脑病临床表现改善,星形胶质细胞减少。移植肝细胞降低血氨的保护作用随脾切除而消失。研究表明,肝细胞能移植、扩增,对慢性肝功能不全的患者可提供代谢支持。②原位肝移植:对于许多目前尚无其他满意治疗方法可以逆转的慢性肝性脑病,肝移植不失为一种有效的治疗方法。由于移植手术方法的进步和抗排斥技术的发展,原位肝移植的生存率明显提高。肝移植的成功为肝硬化并发症(如肝性脑病等)的治疗提供了新的解决思路,但供体不足仍然是目前的主要困难之一。

6)门体分流栓塞术

门体分流栓塞术常用的途径有经皮逆行经腔静脉栓塞术和经皮经肝门静脉栓塞术。栓塞材料可为不锈钢螺栓或乳胶气囊。研究发现,栓塞术后分流消失且血氨下降、脑电图改善者未再发生肝性脑病。门体分流栓塞术的并发症有发热、一过性胸腔积液、腹水和轻微的食管静脉曲张,对于轻微的食管静脉曲张无严重后果不需治疗。另有学者提出经颈静脉肝内门体分流术后患者用乳胶气囊能栓塞分流并改善脑病的症状、体征。然而,患者依然有发生门静脉高压并发症的危险。

4.原发性腹膜炎

早期、正确、合理应用抗生素是治疗的关键,对提高自发性细菌性腹膜炎患者存活率具有重要意义。一旦拟诊或诊断自发性细菌性腹膜炎,应根据经验立即开始抗生素治疗,而不必等待细菌培养和体外药敏试验结果。自发性细菌性腹膜炎的致病菌主要为肠杆菌族的革兰阴性杆菌和非肠球菌的链球菌。应选用对自发性细菌性腹膜炎的常见致病菌有效,在腹水中的浓度足以治疗腹膜感染,且不良反应少的抗生素。

目前多主张选用第三代头孢类抗生素,如头孢噻肟,毒性较小,能较好地渗入腹水,通常2 g/8 h静脉滴注,疗程 7～10 天。同类药物如头孢曲松、头孢他啶等对自发性细菌性腹膜炎亦有满意疗效。对临床情况相对较好,且未用喹诺酮类药物进行预防的自发性细菌性腹膜炎患者,可以口服或静脉给予第三代喹诺酮类药物治疗,如口服氧氟沙星(400 mg,2 次/天)。对喹诺酮类药物预防中发生自发性细菌性腹膜炎者,则用头孢噻肟最合适。此外,亦可选用氨苄西林-克拉维酸,克拉维酸是内酰胺酶抑制剂,可增强氨苄西林的抗菌作用。有报道显示,氨苄西林-克拉维酸 1 200 mg,每 6 小时一次,14 天,治愈率 85%,且未见不良反应。抗生素的疗程可根据腹水培养转阴及腹水多形核白细胞减少等情况综合而定,Fong 前瞻性研究显示,腹水多形核白细胞<250/mm^3 是停用抗生素适宜的终点。

近来腹腔注射得到广泛的应用,由于常规剂量的抗生素分布于血液中后再分泌到腹水中,其有效抗菌浓度肯定减低。包裹性局限性腹水,抗生素不易进入,故需抽腹水治疗。抽吸腹水后腹腔除注射抗生素外,使用多巴胺和呋塞米,可以显著增加腹水的吸收速度。近期使用腹腔注射胸腺肽,增加腹腔淋巴结的免疫功能,也取得一定的疗效。注意早期给予白蛋白。此外,还可配合使用扩张肾血管、改善肾功能的药物。

(五)肝移植

不同病因的肝硬化末期患者均可考虑行肝移植。

按供肝植入位置、供肝体积、供肝来源和供肝植入方式,目前的同种异体肝移植术式可分为如下几种。

1.一是异位肝移植(heterotopic l iver transplantation,HLT)

保留受体病肝,将供肝植入受体的其他部位,如脾床、盆腔或脊柱旁等部位。

2.二是原位肝移植(orthotopic liver transplantation,OLT)

切除受体病肝,将供肝植入受体原部位。又可分为以下 5 种。

(1)标准式肝移植:供肝大小和受体腹腔大小相匹配,按原血管解剖将整个供肝植入受体原肝部位。

(2)减体积式肝移植(reduced-size liver transplantation,RSLT):在受体腹腔较小而供肝体积相对较大时,切除部分供肝后再原位植入。

(3)活体部分肝移植(living-related liver transplantation,LRLT):是减体积式肝移植的一种特殊形式,从受体亲属的活体上切取肝左外侧叶作为供肝植入受体的原肝部位。

(4)劈离式肝移植(splitting liver transplantation,SLT):将供肝一分为二,分别移植给两个不同的受体。

(5)原位辅助性肝移植(orthotopic auxiliary liver transplantation,OALT):保留受体的部分肝脏,将减体积后的供肝植入病肝切除部分的位置。

临床肝移植还可根据下腔静脉是否阻断分为体外转流式肝移植和背驮式肝移植,前者是腔静脉阻断加门静脉阻断加体外静脉转流,后者是腔静脉不阻断加门静脉阻断。很显然,是否行下腔静脉血流阻断和体外静脉转流是两者的根本区别。目前以背驮式技术最为流行,因其确能简化手术操作,减轻血流动力学紊乱,避免双下肢和双肾的严重淤血,但需有精湛的肝脏外科技术。

（六）基因治疗

将目的基因转导至靶细胞,有体内和体外两种基因转导方式。

在动物实验肝硬化基因治疗研究中,腺病毒重组体能直接注人循环系统,且表达主要限于肝脏。因此,目前体内实验多采用腺病毒表达载体,但也有少数采用质粒。Na katani 等检测了肝硬化及急性重型肝炎小鼠腺病毒基因转移的保护效应及安全性。腹腔内注入对乙酰氨基酚或 D 氨基半乳糖继以肝特异性抗原(LSP),诱导肝硬化和急性重型肝炎模型;将携带有大肠埃希菌 β-半乳糖苷酶基因、lacZ 基因的腺病毒重组体通过尾静脉注入小鼠体内;lacZ 基因转导率通过 X-gal 免疫组化法、化学发光法进行定量评价;同时检测特异腺病毒激活 T 细胞及抗腺病毒中和抗体。免疫组化结果显示,各组动物(正常、肝硬化和急性重型肝炎)肝细胞转导率分别为 40％、80％和 40％;定量分析 lacZ 基因表达结果表明,肝硬化组肝细胞高于正常肝细胞 2.5 倍,高于急性重型肝炎 6 倍。尽管急性重型肝炎肝细胞 lacZ 基因表达较低,但达到了较明显的治疗要求。腺病毒转导正常动物、肝硬化动物和急性重型肝炎动物未出现明显的不良反应,诱导的体液免疫和细胞免疫无显著差异。由此进一步证明了严重肝病采用腺病毒重组体基因治疗的安全性。

近年来,国内外学者针对肝硬化发生的各个环节,设计了许多基因治疗方案,大大提高了肝硬化的治疗效果。目前肝硬化的基因治疗研究主要集中于两个方面:一是活体直接转移,将目的基因直接导入肝脏内表达;二是回体转移,利用肝细胞移植(hepatocyte transplantation,HCT)技术将基因修饰的供体肝细胞移植于宿主体内进行表达。但这些治疗尚局限在动物实验阶段,完全应用于临床还需要一个较长的研究过程。随着人类对基因及基因治疗技术认识的不断提高和在基因介导载体和基因转移方法上的研究日益深入,基因治疗真正进入肝硬化临床应用的时代定会到来。

（董先芳）

第二节　病毒性肝炎

一、甲型病毒性肝炎

甲型病毒性肝炎旧称流行性黄疸或传染性肝炎,早在 8 世纪就有记载。目前全世界有 40 亿人口受到该病的威胁。后经对其病原学和诊断技术等方面的研究进展较大,并已成功研制出甲型肝炎病毒减毒活疫苗和灭活疫苗,已有效控制甲型肝炎的流行。

（一）病因

甲型肝炎传染源是患者和亚临床感染者。潜伏期后期及黄疸出现前数天传染性最强,黄疸出现后 2 周粪便仍可能排出病毒,但传染性已明显减弱。本病无慢性甲肝病毒(HAV)携带者。

（二）诊断要点

甲型病毒性肝炎主要依据流行病学资料、临床特点、常规实验室检查和特异性血清学诊断。流行病学资料应参考当地甲型肝炎流行疫情,病前有无肝炎患者密切接触史及个人、集体饮食卫生状况。急性黄疸型病例黄疸期诊断不难。在黄疸前期获得诊断称为早期诊断,此期表现似"感冒"或"急性胃肠炎",如尿色变为深黄色应疑及本病。急性无黄疸型及亚临床型病例不易早期发现,诊断主要依赖肝功能检查。根据特异性血清学检查可做出病因学诊断。凡慢性肝炎和重型肝炎,一般不考虑甲型肝炎的诊断。

1.分型

甲型肝炎潜伏期为2～6周,平均为4周,临床分为急性黄疸型(AIH)、急性无黄疸型和亚临床型。

(1)急性黄疸型。①黄疸前期:急性起病,多有畏寒发热,体温38℃左右,全身乏力,食欲缺乏,厌油、恶心、呕吐,上腹部饱胀不适或腹泻。少数病例以上呼吸道感染症状为主要表现,偶见荨麻疹,继之尿色加深。本期一般持续5～7天。②黄疸期:热退后出现黄疸,可见皮肤巩膜不同程度黄染。肝区隐痛,肝大,触之有充实感,伴有叩痛和压痛,尿色进一步加深。黄疸出现后全身及消化道症状减轻,否则可能发生重症化,但重症化者罕见。本期持续2～6周。③恢复期:黄疸逐渐消退,症状逐渐消失,肝脏逐渐回缩至正常,肝功能逐渐恢复。本期持续2--4周。

(2)急性无黄疸型:起病较缓慢,除无黄疸外,其他临床表现与黄疸型相似,症状一般较轻。多在3个月内恢复。

(3)亚临床型:部分患者无明显临床症状,但肝功能有轻度异常。

(4)急性淤胆型:本型实为黄疸型肝炎的一种特殊形式,特点是肝内胆汁淤积性黄疸持续较久,消化道症状轻,肝实质损害不明显。而黄疸很深,多有皮肤瘙痒及粪色变浅,预后良好。

2.实验室检查

(1)常规检查:外周血白细胞总数正常或偏低,淋巴细胞相对增多,偶见异型淋巴细胞,一般不超过10%,这可能是淋巴细胞受病毒抗原刺激后发生的母细胞转化现象。黄疸前期末尿胆原及尿胆红素开始呈阳性反应,是早期诊断的重要依据。血清丙氨酸氨基转移酶(ALT)于黄疸前期早期开始升高,血清胆红素在黄疸前期末开始升高。血清ALT高峰在血清胆红素高峰之前,一般在黄疸消退后一至数周恢复正常。急性黄疸型血浆球蛋白常见轻度升高,但随病情恢复而逐渐恢复。急性无黄疸型和亚临床型病例肝功能改变以单项ALT轻中度升高为特点。急性淤胆型病例血清胆红素显著升高而ALT仅轻度升高,两者形成明显反差,同时伴有血清ALP及GGT明显升高。

(2)特异性血清学检查:特异性血清学检查是确诊甲型肝炎的主要指标。血清IgM型甲型肝炎病毒抗体(抗-HAV-IgM)于发病数天即可检出,黄疸期达到高峰,一般持续2～4个月,以后逐渐下降乃至消失。目前临床上主要用酶联免疫吸附法(ELISA)检查血清抗-HAV-IgM,以作为早期诊断甲型肝炎的特异性指标。血清抗-HAV-IgM出现于病程恢复期,较持久,甚至终生阳性,是获得免疫力的标志,一般用于流行病学调查。新近报道应用线性多抗原肽包被进行ELISA检测HAV感染,其敏感性和特异性分别高于90%和95%。

(三)鉴别要点

本病需与药物性肝炎、传染性单核细胞增多症、钩端螺旋体病、急性结石性胆管炎、原发性胆汁性肝硬化、妊娠期肝内胆汁淤积症、胆总管梗阻、妊娠急性脂肪肝等鉴别。其他如血吸虫病、肝吸虫病、肝结核、脂肪肝、肝淤血及原发性肝癌等均可有肝大或ALT升高,鉴别诊断时应加以考虑。与乙型、丙型、丁型及戊型病毒型肝炎急性期鉴别除参考流行病学特点及输血史等资料外,主要依据血清抗-HAV-IgM的检测。

(四)规范化治疗

急性期应强调卧床休息,给予清淡而营养丰富的饮食,外加充足的B族维生素及维生素C。

进食过少及呕吐者,应每天静脉滴注 10％的葡萄糖液 1 000～1 500 mL,酌情加入能量合剂及 10％氯化钾。热重者可服用茵陈蒿汤、栀子柏皮汤加减;湿重者可服用茵陈胃苓汤加减;湿热并重者宜用茵陈蒿汤和胃苓汤合方加减;肝气郁结者可用逍遥散;脾虚湿困者可用平胃散。

二、乙型病毒性肝炎

慢性乙型病毒性肝炎是由乙型肝炎病毒感染致肝脏发生炎症及肝细胞坏死,持续 6 个月以上而病毒仍未被清除的疾病。我国是慢性乙型病毒性肝炎的高发区,人群中约有 9.09％为乙型肝炎病毒携带者。该疾病呈慢性进行性发展,间有反复急性发作,可演变为肝硬化、肝癌或肝功能衰竭等,严重危害人民健康,故对该疾病的早发现、早诊断、早治疗很重要。

(一)病因

1.传染源

传染源主要是有 HBV DNA 复制的急、慢性患者和无症状慢性 HBV 携带者。

2.传播途径

主要通过血清及日常密切接触而传播。血液传播途径除输血及血制品外,可通过注射,刺伤,共用牙刷、剃刀及外科器械等方式传播,经微量血液也可传播。由于患者唾液、精液、初乳、汗液、血性分泌物均可检出 HBsAg,故密切的生活接触可能是重要传播途径。所谓"密切生活接触"可能是由于微小创伤所致的一种特殊经血传播形式,而非消化道或呼吸道传播。另一种重要的传播方式是母-婴传播(垂直传播)。生于 HBsAg/HBeAg 阳性母亲的婴儿,HBV 感染率高达 95％,大部分在分娩过程中感染,低于20％可能为宫内感染。因此,医源性或非医源性经血液传播,是本病的传播途径。

3.易感人群

感染后患者对同一 HBsAg 亚型 HBV 可获得持久免疫力。但对其他亚型免疫力不完全,偶可再感染其他亚型,故极少数患者血清抗-HBs(某一亚型感染后)和 HBsAg(另一亚型再感染)可同时阳性。

(二)诊断要点

急性肝炎病程超过半年,或原有乙型病毒性肝炎或 HBsAg 携带史,本次又因同一病原再次出现肝炎症状、体征及肝功能异常者可以诊断为慢性乙型病毒性肝炎。发病日期不明或虽无肝炎病史,但肝组织病理学检查符合慢性乙型病毒性肝炎,或根据症状、体征、化验及 B 超检查综合分析,亦可做出相应诊断。

1.分型

据 HBeAg 可分为 2 型。

(1)HBeAg 阳性慢性乙型病毒性肝炎:血清 HBsAg、HBVDNA 和 HBeAg 阳性,抗-HBe 阴性,血清 ALT 持续或反复升高,或肝组织学检查有肝炎病变。

(2)HBeAg 阴性慢性乙型病毒性肝炎:血清 HBsAg 和 HBVDNA 阳性,HBeAg 持续阴性,抗-HBe 阳性或阴性,血清 ALT 持续或反复异常,或肝组织学检查有肝炎病变。

2.分度

根据生化学试验及其他临床和辅助检查结果,可进一步分 3 度。

(1)轻度:临床症状、体征轻微或缺如,肝功能指标仅 1 或 2 项轻度异常。

(2)中度:症状、体征、实验室检查居于轻度和重度之间。

(3)重度:有明显或持续的肝炎症状,如乏力、食欲缺乏、尿黄、便溏等,伴有肝病面容、肝掌、蜘蛛痣、脾大,并排除其他原因,且无门静脉高压症者。实验室检查血清 ALT 和/或 AST 反复或持续升高,清蛋白降低或 A/G 比值异常,球蛋白明显升高。除前述条件外,凡清蛋白不超过 32 g/L,胆红素大于 5 倍正常值上限,凝血酶原活动度为 40%~60%,胆碱酯酶低于 2 500 U/L,4 项检测中有 1 项达上述程度者即可诊断为重度慢性肝炎。

3.B超检查结果可供慢性乙型病毒性肝炎诊断参考

(1)轻度:B超检查肝脾无明显异常改变。

(2)中度:B超检查可见肝内回声增粗,肝脏和/或脾脏轻度肿大,肝内管道(主要指肝静脉)走行多清晰,门静脉和脾静脉内径无增宽。

(3)重度:B超检查可见肝内回声明显增粗,分布不均匀;肝表面欠光滑,边缘变钝;肝内管道走行欠清晰或轻度狭窄、扭曲;门静脉和脾静脉内径增宽;脾大;胆囊有时可见"双层征"。

4.组织病理学诊断

包括病因(根据血清或肝组织的肝炎病毒学检测结果确定病因)、病变程度及分级分期结果。

(三)鉴别要点

本病应与慢性丙型病毒性肝炎、嗜肝病毒感染所致肝损害、酒精性及非酒精性肝炎、药物性肝炎、自身免疫性肝炎、肝硬化、肝癌等鉴别。

(四)规范化治疗

1.治疗目标

最大限度地长期抑制或消除乙肝病毒,减轻肝细胞炎症坏死及肝纤维化,延缓和阻止疾病进展,减少和防止肝脏失代偿、肝硬化、肝癌及其并发症的发生,从而改善生活质量和延长存活时间。主要包括抗病毒、免疫调节、抗炎保肝、抗纤维化和对症治疗,其中抗病毒治疗是关键,只要有适应证,且条件允许。就应进行规范的抗病毒治疗。

2.适应证

如下:①HBV DNA$\geqslant 2 \times 10^4$ U/mL(HBeAg 阴性者为不低于 2×10^3 U/mL);②ALT$\geqslant 2 \times$ULN;如用干扰素治疗,ALT 应不高于 $10 \times$ULN,血总胆红素水平应低于 $2 \times$ULN;③如 ALT$< 2 \times$ULN,但肝组织学显示 Knodell HAI$\geqslant 4$,或$\geqslant G_2$。

具有①并有②或③的患者应进行抗病毒治疗;对达不到上述治疗标准者,应监测病情变化,如持续 HBV DNA 阳性,且 ALT 异常,也应考虑抗病毒治疗。ULN 为正常参考值上限。

3.HBeAg 阳性慢性乙型肝炎患者

对于 HBV DNA 定量不低于 2×10^4 U/mL,ALT 水平不低于 $2 \times$ULN 者,或 ALT$< 2 \times$ULN,但肝组织学显示 Knodell HAI$\geqslant 4$,或$\geqslant G_2$ 炎症坏死者,应进行抗病毒治疗。可根据具体情况和患者的意愿,选用IFN-α,ALT 水平应低于 $10 \times$ULN,或核苷(酸)类似物治疗。对 HBV DNA 阳性但低于2×10^4 U/mL者,经监测病情 3 个月,HBV DNA 仍未转阴,且 ALT 异常,则应抗病毒治疗。

(1)普通 IFN-α:5 MU(可根据患者的耐受情况适当调整剂量),每周 3 次或隔天 1 次,皮下或肌内注射,一般疗程为 6 个月。如有应答,为提高疗效亦可延长疗程至 1 年或更长。应注意剂量及疗程的个体化。如治疗 6 个月无应答者,可改用其他抗病毒药物。

(2)聚乙二醇干扰素 α-2a:180 μg,每周 1 次,皮下注射,疗程 1 年。剂量应根据患者耐受性等因素决定。

（3）拉米夫定：100 mg，每天 1 次，口服。治疗 1 年时，如 HBV DNA 检测不到（PCR 法）或低于检测下限、ALT 复常、HBeAg 转阴但未出现抗-HBe 者，建议继续用药直至 HBeAg 血清学转归，经监测 2 次（每次至少间隔 6 个月）仍保持不变者可以停药，但停药后需密切监测肝脏生化学和病毒学指标。

（4）阿德福韦酯：10 mg，每天 1 次，口服。疗程可参照拉米夫定。

（5）恩替卡韦：0.5 mg（对拉米夫定耐药患者 1 mg），每天 1 次，口服。疗程可参照拉米夫定。

4.HBeAg 阴性慢性乙型肝炎患者

HBV DNA 定量不低于 $2×10^3$ U/mL，ALT 水平不低于 $2×ULN$ 者，或 ALT$<$2 ULN，但肝组织学检查显示 Knodell HAI$≥$4，或 G2 炎症坏死者，应进行抗病毒治疗。由于难以确定治疗终点，因此，应治疗至检测不出 HBVDNA（PCR 法），ALT 复常。此类患者复发率高，疗程宜长，至少为 1 年。

因需要较长期治疗，最好选用 IFN-α（ALT 水平应低于 10×ULN）或阿德福韦酯或恩替卡韦等耐药发生率低的核苷（酸）类似物治疗。对达不到上述推荐治疗标准者，则应监测病情变化，如持续 HBV DNA 阳性，且 ALT 异常，也应考虑抗病毒治疗。

（1）普通 IFN-α：5 MU，每周 3 次或隔天 1 次，皮下或肌内注射，疗程至少 1 年。

（2）聚乙二醇干扰素 α-2a：180 μg，每周 1 次，皮下注射，疗程至少 1 年。

（3）阿德福韦酯：10 mg，每天 1 次，口服，疗程至少 1 年。当监测 3 次（每次至少间隔 6 个月）HBV DNA检测不到（PCR 法）或低于检测下限和 ALT 正常时可以停药。

（4）拉米夫定：100 mg，每天 1 次，口服，疗程至少 1 年。治疗终点同阿德福韦酯。

（5）恩替卡韦：0.5 mg（对拉米夫定耐药患者 1 mg），每天 1 次，口服。疗程可参照阿德福韦酯。

5.应用化疗和免疫抑制剂治疗的患者

对于因其他疾病而接受化疗、免疫抑制剂（特别是肾上腺糖皮质激素）治疗的 HBsAg 阳性者，即使 HBV DNA 阴性和 ALT 正常，也应在治疗前 1 周开始服用拉米夫定，每天 100 mg，化疗和免疫抑制剂治疗停止后，应根据患者病情决定拉米夫定停药时间。对拉米夫定耐药者，可改用其他已批准的能治疗耐药变异的核苷（酸）类似物。核苷（酸）类似物停用后可出现复发，甚至病情恶化，应十分注意。

6.其他特殊情况的处理

（1）经过规范的普通 IFN-α 治疗无应答患者，再次应用普通 IFN-α 治疗的疗效很低。可试用聚乙二醇干扰素 α-2a 或核苷（酸）类似物治疗。

（2）强化治疗指在治疗初始阶段每天应用普通 IFN-α，连续 2～3 周后改为隔天 1 次或每周 3 次的治疗。目前对此疗法意见不一，因此不予推荐。

（3）应用核苷（酸）类似物发生耐药突变后的治疗，拉米夫定治疗期间可发生耐药突变，出现"反弹"，建议加用其他已批准的能治疗耐药变异的核苷（酸）类似物，并重叠 1～3 个月或根据 HBV DNA 检测阴性后撤换拉米夫定，也可使用 IFN-α（建议重叠用药 1～3 个月）。

（4）停用核苷（酸）类似物后复发者的治疗，如停药前无拉米夫定耐药，可再用拉米夫定治疗，或其他核苷（酸）类似物治疗。如无禁忌证，亦可用 IFN-α 治疗。

7.儿童患者间隔

12 岁以上慢性乙型病毒性肝炎患儿，其普通 IFN-α 治疗的适应证、疗效及安全性与成人相似,剂量为 $3\sim6~\mu U/m^2$,最大剂量不超过 $10~\mu U/m^2$。在知情同意的基础上,也可按成人的剂量和疗程用拉米夫定治疗。

三、丙型病毒性肝炎

慢性丙型病毒性肝炎是一种主要经血液传播的疾病,是由丙型肝炎病毒(HCV)感染导致的慢性传染病。慢性 HCV 感染可导致肝脏慢性炎症坏死,部分患者可发展为肝硬化甚至肝细胞癌(HCC),严重危害人民健康,已成为严重的社会和公共卫生问题。

(一)病因

1.传染源

主要为急、慢性患者和慢性 HCV 携带者。

2.传播途径

与乙型肝炎相同,主要有以下 3 种。

(1)通过输血或血制品传播:由于 HCV 感染者病毒血症水平低,所以输血和血制品(输 HCV 数量较多)是最主要的传播途径。经初步调查,输血后非甲非乙型肝炎患者血清丙型肝炎抗体(抗-HCV)阳性率高达 80% 以上,已成为大多数(80%～90%)输血后肝炎的原因。但供血员血清抗-HCV 阳性率较低,欧美各国为 0.35%～1.4%,故目前公认,反复输入多个供血员血液或血制品者更易发生丙型肝炎,输血3 次以上者感染 HCV 的危险性增高 2～6 倍。国内曾因单采血浆回输血细胞时污染,造成丙型肝炎暴发流行,经 2 年以上随访,血清抗-HCV 阳性率达到 100%。国外综合资料表明,抗-HCV 阳性率在输血后非甲非乙型肝炎患者为 85%,血源性凝血因子治疗的血友病患者为 60%～70%,静脉药瘾患者为 50%～70%。

(2)通过非输血途径传播:丙型肝炎亦多见于非输血人群,主要通过反复注射、针刺、含 HCV 血液反复污染皮肤黏膜隐性伤口及性接触等其他密切接触方式而传播。这是世界各国广泛存在的散发性丙型肝炎的传播途径。

(3)母婴传播:要准确评估 HCV 垂直传播很困难,因为在新生儿中所检测到的抗-HCV 实际可能来源于母体(被动传递)。检测 HCV RNA 提示,HGV 有可能由母体传播给新生儿。

3.易感人群

对 HCV 无免疫力者普遍易感。在西方国家,除反复输血者外,静脉药瘾者、同性恋等混乱性接触者及血液透析患者丙型肝炎发病率较高。本病可发生于任何年龄,一般儿童和青少年 HCV 感染率较低,中青年次之。男性 HCV 感染率大于女性。HCV 多见于 16 岁以上人群。HCV 感染恢复后血清抗体水平低,免疫保护能力弱,有再次感染 HCV 的可能性。

(二)诊断要点

1.诊断依据

HCV 感染超过 6 个月,或发病日期不明、无肝炎史,但肝脏组织病理学检查符合慢性肝炎,或根据症状、体征、实验室及影像学检查结果综合分析,做出诊断。

2.病变程度判定

慢性肝炎按炎症活动度(G)可分为轻、中、重 3 度,并应标明分期(S)。

(1)轻度慢性肝炎(包括原慢性迁延性肝炎及轻型慢性活动性肝炎):$G_{1\sim2}$,$S_{0\sim2}$。①肝细胞变性,点、灶状坏死或凋亡小体;②汇管区有(无)炎症细胞浸润、扩大,有或无局限性碎屑坏死(界面肝炎);③小叶结构完整。

（2）中度慢性肝炎（相当于原中型慢性活动性肝炎）：G_3，$S_{1\sim3}$。①汇管区炎症明显，伴中度碎屑坏死；②小叶内炎症严重，融合坏死或伴少数桥接坏死；③纤维间隔形成，小叶结构大部分保存。

（3）重度慢性肝炎（相当于原重型慢性活动性肝炎）：G_4，$S_{2\sim4}$。①汇管区炎症严重或伴重度碎屑坏死；②桥接坏死累及多数小叶；③大量纤维间隔，小叶结构紊乱，或形成早期肝硬化。

3.组织病理学诊断

组织病理学诊断包括病因（根据血清或肝组织的肝炎病毒学检测结果确定病因）、病变程度及分级分期结果，如病毒性肝炎，丙型，慢性，中度，G_3/S_4。

（三）鉴别要点

本病应与慢性乙型病毒性肝炎、药物性肝炎、酒精性肝炎、非酒精性肝炎、自身免疫性肝炎、病毒感染所致肝损害、肝硬化、肝癌等鉴别。

（四）规范化治疗

1.抗病毒治疗的目的

清除或持续抑制体内的 HCV，以改善或减轻肝损害，阻止进展为肝硬化、肝衰竭或 HCC，并提高患者的生活质量。治疗前应进行 HCV RNA 基因分型（1 型和非 1 型）和血中 HCV RNA 定量，以决定抗病毒治疗的疗程和利巴韦林的剂量。

2.HCV RNA 基因为 1 型和/或 HCV RNA 定量不低于 4×10^5 U/mL 者

可选用下列方案之一。

（1）聚乙二醇干扰素 α 联合利巴韦林治疗方案：聚乙二醇干扰素 α-2a 180 μg，每周 1 次，皮下注射，联合口服利巴韦林 1 000 mg/d，至 12 周时检测 HCV RNA。①如 HCV RNA 下降幅度少于 2 个对数级，则考虑停药。②如 HCV RNA 定性检测为阴转，或低于定量法的最低检测限，继续治疗至 48 周。③如 HCV RNA 未转阴，但下降超过 2 个对数级，则继续治疗到 24 周。如 24 周时 HCV RNA 转阴，可继续治疗到 48 周；如果 24 周时仍未转阴，则停药观察。

（2）普通 IFN-α 联合利巴韦林治疗方案：IFN-α 3～5 MU，隔天 1 次，肌内或皮下注射，联合口服利巴韦林 1 000 mg/d，建议治疗 48 周。

（3）不能耐受利巴韦林不良反应者的治疗方案：可单用普通 IFN-α 复合 IFN 或 PEG-IFN，方法同上。

3.HCV RNA 基因为非 1 型和/或 HCV RNA 定量小于 4×10^5 U/mL 者

可采用以下治疗方案之一。

（1）聚乙二醇干扰素 α 联合利巴韦林治疗方案：聚乙二醇干扰素 α-2a 180 μg，每周 1 次，皮下注射，联合应用利巴韦林 800 mg/d，治疗 24 周。

（2）普通 IFN-α 联合利巴韦林治疗方案：IFN-α3 mU，每周 3 次，肌内或皮下注射，联合应用利巴韦林 800～1 000 mg/d，治疗 24～48 周。

（3）不能耐受利巴韦林不良反应者的治疗方案：可单用普通 IFN-α 或聚乙二醇干扰素 α。

四、丁型病毒性肝炎

丁型病毒性肝炎是由于丁型肝炎病毒（HDV）与 HBV 共同感染引起的以肝细胞损害为主的传染病，呈世界性分布，易使肝炎慢性化和重型化。

(一)病因

HDV 感染呈全球性分布。意大利是 HDV 感染的发现地。地中海沿岸、中东地区、非洲和南美洲亚马孙河流域是 HDV 感染的高流行区。HDV 感染在地方性高发区的持久流行,是由 HDV 在 HBsAg 携带者之间不断传播所致。除南欧为地方性高流行区之外,其他发达国家 HDV 感染率一般只占 HBsAg 携带者的 5% 以下。发展中国家 HBsAg 携带者较高,有引起 HDV 感染传播的基础。我国各地 HBsAg 阳性者中 HDV 感染率为 0~32%,北方偏低,南方较高。活动性乙型慢性肝炎和重型肝炎患者 HDV 感染率明显高于无症状慢性 HBsAg 携带者。

1.传染源

主要是急、慢性丁型肝炎患者和 HDV 携带者。

2.传播途径

输血或血制品是传播 HDV 的最重要途径之一。其他包括经注射和针刺传播,日常生活密切接触传播,以及围产期传播等。我国 HDV 传播方式以生活密切接触为主。

3.易感人群

HDV 感染分两种类型:①HDV/HBV 同时感染,感染对象是正常人群或未接受 HBV 感染的人群。②HDV/HBV 重叠感染,感染对象是已受 HBV 感染的人群,包括无症状慢性 HBsAg 携带者和乙型肝炎患者,他们体内含有 HBV 及 HBsAg,一旦感染 HDV,极有利于 HDV 的复制,所以这一类人群对 HDV 的易感性更强。

(二)诊断要点

我国是 HBV 感染高发区,应随时警惕 HDV 感染。HDV 与 HBV 同时感染所致急性丁型肝炎,仅凭临床资料不能确定病因。凡无症状慢性 HBsAg 携带者突然出现急性肝炎样症状、重型肝炎样表现或迅速向慢性肝炎发展者,以及慢性乙型肝炎病情突然恶化而陷入肝衰竭者,均应想到 HDV 重叠感染,及时进行特异性检查,以明确病因。

1.临床表现

HDV 感染一般只与 HBV 感染同时发生或继发于 HBV 感染者中,故其临床表现部分取决于 HBV 感染状态。

(1)HDV 与 HBV 同时感染(急性丁型肝炎):潜伏期为 6~12 周,其临床表现与急性自限性乙型肝炎类似,多数为急性黄疸型肝炎。在病程中可先后发生两次肝功能损害,即血清胆红素和转氨酶出现两个高峰。整个病程较短,HDV 感染常随 HBV 感染终止而终止,预后良好,很少向重型肝炎、慢性肝炎或无症状慢性 HDV 携带者发展。

(2)HDV 与 HBV 重叠感染:潜伏期为 3~4 周。其临床表现轻重悬殊,复杂多样。①急性肝炎样丁型肝炎:在无症状慢性 HBsAg 携带者基础上重叠感染 HDV 后,最常见的临床表现形式是急性肝炎样发作,有时病情较重,血清转氨酶持续升高达数月之久,或血清胆红素及转氨酶升高呈双峰曲线。在 HDV 感染期间,血清 HBsAg 水平常下降,甚至转阴,有时可使 HBsAg 携带状态结束。②慢性丁型肝炎:无症状慢性 HBsAg 携带者重叠感染 HDV 后,更容易发展成慢性肝炎。慢性化后发展为肝硬化的进程较快。早期认为丁型肝炎不易转化为肝癌,近年来在病理诊断为原发性肝癌的患者中,HDV 标志阳性者可达 11%~22%,故丁型肝炎与原发性肝癌的关系不容忽视。

(3)重型丁型肝炎:在无症状慢性 HBsAg 携带者基础上重叠感染 HDV 时,颇易发展成急性或亚急性重型肝炎。在"暴发性肝炎"中,HDV 感染标志阳性率高达 21%~60%,认为 HDV 感染是促成大块肝坏死的一个重要因素。按国内诊断标准,这些"暴发性肝炎"应包括急性和亚急性重型肝炎。HDV 重叠感染易使原有慢性乙型肝炎病情加重。如有些慢性乙型肝炎患者,病情本来相对稳定或进展缓慢,血清 HDV 标志转阳,临床状况可突然恶化,继而发生肝衰竭,甚至死亡,颇似慢性重型肝炎,这种情况国内相当多见。

2.实验室检查

近年丁型肝炎的特异诊断方法日臻完善,从受检者血清中检测到 HDAg 或 HDV RNA,或从血清中检测抗-HDV,均为确诊依据。

(三)鉴别要点

应注意与慢性重型乙型病毒型肝炎相鉴别。

(四)规范化治疗

丁型病毒性肝炎以护肝对症治疗为主。近年研究表明,IFN-α 可能抑制 HDV RNA 复制,经治疗后,可使部分病例血清 DHV RNA 转阴,所用剂量宜大,疗程宜长。目前 IFN-α 是唯一可供选择的治疗慢性丁型肝炎的药物,但其疗效有限。IFN-α900 万单位。每周 3 次,或者每天 500 万单位,疗程 1 年,能使40%～70%的患者血清中 HDV RNA 消失,但是抑制 HDV 复制的作用很短暂,停止治疗后 60%～97%的患者复发。

五、戊型病毒性肝炎

戊型病毒型肝炎原称肠道传播的非甲非乙型肝炎或流行性非甲非乙型肝炎,其流行病学特点及临床表现颇像甲型肝炎,但两者的病因完全不同。

(一)病因

戊型肝炎流行最早发现于印度,开始疑为甲型肝炎,但回顾性血清学分析,证明既非甲型肝炎,也非乙型肝炎。本病流行地域广泛,在发展中国家以流行为主,发达国家以散发为主。其流行特点与甲型肝炎相似,传染源是戊型肝炎患者和阴性感染患者,经粪-口传播。潜伏期末和急性期初传染性最强。流行规律大体分两种:一种为长期流行,常持续数月,可长达 20 个月,多由水源不断污染所致;另一种为短期流行,约 1 周即止,多为水源一次性污染引起。与甲型肝炎相比,本病发病年龄偏大,16～35 岁者占 75%,平均 27 岁。孕妇易感性较高。

(二)诊断要点

流行病学资料、临床特点和常规实验室检查仅作临床诊断参考,特异血清病原学检查是确诊依据,同时排除 HAV、HBV、HCV 感染。

1.临床表现

本病潜伏期 15～75 天,平均为 6 周。绝大多数为急性病例,包括急性黄疸型和急性无黄疸型肝炎,两者比例约为 1：13。临床表现与甲型肝炎相似,但其黄疸前期较长,症状较重。除淤胆型病例外,黄疸常于一周内消退。戊型肝炎胆汁淤积症状(如灰浅色大便、全身瘙痒等)较甲型肝炎为重,大约 20%的急性戊型肝炎患者会发展成淤胆型肝炎。部分患者有关节疼痛。

2.实验室检查

用戊型肝炎患者急性期血清 IgM 型抗体建立 ELISA 法,可用于检测拟诊患者粪便内的 HEAg,此抗原在黄疸出现第 14～18 天的粪便中较易检出,但阳性率不高。用荧光素标记戊型肝炎恢复期血清 IgG,以实验动物 HEAg 阳性肝组织作抗原片,进行荧光抗体阻断实验,可用于检测血清戊型肝炎抗体(抗-HEV),阳性率 50%～100%。但本法不适用于临床常规检查。

用重组抗原或合成肽原建立 ELISA 法检测血清抗-HEV,已在国内普遍开展,敏感性和特异性均较满意。用本法检测血清抗-HEV-IgM,对诊断现症戊型肝炎更有价值。

(三)鉴别要点

应注意与 HAV、HBV、HCV 相鉴别。

(四)规范化治疗

急性期应强调卧床休息,给予清淡而营养丰富的饮食,外加充足的 B 族维生素及维生素 C。HEV ORF2 结构蛋白可用于研制有效疫苗,并能对 HEV 株提供交叉保护。HEV ORF2 蛋白具有较好的免疫原性,用其免疫猕猴能避免动物发生戊型肝炎和 HEV 感染。该疫苗正在研制,安全性和有效性正在评估。

六、护理措施

(1)甲、戊型肝炎进行消化道隔离;急性乙型肝炎进行血液(体液)隔离至 HBsAg 转阴;慢性乙型和丙型肝炎患者应分别按病毒携带者管理。

(2)向患者及家属说明休息是肝炎治疗的重要措施。重型肝炎、急性肝炎、慢性活动期应卧床休息;慢性肝炎病情好转后,体力活动以不感疲劳为度。

(3)急性期患者宜进食清淡、易消化的饮食,蛋白质以营养价值高的动物蛋白为主 1.0～1.5 g/(kg·d);慢性肝炎患者宜高蛋白、高热量、高维生素易消化饮食,蛋白质 1.5～2.0 g/(kg·d);重症肝炎患者宜低脂、低盐、易消化饮食,有肝性脑病先兆者应限制蛋白质摄入,蛋白质摄入小于 0.5 g/(kg·d);合并腹水、少尿者,钠摄入限制在 0.5 g/d。

(4)各型肝炎患者均应戒烟和禁饮酒。

(5)皮肤瘙痒者及时修剪指甲,避免搔抓,防止皮肤破损。

(6)应向患者解释注射干扰素后可出现发热、头痛、全身酸痛等"流感样综合征",体温常随药物剂量增大而增高,不良反应随治疗次数增加而逐渐减轻。发热时多饮水、休息,必要时按医嘱对症处理。

(7)密切观察有无皮肤瘀点瘀斑、牙龈出血、便血等出血倾向;观察有无性格改变、计算力减退、嗜睡、烦躁等肝性脑病的早期表现。如有异常及时报告医师。

(8)让患者家属了解肝病患者易生气、易急躁的特点,对患者要多加宽容理解;护理人员多与患者热情、友好交谈沟通,缓解患者焦虑、悲观、抑郁等心理问题;向患者说明保持豁达、乐观的心情对于肝脏疾病的重要性。

七、应急措施

(一)消化道出血

(1)立即取平卧位,头偏向一侧,保持呼吸道通畅,防止窒息。

(2)通知医师,建立静脉液路。

(3)合血、吸氧、备好急救药品及器械,准确记录出血量。

(4)监测生命体征的变化,观察有无四肢湿冷、面色苍白等休克体征的出现,如有异常,及时报告医师并配合抢救。

(二)肝性脑病

(1)如有烦躁,做好保护性措施,必要时给予约束,防止患者自伤或伤及他人。

（2）昏迷者,平卧位,头偏向一侧,保持呼吸道通畅。

（3）吸氧,密切观察神志和生命体征的变化,定时翻身。

（4）遵医嘱给予准确及时的治疗。

八、健康教育

（1）宣传各类型病毒性肝炎的发病及传播知识,重视预防接种的重要性。

（2）对于急性肝炎患者要强调彻底治疗的重要性及早期隔离的必要性。

（3）慢性患者、病毒携带者及家属采取适当的家庭隔离措施,对家中密切接触者鼓励尽早进行预防接种。

（4）应用抗病毒药物者必须在医师的指导、监督下进行,不得擅自加量或停药,并定期检查肝功能和血常规。

（5）慢性肝炎患者出院后避免过度劳累、酗酒、不合理用药等,避免反复发作,并定期监测肝功能。

（6）对于乙肝病毒携带者禁止献血和从事饮食、水管、托幼等工作。

（董先芳）

第三节　酒精性肝病

一、概述

正常人 24 小时内体内可代谢酒精 120 g,而酒精性肝病（ALD）是由于长期大量饮酒,超过机体的代谢能力所导致的疾病。临床上分为轻症酒精性肝病（AML）、酒精性脂肪肝（AFL）、酒精性肝炎（AH）、酒精性肝纤维化（AF）和酒精性肝硬化（AC）不同阶段。严重酗酒时可诱发广泛肝细胞坏死甚至急性肝衰竭。因饮酒导致的 ALD 在西方国家已成为常见病、多发病,占中年人死因的第 4 位。我国由酒精所致肝损害的发病率亦呈逐年上升趋势,酒精已成为继病毒性肝炎后导致肝损害的第二大病因,严重危害人民健康。

ALD 的发病机制较为复杂,目前尚不完全清楚。可能与酒精及其代谢产物对肝脏的毒性作用、氧化应激、内毒素、细胞因子（TNF-α、TGF-β 等）产生异常、免疫异常、蛋氨酸代谢异常、酒精代谢相关酶类基因多态性、细胞凋亡等多种因素有关。

二、诊断

（一）酒精性肝病临床诊断标准

（1）有长期饮酒史,一般超过 5 年,折合酒精量男性不低于 40 g/d,女性不低于 20 g/d,或 2 周内有大量饮酒史,折合酒精量超过 80 g/d。但应注意性别、遗传易感性等因素的影响。酒精量换算公式:酒精量（g）＝饮酒量（mL）×酒精含量（%）×0.8。

（2）临床症状为非特异性,可无症状,或有右上腹胀痛、食欲缺乏、乏力、体重减轻、黄疸等;随着病情加重,可有神经精神、蜘蛛痣、肝掌等症状和体征。

(3)血清天冬氨酸氨基转移酶(AST)、丙氨酸氨基转移酶(ALT)、γ-谷氨酰转肽酶(GGT)、总胆红素(TBIL)、凝血酶原时间(PT)和平均红细胞容积(MCV)等指标升高,禁酒后这些指标可明显下降,通常4周内基本恢复正常,AST/ALT>2,有助于诊断。

(4)肝脏B超或CT检查有典型表现。

(5)排除嗜肝病毒的感染、药物和中毒性肝损伤等。

符合第(1)、(2)、(3)项和第(5)项或第(1)、(2)、(4)项和第(5)项可诊断酒精性肝病;仅符合第(1)、(2)项和第(5)项可疑诊酒精性肝病。

(二)临床分型诊断

1.轻症酒精性肝病

肝脏生物化学、影像学和组织病理学检查基本正常或轻微异常。

2.酒精性脂肪肝

影像学诊断符合脂肪肝标准,血清ALT、AST可轻微异常。

3.酒精性肝炎

血清ALT、AST或GGT升高,可有血清TBIL增高。重症酒精性肝炎是指酒精性肝炎中,合并肝昏迷、肺炎、急性肾衰竭、上消化道出血,可伴有内毒素血症。

4.酒精性肝纤维化

症状及影像学无特殊。未做病理检查时,应结合饮酒史、血清纤维化标志物(透明质酸、Ⅲ型胶原、Ⅳ型胶原、层粘连蛋白)、GGT、AST/ALT、胆固醇、载脂蛋白-A1、TBIL、α_2巨球蛋白、铁蛋白、稳态模式胰岛素抵抗等改变,这些指标十分敏感,应联合检测。

5.酒精性肝硬化

有肝硬化的临床表现和血清生物化学指标的改变。

三、鉴别诊断

鉴别诊断见表2-2。

表2-2　酒精性肝病的鉴别诊断

疾病	病史	病毒学检查
非酒精性肝病	好发于肥胖、2型糖尿病患者	肝炎标志物阴性
病毒性肝炎	无长期饮酒史	肝炎标志物阳性
酒精性肝病	有长期饮酒史	肝炎标志物阴性

四、治疗

(一)治疗原则

包括戒酒、改善营养、治疗肝损伤、防治并发存在的其他肝病、阻止或逆转肝纤维化的进展、促进肝再生、减少并发症、提高生活质量、终末期肝病进行肝移植等措施。

1.戒酒

其中戒酒是ALD治疗的最关键措施,戒酒或显著减少酒精摄入可显著改善所有阶段患者的组织学改变和生存率;Child A级的ALD患者戒酒后5年生存率可超过80%,Child B、C级患者在戒酒后也能使5年生存率从30%提高至60%,除戒酒以外尚无ALD特异性治疗方法。戒酒过程中应注意戒断综合征(包括酒精依赖者,神经精神症状的出现与戒酒有关,多呈急性发作过程,常有四肢抖动及出汗等症状,严重者有戒酒性抽搐或癫痫样痉挛发作)的发生。

2.营养支持

ALD患者同时也需良好的营养支持,因其通常并发热量、蛋白质缺乏性营养不良,而营养不良又可加剧酒精性肝损伤。因此,宜给予富含优质蛋白和B族维生素、高热量的低脂饮食,必要时适当补充支链氨基酸为主的复方氨基酸制剂。酒精性肝病的饮食治疗可参考表2-3。

表 2-3　ALD 患者的饮食指导原则

蛋白质=1.0~1.5/kg 体重
总热量=1.2~1.4(静息状态下的能量消耗最少)126 kJ/kg 体重
50%~55%为糖类,最好是复合型糖类
30%~35%为脂肪,最好不饱和脂肪酸含量高并含有足量的必需脂肪酸
营养最好是肠内或口服,或经小孔径喂食给予;部分肠道外营养为次要选择;全肠外营养为最后的选择
水、盐摄入以保持机体水、电解质平衡
多种维生素及矿物质
支链氨基酸的补充通常并不需要
许多患者能耐受标准的氨基酸补充
若患者不能耐受标准氨基酸补充仍可补充支链氨基酸
避免仅仅补充支链氨基酸,支链氨基酸并不能保持氮的平衡
有必要补充必需氨基酸,必需氨基酸指正常时可从前体合成而在肝硬化患者不能合成,包括胆碱、胱氨酸、氨基乙磺酸、酪氨酸

3.维生素及微量元素

慢性饮酒者可能因摄入不足、肠道吸收减少、肝内维生素代谢障碍、疾病后期肠道黏膜屏障衰竭等导致维生素 B_1、维生素 B_6、维生素 A、维生素 E、叶酸等、微量元素(锌、硒)的严重缺乏。因此适量补充上述维生素和微量元素是必需的,尤其是补充维生素 B_1(目前推荐应用脂溶性维生素 B_1 前体苯磷硫胺)和补锌在预防和治疗 ALD 非常重要。而维生素 E 是临床上使用较早的抗氧化剂,脂溶性的维生素 E 可以在细胞膜上积聚,结合并清除自由基,减轻肝细胞膜及线粒体膜的脂质过氧化。Sokol 等发现维生素 E 能明显减轻胆汁淤积时疏水性胆汁酸所引起的肝细胞膜脂质过氧化,从而减轻肝细胞损伤。

(二)药物治疗

1.非特异性抗感染治疗

(1)糖皮质激素:多项随机对照研究和荟萃分析,使用糖皮质激素治疗 ALD 仍有一些争议,对于严重 AH 患者,糖皮质激素是研究得最多也可能是最有效的药物。然而,接受激素治疗的患者病死率仍较高,特别在伴发肾衰竭的患者。激素是否能延缓肝硬化进展及改善长期生存率尚不明确。并发急性感染、胃肠道出血、胰腺炎、血糖难以控制的糖尿病者为应用皮质激素的禁忌证。

(2)己酮可可碱(PTX):PTX 是一种非选择性磷酸二酯酶抑制剂,具有拮抗炎性细胞因子的作用,可降低 TNF-α 基因下游许多效应细胞因子的表达。研究表明 PTX 可以显著改善重症 AH 患者的短期生存率,但在 PTX 成为 AH 的常规治疗方法之前,还需进行 PTX 与糖皮质激素联合治疗或用于对皮质激素有禁忌证的 AH 患者的临床试验。

2.保肝抗纤维化

(1)还原型谷胱甘肽:还原型谷胱甘肽由谷氨酸、半胱氨酸组成,具有广泛的抗氧化作用,可与酒精的代谢产物乙醛、氧自由基结合,使其失活,并加速自由基的排泄,抑制或减少肝细胞膜及线粒体膜过氧化脂质形成,保护肝细胞。此外,还可以通过 γ-谷氨酸循环,维护肝脏蛋白质合成。目前临床应用比较广泛。

(2)多稀磷脂酰胆碱(易善复):多稀磷脂酰胆碱是由大豆中提取的磷脂精制而成,其主要活性成分是 1,2-二亚油酰磷脂酰胆碱(DLPC)。DLPC 可将人体内源性磷脂替换,结合并进入膜成分中,增加膜流动性,同时还可以维持或促进不同器官及组织的许多膜功能,包括可调节膜结合酶系统的活性;能抑制细胞色素 $P450_2E_1$($CYP2E_1$)的含量及活性,减少自由基;可增强过氧化氢酶活性、超氧化物歧化酶活性和谷胱甘肽还原酶活性。研究表明,多稀磷脂酰胆碱可提高 ALD 患者治疗的有效率,改善患者的症状和体征,并提高生存质量,但不能改善患者病理组织学,只能防止组织学恶化的趋势。常用多稀磷脂酰胆碱500 mg静脉给药。

(3)丙硫氧嘧啶(PTU):多个长期疗效的观察研究提示 PTU 对重度 ALD 有一定效果,而对于轻、中度 ALD 无效。RambaldiA 通过随机、多中心、双盲、安慰剂对照的临床研究,发现 PTU 与安慰剂相比,在降低病死率、减少并发症,以及改善肝脏组织学等方面没有显著差异。由于PTU 能引起甲状腺功能减退,因此应用 PTU 治疗 ALD 要慎重选择。

(4)腺苷蛋氨酸:酒精通过改变肠道菌群,使肠道对内毒素的通透性增加,同时对内毒素清除能力下降,导致高内毒素血症,激活枯否细胞释放 TNF-α、TGF-β、IL-1、IL-6、IL-8 等炎症细胞因子,使具有保护作用的 IL-10 水平下调。腺苷蛋氨酸能降低 TNF-α 水平,下调TGF-β 的表达,抑制肝细胞凋亡和肝星状细胞的激活,提高细胞内腺苷蛋氨酸/S-腺苷半胱氨酸比值,并能够祛除细胞内增加的 S-腺苷半胱氨酸,提高肝微粒体谷胱甘肽贮量从而阻止酒精性肝损发生,延缓肝纤维化的发生和发展的作用。

(5)硫普罗宁:含有巯基,能与自由基可逆性结合成二硫化合物,作为一种自由基清除剂在体内形成一个再循环的抗氧化系统,可有效清除氧自由基,提高机体的抗氧化能力,调节氧代谢平衡,修复酒精引起的肝损害,对抗酒精性肝纤维化。临床试验显示,硫普罗宁在降酶、改善肝功能方面疗效显著,对抗酒精性肝纤维化有良好的作用。

(6)美他多辛:是由维生素 B_6 和吡咯烷酮羧酸组成的离子对化合物,作为乙醛脱氢酶激活剂,通过增加细胞内酒精和乙醛脱氢酶活性,加快血浆中酒精和乙醛的消除,减少酒精及其代谢产物对肝脏或其他组织的毒性作用时间;在 HepG2 细胞中可预防由酒精和乙醛引起的谷胱甘肽耗竭和脂质过氧化损害的增加,可预防乙醛引起的胶原增加并减少 TNF-α 的分泌,可提高肝脏 ATP 浓度,加快细胞内氨基酸转运,拮抗酒精对色氨酸吡咯酶的抑制作用。研究发现,无论戒酒与否,美他多辛用药 6 周均能显著改善肝脏生化功能,试验组影像学改善的总有效率有高于安慰剂组的趋势,但组间比较并无统计学差异。

(7)二氯醋酸二异丙胺:是维生素 B_{15} 的有效成分,通过抑制合成胆固醇的限速酶-HMG-CoA 还原酶的活性,减少胆固醇的合成;促进肝细胞内线粒体上的脂肪酸与葡萄糖的氧化,抑制糖异生,减少外周血甘油和游离脂肪酸的浓度,有效抑制肝脏甘油三酯的合成;同时还促进胆碱合成,磷脂合成,增加肝细胞膜流动性,加速脂质转运。研究表明二氯醋酸二异丙胺可显著调节血脂代谢,降低血清胆固醇和甘油三酯水平,能明显改善肝功能,对 AFL 有较好的疗效,且具有不良反应少,患者耐受好的特点。

(8)复方甘草酸苷:为含半胱氨酸、甘草酸的甘草酸铵盐制剂,具有保护肝细胞膜、抗感染、调节免疫、预防纤维化和皮质激素样作用。实验结果显示,复方甘草酸苷可降低转氨酶,改善临床症状及体征,对控制 ALD 病情发展、减轻肝纤维化程度有较好的疗效。另外,本实验中治疗组仅 1 例出现轻度水肿,经对症治疗后逐渐恢复正常,无须减药或停药,且不良反应不影响临床疗效。

(9)水飞蓟宾:氧应激是 ALD 发生的重要机制。研究证实,水飞蓟宾为重要的抗氧化剂,具有保护细胞膜及其他生物膜的稳定性、清除自由基、抑制肝纤维化、刺激蛋白质合成和抑制 TNF-α的产生等作用。可用于酒精性肝纤维化、肝硬化的长期治疗。

(三)肝移植

晚期 ALD 是原位肝移植的最常见指证之一。Child C 级酒精性肝硬化患者的 1 年生存率为 50%～85%,而 Child B 级患者 1 年生存率为 75%～95%。因此,如果不存在其他提示病死率增高的情况如自发性细菌性腹膜炎、反复食管胃底静脉曲张出血或原发性肝细胞癌等,肝移植应限于 Child C 级肝硬化患者。虽然大多数移植中心需要患者在移植前有一定的戒酒期(一般为 6 个月),但移植后患者再饮酒的问题及其对预后的影响仍值得重视。目前统计的移植后再饮酒的比例高达 35%。大多数移植中心为戒酒后 Child-Pugh 积分仍较高的患者提供肝移植治疗。多项研究显示,接受肝移植的酒精性肝硬化患者的生存率与其他病因引起的肝硬化患者相似,5 年和 10 年生存率介于胆汁淤积性肝病和病毒性肝病之间。移植后生活质量的改善也与其他移植指证相似。

五、护理

(一)护理评估

1.病因评估

(1)饮酒史:包括酒的种类,每天摄入量和持续时间。我国标准:长期饮酒史,一般超过 5 年折合乙醇含量男性＞40 g/d,女性 20 g＞/d,或两周内有大量饮酒史(＞80 g/d)。乙醇换算公式:g＝饮酒量(mL)×酒精含量(%)×0.8(酒精比重)。

(2)饮酒方式:单纯饮酒不进食或同时饮用多种不同的酒,易发生酒精性肝病。

2.症状体征

(1)有无酒精戒断状态:乏力,恶心、呕吐,震颤、失眠等症状。患者目前皮肤黏膜有无黄染,尿量及颜色。

(2)精神食欲状况,日常活动耐力,自理状况,营养状况。

3.相关检查

肝功能、血生化、B超检查等。

4.心理状态

患者对疾病的认识,依从性。

(二)护理措施

1.控酒

严格戒酒,禁止各种酒类摄入。

2.饮食

酒精性肝病往往伴有营养不良,给予高热量、高蛋白、低脂肪饮食,但如有肝性脑病表现或先兆,应限制蛋白质摄入饮食,出现血氨增高时,应进低蛋白饮食。

3.病情观察

(1)有无酒精戒断症状:酗酒者停止饮酒一般会在 12～48 小时后出现一系列症状和体征。轻度表现为震颤,乏力,出汗,反射亢进以及胃肠道症状,重度出现幻觉、震颤、谵妄等症状。

(2)皮肤、黏膜黄疸的变化,尿量、体重变化,有无出血倾向,下肢水肿等。

(3)观察用药后的反应。

4.戒断症状的护理

注意保证患者安全。监护患者,加床挡,适当使用约束器具,必要时留家属陪护患者,做好护理记录。遵医嘱使用镇静类药物时,注意观察用药后反应。

5.并发症护理

合并肝硬化、腹水、消化道出血、肝性脑病、肝衰竭时参照相应的护理常规。

6.心理护理

讲解戒酒可以改善症状、缓解病情,帮助患者坚定戒酒的信心。

(三)健康指导

1.疾病知识指导

向患者和家属讲解戒酒的重要性,取得家属的支持。

2.日常生活指导

保证睡眠,适当锻炼,定期体检。加强营养,饮食丰富,搭配合理,戒烟戒酒。

(董先芳)

第四节　药物性肝病

药物性肝病是指药物和/或其代谢产物引起的不同程度和类型的肝损害,又称为药物性肝损伤,是引起肝损伤的常见病因。目前已发现有上千种药物有潜在肝毒性,包括了医学处方药物及人们因治疗、营养等目的使用的非处方药物、中药、保健品、膳食补充剂。不同药物可导致相同类型肝损伤,同种药物也可导致不同类型的肝损伤。药物性肝病约占所有药物不良反应的 6%,急性肝炎的 5%,非病毒性慢性肝炎的 20%～50%,是引起暴发性肝衰竭的重要病因之一(50% 以上)。

药物性肝病中只有少部分由剂量依赖的毒性药物引起,而绝大多数是在推荐剂量下发生的个体对药物或其代谢产物的特异质性反应,难以预测,无特异性诊断标志物,发病与遗传易感因素、药物的理化和毒理性质及环境因素有关。

一、发病机制

肝是药物清除、生物转化和分泌的主要场所。肝常能通过多种机制适应低水平的肝毒性,然而当药物代谢过程中毒反应性产物的产生超过他们能安全排泄的速率时就会引起肝损伤。药物性肝病的机制还包括药物本身的毒性、免疫过敏机制、代谢过程中由肝实质摄取、经胆盐及有机阴离子的转运和排出异常等方面。

（一）非免疫机制

某些药物（如对乙酰氨基酚）在肝内 P450 酶作用下可转化为毒性代谢产物,产生亲电子基和氧自由基,引起肝内谷胱甘肽耗竭,并与蛋白质、核酸和脂质等大分子物质共价结合,引起脂质过氧化,破坏线粒体、细胞骨架、微管、内质网及细胞核功能,结果导致肝细胞变性、坏死、凋亡和对炎症介质的敏感性增高。如果药物及其代谢产物引起肝窦底侧膜的摄取障碍、肝细胞分泌胆汁功能破坏和毛细胆管膜上的转运器的功能障碍,则可导致药物性胆汁淤积。

（二）免疫过敏机制

药物反应性代谢产物可通过改变肝细胞的蛋白质形成新抗原、以半抗原复合物形式获得抗原性、诱导自身抗体的产生等启动细胞免疫和/或体液免疫反应,引起免疫介导的肝损伤。

（三）易感因素

许多获得和遗传性因素与药物性肝损伤的发生危险性有关:①年龄（老龄）。②性别（女性）。③慢性酒精摄入。④药物的化学性质、剂量、疗程及药物间协同作用。⑤基础疾病（肝脏疾病和代谢紊乱）等。对于老年人、新生儿、营养不良者和已患有肝、肾疾病的患者应适当调整用药剂量。⑥宿主遗传因素:一些与药物生物转化、解毒及免疫反应过程相关基因（如细胞色素 P450、跨膜转运蛋白、溶质转运蛋白、解毒酶、免疫因子、HLA 等）的单核苷酸多态性与特异质性药物性肝损伤相关。

二、病理

药物性肝病可引起所有类型的肝损伤病理变化,包括坏死性肝炎、胆汁淤积、脂肪变、血管损伤和肝肿瘤。而肝内所有细胞均会受到药物的影响,有些药物甚至可能出现多种损伤表现。临床较多见的是类似急性黄疸型肝炎和胆汁淤积性肝病的症状和实验室检查异常。

三、临床表现和实验室检查

（一）临床表现

药物性肝病可因肝损伤药物的种类及机制不同而出现所有急、慢性肝胆疾病的类似表现。而最多见的是急性肝炎型和胆汁淤积型。

急性肝炎表现为主者常有全身症状如发热、乏力、食欲缺乏、黄疸和血清氨基转移酶增高达正常上限（ULN）2～30 倍,ALT/AKP≥5,高胆红素血症和凝血酶原时间延长与肝损伤严重度相关。病情较轻者,停药后短期能恢复（数周至数月）。重者发生暴发性肝衰竭,出现进行性黄疸、凝血异常和肝性脑病,常发生死亡。药物性肝损伤是引起急性肝衰竭的最常见原因之一。

以胆汁淤积为主的药物性肝病其临床与实验室表现主要为黄疸和瘙痒,可伴有发热、上腹痛、右上腹压痛及肝大,伴血清氨基转移酶轻度增高而 AKP 明显增高达正常上限 2～10 倍,ALT/AKP≤2,结合胆红素明显升高（34～500 μmoL/L）,胆盐、脂蛋白 X、γ-GT 及胆固醇升高,而抗线粒体抗体阴性。一般于停药后 3 个月到 3 年恢复,少数可进展为胆汁淤积性肝硬化。混合型 ALT≥3 ULN,AKP≥2 ULN,2＜ALT/AKP＜5。

以变态反应为主的急性药物性肝病,常有发热、皮疹、黄疸、淋巴结肿大,伴血清氨基转移酶、胆红素和 AKP 中度增高,药物接触史常较短（4 周以内）。疾病严重程度与药物剂量之间无肯定联系;再次给药时,不仅疾病严重度增加,潜伏期也缩短,患者血清中存在自身抗体为其特点。

慢性药物性肝病在临床上可表现为慢性肝炎、肝纤维化、代偿性和失代偿性肝硬化、自身免疫性肝炎样药物性肝病、慢性肝内胆汁淤积和胆管消失综合征等,还可出现肝窦阻塞综合征/肝小静脉闭塞病及肝脏肿瘤。肝窦阻塞综合征/肝小静脉闭塞病也可呈急性,并有腹水、黄疸、肝大等表现。

(二)严重程度分级

严重程度可分为 0~5 级。

0 级:无肝损伤,患者对暴露药物可耐受,无肝毒性反应。

1 级:轻度肝损伤,血清 ALT 和/或 AKP 呈可恢复性升高,总胆红素(TBIL)<2.5 倍正常值上限(ULN),且国际标准化比值<1.5。多数患者可适应。可有或无乏力、虚弱、恶心、厌食、右上腹痛、黄疸、瘙痒、皮疹或体重减轻等症状。

2 级:中度肝损伤,血清 ALT 和/或 AKP 升高,总胆红素(TBIL)≥2.5×ULN,或虽无 TBIL升高但国际标准化比值≥1.5。上述症状可有加重。

3 级:重度肝损伤,血清 ALT 和/或 AKP 升高,TBIL≥5×ULN,伴或不伴国际标准化比值≥1.5。患者症状进一步加重,需要住院治疗,或住院时间延长。

4 级:急性肝衰竭(ALF),血清 ALT 和/或 AKP 水平升高,TBIL≥10×ULN(171 μmol/L)或每天上升≥17.1 μmol/L,国际标准化比值≥2.0 或凝血酶原活动度<40%。可同时出现:①腹水或肝性脑病。②与药物性肝病相关的其他器官功能衰竭。

5 级:致死性,因药物性肝病死亡,或需接受肝移植才能存活。

(三)临床分型

1.发病机制分型

发病机制分型包括以下 2 种。①固有型:可预测,与药物剂量密切相关,个体差异不显著。②特异质型:临床上较为常见和多样化,不可预测,个体差异显著。又分免疫特异质性和遗传特异质性。前者有免疫反应特征,通常起病较快。

2.病程分型

病程分型包括以下 2 种。①急性:占绝大多数。②慢性:定义为发生 6 个月后血清 ALT、AST、AKP 及 TBIL 仍持续异常,或存在门静脉高压或慢性肝损伤的影像学和组织学证据。

3.受损靶细胞类型分类

受损靶细胞类型分类由国际医学组织理事会(CIOMS)初步建立后经修订,通过计算 R 值进行临床分型和观测演变。R=(ALT 实测值/ALT ULN)/(AKP 实测值/AKP ULN)。可分为4 种类型。①肝细胞损伤型:ALT≥3×ULN,且 R≥5。②胆汁淤积型:ALT≥2×ULN,且R≤2。③混合型:ALT≥3×ULN,AKP≥2×ULN,且 2<R<5。④肝血管损伤型:相对少见,靶细胞可为肝窦、肝小静脉和肝静脉主干及门静脉等的内皮细胞。表现为肝窦阻塞综合征/肝小静脉闭塞病,紫癜性肝病、巴德-吉(基)亚利综合征(Budd-Chiari 综合征,BCS)、可引起特发性门静脉高压症的肝汇管区硬化和门静脉栓塞、肝脏结节性再生性增生等。

四、诊断与鉴别诊断

药物性肝病的诊断主要根据服药史、发病过程与服药的时间有相关性的特点并排除其他肝损伤因素作出综合诊断。完整的诊断应包括诊断名、临床类型、病程、RUCAM 评分结果、严重程度分级。

(一)用药史和危险因素

1.用药史

需了解发病前 3 个月内服过的药物,包括剂量、用药途径、持续时间及同时使用的其他药物。更应详细询问非处方药、中药及保健品应用情况,此外还应了解患者的职业和工作环境。

中药引起的肝损伤需引起警示。其毒理学基础包括:①药物及制剂的固有成分、污染物、掺杂物、微生物及重金属等均可能成为引起肝损伤的原因。②用药时间过长造成药物积累,或用量过大造成中毒。③中药材误用或炮制煎煮不当。④中药材滥用、劣药等人为因素。⑤中西药不合理的联合使用等。部分可引起药物性肝损伤的中药及毒性成分见表 2-4。对使用中药对疾病的治疗和可能引起的肝毒性应按照中医药辨证论治的原则和考虑配伍问题。

表 2-4 可引起药物性肝损伤的中药和毒性成分

成分	药名	临床表现
生物碱类	千里光、款冬花、佩兰、软紫草、硬	急性:肝窦阻塞综合征
吡咯里西啶生物碱(千里光次碱和千里光酸)	紫草	慢性:肝纤维化
羟基双稠吡咯啶生物碱	土三七	肝小静脉内膜炎和纤维化,管腔
四氢帕马丁(延胡索乙素),结构类似羟基双稠	延胡索、金不换	狭窄闭塞
吡咯啶	石蒜	肝内胆汁淤积
双氢石蒜碱和石蒜素	雷公藤	
雷公藤碱		
苷类	黄药子、柴胡、广豆根、金粟兰、	
皂苷和黄酮苷	芫花	
苍术苷	苍术	
番泻苷	番泻叶	
	小柴胡汤及其类方	
毒蛋白类	五倍子、石榴皮、苍耳子、蓖麻子、	
毒蛋白	油桐子、望江南子等	
金属元素类	含铅:密陀僧、广丹、铅粉	
矿物质砷、表、铅	含砷:牛黄解毒片、六神丸	
	含汞:府积散	
其他	薄荷油	暴发性肝衰竭
长叶薄荷酮、薄荷呋喃、异薄荷酮、甜薄荷萜佛	独活	肝细胞混浊肿胀,脂肪变性和急
手苷内酯、鸥芹属乙素、异补骨脂素、花椒毒素、	淫羊藿	性出血性坏死
川楝素、苦楝萜酮内酯	苦楝子	肝脂肪变性

美国国家糖尿病、消化系统疾病和肾病研究所(NIDDK)药物性肝损伤数据库 LiveTox 收录草药和膳食补充剂项下的具有肝损伤报道品种,主要是用来减肥、治疗关节炎和便秘的药物。毒性成分大多不明,并具有异质性,也有部分可能因掺杂物和错误标签所致。

临床支持药物性肝病的诊断依据有:使用已知有肝毒性的药物[如化学治疗(简称化疗)、抗结核、某些抗生素类药物];血液药物分析阳性(如对乙酰氨基酚-蛋白加合物,吡咯-蛋白加合物、维生素 A);肝活检有药物沉积(如维生素 A 自发荧光)及小囊泡性脂肪肝、嗜伊红细胞、小叶中央坏死、胆管损伤等肝损伤证据。

2.危险因素

危险因素包括以下几类。①肝病史:原来有无病毒性肝炎和其他肝病的证据。②原发病:是否有可能累及肝。③年龄大于 50 岁。④使用多种药物。

3.时序特点

时序特点包括以下几个方面:①可疑药物的给药到出现肝损伤的时间间隔多在 1～12 周。但既往已有对该种药物的暴露史或致敏史的患者可能在较短的时间内发病(1～2 天)。1 年以前服用的药物基本排除是急性肝炎的诱因。②停药后肝功能异常和肝损伤好转,常常数周内完全恢复。如果停药后临床表现在几天内消失而氨基转移酶在 1 周内下降超过 50% 以上,则对诊断非常有意义。③偶然再次给予损伤药物引起肝功能再次异常。但不可故意重新给予可疑损伤药物,以免引起严重肝损伤的危险,特别是免疫致敏性肝炎,重新给药有时会引起急性重型肝炎。

(二)药物过敏或过敏性疾病表现

任何相关的变态反应如皮疹和嗜酸性粒细胞增多对诊断药物性肝病十分重要。药物变态反应具以下特点:①服药开始后 5～90 天及距最后一次用药 15 天之内出现肝功能障碍。②首发症状主要为发热、皮疹、皮肤瘙痒和黄疸等。③发病初期外周血嗜酸性粒细胞上升(达 6% 以上)或白细胞计数增加。④药物敏感试验(淋巴细胞培养试验、皮肤试验)为阳性,血清中有自身抗体。⑤偶然再次用药时可再引起肝病。对于药物变态反应所致的肝病具①④或①⑤者可以确诊;具①②或①③者可以拟诊。

(三)排除其他能够解释肝损伤的病因

排除标准根据肝损伤的类型而有差别:①急性肝炎患者要询问有无肝胆疾病史、酒精滥用史和流行病学上与病毒感染相符合的情况(吸毒、输血、最近外科手术、流行病地区旅行)。②对主要的肝炎病毒应进行血清学分析(A、B、C、D、E 型肝炎病毒。某些情况下还包括巨细胞病毒、EB病毒和疱疹病毒)。③需排除与心功能不全有关的潜在的肝缺血,特别是老年患者。④需通过超声或其他适当的检查手段排除胆道阻塞。⑤还应排除自身免疫性肝炎或胆管炎、一些酷似急性肝炎过程的细菌感染(如弯曲菌属、沙门菌属、李斯特菌属)。⑥人类免疫缺陷病毒和艾滋病的并发症。年轻患者应排除 Wilson 病。

诊断药物性肝病的难点在于某些临床表现不典型的病例:①药物用于治疗的疾病本身会导致肝异常(如细菌感染)。②既往已有慢性肝病。③同时摄入几种肝毒性药物(如联合抗结核治疗)。④药物处方难以分析的病例:如自服被认为是安全的药物(中药)、隐瞒信息(非法药物)、遗忘信息(老年),急性重型肝炎或亚急性重型肝炎。

多数情况下诊断药物性肝病不需要肝活检,然而在需要排除其他肝损伤病因和定义至今未知肝毒性药物的损伤等情况下可进行肝活检检查。在疾病早期进行肝活检有助于鉴别病变类型和了解肝损伤程度。

五、治疗

(一)预防

药物性肝损害重在预防,应严格掌握药物的适应证,不可滥用。应避免同时使用多种药物,特别是应谨慎使用那些在代谢中有相互作用的药物;尽可能了解将服用的药物与肝损伤的可能关系,避免不必要的服药;避免服药时饮酒(酒精与多种药物合用)。

(二)停用和防止重新给予引起肝损伤的药物

包括属于同一生化家族的药物(以防止有相关化学结构的药物之间的交叉毒性反应)。

(三)早期清除和排泄体内药物

服药 6 小时内可通过洗胃、导泻(硫酸镁)、吸附(活性炭)等清除胃肠残留的药物。还可采用血液透析(血浆药物浓度高,分布容积低的情况下)、血液超滤(摄取过量在 14～24 小时以内的患者)、渗透性利尿(血浆药物浓度低,分布容积高,采用血液超滤无效的情况下)促进药物的排泄。

(四)药物治疗

药物治疗包括抗氧化剂(促进反应性代谢产物的清除)、保护性物质的前体、阻止损伤发生的干预剂或膜损伤的修复剂。常用药物有以下几种。①N-乙酰半胱氨酸:对于对乙酰氨基酚过量的患者有特殊疗效,可作为谷胱甘肽的前体或通过增加硫酸盐结合解毒已形成的反应性代谢物,此外还有促进肝内微循环的作用。治疗应尽早,10 小时内给药可获最大保护效果。用法:初次口服(或灌胃)140 mg/kg,以后每 4 小时口服 70 mg/kg,共 72 小时;或首次静脉滴注 150 mg/kg(加入 5% 葡萄糖液 200 mL 内静脉滴注 15 分钟),以后静脉滴注 50 mg/kg(每 4 小时 500 mL),最后 100 mg/kg(每 16 小时 1 000 mL)。②还原型谷胱甘肽:补充肝内 SH 基团,有利于药物的生物转化。③S-腺苷-L-蛋氨酸:通过转甲基作用,增加膜磷脂的生物合成,增加膜流动性并增加 Na^+-K^+-ATP 酶活性,加快胆酸的转运。通过转硫基作用,增加生成细胞内主要解毒剂谷胱甘肽和半胱氨酸,生成的牛磺酸可与胆酸结合,增加其可溶性,对肝内胆汁淤积有一定的防治作用。用药方法为每天 1～2 g 静脉滴注。④多烯磷脂酰胆碱:具有保护和修复肝细胞膜作用。⑤熊去氧胆酸:有稳定细胞膜、免疫调节及线粒体保护作用,能促进胆酸运输和结合胆红素的分泌,可用于药物性肝损伤特别是药物性淤胆的治疗。用法:0.25 g 每天 3 次,口服。⑥甘草酸制剂。⑦皮质激素:可诱导 MRP_2,从而加速胆红素排泄,可用于胆汁淤积和有免疫高敏感性证据的患者,可采用甲基泼尼松龙 30～40 mg/d,有效后减量。

对发生药物性肝病的患者应加强支持治疗。卧床休息,密切检测肝功能等指标,特别是监测急性肝衰竭和进展为慢性肝衰竭的征象。酌情补充血浆、清蛋白、支链氨基酸,给予口服新霉素和乳糖,给予预防应激性溃疡的药物。无肝性脑病时给予高热量高蛋白饮食,补充维生素,注意维持水、电解质和酸碱平衡。

胆汁淤积引起的瘙痒、骨病、脂溶性维生素缺乏等的治疗类似于其他胆汁淤积性肝病。

药物引起急性肝衰竭的治疗原则基本同急性重型肝炎。

(五)支持治疗

重症药物性肝病可选择人工肝支持治疗。

(六)肝移植

重症药物性肝病导致肝衰竭、重度胆汁淤积和慢性肝损伤进展到肝硬化时,可考虑肝移植治疗。

六、护理

(一)病情评估

(1)肝细胞坏死时,常伴有发热症状,需监测患者体温变化。

(2)评估患者有无乏力、食欲缺乏及有无好转。

(3)肝功能损害严重者需观察有无出血倾向。

(4)病情较轻者,停药后数周至数月能恢复;重者发生肝衰竭,需评估患者有无进行性黄疸、出血倾向和肝性脑病的症状。

(5)对过敏反应为主的急性药物性肝炎患者需评估其药物接触史。

(二)活动与休息

(1)保持病房内整洁、安静,营造舒适、轻松的环境,保证患者充足的睡眠,鼓励病情较轻患者适当活动,生活起居规律。

(2)肝功能损害严重的患者应卧床休息,以减少能量的消耗,减轻肝脏的负担,增加肝脏的血液循环,缩短病程,减少并发症。

(三)饮食护理

(1)指导患者多饮水,以增强血液循环,促进新陈代谢,减少代谢产物和毒素对肝脏的损害。

(2)鼓励患者多进食清淡、低脂高糖、高维生素、易消化饮食,忌烟酒、辛辣等刺激性食物,多吃新鲜蔬菜、水果,不暴饮暴食或饥饱不匀,保持心情舒畅。

(四)黄疸患者护理

1.护理评估

(1)评估患者有无凝血功能障碍。①由于梗阻性黄疸时胆盐不能排入肠道,可引起脂溶性维生素 A、维生素 D、维生素 E、维生素 K 等吸收障碍,使肝脏合成凝血因子Ⅱ、Ⅶ、Ⅸ、Ⅹ等受到影响。因血液凝固功能降低、纤维蛋白原分解增加、纤溶酶原减少、单核-巨噬细胞系统功能障碍使促凝血物质减少、维生素 K 吸收障碍、继发肝损害而致各凝血因子缺乏等,可引起弥散性血管内凝血(DIC)。因肝脏凝血因子合成障碍,常可致出血倾向、内毒素血症。②观察患者皮肤黏膜有无出血点及瘀斑,观察有无呕血、黑便、咯血、头痛等出血症状,动态监测各项凝血功能指标的变化。

(2)评估患者有无内毒素血症的表现。①正常情况下,肠道内的胆汁酸盐进入肠道,一方面能与内毒素相结合或分解成亚单位而失活灭活或分解内毒素,另一方面可以抑制肠内菌过度繁殖。梗阻性黄疸时,胆汁反流入血而不能流入肠道,肠道内缺乏胆盐和免疫球蛋白 A(IgA),导致肠道菌群失调、细菌滋生及移位,内毒素释放增多,灭活减少,同时肠黏膜通透性增加大量内毒素进入血液系统,造成内毒素血症。而内毒素血症又进一步诱导机体免疫抑制和胃肠道黏膜损害,造成恶性循环。②观察患者有无内毒素血症的症状,如高热、血压下降、出血倾向、少尿和意识变化,动态监测白细胞计数的变化。

(3)评估患者有无急性肾衰竭。①急性肾衰竭是梗阻性黄疸患者术后死亡的重要原因。梗阻性黄疸时,全身循环障碍,血容量减低,肾血流量明显减少;胆红素在肾小管细胞内滞留,浓度增高对肾小管细胞具有毒性,细胞呼吸速度减慢,细胞缺血缺氧,使肾脏功能和结构受损;内毒素通过对Ⅺ、Ⅻ因子和血小板及血管内皮细胞的直接损害,诱发血管内凝血,阻塞肾小球基底膜和造成肾小管缺血坏死,导致肾衰竭。②评估患者有无恶心、呕吐、头痛、头晕、烦躁、乏力、嗜睡等症状及尿量变化。动态监测患者血清钾、钙、钠等电解质变化。

2.皮肤的护理

梗阻性黄疸患者胆红素水平较高,胆盐沉积于皮肤,刺激皮肤神经末梢,常引起患者全身皮肤瘙痒,皮肤干燥无光泽,患者常因瘙痒而抓挠,导致患者皮肤出现抓痕甚至破溃感染。皮肤瘙痒的患者应注意以下事项。

(1)室内温度以 18～22 ℃,湿度为 50%～60% 为宜。

(2)温水擦浴,但避免水温过高及使用碱性肥皂,水温不宜超过 32 ℃,洗澡次数每周 2～3 次。

根据瘙痒情况,清水清洁皮肤后涂抹适量甘油等润肤止痒剂,必要时可外用炉甘石洗剂涂擦。

(3)衣服最好选择纯棉制品,避免特殊衣料的刺激,勤换衣物,协助患者剪短指甲,必要时戴手套,保持床铺清洁柔软,嘱患者尽量避免搔抓皮肤,改用拍打的方式替代,以防抓破皮肤,引起继发性感染,瘙痒较严重且影响睡眠者,可试服有止痒作用的镇静、抗过敏制剂。

(4)若皮肤出现破溃,应密切观察破溃处皮肤有无红肿、渗出,及时更换伤口敷料。必要时可口服适量抗过敏药物。

(5)由于梗阻性黄疸的患者肝功能较差、凝血机制障碍,若患者出现高热时,物理降温时忌用乙醇进行擦浴,以免引起患者皮下出血。同时还应注意定时协助翻身,防止出现压疮。

3.营养支持

(1)饮食指导:由于患者常伴有食欲缺乏、腹胀、恶心、厌油腻食物等不适,从而进食少,加上胆汁淤积,导致特异性和非特异性细胞免疫功能的损害,可致营养不良,增加对感染的易感性。应给予高蛋白质、高热量、低盐低脂的清淡饮食,同时根据患者的饮食习惯制订合理食谱,将多种食物进行搭配,以增进患者食欲,保证营养供给,增强机体免疫力。

(2)梗阻性黄疸的患者,手术耐受力降低,术后易发生营养不良。术后6小时可给予易消化的高蛋白、高维生素、低脂肪流质饮食。1天后可逐步过渡到半流食直至普通饮食。早期肠内营养有利于胃肠功能和形态的恢复,有利于保持肠黏膜细胞结构与功能的完整性,阻止肠道菌群失调,减少内毒素产生,对增加肝胆道系统血流量有着重要的作用。

4.感染预防

梗阻性黄疸时由于肠道胆盐缺乏,造成机体对营养物质吸收不良,导致肠黏膜萎缩,肠道机械屏障功能更新丧失,易引起机体感染,同时肝功能受损,肝脏合成凝血因子障碍,易引起皮肤黏膜及胃肠道胆道的出血,同时梗阻黄疸时肠道细胞易位导致内毒素血症,所以应合理使用抗生素,并严格遵医嘱执行,以预防感染。

5.减黄术后护理

(1)术后由于创伤大,且梗阻性黄疸易引起肝衰竭,故术前术后应吸氧,提高血氧饱和度,使用心电监护,动态观察生命体征的变化。同时应补充支链氨基酸,预防肝性脑病的发生。

(2)减黄术后持续24小时的心电监护、禁食6小时及卧床12小时。观察并记录尿液及大便颜色、性状,注意皮肤巩膜黄染变化情况,动态记录病情变化,以判断减黄效果,如患者尿液及皮肤颜色变淡,大便颜色变黄,则表明减黄有效。

(3)减黄术后应妥善固定引流管,引流袋固定应始终低于患者腰部,以防止引流液反流造成胆道的逆行感染。嘱患者变换体位或下床活动时,应注意避免引流管打折、扭转、牵拉、脱落。保持引流管通畅,并定时更换引流袋。每天定时观察和记录引流液的颜色、性质和量,观察穿刺孔有无活动性渗血、渗液来判断胆盐丢失情况。

(五)皮肤护理

勤剪指甲,避免抓破皮肤引起感染;皮肤瘙痒时局部可涂炉甘石洗剂止痒,如瘙痒影响睡眠可遵医嘱酌情予抗过敏药。

(六)患者教育

指导患者化疗期间不要随意服用各种抗肿瘤或增加免疫的中药,以免加重肝脏负担,引起药物性肝炎。

(董先芳)

第五节 肝性脑病

肝性脑病又称肝昏迷,是由严重肝病引起的、以代谢紊乱为基础的中枢神经系统功能失调的综合征,其主要表现是意识障碍、行为异常和昏迷。无明显临床表现和生化异常、仅能用精细的智力试验和/或电生理检测才可做出诊断的肝性脑病,称为亚临床或隐性肝性脑病。

一、病因和诱因

大部分肝性脑病是由各型肝硬化引起的,其中肝炎后肝硬化最多见;还可因其他严重肝损害引起,如原发性肝癌、急性重症肝炎、妊娠急性脂肪肝、严重中毒性肝炎等;也可见于门体分流手术后。

由肝硬化引起的肝性脑病的发生多有明显诱因,常见的有上消化道出血、摄入过高的蛋白质饮食、大量排钾利尿和放腹水、感染、镇静催眠和麻醉药、便秘、低血糖。

二、发病机制

肝性脑病的发病机制尚未完全明了,目前关于其发病机制的学说主要如下。

(一)氨中毒学说

这是目前公认的并有较确实的依据的学说。

1.氨的形成和代谢

氨主要在肠道内产生。大部分是由血循环弥散至肠道的尿素经肠菌的尿素酶分解产生,小部分是食物中的蛋白质被肠菌的氨基酸氧化酶分解产生。游离的 NH_3 有毒性,且能透过血-脑屏障;NH_4^+ 呈盐类形式存在,相对无毒,不能透过血-脑屏障。

机体清除血氨的主要途径为:肝脏合成尿素;脑、肝、肾等组织利用和消耗氨,以合成谷氨酸和谷氨酰胺(α-酮戊二酸＋NH_3→谷氨酸,谷氨酸＋NH_3→谷氨酰胺);肾脏排出大量尿素和 NH_4^+;从肺部呼出少量。

2.血氨增高的原因

血氨的增高主要是由于生成过多和/或代谢清除减少。①产生多:肠道产氨增多,如摄入过多的含氮食物(高蛋白饮食)或药物、上消化道出血、便秘;低钾性碱中毒时,游离的 NH_3 增多,通过血-脑屏障进入脑细胞产生毒性。②清除少:肝衰竭时,合成为尿素的能力减退;低血容量如上消化道出血、大量利尿和放腹水、休克等,可致肾前性氮质血症,使排出减少。

3.氨干扰脑的能量代谢

氨使大脑细胞的能量供应不足,消耗大脑兴奋性神经递质谷氨酸,使大脑兴奋性下降。

(二)氨、硫醇及短链脂肪酸的协同毒性作用学说

甲基硫醇是蛋氨酸在胃肠道内被细菌代谢的产物、甲基硫醇及其衍变的二甲基亚砜和氨这3种物质对中枢神经系统产生协同毒性作用。

(三)GABA/BZ 复合受体学说

γ-氨基丁酸(GABA)是哺乳动物大脑的主要抑制性神经递质,由肠道细菌产生。肝衰竭时,

GABA 血浓度增高,大脑突触后神经元的 GABA 受体显著增多,这种受体不仅能与 GABA 结合,也能与巴比妥类和弱安定类(benzodiazepines,BZs)药物结合,故称为 GABA/BZ 复合受体,产生抑制作用。

(四)假性神经介质学说

肝衰竭时,食物中的芳香族氨基酸分解减少,经肠道内细菌作用可转变为与正常神经递质去甲肾上腺素相似的神经递质,但却不具有神经递质的生理功能,因此被称为假性神经介质。当假性神经介质被脑细胞摄取并取代了突触中的正常递质时,则出现神经冲动传导障碍,兴奋冲动不能正常地传入大脑而产生抑制,出现意识障碍及昏迷。

(五)氨基酸代谢失衡学说

肝衰竭时,芳香族氨基酸分解减少,血浆中芳香族氨基酸(如苯丙氨酸、酪氨酸、色氨酸)增多,而支链氨基酸(如亮氨酸、异亮氨酸)减少。当进入脑中的芳香族氨基酸增多时,它们或可进一步形成假性神经介质,导致意识障碍和昏迷。

三、临床表现

急性而严重的肝性脑病的发病常可无明显诱因,患者在起病数周内即在无任何前驱症状的情况下进入昏迷状态直至死亡。慢性肝脏疾病如肝硬化患者发生的肝性脑病常有明显的诱因,起病时多有前驱症状,其发作可根据患者的神经系统表现、意识障碍和脑电图改变分为四期。

(一)Ⅰ期(前驱期)

Ⅰ期有轻度的性格改变和行为异常。表现为欣快激动或淡漠寡言、衣冠不整、随地便溺;对答尚准确,但吐词不清且较缓慢;患者可有扑翼(击)样震颤。此期病理反射多阴性,脑电图多正常。

(二)Ⅱ期(昏迷前期)

原有Ⅰ期症状加重,睡眠障碍、意识错乱、行为失常是突出表现。定向力和理解力减退,对人、地、时的概念混乱,不能完成简单的计算和构图。言语不清,书写障碍,举止反常。多有睡眠时间倒错,昼睡夜醒。部分患者可能出现幻觉、狂躁等较严重的精神症状。患者有扑翼样震颤,同时伴有明显的肌张力增高,腱反射亢进,巴宾斯基征阳性。脑电图有特异性改变。

(三)Ⅲ期(昏睡期)

以昏睡和精神错乱为主,患者大部分时间呈昏睡状,但可被唤醒,醒时尚能对答,神志不清,常有幻觉。扑翼样震颤仍可引出,肌张力增加,腱反射亢进,锥体束征呈阳性。脑电图有异常波形。

(四)Ⅳ期(昏迷期)

神志完全丧失,不能唤醒。浅昏迷时对疼痛刺激尚有反应,患者扑翼样震颤无法引出;深昏迷时,各种反射消失,肌张力降低,瞳孔常散大,可有抽搐和换气过度。部分患者有肝臭。脑电图明显异常。

四、实验室和其他检查

(一)血氨

慢性肝性脑病尤其是门体分流性脑病血氨多增高,急性肝性脑病血氨多正常。

(二)脑电图

典型改变为脑电波节律变慢,出现每秒 4～7 次的 θ 波和每秒 1～3 次的 δ 波,昏迷期双侧同时出现对称的高波幅的 δ 波。

(三)心理智能测验

对诊断早期肝性脑病包括亚临床脑病最简便而有效。最常用的有数字连接试验,其他如搭积木、构词、书写、画图等。

五、诊断要点

肝性脑病的主要诊断依据:严重肝病和/或广泛门体侧支循环,精神错乱、昏睡或昏迷,有肝性脑病的诱因,明显肝功能损害或血氨增高。扑翼样震颤和典型脑电图改变有重要参考价值。对肝硬化患者进行常规的简易智力测试(如数字连接试验),可发现轻微肝性脑病。

六、治疗要点

目前尚无特效治疗,多采取综合措施。

(1)消除诱因,避免诱发和加重肝性脑病。

(2)减少肠内毒物的生成和吸收:包括禁食蛋白食物,每天保证足够的以葡萄糖为主的热量摄入;灌肠或导泻,清洁肠道;抑制肠道细菌的生长。

1)饮食:开始数天内禁食蛋白质,以碳水化合物为主和补充足量维生素,热量 5.0～6.7 kJ/d。神志清楚后,可逐渐增加蛋白质。

2)灌肠和导泻:清除肠内积食、积血或其他含氮物。①灌肠:使用生理盐水或弱酸性溶液(如稀醋酸液),弱酸溶液可使肠内 pH 保持在 5.0～6.0,有利于 NH_3 在肠内与 H^+ 合成 NH_4^+ 随粪便排出,禁用肥皂水灌肠。对急性门体分流性脑病昏迷患者,应首选 66.7% 乳果糖 500 mL 灌肠。②导泻:口服或鼻饲 25% 硫酸镁 30～60 mL 导泻。也可口服乳果糖 30～60 g/d,分 3 次服,从小剂量开始,以调整到每天排便 2～3 次,粪便 pH 5～6 为宜。乳梨醇疗效与乳果糖相同,30～45 g/d,分 3 次服用。

3)抑制肠道细菌生长:口服新霉素或甲硝唑。

(3)促进体内有毒物质的代谢清除,纠正氨基酸失衡。①应用降氨药物,常用的有谷氨酸钠、谷氨酸钾、精氨酸,可促进尿素合成,降低血氨;②纠正氨基酸代谢紊乱:口服或静脉输注以支链氨基酸为主的氨基酸混合液;③服用 GABA/BZ 复合受体拮抗药,如氟马西尼;④人工肝:用活性炭、树脂等进行血液灌注可清除血氨。

(4)对症治疗:纠正水、电解质和酸碱平衡失调,对肝硬化腹水患者的入液量应加以控制,一般为尿量加 1 000 mL,防止稀释性低钠,及时纠正缺钾和碱中毒;保护脑细胞功能;保持呼吸道通畅;防治脑水肿、出血与休克;进行腹膜透析或血液透析等。

(5)肝移植是各种终末期肝病的有效治疗手段。

七、常用护理诊断/问题

(一)急性意识障碍

急性意识障碍与未经肝脏解毒的有毒代谢产物引起大脑功能紊乱有关。

(二)营养失调:低于机体需要量

低于机体需要量与代谢紊乱、进食少等有关。

(三)潜在并发症

脑水肿。

八、护理措施

(一)一般护理

1.合理饮食

以碳水化合物为主要食物,每天保证充足的热量和维生素。对昏迷患者,可采用经鼻导管鼻饲或静脉滴注葡萄糖供给热量,以减少蛋白质的分解;对需长期静脉内补充者,可做锁骨下静脉和颈静脉穿刺插管供给营养。食物配制中应含有丰富的维生素,尤其是维生素 C、B 族维生素、维生素 K、维生素 E 等,但不宜用维生素 B_6,因其可使多巴在周围神经处转为多巴胺,影响多巴进入脑组织,减少中枢神经的正常传导递质。昏迷患者应暂禁蛋白质,以减少氨的生成。保证足够热量,以碳水化合物为主,对不能进食者鼻饲或静脉补充葡萄糖,以减少蛋白质的分解。清醒后可逐渐恢复,从小量开始,每天 20 g,每隔2 天增加 10 g,逐渐达到 50 g 左右,但需密切观察患者对蛋白质的耐受力,反复尝试,掌握较适当的蛋白质量。如有复发现象,则再度禁用蛋白质。患者恢复蛋白质饮食,主要以植物蛋白为好,因为植物蛋白含蛋氨酸、芳香氨基酸较少,含非吸收性纤维素较多,有利于氨的排除,也可少量选用酸牛奶等含必需氨基酸的蛋白质。

注意事项:脂肪可延缓胃的排空,尽量少用。显著腹水者钠量应限制在 250 mg/d,入水量一般为前日尿量加 1 000 mL/L。

2.加强护理,提供感情支持

(1)训练患者定向力:安排专人护理,利用媒体提供环境刺激。

(2)注意患者安全:对烦躁患者注意保护,可加床栏,必要时使用约束带,以免患者坠床。

(3)尊重患者:切忌嘲笑患者的异常行为,安慰患者,尊重患者的人格。

(二)病情观察

注意早期征象,如欣快或冷漠、行为异常、有无扑翼样震颤等。加强对患者血压、脉搏、呼吸、体温、瞳孔等生命体征的监测并做记录。定期抽血复查肝、肾功能和电解质的变化。对出现意识障碍者应加强巡视,注意其安全;对昏迷患者按昏迷患者护理。

(三)消除和避免诱因

1.保持大便通畅

发生便秘时,应给予灌肠或导泻,对导泻患者应注意观察血压、脉搏,记录尿量、排便量和粪便颜色,加强肛周皮肤护理。对血容量不足、血压不稳定者不能导泻,以免因大量脱水而影响循环血量。

2.慎用药物

避免使用含氮药物及对肝脏有毒的药物,如有烦躁不安或抽搐,可注射地西泮5～10 mg。忌用水合氯醛、吗啡、硫苯妥钠等药物。

3.注意保持水和电解质的平衡

对有肝性脑病倾向的患者,应避免使用快速、大量排钾利尿剂和大量放腹水。

4.预防感染

机体感染一方面加重肝脏吞噬、免疫和解毒的负荷,另一方面使组织的分解代谢加速而增加产氨和机体的耗氧量。所以,感染时应按医嘱及时应用有效的抗生素。

5.积极控制上消化道出血

及时清除肠道内积存血液、食物或其他含氮物质。因肝性脑病易并发于上消化道出血后,故应及时灌肠和导泻。

6.避免发生低血糖

禁食和限食者应避免发生低血糖。因葡萄糖是大脑的重要供能物质,低血糖时,脑内去氨活动停滞,氨的毒性增加。

(四)维持体液平衡

正确记录液体出入量,肝性脑病多有水、钠潴留倾向,水不宜摄入过多,一般为尿量加1 000 mL/d,对疑有脑水肿的患者尤应限制;显著腹水者钠盐应限制在 250 mg/d。除肾功能有障碍者,钾应补足。按需要测定血钠、钾、氯化物、血氨、尿素等。有肝性脑病倾向的患者应避免快速和大量利尿及放腹水。

(五)用药护理

(1)降氨药物:常用的有谷氨酸钠、谷氨酸钾、精氨酸。①谷氨酸钠:严重水肿、腹水、心力衰竭、脑水肿时慎用谷氨酸钠。使用这些药物时,滴速不宜过快,否则可出现流涎、呕吐、面色潮红等反应。②谷氨酸钾:一般根据患者血钠、血钾情况混合使用。患者有肝肾综合征、尿少、尿闭时慎用谷氨酸钾,以防血钾过高。③精氨酸:常用于血 pH 偏高患者的降氨治疗,精氨酸系酸性溶液,含氯离子,不宜与碱性溶液配伍。

(2)乳果糖:降低肠腔 pH,减少氨的形成和吸收。①适应证:对有肾功能损害或耳聋、忌用新霉素的患者,或需长期治疗者,乳果糖常为首选药物;②不良反应:乳果糖有轻泻作用,多从小剂量开始服用,需观察服药后的排便次数,以每天排便 2～3 次、粪 pH 5.0～6.0 为宜。该药在肠内产气较多,易出现腹胀、腹痛、恶心、呕吐,也可引起电解质紊乱。

(3)必需氨基酸:静脉注射支链氨基酸可以补充能量,降低血氨。静脉注射精氨酸时速度不宜过快,以免引起流涎、面色潮红与呕吐等。

(4)新霉素:少数可出现听力和肾脏损害,故服用新霉素不宜超过 6 个月,做好听力和肾功能监测。

(5)大量输注葡萄糖的过程中,必须警惕低血钾、心力衰竭和脑水肿。

九、健康指导

本病的发生有明显诱因且易去除,肝功能恢复较好,门体分流性肝性脑病者预后较好;腹水、黄疸明显,有出血倾向者预后较差。

(1)告诫患者及家属保持合理的饮食、保持大便通畅、不滥用损伤肝脏的药物、积极防治各种感染、戒烟戒酒等,是减少和防止肝性脑病发生的重要措施。

(2)既要使患者认识本病的严重性,以引起患者重视,又要让患者对通过自我保健可使疾病不致恶化树立起信心,自觉地进行自我保健。

(3)要求患者必须严格遵医嘱用药,不可擅自停用和改换其他药物,也不能随意增减药物用量;患者应定期门诊复查。

(董先芳)

第六节　肝　囊　肿

肝囊肿总体可分非寄生虫性和寄生虫性囊肿,非寄生虫性肝囊肿是常见的良性肿瘤,又可分为先天性、创伤性、炎症性和肿瘤性囊肿,临床以潴留性囊肿和先天肿瘤性多囊肝为多见(图 2-1)。单发性肝囊肿可发生于任何年龄,女性多见,常位于肝右叶。多发性肝囊肿比单发性多见,可侵犯左、右肝叶。多发性肝囊肿约 50% 可合并多囊肾。此病一般没有明显的症状,体检时发现。肝囊肿一般是良性单发或多发,与胆管相通或不通。肝实质单发的大囊肿非常少见。大部分囊肿以胆管上皮部位多见,有的是实质细胞,或其他细胞内衬。右叶多发,囊肿因基膜的改变,逐步形成憩室,或小上皮细胞代谢失常、脱落、异常增殖,或局部缺血、炎症反应、间质纤维化,最终小管梗阻形成囊肿。

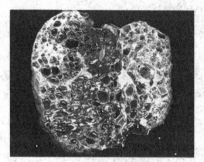

图 2-1　多囊肝

一、病因

肝囊肿有遗传性,特别是多囊肝有家族化倾向。肝囊肿是在胚胎时期胆管发育异常造成的。囊肿壁是由胆管上皮伴炎性增生及胆管阻塞致管腔内容滞留而逐渐形成的。

非寄生虫性肝囊肿是指肝脏局部组织呈囊性肿大而出现肝囊肿,最常见有两种情况。①潴留性肝囊肿:为肝内某个胆小管由于炎症、水肿、瘢痕或结石阻塞引起分泌增多,或胆汁潴留引起,多为单个;也可因肝钝性挫伤致中心破裂而引起。病变囊内充满血液或胆汁,包膜为纤维组织,为单发性假性囊肿。②先天性肝囊肿:由于肝内胆管和淋巴管胚胎时发育障碍,或胎儿期患胆管炎,肝内小胆管闭塞,近端呈囊性扩大及肝内胆管变性,局部增生阻塞而成,多为多发。

二、病理

孤立性肝囊肿发生于右叶较左叶多 1 倍。囊肿大小不一,小者直径仅数毫米,大者直径达 20 cm 以上,囊液量由数毫升至数千毫升。囊肿呈圆形或椭圆形,囊壁光滑,多数为单房性,亦可为多房性。囊肿有完整的包膜,表面呈乳白色或灰蓝色,囊壁较薄,厚度为 0.5～5.0 mm,较厚的囊壁中有较大的胆管、血管及神经。囊液多数清亮、透明,有时含有胆汁,其比重为 1.010～1.022,呈中性或碱性,含有少量胆固醇、胆红素、葡萄糖、酪氨酸、胆汁、酶、清蛋白、IgG 和黏蛋白,显示囊壁上皮有分泌蛋白的能力。

多囊肝的囊肿大多散布及全肝,以右叶为多见。肝脏增大变形,表面可见大小不一的灰白色囊肿,小如针尖,大如儿头。肝切面呈蜂窝状。囊壁多菲薄,内层衬以立方上皮或扁平胆管上皮,外层为胶原组织。囊液多数为无色透明或微黄色。囊肿间一般为正常肝组织,晚期可出现纤维化和胆管增生,引起肝功能损害、肝硬化和门静脉高压。

创伤性肝囊肿多发生于肝右叶,囊壁无上皮细胞内衬,系假囊肿。囊内含有血液、胆汁等混合物,合并感染时可形成脓肿。

三、护理评估

(一)临床表现

先天性肝囊肿生长缓慢,小的囊肿可无任何症状,常偶发上腹无痛性肿块、腹围增加,临床上多数是在体检 B 超发现,当囊肿增大到一定程度时,可因压迫邻近脏器而出现症状。

(1)肝区胀痛伴消化道症状:如食欲缺失、嗳气、恶心、呕吐、消瘦等。

(2)若囊肿增大压迫胆总管,则有黄疸。

(3)囊肿破裂可有囊内出血而出现急腹症。

(4)带蒂囊肿扭转可出现突然右上腹绞痛,肝大但无压痛,约半数患者有肾、脾、卵巢、肺等多囊性病变。

(5)囊内发生感染,则患者往往有畏寒、发热、白细胞计数升高等。

(6)体检时右上腹可触及肿块和肝大,肿块随呼吸上下移动,表面光滑,有囊性感,无明显压痛。

(二)辅助检查

(1)B超检查是首选的检查方法,是诊断肝囊肿经济、可靠而非侵入性的一种简单方法。超声波显示肝大且无回声区,二维超声可直接显示囊肿大小和部位。

(2)CT 检查:可发现直径 1~2 cm 的肝囊肿,可帮助临床医师准确定位病变,尤其是多发性囊肿的分布状态定位,从而有利于治疗。

(3)放射性核素肝扫描:显示肝区占位性病变,边界清楚,对囊肿定位诊断有价值。

(三)治疗原则

非寄生虫性肝囊肿治疗方法包括囊肿穿刺抽液术、囊肿开窗术、囊肿引流术或囊肿切除术等。

四、护理措施

(一)术前护理

(1)术前访视:①根据患者不同情况做心理评估,通过面对面交流,采用图表、健康教育宣传册、同疾病患者现身说法等形式,向患者宣传肝囊肿的相关知识,简要介绍穿刺过程及治疗效果。②术前应详细了解患者病史,准确测量生命体征,并做好记录。③术前完善血常规、凝血功能、肝肾功能和心电图等常规检查。④向患者和家属耐心细致地做好解释工作,介绍术前准备内容、目的及必要性;术中注意事项;手术大概需要的时间;手术体位、部位,消除焦虑紧张的情绪。

(2)呼吸训练:指导患者进行有效的屏气训练,告知屏气是术中顺利进针的关键,尽量保持呼吸幅度不宜过大,以小幅度腹式呼吸为主,尽量减少膈肌的运动幅度,增加穿刺的准确性。

(3)患者术前 2 小时禁食水,防止术中不适引起呕吐;嘱患者术前排空膀胱。

(4)询问有无过敏史,特别是乙醇过敏史并详细记录。

(二)术中护理

(1)术前准备:术前常规超声检查肝胆脾胰肾、心电图,完善血常规、凝血酶原时间、肝功能等实验室检查;有出血倾向、严重心肝肺肾等脏器功能障碍及对酒精过敏者列为穿刺禁忌患者。患者及家属对手术知情同意并签署手术知情同意书。

(2)穿刺前测量血压,嘱患者双手抱头充分暴露穿刺区域,常规消毒皮肤。治疗前先行超声定位检查,明确囊肿部位、大小、与周围脏器和血管的关系。根据定位情况,患者取仰卧位或左侧卧位,明确皮肤穿刺点、进针角度、路径和深度,注意穿刺针经过部分正常肝组织后,再进入囊肿内部,尽量吸尽囊液,并留样做进一步生化和细胞学检查,常规送脱落细胞检查,以排除癌变。

(3)手术采用局部麻醉,患者意识清醒,护理人员要加强与患者的沟通,分散其注意力,告知如有任何不适要及时告诉医护人员。

(4)超声引导下乙醇硬化治疗肝囊肿的方法分保留法和冲洗法两种。目前,国外多采用保留法。但保留法对较大囊肿效果不佳,其原因是保留乙醇量的限制,无法达到囊壁上皮细胞硬化的乙醇浓度。通过研究发现,乙醇反复冲洗置换囊液法(冲洗法)对 10 cm 以上的较大肝囊肿仍有较好的疗效,治愈率高达 95%,观察 3 年无复发病例。目前,单纯性囊肿酒精硬化治疗已成为一线治疗方法。

(5)计算并准备好硬化剂:依据囊腔大小注入 99.5% 乙醇,一般用量 20～30 mL,注入速度以 0.2～0.6 mL/s 为宜,压力不可过大,防止胀痛不适以及由于压力过大导致硬化剂外溢引起肝实质及周围组织坏死、腹膜炎等并发症。操作过程中,密切观察患者生命体征,面色及表情变化,一旦出现剧烈腹痛,应立即停止操作并作相应处理。

(6)术后按压穿刺部位,注意观察患者的呼吸、脉搏、血压以及有无加剧性的疼痛等异常表现,超声观察有无内部出血。消毒穿刺部位皮肤,无菌纱布覆盖,腹带加压包扎,局部沙袋压迫。

(三)术后护理

1.常规护理

(1)回病房后,继续监测患者神志、血压、脉搏、呼吸、面色等情况,每 30 分钟测量血压、脉搏 1 次,连续 4 次生命体征平稳后停测。若患者出现面色苍白、恶心、四肢湿冷、脉搏细速等出血征兆,应及时通知医师,协助医师行必要的检查和处理,观察患者有无腹痛、恶心、面色潮红、呼吸困难等并发症的发生。

(2)指导患者卧床休息,12 小时内避免剧烈活动和增加腹压的动作,可以更换体位(特别提醒患者禁忌自己用力),让硬化剂与囊壁充分接触。告知患者出现轻微上腹痛感,卧床休息 30 分钟后可自行缓解。

(3)保持穿刺点及敷料周围皮肤清洁干燥,观察穿刺部位有无出血、渗液、红肿及感染,及时更换敷料。

(4)遵医嘱止血,抗感染治疗。

2.并发症的观察与护理

(1)出血:穿刺后肝脏出血是最危险的并发症,一般在术后 4～6 小时发生,主要表现为出汗、烦躁不安、面色苍白、血压下降、脉搏细速等,应立即通知医师,进行止血、抗休克、输血、输液处理。

(2)腹痛:位于肝包膜附近的囊肿,由于穿刺路径较短,穿刺无法经过脏器实质,注入的硬化剂沿穿刺针道反流以及无水乙醇烧灼造成剧烈疼痛。一般疼痛持续 3~5 天,可自行消退,疼痛多为隐痛,均能耐受,经临床观察后未做特殊处理。告知患者出现轻微上腹痛感,卧床休息 30 分钟后可自行缓解。如腹痛较明显,复查超声排除出血的情况下,遵医嘱给予止痛药物。

(3)乙醇中毒:患者术后如有局部发热感,面部潮红等症状,嘱患者不必紧张,是注入酒精作用。术前询问有无乙醇过敏史,术后嘱患者多饮水,加速酒精排出,一般无须特殊处理。

五、健康教育

(1)指导患者注意休息,避免劳累,适当进行体能锻炼。
(2)饮食应高热量、高维生素、优质蛋白、低脂、易消化,忌饱餐。
(3)保持引流管处切口敷料干燥、清洁。若突然发生腹痛、高热,应及时与医师联系。
(4)随访及复查:最后一次穿刺术后,1 个月及 6 个月行腹部超声检查。

(董先芳)

第七节 肝 脓 肿

一、细菌性肝脓肿

当全身性细菌感染,特别是腹腔内感染时,细菌侵入肝脏,如果患者抵抗力弱,可发生细菌性肝脓肿。细菌可以从下列途径进入肝脏。①胆道:细菌沿着胆管上行,是引起细菌性肝脓肿的主要原因。包括胆石、胆囊炎、胆道蛔虫、其他原因所致胆管狭窄与阻塞等。②肝动脉:体内任何部位的化脓性病变,细菌可经肝动脉进入肝脏。如败血症、化脓性骨髓炎、痈、疖等。③门静脉:已较少见,如坏疽性阑尾炎、细菌性痢疾等,细菌可经门静脉入肝。④肝开放性损伤:细菌可直接经伤口进入肝,引起感染而形成脓肿。细菌性肝脓肿的致病菌多为大肠埃希菌、金黄色葡萄球菌、厌氧链球菌等。肝脓肿可以是单个脓肿,也可以是多个小脓肿,数个小脓肿可以融合成一个大脓肿。

(一)护理评估

1.健康史

注意询问有无胆道感染和胆道疾病、全身其他部位的化脓性感染特别是肠道的化脓性感染、肝脏外伤病史。是否有肝脓肿病史,是否进行过系统治疗。

2.身体状况

通常继发于某种感染性先驱疾病,起病急,主要症状为骤起寒战、高热、肝区疼痛和肝大。体温可高达 39 ℃,多表现为弛张热,伴有大汗、恶心、呕吐、食欲缺乏。肝区疼痛多为持续性钝痛或胀痛,有时可伴有右肩牵涉痛,右下胸及肝区叩击痛,增大的肝有压痛。肝前下缘比较表浅的脓肿,可有右上腹肌紧张和局部明显触痛。巨大的肝脓肿可使右季肋区呈饱满状态,甚至可见局限性隆起,局部皮肤可出现凹陷性水肿。严重时或并发胆道梗阻者,可出现黄疸。

3.心理-社会状况

细菌性肝脓肿起病急剧,症状重,如果治疗不彻底容易反复发作转为慢性,并且细菌性肝脓肿极易引起严重的全身性感染,导致感染性休克,患者产生焦虑。

4.辅助检查

(1)血液检查:化验检查白细胞计数及中性粒细胞增多,有时出现贫血。肝功能检查可出现不同程度的损害和低蛋白血症。

(2)X线胸腹部检查:右叶脓肿可见右膈肌升高,运动受限;肝影增大或局限性隆起;有时伴有反应性胸膜炎或胸腔积液。

(3)B超:在肝内可显示液平段,可明确其部位和大小,阳性诊断率在96%以上,为首选的检查方法。必要时可作CT检查。

(4)诊断性穿刺:抽出脓液即可证实本病。

(5)细菌培养:脓液细菌培养有助于明确致病菌,选择敏感的抗生素,并与阿米巴性肝脓肿相鉴别。

5.治疗要点

(1)全身支持疗法:给予充分营养,纠正水和电解质及酸碱平衡失调,必要时少量多次输血和血浆以纠正低蛋白血症,增强机体抵抗力。

(2)抗生素治疗:应使用大剂量抗生素。由于肝脓肿的致病菌以大肠埃希菌、金黄色葡萄球菌和厌氧性细菌最为常见,在未确定病原菌之前,可首选对此类细菌有效的抗生素,然后根据细菌培养和抗生素敏感试验结果选用有效的抗生素。

(3)经皮肝穿刺脓肿置管引流术:适用于单个较大的脓肿。在B型超声引导下进行穿刺。

(4)手术治疗:对于较大的单个脓肿,估计有穿破可能,或已经穿破胸腹腔;胆源性肝脓肿;位于肝左外叶脓肿,穿刺易污染腹腔;慢性肝脓肿,应施行经腹切开引流。病程长的慢性局限性厚壁脓肿,也可行肝叶切除或部分肝切除术。多发性小脓肿不宜行手术治疗,但对其中较大的脓肿,也可行切开引流。

(二)护理诊断及合作性问题

1.营养失调

低于机体需要量,与高代谢消耗或慢性消耗病程有关。

2.体温过高

体温过高与感染有关。

3.急性疼痛

急性疼痛与感染及脓肿内压力过高有关。

4.潜在并发症

急性腹膜炎、上消化道出血、感染性休克。

(三)护理目标

患者能维持适当营养,维持体温正常,疼痛减轻;无急性腹膜炎休克等并发症发生。

(四)护理措施

1.术前护理

(1)病情观察,配合抢救中毒性休克。

(2)高热护理:保持病室空气新鲜、通风、温湿度合适,物理降温。衣着适量,及时更换汗湿衣。

(3)维持适当营养:对于非手术治疗和术前的患者,给予高蛋白、高热量饮食,纠正水、电解质平衡失调和低蛋白血症。

(4)遵医嘱正确应用抗生素。

2.术后护理

(1)经皮肝穿刺脓肿置管引流术的术后护理：术前做术区皮肤准备,协助医师进行穿刺部位的准确定位。术后向医师询问术中情况及术后有无特殊观察和护理要求。患者返回病房后,观察引流管固定是否牢固,引流液性状,引流管道是否密闭。术后第二天或数天开始进行脓腔冲洗,冲洗液选用等渗盐水(或遵医嘱加用抗生素)。冲洗时速度缓慢,压力不宜过高,估算注入液与引出液的量。每次冲洗结束后,可遵医嘱向脓腔内注入抗生素。待到引流出或冲洗出的液体变清澈,B型超声检查脓腔直径小于 2 cm 即可拔管。

(2)切开引流术的术后护理：切开引流术术后护理遵循腹部手术术后护理的一般要求。除此之外,每天用生理盐水冲洗脓腔,记录引流液量,少于 10 mL 或脓腔容积小于 15 mL,即考虑拔除引流管,改凡士林纱布引流,致脓腔闭合。

3.健康指导

为了预防肝脓肿疾病的发生,应教育人们积极预防和治疗胆道疾病,及时处理身体其他部位的化脓性感染。告知患者应用抗生素和放置引流管的目的和注意事项,取得患者的信任和配合。术后患者应加强营养和提高抵抗力,定期复查。

(五)护理评价

患者是否能维持适当营养,体温是否正常;疼痛是否减轻,有无急性腹膜炎、上消化道出血、感染性休克等并发症发生。

二、阿米巴性肝脓肿

阿米巴性肝脓肿是阿米巴肠病的并发症,阿米巴原虫从结肠溃疡处经门静脉血液或淋巴管侵入肝内并发脓肿。常见于肝右叶顶部,多数为单发性。原虫产生溶组织酶,导致肝细胞坏死、液化组织和血液、渗液组成脓肿。

(一)护理评估

1.健康史

注意询问有无阿米巴痢疾病史。

2.身体状况

阿米巴性肝脓肿有着跟细菌性肝脓肿相似的表现,两者的区别详见表2-5。

表 2-5 细菌性肝脓肿与阿米巴性肝脓肿的鉴别

鉴别要点	细菌性肝脓肿	阿米巴性肝脓肿
病史	继发于胆道感染或其他化脓性疾病	继发于阿米巴痢疾后
症状	病情急骤严重,全身中毒症状明显,有寒战、高热	起病较缓慢,病程较长,可有高热,或不规则发热、盗汗
血液化验	白细胞计数及中性粒细胞可明显增加。血液细菌培养可阳性	白细胞计数可增加,如无继发细菌感染则细菌培养阴性。血清学阿米巴抗体检查阳性
粪便检查	无特殊表现	部分患者可找到阿米巴滋养体或结肠溃疡(乙状结肠镜检)黏液或刮取涂片可找阿米巴滋养体或包囊

鉴别要点	细菌性肝脓肿	阿米巴性肝脓肿
脓液	多为黄白色脓液,涂片和培养可发现细菌	大多为棕褐色脓液,无臭味,镜检有时可找到阿米巴滋养体。若无混合感染,涂片和培养无细菌
诊断性治疗	抗阿米巴药物治疗无效	抗阿米巴药物治疗有好转
脓肿	较小,常为多发性	较大,多为单发,多见于肝右叶

3.心理-社会状况

由于病程长,忍受较重的痛苦,担忧预后或经济拮据等原因,患者常有焦虑、悲伤或恐惧反应。

4.辅助检查

基本同细菌性肝脓肿。

5.治疗要点

阿米巴性肝脓肿以非手术治疗为主。应用抗阿米巴药物,加强支持疗法纠正低蛋白、贫血等,无效者穿刺置管闭式引流或手术切开引流,多可获得良好的疗效。

(二)护理诊断及合作性问题

(1)营养失调:低于机体需要量,与高代谢消耗或慢性消耗病程有关。

(2)急性疼痛:与脓肿内压力过高有关。

(3)潜在并发症:合并细菌感染。

(三)护理措施

1.非手术疗法和术前护理

(1)加强支持疗法:给予高蛋白、高热量和高维生素饮食必要时少量多次输新鲜血、补充丙种球蛋白,增强抵抗力。

(2)正确使用抗阿米巴药物,注意观察药物的不良反应。

2.术后护理

除继续做好非手术疗法护理外,重点做好引流的护理。宜用无菌水封瓶闭式引流,每天更换消毒瓶,接口处保持无菌,防止继发细菌感染。如继发细菌感染需使用抗生素。

(董先芳)

第八节 肝 癌

肝癌是全球第五大常见癌症,位居癌症死亡原因的第二位,以40～50岁男性多见,可分为原发性和转移性两类。原发性肝癌的发病与病毒性肝炎、肝硬化、乙醇、黄曲霉素等致癌物质密切相关。肝癌有3种病理组织学类型,包括肝细胞、胆管细胞及混合型,以肝细胞型多见。转移性肝癌是肝外器官的原发癌或肉瘤转移到肝所致。早期肝癌表现隐匿,一旦出现症状和体征多为中晚期,表现为肝区疼痛、肝大、食欲缺乏、乏力、消瘦、贫血、黄疸等。若转移至远处器官则可产生相应症状。对有肝脏病史的中年人,若出现相应症状,结合影像学(B超是肝癌定位、筛查的首选方法）、血清甲胎蛋白、肝穿刺活组织病理学检查等有助于早期诊断。肝癌的治疗包括手术切除、射频消融、介入治疗、靶向治疗等，以手术为主的综合治疗是延长患者生存期的关键。

一、护理评估

（一）术前评估

1.健康史

（1）个人情况：患者的年龄、性别、居住地、烟酒史，饮食、饮水、生活习惯（如长期进食含黄曲霉菌、亚硝胺类的食物，接触其他致癌物质等）等。

（2）既往史：有无病毒性肝炎、肝硬化等肝病史，有无癌肿和手术史，过敏史等。

（3）其他：家族中有无肝癌或其他癌症患者。

2.身体状况

（1）肝区疼痛的性质和程度。

（2）是否有肝病面容、贫血、黄疸、脾大、水肿等体征。

（3）是否有消瘦、乏力、食欲减退及恶病质表现。

（4）是否有肝性脑病、上消化道出血及各种感染。

（5）患者肝功能有无受损，甲胎蛋白水平是否升高，B超、CT等影像学检查有无异常。

3.心理-社会状况

（1）患者和家属对肝癌及治疗方案、预后的认知程度。

（2）患者和家属是否担心手术疗效、术后并发症及肝癌预后。

（3）亲属对患者的关心、支持程度，家庭对患者疾病治疗的经济承受能力，社会和医疗保障系统支持程度。

（二）术后评估

（1）手术、麻醉方式，术中出血、补液、输血及引流管等情况。

（2）严密监测患者意识状态、生命体征、血氧饱和度、尿量、肝功能等；观察腹部体征与切口情况、腹腔引流管是否通畅，引流液的颜色、量及性状等。

（3）肝功能恢复情况。

（4）有无腹腔内出血、肝性脑病、膈下积液或脓肿、肺部感染等并发症发生。

二、常见护理诊断/问题

（一）疼痛

与肿瘤迅速生长导致肝包膜张力增加或手术创伤、介入、射频消融治疗不适有关。

（二）营养失调——低于机体需要量

与消化功能紊乱、放疗及化疗引起的胃肠道不良反应、肿瘤消耗等有关。

（三）焦虑、恐惧

与担忧手术效果、疾病预后及生存期限有关。

（四）潜在并发症

腹腔内出血、肝性脑病、膈下积液或脓肿、胆汁漏、肺部感染。

三、护理目标

（1）患者自述疼痛减轻或无痛。

(2)患者营养需求基本得到满足,体重未见明显减轻。

(3)患者能正确面对疾病、手术和预后,积极配合治疗。

(4)患者未发生并发症或并发症被及时发现和处理。

四、护理措施

(一)手术治疗的护理

1.术前护理

(1)心理护理:积极主动关心患者,鼓励患者说出内心感受,疏导、安慰患者,根据患者个体情况提供信息,说明手术的意义、重要性及手术方案,讲解手术成功案例,帮助患者树立战胜疾病的信心,减轻患者的焦虑和恐惧。

(2)疼痛护理:①评估疼痛发生的时间、部位、性质、诱因、程度及伴随症状。②遵医嘱给予镇痛药物,并观察药物效果和不良反应。③指导患者采取放松和分散注意力的方法应对疼痛。

(3)改善营养状况:给予高蛋白、高热量、高维生素、易消化的食物;合并肝硬化有肝功能损害者,应适当限制蛋白质摄入。必要时可给予肠内外营养支持,输血浆或清蛋白,以改善贫血、纠正低蛋白血症,提高手术耐受力。

(4)用药护理:遵医嘱给予护肝药物,如甘草酸二胺、还原性谷胱甘肽、多烯磷脂酰胆碱、熊去氧胆酸等;避免使用巴比妥类、红霉素、盐酸氯丙嗪等有损肝脏的药物。

(5)维持体液平衡:肝功能不良伴腹水者,需严格控制水和钠盐的摄入,摄水量不应超过 2 000 mL/d,摄钠量少于 0.5 g/d(折合成氯化钠,应少于 1.5 g);若伴有水肿及血钠降低者,则摄水量严格控制在 1 000～1 500 mL/d;同时遵医嘱合理补液和利尿,注意纠正低钾血症等水、电解质失衡;准确记录 24 小时出入量;每天观察、记录体重及腹围变化。

(6)预防出血:①改善凝血功能,大多数肝癌合并肝硬化,术前 3 天开始给予维生素 K_1,适当补充血浆和凝血因子,以改善凝血功能,预防术中、术后出血。②告知患者避免致癌肿破裂出血或食管下段胃底静脉曲张破裂出血的诱因,如剧烈咳嗽、用力排便等使腹内压骤升的动作和外伤等。③癌肿直径>10 cm 时,嘱患者卧床休息,避免活动幅度过大导致癌肿破裂。④若患者突发腹痛伴腹膜刺激征,应高度怀疑肝癌破裂出血,立即通知医师,做好急症手术的各项准备。

(7)术前准备:协助做好术前检查,术前常规准备。

2.术后护理

(1)病情观察:密切观察生命体征、神志、面色、尿量、中心静脉压、切口渗血渗液及腹腔引流液的量和颜色等的变化,并做好记录。

(2)休息与活动:术后患者麻醉清醒、生命体征平稳后取半卧位。根据患者术式及机体恢复情况逐步由半坐卧位、坐位过渡到下床活动。随着加速康复外科技术的推广和应用,肝脏手术患者术后下床活动时间已逐渐提前。

(3)疼痛护理。①评估疼痛发生的时间、部位、性质、程度。②遵医嘱给予镇痛药物。③密切观察镇痛泵的泵入速度、剂量、输注管路是否通畅、镇痛泵的效果及不良反应。④指导患者减轻疼痛及转移注意力的方式,如听音乐、松弛疗法、加强护患沟通等。

(4)饮食指导:术后早期禁食,禁食期间予肠外营养支持,术后 24～48 小时可进食流质,逐步改为半流质和软食。随着加速康复外科技术的推广和应用,肝脏手术患者术后麻醉完全清醒即可少量饮水,自术后第一天开始,饮食可逐渐由流质过渡到半流质、软食。

(5)腹腔引流管的护理:引流腹腔积聚的液体,防止腹腔继发感染。要点:①妥善固定,防止滑脱。②保持引流通畅,防止引流管受压和扭曲;如引流管被凝血块、组织碎屑等堵塞,应反复挤压促其排出,必要时协助医师用生理盐水冲洗。③观察引流液的颜色、量及性质,并记录。④严格无菌操作,定时更换引流袋,防止感染。⑤拔管:置管 3～5 天,如引流液颜色较淡,24 小时少于 20 mL,腹部无阳性体征者可考虑拔管。

3.术后并发症的观察及护理

(1)腹腔出血:是肝切除术后常见的并发症之一,术后 24 小时易发生。

观察:术后 48 小时内应严密观察生命体征变化,严密观察引流液的量、性质及颜色。短时间内引流管引出大量鲜红色血液,1 小时内引流出 200 mL 以上或每小时 100 mL 持续 3 小时以上的鲜红色血性液体,应考虑活动性腹腔出血,立即通知医师及时处理。

护理。①体位与活动,术后 24 小时内卧床休息,避免剧烈咳嗽和打喷嚏等,以防止术后肝断面出血;②输液、输血,若短期内或持续引流较大量的鲜红色血性液体,经输血、输液,患者血压、脉搏仍不稳定时,应做好再次手术的准备;③若明确为凝血机制障碍性出血,可遵医嘱给予凝血酶原复合物、纤维蛋白原,输新鲜血等。

(2)肝性脑病:见门静脉高压症患者的护理。

(3)膈下积液及脓肿的观察与护理内容如下。

观察:发生在术后 1 周。患者术后体温下降后再度升高,或术后发热持续不退,同时伴右上腹胀痛、呃逆、脉速、白细胞计数升高,中性粒细胞百分比达 90% 以上,应疑有膈下积液或膈下脓肿。B 超检查可明确诊断。

护理:①协助医师行 B 超定位引导穿刺抽脓或置管引流,后者应加强冲洗和吸引护理。②患者取半坐位,以利于呼吸和引流。③严密观察体温变化,鼓励患者多饮水。④遵医嘱加强营养支持和抗菌药物的应用护理。

(4)胸腔积液的观察与护理内容如下。

观察:患者胸闷、气促、发热情况。

护理:①协助医师行穿刺抽胸腔积液,行胸腔闭式引流者,做好胸腔闭式引流护理。②遵医嘱加强保肝治疗,给予高蛋白饮食,必要时遵医嘱给予清蛋白、血浆及利尿剂应用。

(5)胆汁漏的观察与护理内容如下。

观察:腹痛、发热和腹膜刺激征,切口有无胆汁渗出和/或腹腔引流液有无含胆汁。

护理:①胆汁渗出者,注意保护局部皮肤。②协助医师调整引流管,保持引流通畅,并注意观察引流液的颜色、量与性状。③如发生局部积液,应尽早行 B 超定位穿刺置管引流。④如发生胆汁性腹膜炎,应尽早手术。

(二)介入治疗的护理

1.介入治疗前准备

(1)解释:向患者及家属解释介入治疗的目的、方法及治疗的重要性和优点。嘱患者术中配合体位。

(2)饮食:术前禁食水 4 小时。

(3)穿刺处皮肤准备,备好所需物品及化疗、止吐药品等。

2.介入治疗后的护理

(1)预防出血:术后取平卧位休息 24 小时,穿刺处沙袋加压 1 小时,肢体制动 6 小时,弹力绷带加压包扎防止局部出血。

(2)鼓励患者多饮水:每天饮水 2 000 mL 以上,以减轻化疗药物对肾的毒性反应,同时观察排尿及肾功能情况。

(3)栓塞后综合征的护理:肝动脉栓塞化疗后多数患者可出现发热、肝区疼痛、恶心、呕吐、心悸、白细胞计数下降等临床表现,称为栓塞后综合征。要点:①肝区疼痛,由肝动脉栓塞后,肝脏水肿,肝被膜张力增大所致。轻度可不处理或给予少量对肝脏无害的镇静剂,一般 48 小时后腹痛可减轻或消失。重度持续疼痛,考虑是否合并其他并发症,如胆囊动脉栓塞致胆囊坏死等。必要时可适当给予止痛剂。②发热,机体对坏死组织重吸收的不良反应,轻度发热可不必处理。若体温高于 38.5 ℃,可予物理、药物降温。③恶心、呕吐,为化疗药物的反应,嘱患者深呼吸,以及时擦去呕吐物并漱口,遵医嘱对症治疗。④白细胞计数低于 $4×10^9/L$ 时,应暂停化疗并应用升白细胞药。

3.并发症的观察及护理

(1)穿刺部位血肿。①观察:定时观察穿刺处有无肿胀或渗血。②护理:一旦发现渗血,立即指压穿刺处直至出血停止,并报告医师给予更换绷带,重新加压包扎。

(2)上消化道出血。①观察:呕吐液和大便的颜色、性状及量。②护理:遵医嘱应用制酸药和保护胃黏膜药物,发生呕血者头偏向一侧,防止误吸;暂禁食,以及时通知医师并协助处理。

(3)股动脉栓塞。①观察:术后密切观察穿刺侧肢体皮肤颜色、温度、感觉、足趾运动及足背动脉搏动情况,并与对侧对比。若出现足背动脉搏动减弱或消失,下肢皮肤苍白、变凉且伴有麻木感,应警惕为股动脉栓塞。②护理:一旦发现,立即抬高患肢,热敷,遵医嘱应用扩张血管及解痉药物。注意禁忌按摩,以防栓子脱落。

(三)射频、微波治疗的护理

有开腹射频、微波治疗和经皮射频、微波治疗。开腹射频、微波治疗护理同肝癌的围术期护理。

1.经皮射频、微波治疗前准备

(1)解释:向患者及家属解释射频、微波治疗的目的、方法及治疗的重要性和优点。嘱患者术前进行屏气锻炼、术中配合体位。

(2)饮食:术前禁食禁水 4~6 小时。

2.经皮射频、微波治疗后的护理

(1)穿刺点护理:术后按压穿刺点 30 分钟,观察穿刺点有无出血。

(2)病情观察:术后 6 小时密切观察患者病情,给予心电监护,注意心率和血压的变化,以及时发现出血征象,如血压突然下降、腹痛、大汗淋漓、腹部移动性浊音等。

(3)发热、恶心、呕吐:术后常见的反应。如果出现高热或发热持续不退,应考虑感染可能。对食管静脉曲张者,如有严重呕吐,应及时控制,避免诱发曲张静脉破裂出血。

(4)疼痛护理:评估疼痛程度、部位、性质、持续时间等,指导患者采取放松和分散注意力的方法应对疼痛,必要时遵医嘱给予镇痛药物。

3.并发症的观察及护理

出血、胆汁漏、胸腔积液等并发症。

五、健康教育

(一)疾病指导

注意防治肝炎,不吃霉变食物、饮用安全水。有肝炎、肝硬化病史者和肝癌高发地区人群,应定期做甲胎蛋白检测或 B 超检查,以期早期发现,早期诊断及治疗。

(二)休息与活动

术后 3 个月内保证充分休息,避免重体力活动或过度劳累,注意劳逸结合,进行适当锻炼,如散步、慢跑;保持情绪稳定和心情愉快,避免精神紧张和情绪激动。

(三)饮食指导

进食高热量、优质蛋白质、富含维生素和纤维素的食物。食物以清淡、易消化为宜。若有腹水、水肿,应控制水和食盐的摄入量,如有肝性脑病征象或血氨升高,应限制蛋白质摄入。

(四)用药指导

指导患者按医嘱服用抗病毒及保肝药物,服用抗病毒药必须按时坚持服用,不能随便中断。避免使用损害肝功能的药物。

(五)自我观察与复查

定期复诊,第 1 年每 1～2 个月复查甲胎蛋白、胸部 X 线片和 B 超检查 1 次,必要时行 CT 检查。若患者出现发热、水肿、体重减轻、出血倾向,黄疸和乏力等症状及时就诊,以便早期发现临床复发或转移。

六、护理评价

(1)患者是否疼痛减轻或无痛。

(2)患者营养状况是否改善,体重得以维持或增加。

(3)患者情绪是否稳定,积极配合治疗。

(4)患者有无发生并发症或并发症是否被及时发现与处理。

(董先芳)

第九节　门静脉高压症

门静脉的正常压力是 1.3～2.4 kPa(13～24 cmH₂O),当门静脉血流受阻、血液淤滞时,压力 2.4 kPa(24 cmH₂O)时,称为门静脉高压症,临床上常有脾肿大及脾功能亢进、食管胃底静脉曲张破裂出血、腹水等一系列表现。

门静脉主干由肠系膜上、下静脉和脾静脉汇合而成。门静脉系统位于两个毛细血管网之间,一端是胃、肠、脾、胰的毛细血管网,另一端连接肝小叶内的肝窦。门静脉流经肝脏的血液约占肝血流量的 75%,肝动脉供血约占 25%,由此可见肝脏的双重供血以门静脉供血为主。门静脉内的血含氧量较体循环的静脉血高,故门静脉对肝的供氧几乎和肝动脉相等。此外门静脉系统内无控制血流方向的静脉瓣,与腔静脉之间存在 4 个交通支:①胃底、食管下段交通支;②直肠下段、肛管交通支;③前腹壁交通支;④腹膜后交通支。这些交通支中,最主要的是胃底、食管下段交通支,上述交通支在正常情况下都很细小,血流量很少。

门静脉血液淤滞或血流阻力增加均可导致门脉高压,但以门静脉血流阻力增加更为常见。按阻力增加的部位,可将门静脉高压症分为肝前、肝内和肝后三型。在我国肝内型多见,其中肝炎后肝硬化是引起门静脉高压症的常见病因;但在西方国家,酒精性肝硬化是门脉高压最常见的原因。由于增生的纤维束和再生的肝细胞结节挤压肝小叶内的肝窦,使其变窄或闭塞,导致门脉血流受阻,其次由于位于肝小叶间汇管区的肝动脉小分支和门静脉小分支之间的许多动静脉交通支大量开放,引起门静脉压力增高。肝前型门静脉高压症的常见病因是肝外门静脉血栓形成(脐炎、腹腔内感染、胰腺炎、创伤等)、先天畸形(闭锁、狭窄或海绵样变等)和外在压迫。肝前型门静脉高压症患者肝功能多正常或轻度损害,预后较好。肝后型门静脉高压症常见病因包括Budd-Chiari综合征、缩窄性心包炎、严重右心衰竭等。

一、护理评估

(一)健康史
应注意询问患者有无肝炎病史、酗酒、血吸虫病病史。既往有无出现肝昏迷、上消化道出血的病史,以及诱发的原因。对于原发病是否进行治疗。

(二)身体状况
1.脾大、脾功能亢进

脾大程度不一,早期质软、活动,左肋缘下可扪及;晚期,脾内纤维组织增生而变硬,活动度减少,左上腹甚至左下腹可扪及肿大的脾脏并能出现左上腹不适及隐痛、胀满,常伴有血白细胞、血小板数量减少,称脾功能亢进。

2.侧支循环建立与开放

门静脉与体静脉之间有广泛的交通支,在门静脉高压时,为了使淤滞在门静脉系统的血液回流,这些交通支大量开放,经扩张或曲张的静脉与体循环的静脉发生吻合而建立侧支循环。主要表现:①食管下段与胃底静脉曲张最常见,出现早,一旦曲张的静脉破裂可引起上消化道大出血,表现为呕血和黑便,是门静脉高压病最危险的并发症。由于肝功能损害引起凝血功能障碍,加之脾功能亢进引起的血小板减少,因此出血不易自止。②脐周围的上腹部皮下静脉曲张。③直肠下、肛管静脉曲张形成痔。

3.腹水

腹水是由于门静脉压力增高,使门静脉系统毛细血管床滤过压增高;同时肝硬化引起的低蛋白血症,造成血浆胶体渗透压下降;以及淋巴液生成增加,使液体从肝表面、肠浆膜面漏入腹腔形成腹水。此外,由于中心血流量减少,刺激醛固酮分泌过多,导致水、钠潴留而加剧腹水形成。

4.肝性脑病

门静脉高压症时由于门静脉血流绕过肝细胞或肝实质细胞功能严重受损,导致有毒物质(如氨、硫醇、γ-氨基丁酸)不能代谢与解毒而直接进入体循环,从而对脑产生毒性作用并出现精神综合征,称为肝性脑病,是门静脉高压的并发症之一。肝性脑病常因胃肠道出血、感染、大量摄入蛋白质、镇静药物、利尿剂而诱发。

5.其他

可伴有肝大、黄疸、蜘蛛痣、肝掌、男性乳房发育、睾丸萎缩等。

(三)心理-社会状况

患者因反复发作、病情逐渐加重、面临手术、担心出现严重并发症和手术后的效果而有恐惧心理。另外由于治疗费用过高，长期反复住院治疗，以及生活工作严重受限产生长期的焦虑情绪。

(四)辅助检查

1.血常规检查

脾功能亢进时，血细胞计数减少，以白细胞计数降至 $3 \times 10^9/L$ 以下和血小板计数至 $70 \times 10^9/L$ 以下最为明显。出血、营养不良、溶血、骨髓抑制都可引起贫血。

2.肝功能检查

常有血浆清蛋白降低，球蛋白增高，清、球比例倒置；凝血酶原时间延长；还应作乙型肝炎病原学和甲胎蛋白检查。

3.食管吞钡 X 线检查

在食管为钡剂充盈时，曲张的静脉使食管及胃底呈虫蚀样改变，曲张的静脉表现为蚯蚓样或串珠状负影。

4.腹部超声检查

腹部超声检查可显示腹水、肝密度及质地异常、门静脉扩张。

5.腹腔动脉造影的静脉相或直接肝静脉造影

腹腔动脉造影的静脉相或直接肝静脉造影可以使门静脉系统和肝静脉显影，确定静脉受阻部位及侧支回流情况，还可以为手术提供参考。

(五)治疗要点

外科治疗门静脉高压症主要是预防和控制食管胃底曲张静脉破裂出血。

1.食管胃底曲张静脉破裂出血

主要包括非手术治疗和手术治疗。

(1)非手术治疗：①常规处理：绝对卧床休息，立即建立静脉通道，输液、输血扩充血容量；维持呼吸道通畅，防止呕吐物引起窒息或吸入性肺炎。②药物止血：应用内脏血管收缩药，常用药物有垂体后叶素、三甘氨酸加压素和生长抑素。③内镜治疗：经纤维内镜将硬化剂直接注入曲张静脉，使之闭塞及黏膜下组织硬化，达到止血和预防再出血目的。④三腔管压迫止血：利用充气的气囊分别压迫胃底和食管下段的曲张静脉，达到止血目的。⑤经颈静脉肝内门体分流术：采用介入放射方法，经颈静脉途径在肝内静脉与门静脉主要分支间建立通道，置入支架以实现门体分流。主要适用于药物和内镜治疗无效、肝功能差不宜急诊手术的患者，或等待肝移植的患者。

(2)手术治疗：上述治疗无效时，应采用手术治疗，多主张行门-奇静脉断流术，目前多采用脾切除加贲门周围血管离断术；若患者一般情况好，肝功能较好的可行急诊分流术。血吸虫性肝硬化并食管胃底静脉曲张且门脉压力较高的，主张行分流术常用式有门静脉-下腔静脉分流术，脾-肾静脉分流术。

2.严重脾肿大，合并明显的脾功能亢进

多见于晚期血吸虫病，也见于脾静脉栓塞引起的左侧门静脉高压症。这类患者单纯脾切除术效果良好。

3.肝硬化引起的顽固性腹水

有效的治疗方法是肝移植。其他方法包括 TIPS 和腹腔-上腔静脉转流术。

4.肝移植

已成为外科治疗终末期肝病的有效方法,但供肝短缺,终身服用免疫抑制药的危险,手术风险,以及费用昂贵,限制了肝移植的推广。

二、护理诊断及合作性问题

(一)焦虑或恐惧

焦虑或恐惧与担心自身疾病的愈后不良,环境改变,对手术效果有疑虑,害怕检查、治疗有关。

(二)有窒息的危险

有窒息的危险与呕吐、咯血和置管有关。

(三)体液不足

体液不足与呕吐、咯血、胃肠减压、不能进食有关。

(四)营养失调

营养失调与营养摄入低于人体需要量有关。

(五)潜在并发症

上消化道大出血、肝性脑病。

三、护理目标

患者无焦虑和恐惧心情,无窒息发生,能得到及时的营养补充,肝功能及全身营养状况得到改善,体液平衡得到维持,无上消化道大出血、肝性脑病等并发症发生。

四、护理措施

(一)非手术治疗及术前护理

1.心理护理

通过谈话、观察等方法,及时了解患者心理状态,医护人员要针对性地做好解释及思想工作,多给予安慰和鼓励,使之增强信心、积极配合,以保证治疗和护理计划顺利实施。对急性上消化道大出血患者,要专人看护,关心体贴。工作中要冷静静沉着,抢救操作应娴熟,使患者消除精神紧张和顾虑。

2.注意休息

术前保证充分休息,必要时卧床休息。可减轻代谢方面的负担,能增进肝血流量,有利于保护肝功能。

3.加强营养,采取保肝措施

(1)给低脂、高糖、高维生素饮食,一般应限制蛋白质饮食量,但肝功尚好者可给予富含蛋白质饮食。

(2)营养不良、低蛋白血症者静脉输给支链氨基酸、人血清蛋白或血浆等。

(3)贫血及凝血机制障碍者可输给鲜血,肌内注射或静脉滴注维生素 K。

(4)适当使用肌苷、辅酶 A、葡萄糖醛酸内脂(肝泰乐)等保肝药物,补充 B 族维生素、维生素 C、维生素 E,避免使用巴比妥类、盐酸氯丙嗪、红霉素等有害肝功能的药物。

(5)手术前 3～5 天静脉滴注 GIK 溶液(即每天补给葡萄糖 200～250 g,并加入胰岛素及氯化钾),以促进肝细胞营养储备。

(6)在出血性休克及合并较重感染的情况下应及时吸氧。

4.防止食管胃底曲张静脉破裂出血

避免劳累及恶心、呕吐、便秘、咳嗽等使腹内压增高的因素;避免干硬食物或刺激性食物(辛辣食物或酒类);饮食不宜过热;口服药片应研成粉末冲服。手术前一般不放置胃管,必要时选细软胃管充分涂以液状石蜡,以轻巧手法协助患者徐徐吞入。

5.预防感染

手术前 2 天使用广谱抗生素。护理操作要遵守无菌原则。

6.分流手术前准备

除以上护理措施外,手术前 2～3 天口服新霉素或链霉素等肠道杀菌剂及甲硝唑,减少肠道氨的产生,防止手术后肝性脑病;手术前 1 天晚清洁灌肠,避免手术后肠胀气压迫血管吻合口;脾-肾静脉分流术前要检查明确肾功能正常。

7.食管胃底静脉曲张大出血三腔管压迫止血的护理

(1)准备:置管前先检查三腔管有无老化、漏气,向患者解释放置三腔管止血的目的、意义、方法和注意事项,以取得患者的配合;将食管气囊和胃气囊分别注气约 150 mL 和 200 mL,观察后气囊是否膨胀均匀、弹性良好,有无漏气,然后抽空气囊,并分别做好标记备用。

(2)插管方法:管壁涂液体石蜡,经患者一侧鼻孔或口腔轻轻插入,边插边嘱患者做吞咽动作,直至插入 50～60 cm;用注射器从胃管内抽得胃液后,向胃气囊注入 150～200 mL 空气,用止血钳夹闭管口,将三腔管向外提拉,感到不再被拉出并有轻度弹力时,利用滑车置在管端悬以0.5 kg 重物作牵引压迫。然后抽取胃液观察止血效果,若仍有出血,再向食管气囊注入 100～150 mL 空气以压迫食管下端。置管后,胃管接胃肠减压器或用生理盐水反复灌洗,观察胃内有无新鲜血液吸出。若无出血,同时脉搏、血压渐趋稳定,说明出血已得到控制;反之,表明三腔管压迫止血失败。

(3)置管后护理:①患者半卧位或头偏向一侧,及时清除口腔、鼻咽腔分泌物,防止吸入性肺炎;②保持鼻腔黏膜湿润,观察调整牵引绳松紧度,防止鼻黏膜或口腔黏膜长期受压发生糜烂、坏死;三腔管压迫期间应每 12 小时放气 10～20 分钟,使胃黏膜局部血液循环暂时恢复,避免黏膜因长期受压而糜烂、坏死;③观察、记录胃肠减压引流液的量、颜色,判断出血是否停止,以决定是否需要紧急手术;若气囊压迫 48 小时后,胃管内仍有新鲜血液抽出,表明压迫止血无效,应紧急手术止血;④床旁备剪刀,若气囊上移阻塞呼吸道,可引起呼吸困难甚至窒息,应立即剪断三腔管;⑤拔管:三腔管放置时间不宜超过 3 天,以免食管、胃底黏膜长时间受压而缺血、坏死。气囊压迫 24 小时如出血停止,可考虑拔管。放松牵引,先抽空食管气囊、再抽空胃气囊,继续观察12～24 小时,若无出血,让患者口服液体石蜡 30～50 mL,缓慢拔出三腔管;若再次出血,可继续行三腔管压迫止血或手术。

(二)术后护理

(1)观察病情变化:密切注视有无手术后各种并发症的发生。

(2)防止分流术后血管吻合口破裂出血,48 小时内平卧位或 15°低半卧位;翻身动作宜轻柔;一般手术后卧床 1 周,做好相应生活护理;保持排尿排便通畅;分流术后短期内发生下肢肿胀,可予适当抬高。

(3)防止脾切除术后静脉血栓形成,手术后 2 周内定期或必要时隔天复查 1 次血小板计数,

如超过 $600×10^9/L$ 时,考虑给抗凝处理,并注意用药前后凝血时间的变化。脾切除术后不再使用维生素 K 及其他止血药物。

(4)饮食护理,分流术后应限制蛋白质饮食,以免诱发肝性脑病。

(5)加强护肝,警惕肝性脑病:遵医嘱使用高糖、高维生素、能量合剂,禁用有损肝功能的药物。对分流术后患者,特别注意神志的变化,如发现有嗜睡、烦躁、谵妄等表现,警惕是肝性脑病发生,及时报告医师。

(三)健康指导

指导患者保持心情乐观愉快,保证足够的休息,避免劳累和较重体力劳动;禁忌烟酒、过热、刺激性强的食物;按医嘱使用护肝药物,定期来医院复查。

五、护理评价

患者有无焦虑和恐惧心情,有无窒息发生,能否得到及时的营养补充,肝功能及全身营养状况是否得到改善,体液平衡是否得到维持,有无上消化道大出血、肝昏迷等并发症发生。

(董先芳)

第三章

骨 科 护 理

第一节　肩胛骨骨折

一、概述

肩胛骨贴附于胸廓后外侧,界于 2～7 肋骨之间,是三角形的扁骨,有三缘、三角及两面。肩胛骨为肌肉所包裹保护,骨折不常见,其中体部骨折最多见,占 49％～89％,多为直接暴力引起,骨折严重移位者,可有肩部塌陷、肩峰隆起呈方肩畸形。伤后肩胛区压痛,局部肿胀,或伴有皮肤挫伤。患侧肩部外展活动受限,内收屈肘时疼痛加重,患者常用健侧手托住患肢以固定保护患侧。X 线检查可明确诊断。

二、主要治疗

(一)非手术治疗

用弹力带、三角巾悬吊患肢,适用于无移位骨折、轻度移位骨折。患肢外展皮牵引,适用于肩胛颈骨折无明显移位或移位不大、粉碎性骨折。尺骨鹰嘴牵引,适用于骨折移位明显、嵌插骨折或不稳定骨折。

(二)手术治疗

切开复位钢板内固定术,适用于骨折移位较多,畸形明显或肩关节下沉较多者。

三、护理规范

(一)入院前

入院时详细询问病史,了解患者的生活习惯,认真观察患者疼痛性质及患肢末梢感觉、运动情况。

(二)入院后

入院后需牵引者指导其练习床上大小便,准备手术者还应进行俯卧训练,每天 2 次,每次1～2 小时。

(三)牵引

牵引患者要注意牵引的角度、重量及患者的感觉,保证有效牵引。牵引重量 3～6 kg,牵引时肩外展 90°、屈肘 90°,将患肢抬高 10 cm。皮牵引时注意观察患肢末梢血液循环,行骨牵引时要注意保护针眼处不被污染,钢针不移动,并保持有效牵引,一般牵引 3～4 周去陈牵引后下床。

(四)饮食护理

牵引或手术前,根据患者的饮食习惯,指导其进食高维生素、清淡可口、易消化食物,如新鲜蔬菜、香蕉、米粥、面条等,忌生冷、辛辣、油腻、煎炸食物。牵引或手术后根据患者具体情况嘱其进食高蛋白、高营养食物,如牛奶、鸡蛋、排骨汤、瘦肉、水果、新鲜蔬菜等,注意饮食节制,以利骨折愈合。

(五)体位护理

一般采取平卧位,合并肋骨骨折者半卧位,尽量使患者卧位舒适。

(六)病情观察

手术后严密观察刀口渗血情况,记录大小便次数,并与术前对比,如有异常情况及时报告医师处理。

(七)防止发生并发症

1.便秘

多食含粗纤维食物及润肠通便食物,如芹菜、萝卜、香蕉、蜂蜜水等,同时指导或协助患者沿结肠走向做腹部按摩,每天 2 次。

2.压疮

每 2 小时按摩受压部位 1 次,必要时用气垫床。

(八)功能锻炼

手法复位固定或手术患者自麻醉消失后开始做腕关节及手指各关节轻度活动,24 小时后做握拳、伸指活动,腕关节做掌屈、背伸活动,肘关节做伸屈活动、前臂做内旋外旋活动,每天 2～3 次,每次 5～10 分钟。2～3 周后用健手扶持患肢前臂肩关节轻度活动,如耸肩,肩关节外展、内收,肘关节屈曲等。4 周后逐渐增加活动量及次数,以不感到疲劳为宜。牵引患者去除牵引后开始进行肘关节及肩关节活动。对老年患者,应鼓励其尽早进行功能锻炼。

(九)出院指导

(1)按医嘱服用接骨续筋药物,以促进骨折愈合。出院时将所带药物的名称、剂量、时间、用法、注意事项,向患者介绍清楚。

(2)嘱患者加强营养,多食胡桃、瘦肉、骨头汤、山芋肉、黑芝麻等补肝肾强筋骨之食品。

(3)功能锻炼:带悬吊带或三角巾出院的患者,应告诉患者保持有效的悬吊,遵医嘱撤除。解除外固定后可做手指爬墙运动、肩关节外展、内收活动,反复多次,循序渐进,不可操之过急,以恢复肩关节的功能为宜。

(4)慎起居,避风寒,注意休息,保持心情愉快,勿急躁。

(5)手法复位后 1 周复查 1 次,术后伤口愈合的患者 2～4 周复查 1 次,未拆线者 1 周来院复查 1 次,如有不适随时来诊。

(6)3 个月可恢复正常活动,并逐渐恢复工作。

(蒋萍萍)

第二节 锁骨骨折

一、概述

锁骨位于胸廓前上方,呈横S形,是唯一联系肩胛骨与躯干的支架。锁骨骨折是常见的骨折之一,各种年龄均可发生,但多见于青壮年及儿童。骨折后局部疼痛,肿胀明显,锁骨上、下窝变浅消失,骨折处异常隆起,功能障碍。患肩下垂并向前内侧倾斜。如幼儿不愿活动上肢,穿衣伸袖时哭闹,提示有锁骨骨折的可能。

二、主要治疗

(一)非手术治疗

手法复位,锁骨带、"8"字绷带或弹力带固定,适用于新生儿、儿童及成年人无移位骨折。

(二)手术治疗

切开复位钢板、锁骨钩内固定术,适用于粉碎性骨折、螺旋或横断骨折,或复位不满意者、锁骨外1/3骨折、陈旧性骨折不愈合、锁骨骨折合并血管神经损伤者。

三、护理规范

(一)询问病史

详细询问病史,了解患者的生活习惯,认真观察患者疼痛性质及患肢末梢感觉,运动情况。

(二)饮食护理

整复或手术前,尊重患者的生活习惯,建议进食高蛋白、高维生素、高纤维易消化饮食,每天饮鲜牛奶250~500 mL,手术当天根据麻醉方式选择进食时间,术后第2天根据患者的饮食习惯,宜食高维生素、清淡味鲜、易消化食物,如新鲜蔬菜、香蕉、米粥、面条等,忌生冷辛辣、油腻、煎炸食物。以后根据患者食欲及习惯进食高蛋白食物,如牛奶、鸡蛋、排骨汤、瘦肉、水果、新鲜蔬菜等,注意饮食节制。

(三)体位护理

复位固定后,站立时保持挺胸提肩、两手叉腰,卧位时应去枕仰卧于硬板床上,两肩胛骨中间垫一窄枕以使两肩后伸、外展,维持良好的复位位置。

(四)病情观察

整复或手术后,严密观察刀口渗血及患肢末梢感觉、运动情况,如有异常情况及时报告医师处理。

(五)防止发生并发症

(1)气胸:患者出现憋气、呼吸频率加快、呼吸困难的情况时,应高度警惕气胸的发生。

(2)臂丛神经损伤:观察患侧肢体、手指的感觉及运动功能,有异常时报告医师。

(六)功能锻炼

复位固定1~3周,做手部及腕、肘关节的各种活动,如抓空增力,左右侧屈,肘部伸屈,每天

2～3次,每次5～10分钟,时间因人而异,以不感到疲劳为宜。复位固定3～4周后,做肩部后伸、屈肘耸肩活动,每天2～3次,逐渐增加次数及活动量,以不感到疲劳为宜。小儿4周、成人6周后,去除外固定,逐渐做肩关节各个方向的活动,重点做肩外展和旋转活动,防止肩关节粘连。在骨折未愈合前,严禁做抬臂动作,以防产生剪切力而影响骨折愈合。

(七)出院指导

(1)按医嘱服用接骨续筋药物,以促进骨折愈合。出院时将所带药物的名称、剂量、时间、用法、注意事项等,向患者介绍清楚。

(2)嘱患者加强营养,多食胡桃、瘦肉、骨头汤、山芋肉、黑芝麻等补肝肾强筋骨之食品。

(3)手法复位后儿童外固定2～3周,成人外固定4周,粉碎性骨折固定6周。手术后前臂悬吊带或前臂悬吊上臂贴胸固定带固定患肢5～6周,除必须卧位保持复位和固定的患者均可下地活动,宜多卧硬板床。

(4)复位固定即出院的患者,应告诉其保持正确姿势,早期禁做肩前屈动作,防止骨折移位。解除外固定出院的患者,应告诉其全面练习肩关节的活动,并嘱其活动时勿过快过猛,逐渐增加活动次数,不要操之过急。

(5)注意休息,保持心情愉快,勿急躁。

(6)出院1周复查1次,如有不适随时来诊。

(7)3个月后可恢复正常活动,并逐渐恢复工作。

(蒋萍萍)

第三节　四肢骨折

一、肱骨干骨折

(一)疾病概述

1.概念

肱骨干骨折是发生在肱骨外踝颈下1～2 cm至肱骨髁上2 cm内的骨折。在肱骨干中下1/3段后外侧有桡神经沟,此处骨折最容易发生桡神经损伤。

2.相关病理生理

(1)骨折的愈合过程包括以下3期。①血肿炎症极化期:在伤后48～72小时,血肿在骨折部位形成。由于创伤后,骨骼的血液供应减少,可引起骨坏死。死亡细胞促进成纤维细胞和成骨细胞向骨折部位移行,迅速形成纤维软骨,形成骨的纤维愈合。②原始骨痂形成期:由于血管和细胞的增殖,骨折后的2～3周内骨折断端的周围形成骨痂。随着愈合的继续,骨痂被塑造成疏松的纤维组织,伸向骨内。此期常发生在骨折后3周至6个月内。③骨板形成塑形期:在骨愈合的最后阶段,过多的骨痂被吸收,骨连接完成。随着肢体的负重,骨痂不断得到加强,损伤的骨组织逐渐恢复到损伤前的结构强度和形状。这个过程最早发生在骨折后6周,可持续1年。

(2)影响愈合的因素包括以下3项。①全身因素:如年龄、营养和代谢因素、健康状况。②局部因素:如骨折的类型和数量、骨折部位的血液供应、软组织损伤程度、软组织嵌入及感染等。

③治疗方法:如反复多次的手法复位、骨折固定不牢固、过早和不恰当的功能锻炼、治疗操作不当等。

3.病因与诱因

肱骨干骨折可由直接暴力或间接暴力引起。直接暴力常由外侧打击肱骨干中部,致横形或粉碎性骨折。间接暴力常由于手部或肘部着地,外力向上传导,加上身体倾斜所产生的剪式应力,多导致中下 1/3 骨折。

4.临床表现

(1)症状:患侧上臂出现疼痛、肿胀、皮下瘀斑,上肢活动障碍。

(2)体征:患侧上臂可见畸形、反常活动、骨摩擦感、骨擦音。若合并桡神经损伤,可出现患侧垂腕畸形、各手指关节不能背伸、拇指不能伸直、前臂旋后障碍、手背桡侧皮肤感觉减退或消失。

5.辅助检查

X 线拍片可确定骨折类型、移位方向。

6.治疗原则

(1)手法复位外固定:在止痛、持续牵引和肌肉放松的情况下复位,复位后可选择石膏或小夹板固定。复位后比较稳定的骨折,可用 U 形石膏固定。中、下段长斜形或长螺旋形骨折因手法复位后不稳定,可采用上肢悬垂石膏固定,宜采用轻质石膏,以免因重量太大导致骨折端分离。选择小夹板固定者可屈肘90°位,用三角巾悬吊,成人固定 6～8 周,儿童固定4～6 周。

(2)切开复位内固定:在切开直视下复位后用加压钢板螺钉内固定或带锁髓内针固定。内固定可在半年以后取出,若无不适也可不取。

(二)护理评估

1.一般评估

(1)健康史。①一般情况:了解患者的年龄、职业特点、运动爱好、日常饮食结构、有无酗酒等。②受伤情况:了解患者受伤的原因、部位和时间,受伤时的体位和环境,外力作用的方式、方向与性质,骨折轻重程度及有无合并桡神经损伤,急救处理的过程等。③既往史:重点了解与骨折愈合有关的因素,如患者有无骨折史,有无药物滥用、服用特殊药物及药物过敏史,有无手术史等。

(2)生命体征(T、P、R、BP):按护理常规监测生命体征。

(3)患者主诉:受伤的原因、时间、外力方式与性质,骨折轻重程度及有无合并桡神经损伤,受伤时的体位和环境,急救处理的过程等。

(4)相关记录:外伤情况及既往史,X 线拍片及实验室检查等结果记录。

2.身体评估

(1)术前评估。①视诊:患侧上臂出现疼痛、肿胀、皮下瘀斑,可见畸形,若合并桡神经损伤,可出现患侧垂腕畸形。②触诊:患侧有触痛,骨摩擦感或骨擦音,若合并桡神经损伤,手背桡侧皮肤感觉减退或消失。③动诊:可见反常活动,若合并桡神经损伤,各手指关节不能背伸,拇指不能伸直,前臂旋后障碍。④量诊:患肢有无短缩、双侧上肢周径大小、关节活动度。

(2)术后评估。①视诊:患侧上臂出现肿胀、皮下瘀斑减轻或消退;外固定清洁、干燥,保持有效固定。②触诊:患侧触痛减轻或消退;若合并桡神经损伤者,手背桡侧皮肤感觉改善或恢复正常。③动诊:反常活动消失;若合并桡神经损伤者,各手指关节能背伸,拇指能伸直,前臂旋后正常。④量诊:患肢无短缩、双侧上肢周径大小相等、关节活动度无差异。

3.心理-社会评估

患者突然受伤骨折,患侧肢体活动障碍,生活自理能力下降,疼痛刺激及外固定的使用,易产生焦虑、紧张及自身形象紊乱等心理变化。

4.辅助检查阳性结果评估

X线拍片结果确定骨折类型、移位方向。

5.治疗效果的评估

(1)局部无压痛及纵向叩击痛。

(2)局部无反常活动。

(3)X线拍片显示骨折处有连续骨痂通过,骨折线已模糊。

(4)拆除外固定后,成人上肢能胸前平举1kg重物持续达1分钟。

(5)连续观察2周骨折处不变形。

(三)护理诊断(问题)

1.疼痛

疼痛与骨折、软组织损伤、肌痉挛和水肿有关。

2.潜在并发症

肌萎缩、关节僵硬。

(四)主要护理措施

1.病情观察与体位护理

(1)疼痛护理:及时评估患者疼痛程度,遵医嘱给予止痛药物。

(2)体位:用吊带或三角巾将患肢托起,以促进静脉回流,减轻肢体肿胀、疼痛。

2.饮食护理

指导患者进食高蛋白、高维生素、高热量、高钙和高铁的食物。

3.生活护理

指导患者进行力所能及的活动,必要时为其帮助。

4.心理护理

向患者和家属解释骨折的愈合是一个循序渐进的过程,充分固定能为骨折断端连接提供良好的条件。正确的功能锻炼可以促进断端生长愈合和患肢功能恢复。

5.健康教育

(1)指导功能锻炼:复位固定后尽早开始手指屈伸活动,并进行上臂肌肉的主动舒缩运动,但禁止做上臂旋转运动。2～3周后,开始主动的腕、肘关节屈伸活动和肩关节的外展、内收活动,逐渐增加活动量和活动频率。6～8周后加大活动量,并做肩关节旋转活动,以防肩关节僵硬或萎缩。

(2)复查:告知患者若骨折远端肢体肿胀或疼痛明显加重,肢体感觉麻木、肢端发凉,夹板或外固定松动,应立即到医院复查并评估功能恢复情况。

(3)安全指导:指导患者及家属评估家庭环境的安全性,妥善放置可能影响患者活动的障碍物。

(五)护理效果评估

(1)患者是否主诉骨折部位疼痛减轻或消失,感觉舒适。

(2)患侧肢端能否维持正常的组织灌注,皮肤温度和颜色正常,末梢动脉搏动有力。

（3）能否避免肌萎缩、关节僵硬等并发症发生。一旦发生,能否及时发现和处理。

（4）患者在指导下能否按计划进行有效的功能锻炼,患肢功能恢复情况及有无活动障碍。

二、肱骨髁上骨折

(一)疾病概述

1.概念

肱骨髁上骨折是指肱骨干与肱骨髁交接处发生的骨折。在肱骨干中下 1/3 段后外侧有桡神经沟,此处骨折最容易发生桡神经损伤。肱骨髁上骨折多发生于 10 岁以下儿童,占小儿肘部骨折的 30%～40%。

2.相关病理生理

在肱骨髁内、前方有肱动脉和正中神经,肱骨髁的内侧和外侧分别有尺神经和桡神经,骨折断端向前移位或侧方移位可损伤相应神经血管。在儿童期,肱骨下端有骨骺,若骨折线穿过骺板,有可能影响骨骺发育,导致肘内翻或外翻畸形。

骨筋膜室综合征:骨筋膜室是由骨、骨间膜、肌间膜和深筋膜形成的密闭腔隙。骨折时,骨折部位骨筋膜室内的压力增高,导致肌肉和神经因急性缺血而产生一系列早期综合征,主要表现为"5P"征:疼痛、苍白、感觉异常、麻痹及脉搏消失。

骨折的愈合过程及影响愈合的因素参见本节肱骨干骨折的相关内容。

3.病因和诱因

肱骨髁上骨折多为间接暴力引起。根据暴力类型和骨折移位方向,可分为屈曲型和伸直型。

4.临床表现

（1）症状:受伤后肘部出现疼痛、肿胀和功能障碍,肘后凸起,患肢处于半屈曲位,可有皮下瘀斑。

（2）体征:局部明显压痛和肿胀,有骨擦音及反常活动,肘部可扪到骨折断端,肘后三角关系正常。

5.辅助检查

肘部正、侧位 X 线拍片能够确定骨折的存在及骨折移位情况。

6.治疗原则

（1）手法复位外固定:对受伤时间短,局部肿胀轻,没有血液循环障碍者,可进行手法复位外固定。复位后用后侧石膏托在屈肘位固定 4～5 周,屈肘角度以能清晰地扪到桡动脉搏动,无感觉运动障碍为宜。伤后时间较长,局部组织损伤严重,出现骨折部严重肿胀时,应卧床休息,抬高患肢或用尺骨鹰嘴悬吊牵引,牵引重量 1～2 kg,同时加强手指活动,待 3～5 天肿胀消退后进行手法复位。

（2）切开复位内固定:手法复位失败或有神经血管损伤者,在切开直视下复位后内固定。

(二)护理评估

1.一般评估

（1）健康史。①一般情况:了解患者的年龄、运动爱好、日常饮食结构等。②受伤情况:了解患者受伤的原因、部位和时间,受伤时的体位和环境,外力作用的方式、方向与性质,骨折轻重程度及有无合并神经血管损伤,急救处理的过程等。③既往史:重点了解与骨折愈合有关的因素,如患者有无骨折史,有无药物过敏史,有无手术史等。

(2)生命体征(T、P、R、BP):按护理常规监测生命体征。

(3)患者主诉:受伤的原因、时间、外力方式与性质,骨折轻重程度及有无合并桡神经损伤、受伤时的体位和环境、急救处理的过程等。

(4)相关记录:外伤情况及既往史,X线拍片及实验室检查等结果记录。

2.身体评估

(1)术前评估。①视诊:受伤后肘部出现肿胀和功能障碍,患肢处于半屈曲位,可有皮下瘀斑。若肱动脉挫伤或受压,可因前臂缺血而表现为局部肿胀、剧痛、皮肤苍白、发凉、麻木。②触诊:患肢有触痛、骨摩擦音,肘部可扪到骨折断端,肘后关系正常。若合并正中神经、尺神经或桡神经损伤,可有手臂感觉异常。③动诊:可见反常活动,若合并正中神经、尺神经或桡神经损伤,可有运动障碍。④量诊:患肢有无短缩、双侧上肢周径大小、关节活动度。

(2)术后评估。①视诊:受伤后肘部肿胀、皮下瘀斑减轻或消退;外固定清洁、干燥,保持有效固定。若肱动脉挫伤或受压者,前臂缺血改善,局部肿胀减轻或消退、皮肤的颜色、温度、感觉正常。②触诊:患侧触痛减轻或消退,骨摩擦音消失,肘部可不能扪到骨折断端。若合并正中神经、尺神经或桡神经损伤者,手臂感觉恢复正常。③动诊:反常活动消失。若合并正中神经、尺神经或桡神经损伤者,运动正常。④量诊:患肢无短缩,双侧上肢周径大小相等、关节活动度无差异。

3.心理-社会评估

患者突然受伤骨折,患侧肢体活动障碍,生活自理能力下降,疼痛刺激及外固定的使用,易产生焦虑、紧张及自身形象紊乱等心理变化。

4.辅助检查阳性结果评估

肘部正、侧位X线拍片结果确定骨折类型、移位方向。

5.治疗效果的评估

(1)局部无压痛及纵向叩击痛。

(2)局部无反常活动。

(3)X线拍片显示骨折处有连续骨痂通过,骨折线已模糊。

(4)拆除外固定后,成人上肢能胸前平举1 kg重物持续达1分钟。

(5)连续观察2周骨折处不变形。

(三)护理诊断(问题)

1.疼痛

疼痛与骨折、软组织损伤、肌痉挛和水肿有关。

2.外周神经血管功能障碍的危险

外周神经血管功能障碍的危险与骨和软组织损伤、外固定不当有关。

3.不依从行为

不依从行为与患儿年龄小、缺乏对健康的正确认识有关。

(四)主要护理措施

1.病情观察与体位护理

(1)疼痛护理:及时评估患者疼痛程度,遵医嘱给予止痛药物。

(2)体位:用吊带或三角巾将患肢托起,以促进静脉回流,减轻肢体肿胀疼痛。

(3)患肢缺血护理:观察石膏绷带或夹板固定的松紧度,必要时及时调整,以免神经、血管受压,影响有效组织灌注。观察前臂肿胀程度及手的感觉运动功能,如出现高张力肿胀、手指发凉、感觉异常、手指主动活动障碍、被动伸直剧痛、桡动脉搏动减弱或消失,即可确定骨筋膜室高压存在,须立即通知医师,并做好手术准备。如已出现"5P"征,即使手术也难以避免缺血性肌挛缩,从而遗留爪形手畸形。

2.饮食护理

指导患者进食高蛋白、高维生素、高热量、高钙和高铁的食物。

3.生活护理

指导患者进行力所能及的活动,必要时为其提供帮助。

4.心理护理

向患者和家属解释骨折的愈合是一个循序渐进的过程,充分固定能为骨折断端连接提供良好的条件。正确的功能锻炼可以促进断端生长愈合和患肢功能恢复。

5.健康教育

(1)指导功能锻炼:复位固定后尽早开始手指及腕关节屈伸活动,并进行上臂肌肉的主动舒缩运动,有利于减轻水肿。4~6周后外固定解除,开始肘关节屈伸活动。手术切开复位且内固定稳定的患者,术后2周即可开始肘关节活动。若患者为小儿,应耐心向患儿及家属解释功能锻炼的重要性,指导锻炼的方法,使家属能协助其进行功能锻炼。

(2)复查:告知患者及家属若骨折远端肢体肿胀或疼痛明显加重、肢体感觉麻木、肢端发凉、夹板或外固定松动,应立即到医院复查并评估功能恢复情况。

(3)安全指导:指导患者及家属评估家庭环境的安全性,妥善放置可能影响患者活动的障碍物。

(五)护理效果评估

(1)患者是否主诉骨折部位疼痛减轻或消失,感觉舒适。

(2)患侧肢端能否维持正常的组织灌注,皮肤温度和颜色是否正常,末梢动脉搏动是否有力。

(3)能否避免因缺血性肌挛缩导致爪形手畸形的发生。一旦发生骨筋膜室综合征,能否及时发现和处理。

(4)患者在指导下能否按计划进行有效的功能锻炼,患肢功能恢复情况及有无活动障碍。

三、尺桡骨干双骨折

(一)疾病概述

1.概念

尺桡骨干双骨折较多见,占各类骨折的6%左右,以青少年多见。因骨折后常导致复杂的移位,使复位十分困难,易发生骨筋膜室综合征。

2.相关病理生理

骨筋膜室综合征:骨筋膜室是由骨、骨间膜、肌间膜和深筋膜形成的密闭腔隙。骨折时,骨折部位骨筋膜室内的压力增高,导致肌肉和神经因急性缺血而产生一系列早期综合征,主要表现为"5P"征:疼痛、苍白、感觉异常、麻痹及脉搏消失。

骨折的愈合过程及影响愈合的因素参见本节肱骨干骨折的相关内容。

3.病因与诱因

尺桡骨干双骨折多由直接暴力、间接暴力和扭转暴力致伤。

(1)直接暴力:多由重物直接打击、挤压或刀伤引起。特点为两骨同一平面的横形或粉碎性骨折,多伴有不同程度的软组织损伤,包括肌肉、肌腱断裂,神经血管损伤等,整复对位不稳定。

(2)间接暴力:常为跌倒时手掌着地,由于桡骨负重较多,暴力作用向上传到后首先使桡骨骨折,继而残余暴力通过骨间膜向内下方传导,引起低位尺骨斜形骨折。

(3)扭转暴力:跌倒时手掌着地,同时前臂发生旋转,导致不同平面的尺桡骨螺旋形骨折或斜形骨折,尺骨的骨折线多高于桡骨的骨折线。

4.临床表现

(1)症状:受伤后,患侧前臂出现疼痛、肿胀、畸形及功能障碍。

(2)体征:可发现畸形、反常活动、骨摩擦感。尺骨上 1/3 骨干骨折可合并桡骨小头脱位,称为孟氏骨折。桡骨干下 1/3 骨干骨折合并尺骨小头脱位,称为盖氏骨折。

5.辅助检查

X 线拍片检查应包括肘关节或腕关节,可发现骨折部位、类型、移位方向,以及是否合并有桡骨头脱位或尺骨小头脱位。

6.治疗原则

(1)手法复位外固定:手法复位成功后采用石膏固定,即用上肢前、后石膏夹板固定,待肿胀消退后改为上肢管型石膏固定,一般 8～12 周可达到骨性愈合。也可以采用小夹板固定,即在前臂掌侧、背侧、尺侧和桡侧分别放置四块小夹板并捆扎,将前臂放在防旋板上固定,再用三角巾悬吊患肢。

(2)切开复位内固定:在骨折部位选择切口,在直视下准确对位,用加压钢板螺钉固定或髓内针固定。

(二)护理评估

1.一般评估

(1)健康史。①一般情况:了解患者的年龄、职业特点、运动爱好、日常饮食结构、有无酗酒等。②受伤情况:了解患者受伤的原因、部位和时间,受伤时的体位和环境,外力作用的方式、方向与性质,骨折轻重程度,急救处理的过程等。③既往史:重点了解与骨折愈合有关的因素,如患者有无骨折史,有无药物滥用、服用特殊药物及药物过敏史,有无手术史等。

(2)生命体征(T、P、R、BP):按护理常规监测生命体征。

(3)患者主诉:受伤的原因、时间,外力方式与性质,骨折轻重程度及有无合并桡神经损伤,受伤时的体位和环境,急救处理的过程等。

(4)相关记录:外伤情况及既往史,X 线拍片及实验室检查等结果记录。

2.身体评估

(1)术前评估。①视诊:患侧前臂出现肿胀、皮下瘀斑。②触诊:患肢有触痛、骨摩擦音或骨擦感。③动诊:可见反常活动。④量诊:患肢有无短缩、双侧上肢周径大小、关节活动度。

(2)术后评估。①视诊:患侧前臂出现肿胀、皮下瘀斑减轻或消退;外固定清洁、干燥,保持有效固定。②触诊:患侧触痛减轻或消退;骨摩擦音或骨擦感消失。③动诊:反常活动消失。④量诊:患肢无短缩,双侧上肢周径大小相等、关节活动度无差异。

3.心理-社会评估

患者突然受伤骨折,患侧肢体活动障碍,生活自理能力下降,疼痛刺激及外固定的使用,易产生焦虑、紧张及自身形象紊乱等心理变化。

4.辅助检查阳性结果评估

肘关节或腕关节 X 线拍片结果确定骨折类型、移位方向及是否合并有桡骨头脱位或尺骨小头脱位。

5.治疗效果的评估

(1)局部无压痛及纵向叩击痛。

(2)局部无反常活动。

(3)X 线拍片显示骨折处有连续骨痂通过,骨折线已模糊。

(4)拆除外固定后,成人上肢能平举 1 kg 重物持续达 1 分钟。

(5)连续观察 2 周骨折处不变形。

(三)护理诊断(问题)

1.疼痛

疼痛与骨折、软组织损伤、肌痉挛和水肿有关。

2.外周神经血管功能障碍的危险

外周神经血管功能障碍的危险与骨和软组织损伤、外固定不当有关。

3.潜在并发症

肌萎缩、关节僵硬。

(四)主要护理措施

1.病情观察与体位护理

(1)疼痛护理:及时评估患者疼痛程度,遵医嘱给予止痛药物。

(2)体位:用吊带或三角巾将患肢托起,以促进静脉回流,减轻肢体肿胀疼痛。

(3)患肢缺血护理:观察石膏绷带或夹板固定的松紧度,必要时及时调整,以免神经、血管受压,影响有效组织灌注。观察前臂肿胀程度及手的感觉运动功能,如出现高张力肿胀、手指发凉、感觉异常、手指主动活动障碍、被动伸直剧痛、桡动脉搏动减弱或消失,即可确定骨筋膜室高压存在,须立即通知医师,并做好手术准备。如已出现 5P 征,即使手术也难以避免缺血性肌挛缩,从而遗留爪形手畸形。

(4)局部制动:支持并保护患肢在复位后的体位,防止腕关节旋前或旋后。

2.饮食护理

指导患者进食高蛋白、高维生素、高热量、高钙和高铁的食物。

3.生活护理

指导患者进行力所能及的活动,必要时提供帮助。

4.心理护理

向患者和家属解释骨折的愈合是一个循序渐进的过程,充分固定能为骨折断端连接提供良好的条件。正确的功能锻炼可以促进断端生长愈合和患肢功能恢复。

5.健康教育

(1)指导功能锻炼:复位固定后尽早开始手指伸屈和用力握拳活动,并进行上臂和前臂肌肉的主动舒缩运动。2 周后局部肿胀消退,开始练习腕关节活动。4 周后开始练习肘关节和肩关节活动。8～10 周后拍片证实骨折已愈合,才可进行前臂旋转活动。

(2)复查:告知患者及家属若骨折远端肢体肿胀或疼痛明显加重,肢体感觉麻木、肢端发凉,夹板或外固定松动,应立即到医院复查并评估功能恢复情况。

(3)安全指导:指导患者及家属评估家庭环境的安全性,妥善放置可能影响患者活动的障碍物。

（五）护理效果评估

(1)患者是否主诉骨折部位疼痛减轻或消失,感觉舒适。

(2)患侧肢端能否维持正常的组织灌注,皮肤温度和颜色是否正常,末梢动脉搏动是否有力。

(3)能否避免因缺血性肌挛缩导致爪形手畸形的发生。一旦发生骨筋膜室综合征,能否及时发现和处理。

(4)患者在指导下能否按计划进行有效的功能锻炼,患肢功能恢复情况及有无活动障碍。

四、桡骨远端骨折

（一）疾病概述

1.概念

桡骨远端骨折是指距桡骨远端关节面 3 cm 以内的骨折,常见于有骨质疏松的中老年妇女。

2.相关病理生理

骨折的愈合过程及影响愈合的因素参见本节肱骨干骨折的相关内容。

3.病因与分类

多为间接暴力引起。根据受伤机制的不同,可发生伸直型骨折和屈曲型骨折。

4.临床表现

(1)症状:伤后腕关节局部疼痛和皮下瘀斑、肿胀、功能障碍。

(2)体征:患侧腕部压痛明显,腕关节活动受限。伸直型骨折由于远折端向背侧移位,从侧面看腕关节呈"银叉"畸形;又由于其远折端向桡侧移位,从正面看呈"枪刺样"畸形。屈曲型骨折者受伤后腕部出现下垂畸形。

5.辅助检查

X 线拍片可见典型移位。

6.治疗原则

(1)手法复位外固定:对伸直型骨折者,手法复位后在旋前、屈腕、尺偏位用超腕关节石膏绷带固定或小夹板固定 2 周。水肿消退后,在腕关节中立位改用前臂管型石膏或继续用小夹板固定。屈曲型骨折处理原则基本相同,复位手法相反。

(2)切开复位内固定:严重粉碎性骨折移位明显、手法复位失败或复位后外固定不能维持复位者,可行切开复位,用松质骨螺钉、T 形钢板或钢针固定。

（二）护理评估

1.一般评估

(1)健康史。①一般情况:了解患者的年龄、职业特点、运动爱好、日常饮食结构、有无酗酒等。②受伤情况:了解患者受伤的原因、部位和时间,受伤时的体位和环境,外力作用的方式、方向与性质,骨折轻重程度,急救处理的过程等。③既往史:重点了解与骨折愈合有关的因素,如患者有无骨折史,有无药物滥用、服用特殊药物及药物过敏史,有无手术史等。

(2)生命体征(T、P、R、BP):按护理常规监测生命体征。

(3)患者主诉:受伤的原因、时间、外力方式与性质,骨折轻重程度及有无合并桡神经损伤,受伤时的体位和环境,急救处理的过程等。

(4)相关记录:外伤情况及既往史,X线拍片及实验室检查等结果记录。

2.身体评估

(1)术前评估。①视诊:患侧腕关节出现肿胀、皮下瘀斑;伸直型骨折从侧面看腕关节呈"银叉"畸形,从正面看呈"枪刺样"畸形;屈曲型骨折者受伤后腕部出现下垂畸形。②触诊:患侧腕关节压痛明显。③动诊:患侧腕关节活动受限。④量诊:患肢有无短缩、双侧上肢周径大小、关节活动度。

(2)术后评估。①视诊:患侧腕关节出现肿胀、皮下瘀斑减轻或消退;外固定清洁、干燥,保持有效固定。②触诊:患侧腕关节压痛减轻或消退。③动诊:患侧腕关节活动改善或恢复正常。④量诊:患肢无短缩,双侧上肢周径大小相等、关节活动度无差异。

3.心理-社会评估

患者突然受伤骨折,患侧肢体活动障碍,生活自理能力下降,疼痛刺激以及外固定的使用,易产生焦虑、紧张及自身形象紊乱等心理变化。

4.辅助检查阳性结果评估

肘腕关节X线拍片结果确定骨折类型、移位方向。

5.治疗效果的评估

(1)局部无压痛。

(2)局部无反常活动。

(3)X线拍片显示骨折处有连续骨痂通过,骨折线已模糊。

(4)拆除外固定后,成人上肢能胸前平举1kg重物持续达1分钟。

(5)连续观察2周骨折处不变形。

(三)护理诊断(问题)

1.疼痛

疼痛与骨折、软组织损伤、肌痉挛和水肿有关。

2.外周神经血管功能障碍的危险

外周神经血管功能障碍的危险与骨和软组织损伤、外固定不当有关。

(四)主要护理措施

1.病情观察与体位护理

(1)疼痛护理:及时评估患者疼痛程度,遵医嘱给予止痛药物。

(2)体位:用吊带或三角巾将患肢托起,以促进静脉回流,减轻肢体肿胀疼痛。

(3)患肢缺血护理:观察石膏绷带或夹板固定的松紧度,必要时及时调整,以免神经、血管受压,影响有效组织灌注。观察前臂肿胀程度及手的感觉运动功能,如出现高张力肿胀、手指发凉、感觉异常、手指主动活动障碍、被动伸直剧痛、桡动脉搏动减弱或消失,即可确定骨筋膜室高压存在,须立即通知医师,并做好手术准备。

(4)局部制动:支持并保护患肢在复位后体位,防止腕关节旋前或旋后。

2.饮食护理

指导患者进食高蛋白、高维生素、高热量、高钙和高铁的食物。

3.生活护理

指导患者进行力所能及的活动,必要时提供帮助。

4.心理护理

向患者和家属解释骨折的愈合是一个循序渐进的过程,充分固定能为骨折断端连接提供良好的条件。正确的功能锻炼可以促进断端生长愈合和患肢功能恢复。

5.健康教育

(1)指导功能锻炼:复位固定后尽早开始手指伸屈和用力握拳活动,并进行前臂肌肉的主动舒缩运动。4~6周后可去除外固定,逐渐开始关节活动。

(2)复查:告知患者及家属若骨折远端肢体肿胀或疼痛明显加重,肢体感觉麻木、肢端发凉、夹板或外固定松动,应立即到医院复查并评估功能恢复情况。

(3)安全指导:指导患者及家属评估家庭环境的安全性,妥善放置可能影响患者活动的障碍物。

(五)护理效果评估

(1)患者是否主诉骨折部位疼痛减轻或消失,感觉舒适。

(2)患侧肢端能否维持正常的组织灌注,皮肤温度和颜色是否正常,末梢动脉搏动是否有力。

(3)能否避免因缺血性肌挛缩的发生。一旦发生,能否及时发现和处理。

(4)患者在指导下能否按计划进行有效的功能锻炼,患肢功能恢复情况及有无活动障碍。

五、股骨颈骨折

(一)疾病概述

1.概念

股骨颈骨折多发生在中老年人,以女性多见。常出现骨折不愈合(占 15%)和股骨头缺血性坏死(占 20%~30%)。

2.相关病理生理

股骨颈骨折的发生常与骨质疏松导致骨质量下降有关,使患者在遭受轻微扭转暴力时即发生骨折。

骨折的愈合过程及影响愈合的因素参见本节肱骨干骨折的相关内容。

3.病因与分类

患者多在走路时滑倒,身体发生扭转倒地,间接暴力传导致股骨颈发生骨折。青少年股骨颈骨折较少见,常需较大暴力才会引起,且多为不稳定型。

(1)按骨折线部位分类:股骨头下骨折、经股骨颈骨折和股骨颈基底骨折。

(2)按 X 线表现分类:内收骨折、外展骨折。

(3)按移位程度分类:常采用 Garden 分型,可分为不完全骨折、完全骨折但不移位、完全骨折部分移位且股骨头与股骨颈有接触、完全移位的骨折。

4.临床表现

(1)症状:中老年人有摔倒受伤史,伤后感髋部疼痛,下肢活动受限,不能站立和行走。嵌插骨折患者受伤后仍能行走,但是数天后髋部疼痛逐渐加强,活动后更痛,甚至完全不能行走,提示可能由受伤时的稳定骨折发展为不稳定骨折。

(2)体征:患肢缩短,出现外旋畸形,一般在 45°~60°。患侧大转子突出,局部压痛和轴向叩击痛。患者较少出现髋部肿胀和瘀斑。

5.辅助检查

髋部正侧位 X 线拍片可见明确骨折的部位、类型、移位情况,是选择治疗方法的重要依据。

6.治疗原则

(1)非手术治疗:无明显移位的骨折、外展型或嵌插型等稳定性骨折者,年龄过大、全身情况差,或合并有严重心、肺、肾、肝等功能障碍者,可选择非手术治疗。患者可穿防旋鞋,下肢30°外展中立位皮肤牵引,卧床6~8周。对全身情况很差的高龄患者应以挽救生命和治疗并发症为主,骨折可不进行特殊治疗。尽管可能发生骨折不愈合,但患者仍能扶拐行走。

(2)手术治疗:对内收型骨折和有移位的骨折,65岁以上老年人的股骨头下型骨折、青少年股骨颈骨折、股骨陈旧骨折不愈合及影响功能的畸形愈合等,应采用手术治疗。①闭合复位内固定:对所有类型股骨颈骨折患者均可进行闭合复位内固定术。闭合复位成功后,在股骨外侧打入多根空心加压螺钉内固定或动力髋钉板固定。②切开复位内固定:对闭合复位困难或复位失败者可行切开复位内固定术。经切口在直视下复位,用加压螺钉。③人工关节置换术:对全身情况尚好的高龄患者股骨头下骨折,已合并骨关节炎或股骨头坏死者,可选择单纯人工股骨头置换术或全髋关节置换术。

(二)护理评估

1.一般评估

(1)健康史。①一般情况:了解患者的年龄、职业特点、运动爱好、日常饮食结构、有无酗酒等。②受伤史:有摔倒受伤后感髋部疼痛,下肢活动受限,不能站立和行走。③既往史:重点了解与骨折愈合有关的因素,如患者有无骨折史,有无药物滥用、服用特殊药物及药物过敏史,有无手术史等。

(2)生命体征(T、P、R、BP):根据病情定时监测生命体征。

(3)患者主诉:受伤的原因、时间、外力方式与性质,骨折轻重程度及有无合并桡神经损伤,受伤时的体位和环境,急救处理的过程等。

(4)相关记录:外伤情况及既往史,X线拍片及实验室检查等结果记录。

2.身体评估

(1)术前评估。①视诊:患肢出现外旋畸形,股骨大转子突出。②触诊:患肢局部压痛。③叩诊:患肢局部纵向压痛。④动诊:患肢活动受限。⑤量诊:患肢有无短缩、双侧下肢周径大小、关节活动度。

(2)术后评估。①视诊:患肢保持外展中立位;外固定清洁、干燥,保持有效固定。②触诊:患肢局部压痛减轻或消退。③叩诊:患肢局部纵向压痛减轻或消退。④动诊:患肢根据愈合情况进行相应活动。⑤量诊:患肢无短缩,双侧下肢周径大小相等、关节活动度无差异。

3.心理-社会评估

患者受伤骨折,患侧肢体活动障碍,生活自理能力下降,疼痛刺激及外固定的使用,易产生焦虑、紧张及自身形象紊乱等心理变化。

4.辅助检查阳性结果评估

髋部正侧位X线拍片结果确定骨折的部位、类型、移位方向。

5.治疗效果的评估

(1)局部无压痛及叩击痛。

(2)局部无反常活动。

(3)内固定治疗者,X线拍片显示骨折处有连续骨痂通过,骨折线已模糊。

(4)X线拍片证实骨折愈合后可正常行走或负重行走。

(三)护理诊断(问题)

1.躯体活动障碍

躯体活动障碍与骨折、牵引或石膏固定有关。

2.失用综合征的危险

失用综合征的危险与骨折、软组织损伤或长期卧床有关。

3.潜在并发症

下肢深静脉血栓、肺部感染、压疮、股骨头缺血坏死、骨折不愈合、关节脱位、关节感染等。

(四)主要护理措施

1.病情观察与并发症预防

(1)搬运与移动:尽量避免搬运和移动患者。搬运时将髋关节与患肢整体托起,防止关节脱位或骨折断端移位造成新的损伤。在病情允许的情况下,指导患者借助吊架或床栏更换体位、坐起、转移到轮椅上以及使用助行器、拐杖行走的方法。

(2)疼痛护理:及时评估患者疼痛程度,遵医嘱给予止痛药物。人工关节置换术后患者有中度至重度疼痛,术后用患者自控性止痛治疗、静脉或硬膜外止痛治疗可以控制疼痛。疼痛将逐渐减轻,到术后第3天,口服止痛药就可以充分缓解疼痛。口服止痛药以在运动或体位改变前1.5小时服用为宜。

(3)下肢深静脉血栓的预防:指导患者卧床时多做踝关节运动,鼓励患者术后早期运动和行走。人工关节置换术后患者要穿抗血栓长袜或充气压力长袜,术后第1天鼓励患者下床取坐位。

(4)压疮的预防:保持床单的清洁、干燥,定时翻身并按摩受压的骨突部位,避免剪切力、摩擦力等损伤。

(5)肺部感染的预防:鼓励患者进行主动咳嗽,可指导患者使用刺激性肺活量测定器(一种显示一次呼吸气量多少的塑料装置)来逐步增加患者的呼吸深度,调节深呼吸和咳嗽过程,防止肺炎。

(6)关节感染的预防:保持关节腔内有效的负压吸引,引流管留置不应超过72小时,24小时引流量少于20 mL后才可拔管。若手术后关节持续肿胀疼痛、伤口有异常体液溢出、皮肤发红、局部皮温较高,应警惕是否为关节感染。关节感染虽然少见,但是是最严重的并发症。

2.饮食护理

指导患者进食高蛋白、高维生素、高热量、高钙和高铁的食物。对于手术或进食困难者,予以静脉营养支持。

3.生活护理

指导患者进行力所能及的活动,必要时为其提供帮助,如协助进食、进水、排便和翻身等。

4.心理护理

向患者和家属解释骨折的愈合是一个循序渐进的过程,充分固定能为骨折断端连接提供良好的条件。正确的功能锻炼可以促进断端生长愈合和患肢功能恢复。对可能遗留残疾的患者,应鼓励其表达自己的思想,减轻患者及其家属的心理负担。

5.健康教育

(1)非手术治疗:卧床期间保持患肢外展中立位,即平卧时两腿分开30°,腿间放枕头,脚尖向上或穿"丁"字鞋。不可使患肢内收或外旋,坐起时不能交叉盘腿,以免发生骨折移位。翻身过程应由护士或家属协助,使患肢在上且始终保持外展中立位,然后在两大腿之间放1个枕头以防内收。指导患肢股四头肌等长收缩、踝关节和足趾屈伸旋转运动,在非睡眠状态下每小时练习1次,每次5~20分钟,以防止下肢深静脉血栓、肌萎缩和关节僵硬。在锻炼患肢的同时,指导患者进行双上肢及健侧下肢全范围关节活动和功能锻炼。

一般8周后复查X线片,若无异常可去除牵引后在床上坐起;3个月后骨折基本愈合,可先双扶拐患肢不负重活动,后逐渐单拐部分负重活动;6个月后复查X线检查显示骨折愈合牢固后,可完全负重行走。

(2)内固定治疗:卧床期间不可使患肢内收,坐起不能交叉盘腿。若骨折复位良好,术后早期即可扶双拐下床活动,逐渐增加负重重量,X线检查证实骨折愈合后可弃拐负重行走。

(3)人工关节置换术:卧床期间两腿间垫枕,保持患肢外展中立位,同时进行患肢股四头肌等长收缩、踝关节和足趾屈伸旋转运动。骨水泥型假体置换术后第1天后,即可遵医嘱进行床旁坐、站及扶双拐行走练习。生物型假体置换者一般于术后1周开始逐步进行行走练习。根据患者个体情况不同,制订具体康复计划,如果活动后感觉到关节持续疼痛和肿胀,说明练习强度过大。

在术后3个月内,关节周围软组织没有充分愈合,为避免关节脱位,应尽量避免屈髋大于90°和下肢内收超过身体中线。因此,避免下蹲、坐矮凳、坐沙发、跪姿、盘腿、过度内收或外旋、交叉腿站立、跷二郎腿或过度弯腰拾物等动作;侧卧时应健侧在下,患肢在上,两腿间夹枕头;排便时使用坐便器。可以坐高椅、散步、骑车、跳舞和游泳等,上楼时健肢先上,下楼时患肢先下。另外,嘱患者尽量不做或少做有损人工关节的活动,如爬山、爬楼梯和跑步等;避免在负重状态下反复做髋关节屈伸运动,或做剧烈跳跃和急转急停运动。肥胖患者应控制体重,预防骨质疏松,避免过多负重。

警惕术后关节感染的发生。人工关节置换多年后关节松动或磨损,可在活动时出现关节疼痛、跛行、髋关节功能减退。患者摔倒或髋关节扭伤后髋部不能活动,伴有疼痛,双下肢不等长,可能出现了关节脱位。嘱患者出现以上情况应尽快就诊。

严格定期随诊,术后1、2、3、6、12个月及以后每年,以便指导锻炼和了解康复情况。

(4)安全指导:指导患者及家属评估家庭环境的安全性,妥善放置可能影响患者活动的障碍物。指导患者安全使用步行辅助器械或轮椅。练习行走时需有人陪伴,以防摔倒。

(五)护理效果评估

(1)患者是否主诉骨折部位疼痛减轻或消失,感觉舒适。

(2)患侧肢端能否维持正常的组织灌注,皮肤温度和颜色是否正常,末梢动脉搏动是否有力。

(3)能否避免下肢深静脉血栓、肺部感染、压疮、股骨头缺血坏死、骨折不愈合、关节脱位、关节感染等并发症的发生。一旦发生,能否及时发现和处理。

(4)患者在指导下能否按计划进行有效的功能锻炼,患肢功能恢复情况及有无活动障碍。

六、股骨干骨折

(一)疾病概述

1.概念

股骨干骨折是至股骨转子以下、股骨髁以上部位的骨折,包括粗隆下2~5 cm至股骨髁上2~5 cm的骨干。约占全身骨折的6%。

2.相关病理生理

股骨是人体最粗、最长、承受应力最大的管状骨,股骨干血运丰富,一旦骨折,常有大量失血。股骨干为三组肌肉所包围,其中伸肌群最大,由股神经支配;屈肌群次之,由坐骨神经支配;内收肌群最小,由闭孔神经支配,由于大腿的肌肉发达,骨折后多有错位及重叠。股骨干周围的外展肌群与其他肌群相比肌力稍弱,外展肌群位于臀部附着在大粗隆上,由于内收肌的作用,骨折远端常有向内收移位的倾向,已对位的骨折常有向外弓的倾向,这种移位和成角倾向,在骨折治疗中应注意纠正和防止。

一般股骨上 1/3 骨折时,其移位方向比较规律,骨折近端因受外展、外旋肌群和髂腰肌的作用而出现外展、外旋和屈曲等向前、外成角突起移位,骨折远端则向内、向后、向上重叠移位。股骨中 1/3 骨折时,除原骨折端向上重叠外,移位多随暴力方向而异,一般远折端多向后向内移位。股骨下 1/3 骨折时,近折端因受内收肌的牵拉而向后倾斜成角突起移位,有损伤腘窝部动、静脉及神经的危险。

3.病因与分类

(1)病因:多数骨折由强大的直接暴力所致,如撞击、挤压等;一部分骨折由间接暴力所致,如杠杆作用、扭转作用、由高处跌落等。正常股骨干在遭受强大外力才发生骨折,多数原因是车祸、行人相撞、摩托车车祸、坠落伤与枪弹伤等高能量损伤。

(2)分类:股骨干骨折由于部位不同可分为上 1/3 骨折,中 1/3 骨折和下 1/3 骨折,以中下 1/3 交界处骨折最为多见。

4.临床表现

(1)症状:受伤后患肢疼痛、肿胀,远端肢体异常扭曲,不能站立和行走。

(2)体征:患肢明显畸形,可出现反常活动、骨擦音。单一股骨干骨折因失血较多,可能出现休克前期表现;若合并多处骨折,或双侧股骨干骨折,发生休克的可能性很大,甚至可以出现休克表现。若骨折损伤腘动脉、腘静脉、胫神经或腓总神经,可出现远端肢体相应的血液循环、感觉和运动障碍。

5.辅助检查

X 线正、侧位拍片可明确骨折部位、类型和移位情况。

6.治疗原则

(1)非手术治疗:①牵引法。皮牵引适用于 3 岁以下儿童,骨牵引适于成人各类型股骨骨折。由于需长期卧床、住院时间长、并发症多,目前已逐渐少用。牵引现在更多的是作为常规的术前准备或其他治疗前使用。②石膏支具。离床治疗和防止髋人字石膏引起膝关节、髋关节挛缩导致石膏支具的发展。石膏支具在理论上有许多特点,它允许逐渐负重,可以改善肌肉和关节的功能,增加骨骼的应力刺激,促进骨折愈合。

(2)手术治疗:采用切开复位内固定。由于内固定器械的改进,手术技术的提高及人们对骨折治疗观念的改变,股骨干骨折多趋向于手术治疗。内固定的选择应考虑到患者的全身情况、软组织情况及骨折损伤类型。内固定材料包括钢板螺钉固定和髓内钉固定。

(二)护理评估

1.一般评估

(1)健康史。①一般情况:了解患者的年龄、职业特点、运动爱好、日常饮食结构、有无酗酒等。②受伤情况:了解患者受伤的原因、部位和时间,受伤时的体位和环境,外力作用的方式、方向与性质,骨折轻重程度,急救处理的过程等。③既往史:重点了解与骨折愈合有关的因素,如患者有无骨折史,有无药物滥用、服用特殊药物及药物过敏史,有无手术史等。

(2)生命体征(T、P、R、BP):密切观察患者的生命体征及神志,警惕休克发生。

(3)患者主诉:受伤的原因、时间、外力方式与性质,骨折轻重程度及有无合并血管神经损伤,受伤时的体位和环境,急救处理的过程等。

(4)相关记录:外伤情况及既往史,X线拍片及实验室检查等结果记录。

2.身体评估

(1)术前评估。①视诊:肢体肿胀,缩短,由于肌肉痉挛,常有明显的扭曲畸形。②触诊:局部皮温可偏高,明显压痛。完全骨折有骨擦音。触诊患肢足背动脉、腘窝动脉搏动情况。③动诊:可见反常活动,膝、髋关节活动受限,不能站立和行走。④量诊:患肢有无短缩、双侧下肢周径大小、关节活动度。

(2)术后评估。①视诊:牵引患者患肢保持外展中立位;外固定清洁、干燥,保持有效固定。②触诊:患肢局部压痛减轻或消退。③动诊:患肢根据愈合情况进行如活动足部、踝关节及小腿。④量诊:患肢无短缩,双侧上肢周径大小相等、关节活动度无差异。

3.心理-社会评估

评估心理状态,了解患者社会背景、致伤经过及家庭支持系统,对疾病的接受程度,是否承受心理负担,能否有效调节角色转换。

4.辅助检查阳性结果评估

X线拍片结果明确骨折具体部位、类型、稳定性及损伤程度。

5.治疗效果的评估

(1)非手术治疗评估要点。①消肿处理效果的评估:观察患肢肿胀变化;使用冷疗技术后效果;末梢感觉异常者避免冻伤。联合药物静脉使用时密切观察穿刺部位,谨防药物外渗引起局部组织损害。②保持有效牵引效果评估:骨牵引穿刺的针眼有无出现感染征,注意观察患者有无足下垂情况,并注意膝关节外侧腓总神经有无受压。小儿悬吊牵引时无故哭闹,仔细查找原因,调整牵引带,经常检查双足的血液循环和感觉有无异常,皮肤有无破损、溃疡。③观察石膏松紧情况,有无松脱、过紧、污染、断裂。长期固定有无出现关节僵硬、肌肉萎缩、肺炎、压疮、泌尿系统感染等并发症。

(2)手术治疗评估要点:①评估术区伤口敷料有无渗血、渗液,评估早期功能锻炼的掌握情况。②观察患肢末梢血液循环、活动、感觉,及早发现术后并发症。

(三)护理诊断(问题)

1.疼痛

疼痛与骨折有关。

2.躯体移动障碍

躯体移动障碍与骨折或牵引有关。

3.潜在并发症

低血容量性休克。

(四)主要护理措施

1.病情观察与并发症预防

(1)病情观察:由于股骨干骨折失血量较大,观察患者有无脉搏增快、皮肤湿冷、血压下降等低血容量性休克表现。因骨折可损伤下肢重要神经或血管,观察患肢血液供应,如足背动脉搏动和毛细血管充盈情况,并与健肢比较,同时观察患肢是否出现感觉和运动障碍等。一旦发生异常,及时报告医师并协助处理。

(2)疼痛护理:及时评估患者疼痛程度,遵医嘱给予止痛药物。

(3)牵引护理:①保持有效牵引,定期测量下肢的长度和力线,以免造成过度牵引和骨端旋转。②注意牵引针是否有移位,若有移位应消毒后调整。③预防腓总神经损伤,在膝外侧腓骨头处垫纱布或棉垫,防止腓总神经受压,经常检查足部背伸运动,询问是否有感觉异常等情况。④长期卧床者,骶尾处皮肤受压易发生压疮,给予睡气垫床,定时按摩受压处皮肤,足跟悬空。

2.饮食

给予患者高热量、高蛋白、高纤维素、高钙、富含维生素及果胶成分饮食,如牛奶、鸡蛋、海米、虾皮、鱼汤、骨头汤、新鲜蔬菜和水果等。

3.用药护理

了解药物不良反应,对症处理用药时观察其用药后效果。根据疼痛程度使用止痛药,并评估不良反应。

4.心理护理

向患者和家属解释骨折的愈合是一个循序渐进的过程,充分固定能为骨折断端连接提供良好的条件。正确的功能锻炼可以促进断端生长愈合和患肢功能恢复。鼓励患者表达自己的思想,减轻患者及其家属的心理负担。

5.健康教育

(1)指导功能锻炼:患肢固定后,可在持续牵引下做股四头肌等长舒缩运动,并活动足部、踝关节和小腿。卧床期间鼓励患者利用牵引架拉手环或使用双肘、健侧下肢三点支撑抬起身体使局部减轻压力。在X线拍片证实有牢固的骨折愈合后,才能取消牵引,进行较大范围的运动。有条件时,也可在8~10周后,由外固定架保护,早起不负重活动,以后逐渐增加负重。股骨中段以上骨折,下床活动时始终应注意保持患肢的外展体位,以免因负重和内收肌的作用而发生继发性向外成角突起畸形。

(2)复查:告知患者及家属若骨折远端肢体肿胀或疼痛明显加重,肢体感觉麻木、肢端发凉,应立即到医院复查并评估功能恢复情况。

(3)安全指导:指导患者及家属评估家庭环境的安全性,妥善放置可能影响患者活动的障碍物。

(五)护理效果评估

(1)患者是否主诉骨折部位疼痛减轻或消失,感觉舒适。

(2)患侧肢端能否维持正常的组织灌注,皮肤温度和颜色是否正常,末梢动脉搏动是否有力。

(3)能否避免低血容量休克等并发症的发生。一旦发生,能否及时发现和处理。

(4)患者在指导下能否按计划进行有效的功能锻炼,患肢功能恢复情况及有无活动障碍。

七、胫腓骨干骨折

(一)疾病概述

1.概念

胫腓骨干骨折指胫骨平台以下至踝以上部分发生的骨折。占全身骨折的13%~17%。

2.相关病理生理

胫腓骨是长管状骨中最常发生骨折的部位,10岁以下儿童尤为多见,其中以胫腓骨双骨折最多,胫骨骨折次之,单纯腓骨骨折最少。胫腓骨由于部位的关系,遭受直接暴力打击、压轧的机会较多,又因胫骨前内侧紧贴皮肤,所以开放性骨折较多见。严重外伤、创口面积大、骨折粉碎、污染严重、组织遭受挫裂伤为本病的特点。

3.病因与分类

(1)病因。①直接暴力:多为重物撞击伤、车轮碾轧等直接暴力损伤,可引起胫腓骨同一平面的横形、短斜形或粉碎性骨折。②间接暴力:多为高处坠落后足着地,身体发生扭转所致。可引起胫骨、腓骨螺旋形或斜形骨折,软组织损伤较小,腓骨的骨折线高于胫骨骨折线。儿童胫腓骨干骨折常为青枝骨折。

(2)分类:胫腓骨干骨折可分为胫腓骨干双骨折、单纯胫骨干骨折和单纯腓骨骨折。

4.临床表现

(1)症状:患肢局部疼痛、肿胀,不敢站立和行走。

(2)体征:患肢可有反常活动和明显畸形。由于胫腓骨表浅,骨折常合并软组织损伤,形成开放性骨折,可见骨折端外露。胫骨上1/3骨折可致胫后动脉损伤,引起下肢严重缺血甚至坏死。胫骨中1/3骨折可引起骨筋膜室压力升高,胫前区和腓肠肌区可有张力增加。胫骨下1/3骨折由于血运差,软组织覆盖少,容易发生延迟愈合或不愈合。腓骨颈有移位的骨折可损伤腓总神经,可出现相应感觉和运动功能障碍。骨折后期,若骨折对位对线不良,使关节面失去平行,改变了关节的受力面,易发生创伤性关节。小儿青枝骨折表现为不敢负重和局部压痛。

5.辅助检查

X线检查应包括膝关节和踝关节,可确定骨折的部位、类型和移位情况。

6.治疗原则

(1)非手术治疗。①手法复位外固定:稳定的胫腓骨干横形骨折或短斜形骨折可在手法复位后用小夹板或长腿石膏固定,6~8周可扶拐负重行走。单纯胫骨干骨折由于有完整腓骨的支撑,石膏固定6~8周后可下地活动。单纯胫骨干骨折若不伴有胫腓上、下关节分离,也无须特殊治疗。为减少下地活动时疼痛,用石膏固定3~4周。②牵引复位:不稳定的胫腓骨干双骨折可采用腿骨结节牵引,纠正缩短畸形后手法复位,小夹板固定。6周后去除牵引,改用小腿功能支架固定,或行长腿石膏固定,可下地负重行走。

(2)手术治疗:手法复位失败、损伤严重或开放性骨折者应切开复位,选择钢板螺钉或髓内针固定。若固定牢固,手术4~6周后可负重行走。

(二)护理评估

1.一般评估

(1)健康史。①一般情况:了解患者的年龄、职业特点、运动爱好、日常饮食结构、有无酗酒等。②受伤情况:了解患者受伤的原因、部位和时间,受伤时的体位和环境,外力作用的方式、方向与性质,骨折轻重程度,急救处理的过程等。③既往史:重点了解与骨折愈合有关的因素,如患者有无骨折史,有无药物滥用、服用特殊药物及药物过敏史,有无手术史等。

(2)生命体征(T、P、R、BP)。①发热:骨折患者体温一般在正常范围。损伤严重或因血肿吸收,可出现低热但一般不超过38℃。开放性骨折出现高热,多由感染引起。②休克:因骨折部位大量出血、剧烈疼痛或合并内脏损伤引起失血性或创伤性休克,多见于严重的开放性骨折。

（3）患者主诉：受伤的原因、时间、外力方式与性质，骨折轻重程度及有无合并血管神经损伤，受伤时的体位和环境，急救处理的过程等。

（4）相关记录：外伤情况及既往史、X线拍片及实验室检查等结果记录。

2.身体评估

（1）术前评估。①视诊：肢体肿胀，有明显畸形。②触诊：局部皮温可偏高，明显压痛；有骨擦音。③动诊：可见反常活动，不能站立和行走。④量诊：患肢有无短缩、双侧下肢周径大小、关节活动度。

（2）术后评估。①视诊：牵引患者患肢保持外展中立位；外固定清洁、干燥，保持有效固定。②触诊：患肢局部压痛减轻或消退。③动诊：患肢根据愈合情况进行如活动足部、踝关节及小腿。④量诊：患肢无短缩，双侧上肢周径大小相等、关节活动度无差异。

3.心理-社会评估

评估心理状态，了解患者社会背景，致伤经过及家庭支持系统，对疾病的接受程度，是否承受心理负担，能否有效调节角色转换。

4.辅助检查阳性结果评估

X线拍片结果明确骨折具体部位、类型、稳定性及损伤程度。

5.治疗效果的评估

（1）局部无压痛及叩击痛。

（2）局部无反常活动。

（3）内固定治疗者，X线拍片显示骨折处有连续骨痂通过，骨折线已模糊。

（4）X线拍片证实骨折愈合后可正常行走或负重行走。

（5）连续观察2周骨折处不变形。

（三）护理诊断（问题）

1.疼痛

疼痛与骨折、软组织损伤、肌痉挛和水肿有关。

2.外周神经血管功能障碍的危险

外周神经血管功能障碍的危险与骨和软组织损伤、外固定不当有关。

3.潜在并发症

肌萎缩、关节僵硬。

（四）主要护理措施

1.病情观察与并发症预防

（1）病情观察：因骨折可损伤下肢重要神经或血管，观察患肢血液供应，如足背动脉搏动和毛细血管充盈情况，并与健肢比较，同时观察患肢是否出现感觉和运动障碍等。一旦发生异常，及时报告医师并协助处理。

（2）疼痛护理：及时评估患者疼痛程度，遵医嘱给予止痛药物。

（3）牵引护理：①保持有效牵引，定期测量下肢的长度和力线，以免造成过度牵引和骨端旋转。②注意牵引针是否有移位，若有移位应消毒后调整。③预防腓总神经损伤，经常检查足部背伸运动，询问是否有感觉异常等情况。④长期卧床者，骶尾处皮肤受压易发生压疮，让患者睡气垫床，定时按摩受压处皮肤，足跟悬空。

2.饮食

给予患者高热量、高蛋白、高纤维素、高钙、富含维生素及果胶成分饮食,如牛奶、鸡蛋、海米、虾皮、鱼汤、骨头汤、新鲜蔬菜和水果等。

3.用药护理

了解药物不良反应,对症处理用药时观察其用药后效果。根据疼痛程度使用止痛药,并评估不良反应。

4.心理护理

向患者和家属解释骨折的愈合是一个循序渐进的过程,充分固定能为骨折断端连接提供良好的条件。正确的功能锻炼可以促进断端生长愈合和患肢功能恢复。鼓励患者表达自己的思想,减轻患者及其家属的心理负担。

5.健康教育

(1)指导功能锻炼:复位固定后尽早开始趾间和足部关节的屈伸活动,做四头肌等长舒缩运动以及髌骨的被动运动。有夹板外固定者可进行踝关节和膝关节活动,但禁止在膝关节伸直情况下旋转大腿,以防发生骨不连。去除牵引或外固定后遵医嘱进行膝关节和踝关节的屈伸练习和髋关节各种运动,逐渐下地行走。

(2)复查:告知患者及家属若骨折远端肢体肿胀或疼痛明显加重,肢体感觉麻木、肢端发凉,应立即到医院复查并评估功能恢复情况。

(3)安全指导:指导患者及家属评估家庭环境的安全性,妥善放置可能影响患者活动的障碍物。

(五)护理效果评估

(1)患者是否主诉骨折部位疼痛减轻或消失,感觉舒适。

(2)患侧肢端能否维持正常的组织灌注,皮肤温度和颜色是否正常,末梢动脉搏动是否有力。

(3)能否避免低血容量休克等并发症的发生。一旦发生,能否及时发现和处理。

(4)患者在指导下能否按计划进行有效的功能锻炼,患肢功能恢复情况及有无活动障碍。

(蒋萍萍)

第四节 脊柱骨折

一、疾病概述

(一)概念

脊柱骨折占全身各类骨折的 5%～6%,可以并发脊髓或马尾神经损伤,特别是颈椎骨折-脱位合并有脊髓损伤时能严重致残甚至丧失生命。

(二)相关病理生理

脊柱分为前、中、后 3 柱。中柱和后柱包裹了脊髓和马尾神经,该区的损伤可以累及神经系统,特别是中柱损伤,碎骨片和髓核组织可以突入椎管的前半部而损伤脊髓。胸腰段脊柱(T_{10}～L_2)处于两个生理弧度的交汇处,是应力集中之处,也是常见骨折之处。

(三)病因与诱因

主要原因是暴力,多数由间接暴力引起,少数因直接暴力所致。当从高处坠落时,头、肩、臀部或足部着地,地面对身体的阻挡,使身体猛烈屈曲,所产生的垂直分力可导致椎体压缩性骨折,水平分力较大时,可同时发生脊椎脱位。直接暴力所致的脊椎骨折多见于战伤、爆炸伤、直接撞伤等。

1.病理和分类

暴力的方向可以通过 X、Y、Z 轴牵拉和旋转,在 X 轴上有屈、伸和侧方移动,在 Z 轴上则有侧屈和前后方向移动。因此,胸腰椎骨折和颈椎骨折分别可以有六种类型损伤。

2.胸、腰椎骨折的分类

(1)单纯性楔形压缩性骨折:脊柱前柱损伤,椎体成楔形,脊柱仍保持稳定。

(2)稳定性爆破型:前柱、中柱损伤。通常是高处坠落时,脊柱保持正直,胸腰段脊柱的椎体因受力、挤压而破碎;后柱不损伤,脊柱稳定。但破碎的椎体与椎间盘可突出于椎管前方,损伤脊髓而产生神经症状。

(3)不稳定性爆破型:前柱、中柱、后柱同时损伤。由于脊柱不稳定,可出现创伤后脊柱后突和进行性神经症状。

(4)Chance 骨折:椎体水平状撕裂性损伤。如从高空仰面落下,背部被物体阻挡,脊柱过伸,椎体横形裂开;脊柱不稳定。

(5)屈曲-牵拉型:前柱部分因受压缩力而损伤,而中柱、后柱同时因牵拉的引力而损伤,造成后纵韧带断裂、脊椎关节囊破裂、关节突脱位、半脱位或骨折,是潜在性不稳定型骨折。

(6)脊柱骨折-脱位:又名移动性损伤。脊柱沿横面移位,脱位程度重于骨折。此类损伤较严重,伴脊髓损伤,预后差。

3.颈椎骨折的分类

(1)屈曲型损伤:前柱因受压缩而损伤,而后柱因牵拉的张力而损伤。①前方半脱位(过屈型扭伤):后柱韧带完全或不完全性破裂。完全性者可有棘突上韧带、棘间韧带、脊椎关节囊破裂和横韧带撕裂。不完全性者仅有棘上韧带和部分棘间韧带撕裂。②双侧脊椎间关节脱位:因过度屈曲,中后柱韧带断裂,脱位的关节突超越至下一个节段小关节的前方与上方。大多数患者伴有脊髓损伤。③单纯椎体楔形(压缩性)骨折:较常见,除椎体压缩性骨折外,还有不同程度的后方韧带结构破裂。

(2)垂直压缩损伤多数发生在高空坠落或高台跳水者。①第一颈椎双侧前、后弓骨折:也称Jefferson 骨折。②爆破型骨折:颈椎椎体粉碎性骨折,多见于第5、6颈椎椎体。破碎的骨折片可凸向椎管内,瘫痪发生率高达 80%。

(3)过伸损伤。①过伸性脱位:前纵韧带破裂,椎体横行裂开,椎体向后脱位。②损伤性枢椎椎弓骨折:暴力来自颏部,使颈椎过度仰伸,枢椎椎弓垂直状骨折。

(4)齿状突骨折:机制不清,暴力可能来自水平方向,从前向后经颅骨至齿状突。

(四)临床表现

(1)有严重的外伤史,如高空坠落,重物撞击腰背部,塌方事件被泥土、矿石掩埋等。

(2)胸腰椎损伤后,主要症状为局部疼痛,站立及翻身困难。腹膜后血肿刺激了腹腔神经节,合并肠蠕动减慢,常出现腹痛、腹胀甚至肠麻痹症状。

(3)检查时要详细询问病史、受伤方式、受伤时姿势、伤后有无感觉及运动障碍。

(4)注意多发伤:多发伤患者往往合并有颅脑、胸、腹脏器的损伤。要先处理紧急情况,抢救生命。

(5)检查脊柱时暴露面应足够,必须用手指从上至下逐个按压棘突,如发现位于中线部位局部肿胀和明显的局部压痛,提示后柱已有损伤;胸腰段脊柱骨折常可摸到后凸畸形。

(五)辅助检查

1.影像学检查

(1)X线检查:有助于明确脊椎骨折的部位、类型和移位情况。

(2)CT检查:用于检查椎体的骨折情况,椎管内有无出血及碎骨片。

(3)MRI检查:有助于观察及确定脊髓损伤的程度和范围。

2.肌电图

测量肌肉的电传导情况,鉴别脊髓完整性的水平。

3.实验室检查

除常规检查外,血气分析检查可判断有通气不足危险患者的呼吸状况。

(六)治疗原则

1.抢救生命

脊柱损伤患者伴有颅脑、胸、腹脏器损伤或并发休克时,首先处理紧急问题,抢救生命。

2.卧硬板床

胸腰椎骨折和脱位,单纯压缩骨折椎体压缩不超过 1/3 者,可仰卧于木板床,在骨折部加枕垫,使脊柱过伸。

3.复位固定

较轻的颈椎骨折和脱位者用枕颌带做卧位牵引复位,明显压缩移位者做持续颅骨牵引复位。牵引重量 3～5 kg,复位后用头颈胸支具固定 3 个月。胸腰椎复位后用腰围支具固定。也可用两桌法或双踝悬吊法复位,复位后不稳定或关节交锁者,可手术治疗,做植骨和内固定。

4.腰背肌锻炼

胸腰椎单纯压缩骨折,椎体压缩不超过 1/3 者,在受伤后 1～2 天开始进行,利用背伸肌的肌力及背伸姿势,使脊柱过伸,借椎体前方的前纵韧带和椎间盘纤维环的张力,使压缩的椎体自行复位,恢复原形状。严重的胸、腰椎骨折和骨折脱位,可通过腰背肌功能锻炼,使骨折获一定程度的复位。

二、护理评估

(一)一般评估

1.健康史

(1)一般情况:了解患者的年龄、职业特点、运动爱好、日常饮食结构、有无酗酒等。

(2)受伤情况:了解患者受伤的原因、部位和时间,受伤时的体位、症状和体征、搬运方式、现场及急诊室急救情况,有无昏迷史和其他部位复合伤等。

(3)既往史与服药史:有无脊柱受伤或手术史。

2.生命体征(T、P、R、BP)与意识

评估患者的呼吸、血压、脉搏、体温及意识情况。其包括呼吸形态、节律、频率、深浅、呼吸道是否通畅、患者能否有效咳嗽和排除分泌物;有无心动过缓和低血压;有无出汗,患者皮肤的颜色、温度;有无体温调节障碍。对伴有颅脑损伤的患者,可用格拉斯昏迷量表评估患者的意识情况。排尿和排便情况:患者有无尿潴留或充盈性尿失禁,尿液颜色、量和比重,有无便秘或大便失禁。

3.患者主诉

受伤的时间、原因和部位,受伤时的体位、症状和体征,搬运方式,现场及急诊室急救的情况,有无昏迷史和其他部位的合并伤。患者既往健康情况,有无脊柱受伤或手术史,近期有无因其他疾病而服用药物,以及应用的剂量、时间和疗程。

4.相关记录

疼痛评分、全身皮肤及其他外伤情况。

(二)身体评估

1.视诊

受伤部位有无皮肤组织破损,局部肤色和温度,有无活动性出血及其他复合性损伤的迹象。

2.触诊

评估感觉和运动情况:患者的痛、温、触及位置觉的丧失平面及程度。

3.叩诊

患肢神经反射是否正常。

4.动诊

肢体感觉,活动和肌力的变化,双侧有无差异,有无腹胀和麻痹性肠梗阻征象。

(三)心理-社会评估

评估患者有无恐惧、紧张心理;评估患者和亲属对疾病的心理承受能力和对相关康复知识的认知程度,家庭及社会支持情况。

(四)辅助检查阳性结果评估

评估患者的影像学检查和实验室检查结果有无异常,以帮助判断病情和预后。

(五)治疗效果的评估

手术治疗评估要点。

1.术前评估要点

(1)术前实验室检查结果评估:血常规及血生化、腰椎片、心电图等。

(2)术前术区皮肤、饮食、肠道、用药准备情况。

(3)患者准备:评估患者对手术过程的了解程度,有无过度焦虑或者担忧;对预后的期望值等。

2.术后评估要点

(1)生命体征的评估:术后 24 小时内,密切观察生命体征的变化,进行床边心电监护,每 0.5~1 小时记录 1 次,观察有无因术中出血、麻醉等引起血压下降。

(2)体位评估:是否采取正确的体位,以保持脊柱功能位及舒适为标准。

(3)术后感觉、运动和各项功能恢复情况。

(4)功能锻炼情况,如患者是否按计划进行功能锻炼及有无活动障碍引起的并发症出现。

三、护理诊断(问题)

(一)有皮肤完整性受损的危险

有皮肤完整性受损的危险与活动障碍和长期卧床有关。

（二）潜在并发症

脊髓损伤。

（三）有失用综合征的危险

有失用综合征的危险与脊柱骨折长期卧床有关。

四、主要护理措施

（一）病情观察与并发症预防

1.脊髓损伤的观察和预防

观察患者肢体感觉、运动、反射和括约肌功能是否随着病情发展而变化，及时发现脊髓损伤征象，报告医师并协助处理。尽量减少搬动患者，搬运时保持患者的脊柱中立位，以免造成或加重脊髓损伤。对已发生脊髓损伤者做好相应护理。

2.疼痛护理

及时评估患者疼痛程度，遵医嘱给予止痛药物。

3.预防压疮

（1）定时翻身：间歇性解除压迫是有效预防压疮的关键，故在卧床期间应每2～3小时翻身1次。翻身时采用轴线翻身法：胸腰段骨折者双臂交叉放于胸前，两护士分别托扶患者肩背部和腰腿部翻至侧卧位；颈段骨折者还需一人托扶头部，使其与肩同时翻动。患者自行翻身时，应先挺直腰背部再翻身，以利用绷紧的躯干肌肉形成天然内固定夹板。侧卧时，患者背后从肩到臀用枕头抵住以免腰胸部脊柱扭转，上腿屈髋屈膝而下腿伸直。两腿间垫枕以防髋内收。颈椎骨折患者不可随意低头、抬头或转动颈部，遵医嘱决定是否垫枕及枕头放置位置。避免在床上拖拽患者，以减少局部皮肤剪切力。

（2）合适的床铺：床单清洁干燥和舒适，有条件的可使用特制翻身床、明胶床垫、充气床垫、波纹气垫等。注意保护骨突出部位，使用气垫或棉圈等使骨突部位悬空，定时对受压的骨突部位进行按摩。保持个人清洁卫生和床单清洁干燥。

（3）增加营养：保证足够的营养摄入，提高机体抵抗力。

4.牵引护理

（1）颅骨牵引时，每班检查牵引，并拧紧螺母，防止牵引弓脱落。

（2）牵引重锤保持悬空，不可随意增减或移去牵引重量，定期测量下肢的长度和力线，以免造成过度牵引和骨端旋转。

（3）注意牵引针是否有移位，若有移位应消毒后调整。

（4）保持对抗牵引力：颅骨牵引时，应抬高床头，若身体移位，抵住了床头，及时调整，以免失去反牵引作用。

（5）告知患者和家属牵引期间牵引方向与肢体方向应成直线，以达到有效牵引。

（二）饮食护理

给予患者高热量、高蛋白、高纤维素、高钙、富含维生素及果胶成分饮食，如牛奶、鸡蛋、海米、虾皮、鱼汤、骨头汤、新鲜蔬菜和水果等。

（三）用药护理

了解药物不良反应，对症处理用药时观察其用药后效果。根据疼痛程度使用止痛药，并评估不良反应。

（四）心理护理

向患者和家属解释骨折的愈合是一个循序渐进的过程，充分固定能为骨折断端连接提供良好的条件。正确的功能锻炼可以促进断端生长愈合和患肢功能恢复。鼓励患者表达自己的思想，减轻患者及其家属的心理负担。

（五）健康教育

1.指导功能锻炼

脊柱损伤后长期卧床可导致失用综合征，故应根据骨折部位、程度、康复治疗计划，指导、鼓励患者早期活动和功能锻炼。单纯压缩骨折患者卧床 3 天后开始腰背部肌肉锻炼，开始臀部左右活动，然后要求做背伸动作，使臀部离开床面，随着腰背肌力量的增加，臀部离开床面的高度也逐渐增高。2 个月后骨折基本愈合，第 3 个月可以下地少量活动，但仍以卧床休息为主，3 个月后逐渐增加下地活动时间。除了腰背肌锻炼，还应定时进行全身各个关节的全范围被动或主动活动，每天数次，以促进血液循环，预防关节僵硬和肌萎缩。鼓励患者适当进行日常活动能力的训练，以满足其生活需要。

2.复查

告知患者及家属局部疼痛明显加重或不能活动，应立即到医院复查并评估功能恢复情况。

3.安全指导

指导患者及家属评估家庭环境的安全性，妥善放置可能影响患者活动的障碍物。

五、护理效果评估

（1）患者是否主诉骨折部位疼痛减轻或消失，感觉舒适。

（2）患者皮肤是否保持完整，能否避免压疮发生。

（3）能否避免脊髓损伤等并发症的发生，一旦发生，能否及时发现和处理。

（4）患者在指导下能否按计划进行有效的功能锻炼，能否避免失用综合征的发生。

（蒋萍萍）

第五节 骶 骨 骨 折

一、骶骨骨折机制及特征

骶骨骨折常与骨盆骨折伴发，单纯骶骨骨折很少见。骨盆骨折患者中骶骨骨折的发病率为 35%（4%～74%）。正常情况下骶骨抗压缩应力很强，而抗剪力和张力较弱；而在骨盆环完整时，除了直接暴力外骶骨只能受到压缩应力作用，所以骶骨骨折常伴发于骨盆骨折。骶骨骨折常常是单侧下肢或者单侧躯体的暴力沿髋骨间接作用于骶骨所致，最常见的应力是张力和剪力。

旋转力：伴发耻骨联合分离或者耻骨、坐骨支骨折的严重暴力。作用于下肢的、强大的过伸张力导致髋骨沿骶髂关节的水平轴旋转，如果骶髂关节不旋转（骶髂关节抗这种应力的能力很强），就会发生经 $S_{1～2}$ 的骶孔骨折。骨折后髂后上棘上移而髋骨不上移。反方向的髋骨旋转可见耻骨联合端上移，这种损伤相对少见。

杠杆作用：一旦骨盆环的前方被破坏，骨盆的两个半环产生明显分离，常见于碾压伤或者下肢极度外展。骶髂关节张开到极限，就会产生经骶骨翼的骨折；骨折常常介于第1、第2骶孔水平之间。其机制类似于完全张开的合页将固定螺钉拔出。反方向的损伤导致耻骨联合端相互重叠，相对少见。

剪切力：坐位时暴力作用于膝部，使半侧骨盆直接向后移位。这种暴力更容易导致髋关节后脱位；但是如果受伤时髋关节轻度外展，就可能导致半侧骨盆向后向上移位，导致骶椎侧块承受剪切力而骨折。

具体到某一例患者各种应力结合到一起并占不同的比例，因此不可能精确地分析某种应力的作用。例如在坠落伤时，身体的重力和下肢、骨盆传导地面的抵抗力共同作用于骶骨水平，使骨盆沿水平轴旋转同时骶骨则受到来自身体重力的作用而产生垂直向尾侧移位的倾向，从而导致骶骨的横行骨折。

二、骶骨骨折诊断

（一）骶骨骨折的分类

目前尚无统一的骶骨骨折分类方法。骶骨骨折分类总体而言可以分为3种。

第一种分类方法是将骶骨骨折作为骨盆环损伤的一部分。Letournel、Tile等将骨盆骨折按照损伤机制和骨盆的稳定程度分为3种类型，在此基础上发展成为AO-ASIF分类。①A型骨折：单纯髂骨骨折或骶尾骨骨折，由于骨盆后弓仍保持完整，骨盆稳定性不受影响。②B型骨折：由旋转暴力而致伤，骨盆环的完整性受到不完全破坏，骨折表现为旋转不稳。B1型为单侧翻书样外旋损伤；B2型为侧方挤压性内旋损伤，骶骨前方受到撞击而发生压缩骨折，同时合并对侧或双侧的耻骨支骨折；B3型则损伤更为严重，表现为双侧的翻书损伤或内旋损伤。③C型骨折：一侧或双侧骨盆环的完全性断裂，不仅表现为旋转不稳，而且存在后方及垂直不稳。此时骶骨骨折已不应被作为孤立性损伤来对待，而是应将其作为不稳定性骨盆骨折的一部分来处理。

第二种骶骨骨折分类方法针对累及腰骶交界的骨折，这类骨折非常不容易诊断。腰骶韧带非常坚强，除非有骨质疏松，这个节段的损伤通常只发生于高能量外伤。Isler根据主要骨折线相对于$L_5 \sim S_1$椎小关节的位置，以及腰骶交界稳定性将这种损伤分为3型（图3-1）。Ⅰ型，$L_5 \sim S_1$椎小关节外侧的经骶骨翼的骨折，这种骨折不影响腰骶的稳定性，但是可能影响骨盆环稳定性；Ⅱ型，经$L_5 \sim S_1$椎小关节的骨折，这种骨折可能会影响腰骶稳定性及骨盆的稳定性，可伴有不同程度移位和神经损伤；Ⅲ型，累及椎管的骨折，这类骨折都不稳定，如果是双侧骨折则可以导致腰骨盆分离，需要予以固定。

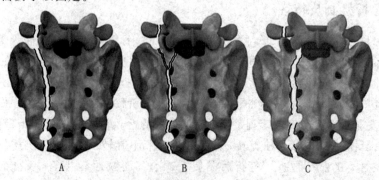

图3-1　骶骨骨折的Isler分型

最后一种骶骨骨折分型强调骶骨的内在特征。根据 Denis 分区对骶骨骨折进行分类,即 1 区(骶孔外侧)骨折、2 区(累及骶孔但未累及骶管)骨折和 3 区(累及骶管)骨折。

Roy-Camille、Strange-Vognsen 和 Lebch 将 Denis Ⅲ 区的横行骨折进一步进行分类(图 3-2)。Ⅰ 型损伤最轻,表现为后凸畸形而没有移位或者轻度移位;Ⅱ 型骨折表现为后凸畸形,骶骨不完全向前脱位;Ⅲ 型表现为骶骨完全脱位;Ⅳ 型骨折包含的范围比较大,包括伴有 S_1 椎体粉碎性骨折的全部上述 3 个类型的骨折,这种类型的骶骨骨折非常少见。Roy-Camille 的骨折分型仅考虑到发生于 $S_{1\sim2}$ 的横行骨折,但是在少数情况下,横行骨折也可以发生于 S_3 以下。根据横行骨折发生的位置,又将发生于 $S_{1\sim2}$ 的骨折称为高位骶骨骨折,发生于 S_3 以下的骨折称为低位骶骨骨折。

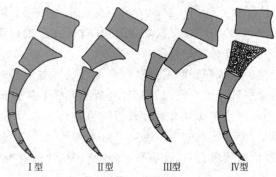

Ⅰ型   Ⅱ型   Ⅲ型   Ⅳ型

图 3-2 骶骨骨折的 Ryo-Camille 分型

而 Gibbons 等则将 Denis Ⅲ 型骨折又分为两型:纵行和横行骨折。纵行常伴有严重的骨盆损伤;横行常见于高处坠落伤和交通伤,常伴有严重的神经损伤,又称为跳跃者骨折,或自杀者骨折。当横行骨折同时伴有纵行骨折时,根据骨折线的形状,可以将骶骨骨折分成 H、U、L 及 T 形骨折(图 3-3)。

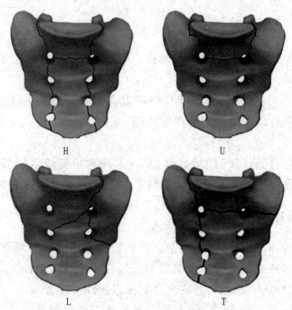

H   U

L   T

图 3-3 按骨折线形状对骶骨骨折进行分型

此外，根据骶骨骨折的原因不同还可分为暴力性骨折和骶骨不全骨折(SIF)。骶骨不全骨折是指非肿瘤因素引起的骶骨强度下降而发生的应力性骨折，好发于 60 岁以上的女性。

(二)物理检查

据报道，有 24%～70% 的骶骨骨折患者在首诊时被漏诊。骶骨骨折的延误诊断可能会对患者的预后产生不良影响。骶骨骨折的患者常常有多发损伤。对于高能量钝性损伤的患者必须进行全面的物理检查；尤其是对于有骨盆周围疼痛的患者更应该高度警惕骶骨损伤，应全面检查骨盆环的稳定性。

除了检查患者的运动和感觉功能及下肢的反射，神经系统检查还应当包括肛门指诊，并记录肛门括约肌的自发收缩和最大主动收缩的力量，肛周 $S_{2\sim5}$ 支配区轻触觉和针刺觉的情况，以及肛周刺激收缩反射、球海绵体反射和提睾反射的情况。女性患者怀疑有骶骨骨折时应当考虑进行阴道检查。除了支配膀胱和直肠的神经受损外，外伤和骨折移位也可能会损伤支配生殖系统功能的神经。必要时需要请泌尿外科及妇科医师会诊。

骶骨骨折，尤其是伴有神经系统损伤时需要对双侧下肢的血供进行检查。除了评估远端的动脉搏动情况外，还应当测量踝臂指数。发现异常时应当考虑行下肢血管造影。

骨盆周围有软组织损伤时应当考虑到有骶骨骨折的可能性。如果有皮下积液，提示腰骶筋膜脱套伤，应当特别重视；因为经该区域的手术感染风险很高、切口不易愈合。

骶骨骨折的患者常常伴发胸腰椎骨折，在进行神经损伤评估时，应当全面地检查分析。

(三)影像学检查

常规的骨盆 X 线正侧位片表现为骶孔线、椎间盘线的异常，如模糊、中断、消失、结构紊乱、硬化、左右不对称等征象。

1.脊髓造影检查

脊髓造影解决了脊神经根不能显影的困难，同时理想的脊髓造影片也可对 S_1、S_2 以上的脊神经根袖内的部分神经显影，而对于 S_2 以下骶神经根、硬脊膜外神经根、骶丛神经、坐骨神经均不能显影。

2.CT 检查

CT 检查能很好地显示骨结构，确定骨折部位，显示椎管形态及椎管内有无骨折块。

3.MRI 检查

MRI 较其他影像技术对神经、软组织有良好的显像，采用先进的 MRI 技术，使用适当的表面线圈和脉冲序列能够获得较清楚的周围神经影像。

4.放射性核素扫描(^{99m}Tc)

该检查诊断骶骨不全骨折(SIF)的敏感性很高，表现为单侧或双侧骶骨翼上位于骶髂关节与骶孔之间核素异常浓聚。不过此种检查特异性差，炎症、肿瘤也可有浓聚征。

三、骶骨骨折的治疗

处理骶骨骨折患者时，必须首先遵循创伤患者诊治的总体原则。骶骨骨折时常伴有骨盆环的破坏、神经根损伤、马尾神经损伤及脊柱的损伤，它们之间相互影响。总体而言，应当根据骨盆环和腰骶的稳定性、神经损伤情况及患者的全身状况来制订治疗方案。

骶骨骨折应当初步分为以下四类：伴有稳定或不稳定性骨盆环损伤，伴有腰骶椎小关节损伤，伴有腰骶分离，伴有神经损伤及马尾神经或脊髓压迫。

(一)伴有骨盆环损伤的骶骨骨折

此种骨折必须对骨盆环的稳定性进行评估。当存在明显的骨盆环不稳定时,需要对骨盆环进行初步的复位和固定;方法包括骨牵引、外固定架、骨盆固定带、骨盆钳等。这些方法都可以达到复位骨折、减少出血的目的。如果患者的血流动力学不稳定,可以考虑进行血管造影栓塞。

对于骨盆环稳定的患者,并且无神经损伤、软组织损伤也较轻,保守治疗效果比较好。具体方法:对于无移位的稳定骨折采用卧床休息,早期不负重下床活动;对于移位的骶骨骨折可手法复位后行骨牵引,牵引复位时需要准确地设计好牵引的方向和力量。牵引重量一般为患者自身体重的 $1/5\sim1/4$,牵引时间应在伤后 24 小时内完成且不少于 8 周。

(二)伴有腰骶椎小关节损伤的骶骨骨折

Isler 第一个提出了腰骶交界损伤与不稳定性骶骨骨折的关系。他提出骨折线经过 S_1 上关节突或者位于 S_1 上关节突内侧的垂直型骶骨骨折会影响腰骶交界的稳定性。他还发现腰骶交界损伤与半骨盆脱位有关。这种类型的损伤见于 38% 的垂直不稳定型骶骨骨折和 3.5% 的旋转不稳定型骶骨骨折。

但是 Isler 可能低估了伴有腰骶椎小关节损伤的骶骨骨折的发病率,因为限于那个时代的影像学检查条件,很多病例可能漏诊了。对于经骶孔的尤其是伴有移位的骶骨骨折,应当考虑腰骶交界损伤的可能,应当行进一步检查。一旦确诊,应进行手术固定。

(三)腰骶脱位的骶骨骨折

腰骶脱位也称为创伤性腰骶前脱位,非常少见。临床表现为腰椎滑脱至骶骨前方,可能伴有双侧 $L_5\sim S_1$ 椎小关节脱位、同侧的椎小关节骨折或者经骶骨椎体的骨折。可能有多种受伤机制,都属于高能量损伤。

腰骶脱位非常少见、表现通常不典型,而且患者的病情通常都非常重,所以腰骶脱位在首诊时常漏诊。脊柱骨盆分离(也称为 U 型骶骨骨折)的损伤与此类似,治疗相当困难。它们的共同特征是骶骨与腰椎及骨盆分离,都是高能量损伤所致,患者存活的概率很小。这种损伤高度不稳定。

固定方法包括骶髂螺钉、接骨板螺钉及腰椎-骨盆桥接固定等。因为发病率很低,虽然各种方法都有一定的临床应用效果的报道,但是各种固定方法的优缺点及临床适应证目前还无法准确评价。

(四)伴有神经损伤和压迫的骶骨骨折

神经损伤的情况对治疗方法的选择也有指导作用。马尾神经完全横断的患者减压固定手术的重要性比马尾神经不完全断裂患者就差一些。

骶骨骨折手术治疗指征:有神经损伤的表现同时存在神经压迫的客观证据,伴有软组织裂伤以及广泛的腰骶结构损伤。对于多发伤患者固定骶骨骨折后早期活动,可作为相对手术指征,有利于患者康复。手术的目的是稳定骨折、恢复腰骶对线、改善神经状态、充分的软组织覆盖以及改善全身状况。

(五)减压

骶骨骨折时神经损伤的程度不同;轻者可为单一神经根病变,重者可能马尾神经完全横断。横行骶骨骨折时马尾神经完全断裂的发生率是 35%。根据骶骨骨折的移位和成角情况,骶神经根可能会受压、挫伤或者受牵拉。因此可以通过骨折复位间接减压,也可以通过椎板切除或骶孔扩大来直接减压。对于马尾神经横断或者骶神经根撕脱的患者,单纯减压是没有意义的。

减压手术没有绝对的适应证,术后的结果也无法预测。然而对于伴有神经损伤的骶骨骨折患者,骨折愈合后神经周围纤维化、骶管及骶孔内瘢痕的形成会令骶神经根减压更加困难。因此,神经减压最好在受伤后 72 小时内完成。对于伴有足下垂的患者行保守治疗或者延期手术,75%的患者预后差。尽管 L_5 神经根在骶骨水平位于椎管外,但是骶骨翼的骨折块向上向后移位可能会导致 L_5 神经根受牵拉、压迫甚至卡压于骨折块与 L_5 横突之间,需要手术减压。

(六)固定

骨折的手术固定通常是与减压同时进行的,因为减压本身就可能会加重不稳定。固定手术指征包括伴有骨盆环或腰骶不稳定以及软组织裂伤的骶骨骨折。固定方法包括前方骨盆固定、骶髂螺钉、骶骨直接固定及腰骨盆固定等。建议对大多数骶骨骨折患者采用骶髂螺钉固定。

对于需要手术固定的骶骨骨折,应当首先考虑到恢复骨盆前环的稳定性。利用接骨板、外固定架等固定骨盆前环,可以增加骨盆后方结构(包括骶骨)的稳定性。在俯卧位行后路手术时,前方固定还可以起到保护骨盆的作用。但是对伴有垂直不稳定骨盆骨折的骶骨骨折,单独固定骨盆前环并不能为骶骨骨折提供足够的稳定性,还应当手术固定骶骨骨折。

骶骨固定方法的选择不单纯取决于骨折的移位程度和生物力学需要,还应当考虑到局部软组织条件。理想的固定系统应当能够提供足够的生物力学稳定性,同时对软组织刺激小、软组织并发症(如伤口裂开、感染等)少。大多数的骶骨骨折都可以用骶髂螺钉固定。

1.骶髂螺钉

最初设计用于骶髂关节损伤的骶髂螺钉在治疗垂直型骨盆后方损伤及骶骨骨折时非常有用,在 U 形骶骨骨折的治疗中也取得了很好的疗效,但是很少用于横行骶骨骨折。患者仰卧位或俯卧位,可以在透视条件下经皮植入螺钉。螺钉的植入高度依赖于透视成像。这种技术的安全性已经得到广泛验证。相对常见的并发症包括骨折复位的丢失和骨折复位不良,神经损伤或肠道结构损伤非常少见。考虑到骶孔可能会受损,应当避免加压。骶骨翼及骶骨斜坡的解剖存在变异,这种解剖变异可能会导致植入螺钉过程中的神经损伤。此外,经皮骶髂螺钉固定不适用于腰骶严重解剖异常以及无法闭合复位的患者。

2.骶骨棒

后路骶骨棒固定手术简单、安全、创伤小。缺点:①过度加压可能致骶骨压缩骨折加重,损伤骶神经。②双侧骶髂关节脱位或骨折不适用。③对髂后上棘损伤也不适用。骶骨棒适用于 Denis Ⅰ型骨折,如用于 Denis Ⅱ型、Denis Ⅲ型骨折,骶骨棒的横向加压作用可能引起或加重骶神经损伤。骶骨棒加外支架治疗也可用于治疗 Tile C 型骨折,能够达到很好的复位固定,也可将骶骨棒穿过髂骨、骶骨,然后穿过对侧髂骨固定,用于双侧骶髂关节脱位或骨折、中度分离骨折,甚至产后骨盆带不稳定者。由骶骨棒和 CD 棒组合而成的 π 棒也可用于治疗骶骨骨折,由于有 CD 棒的纵向支撑对抗骶骨的垂直移位,骶骨棒无须加压过紧,对于Ⅱ、Ⅲ型骨折来说可使用在髂后棘内侧的螺帽防止过度加压,从而避免损伤骶神经。由于骶骨的复杂化和个体变化大,骶骨棒固定方法操作复杂、难度大、技术要求高,术前应仔细设计骶骨棒的通道。

3.三角接骨术

三角接骨术即联合应用椎弓根螺钉系统和骶骨横行固定系统(骶髂螺钉或骶骨接骨板),适用于治疗垂直剪力引起的骶骨骨折,提供了多平面的稳定,术后即可下床,疗效良好。对于垂直不稳定骶骨骨折治疗,三角固定接骨较单独应用骶髂螺钉固定更稳定。三角固定为静力固定,虽然固定牢靠,但可能产生应力遮挡效应而影响骨愈合,且手术创伤大。

4.接骨板

后路或前路接骨板固定骨盆前环骨折合并骶髂关节骨折,可采用后侧小块接骨板局部固定骶髂关节骨折,单纯后侧接骨板固定的抗分离及抗旋转能力与单枚骶髂螺钉固定相近,但比2枚骶髂螺钉固定差。也可采用2块3~4孔重建接骨板前路固定,前路接骨板固定可解剖复位,提高关节的稳定性,其缺点如下:①对骨折仅起连接作用,抗旋转作用差,不能早期下地。②手术创伤大,前路显露困难,操作复杂,出血多。

5.锁定加压接骨板

随着内固定器材的发展,锁定加压接骨板的出现,微创技术的要求及骨质疏松症患者的增多,近来出现了引入内支架治疗骶骨骨折的理念,将LCP用于骶骨骨折治疗。LCP可用于骨质疏松症患者或骨质薄的患者(Denis Ⅱ型、Denis Ⅲ型骨折及粉碎性骨折)。LCP固定创伤小,不足之处在于费用较高。

6.腰椎-骨盆桥接固定

在改良Galveston技术基础上发展而来的腰椎-骨盆固定技术包括L_3~S_2椎弓根螺钉、髂骨钉、骶髂钉、Jackson棒、纵向的连接棒及横联构成,适用于伴腰骶不稳定的骶骨骨折。通过腰椎-骨盆桥接提供腰骶及骶骨骨盆间的稳定性。患者可以不借助支具早期活动。手术过程中可以进行广泛的神经根减压,还可以与骶髂螺钉联合应用。对于腰骶交界部骨折及L_5~S_1椎间盘突出的患者还可以行L_5~S_1的椎间融合。近年来,该方法得到不断改进,应用也越来越多,但是该技术对软组织条件要求高,内固定断裂、深部感染、切口愈合困难等并发症不容忽视。

(七)骶骨不全骨折的治疗

几乎所有学者都认为卧床休息是最好的治疗方法,可有效控制疼痛,一般1个月内疼痛缓解,6~12个月疼痛消失。同时应针对骨质疏松治疗。但也有学者主张早期下床活动,因为骶骨不全骨折属于稳定性骨折,不需手术,且患者多为老年人,卧床休息时间过长将导致肌肉、心脏、呼吸、消化、泌尿生殖、血管、内分泌等系统的并发症,严重影响患者的治疗效果和生活质量,某些并发症甚至会导致患者死亡。在控制疼痛、严密监控的情况下,让患者借助支撑物早期下床活动将会有效减少上述并发症,并可减少患者的住院时间和费用。近年来兴起的骶骨成形术为治疗提供了新的选择,这项技术可以达到即刻缓解疼痛的目的,但是目前还没有随机对照的临床研究和长期临床应用结果的报道。

(蒋萍萍)

第四章

肿瘤科护理

第一节　肿瘤的化疗与护理

一、概述

(一)化疗定义及发展史

肿瘤化疗是指采用药物治疗恶性肿瘤的方法,狭义的化疗主要指细胞毒性药物治疗,广义的化疗还包括靶向治疗、内分泌治疗、生物治疗及基因治疗。化疗药物能抑制恶性肿瘤的生长和发展,并在一定程度上杀死肿瘤细胞。

化疗是治疗恶性肿瘤的重要手段之一,因其强调全身治疗而有别于适合治疗肿瘤的手术和放疗。肿瘤的化疗始于 20 世纪 40 年代。化疗被用于治疗淋巴瘤取得惊人的疗效,因此被认为是肿瘤化疗的开端。Farber 成功地应用叶酸类似物甲氨蝶呤治疗小儿急性淋巴细胞性白血病获得缓解。Arnold 合成了环磷酰胺,Duschinsky 合成了氟尿嘧啶,并在临床上取得了巨大的成功,被认为是肿瘤内科治疗的第二个里程碑。20 世纪 70 年代,顺铂、多柔比星应用于临床化疗以及化疗方案进一步成熟,化疗疗效进一步提高,被认为是前进中的第三个里程碑。肿瘤的化疗已经从姑息治疗向根治性治疗发展。近 20 年来手术后化疗(辅助化疗),由于控制了亚临床微小病灶,部分肿瘤治愈率提高,术前化疗(新辅助化疗)可增加局部多种晚期实体瘤的手术切除机会,同时减少手术损伤,尽量保存机体的功能。但是,目前常用的抗肿瘤药物均缺乏特异的选择性作用,往往在抑制肿瘤的同时对机体增殖旺盛的细胞(如骨髓细胞、肠上皮细胞、生殖细胞)及中枢神经系统有一定的影响,有些药物还对肾、心功能有损伤,少数药物对皮肤及其附件、肺、内分泌系统有不同程度的损伤。此外,多数抗肿瘤药物都有免疫抑制作用,有潜在的致畸和致癌作用。因此对化疗药物的给药过程进行严格的监控和管理尤为重要。

(二)化疗药物的临床应用

1.化疗的形式

(1)根治性化疗:对化学治疗可能治愈的部分肿瘤,如急性淋巴性白血病、恶性淋巴瘤、睾丸癌和绒癌等,进行积极的全身化疗。

(2)辅助化疗:部分癌症在采取有效的局部治疗(手术或放疗)后,使用化疗。主要目的是针对可能存在的微转移病灶,防止癌症的复发转移。

(3)新辅助化疗:指对临床表现为局限性肿瘤、可用局部治疗手段(手术或放疗)者,在手术或放疗前先使用化疗,希望通过化疗使局部肿瘤缩小,减少手术或放疗造成的损伤,或使部分局部晚期的患者也可以手术切除。另外,化疗可清除或抑制可能存在的微转移灶从而改善预后。

(4)姑息性化疗:目前,临床最常见的恶性肿瘤,如非小细胞肺癌、胃癌、大肠癌、乳腺癌、食管癌、头颈部癌的化疗疗效仍不满意。对此类癌症的晚期病例,已失去手术治疗的价值,化疗也仅为姑息性。主要目的是减轻患者的痛苦,提高生活质量。

(5)研究性化疗:研究性化疗应符合临床药物试验 GCP 原则。标准化疗方案的形成主要通过Ⅰ期临床试验确定最大耐受量和主要毒性,Ⅱ期临床试验证明安全有效,Ⅲ期临床试验证明优越性,同时需要重复验证或 Meta 分析确立肯定的疗效,达成共识和形成临床指南。

2.化疗适应证

(1)造血系统恶性肿瘤。

(2)某些实体瘤(皮肤癌、绒癌)。

(3)实体瘤术后或放疗后配合化疗以巩固疗效。

(4)晚期,广泛转移,不宜手术或放疗。

(5)癌性胸、腹水和心包积液。

(6)肿瘤引起的上腔静脉压迫征、脑转移等。

(7)放疗或手术后复发的患者。

(8)辅助治疗、新辅助治疗。

3.化疗的禁忌证

(1)白细胞总数低于 $4×10^9/L$。

(2)肝肾功能异常、明显贫血、白细胞或血小板减少、心肌病变、感染发热等情况下,不适合用化疗,须先改善以上症状。

4.停用化疗的指征

(1)白细胞总数下降至 $3×10^9/L$ 以下,血小板总数下降至 $60×10^9/L$ 以下。

(2)肝肾功能或心肌严重损伤者。

(3)感染发热,体温在 38 ℃以上。

(4)出现并发症,如胃肠道出血或穿孔、肺纤维化、大咯血等。

(5)用药两周期,肿瘤病变恶化,可停用此方案,改换其他方案。

(三)化疗药物的分类及作用原理

1.烷化剂

烷化剂的细胞毒作用主要通过直接与 DNA 分子内鸟嘌呤的 N-7 位和腺嘌呤的 N-3 形成联结,或在 DNA 和蛋白质之间形成交联,这些均影响 DNA 的修复和转录,导致细胞结构破坏而死亡。烷化剂主要包括氮芥类的氮芥(NH2)、环磷酰胺(CTX)、异环磷酰胺(IFO)、司莫司汀(甲环亚硝脲,MeCCNU)、达卡巴嗪(氮烯咪胺),磺酸酯类的白消安(白消安,BUS)和乙烯亚胺类的塞替哌等。

2.抗代谢类药物

抗代谢类药物的化学结构与体内某些代谢物相似,但不具有它们的功能,以此而干扰核酸、蛋白质的生物合成和利用,导致肿瘤细胞的死亡。主要药物有甲氨蝶呤(MTX)、氟尿嘧啶

(5-FU）。其衍生物很多，包括替加氟（喃氟啶，FT207）、复方替加氟（优福啶，UYr）等。

3.抗肿瘤抗生素类

蒽环类是此类药物中的一大类药，包括多柔比星（阿霉素，ADM）、柔红霉素（DAM）、表柔比星、米托蒽醌（MIT）等。抗肿瘤抗生素的作用机制呈多样化，蒽环类抗生素与放线菌素D的作用机制相似，与DNA结合后，发生嵌入作用而抑制依赖于DNA的RNA合成；博来霉素（BLM）是直接损害DNA模板，使DNA单链断裂；丝裂霉素（MMC）能与DNA的双螺旋形成交联，抑制DNA的复制。

4.抗肿瘤的植物类药物

多数药物作用于M期，阻止有丝分裂，使有丝分裂停顿，致死癌细胞。主要药物：长春新碱（VCR）、长春碱（VLB）、长春地辛（长春碱酰胺，西艾克，VIS）、长春瑞滨（诺维本，NVB）。

5.铂类

铂类抗肿瘤药物的作用机制主要是与DNA双链形成交叉联结，呈现其细胞毒作用。主要包括顺铂（DDP）、卡铂（CBP）、奥沙利铂（草酸铂，L-OHP）和络铂（乐铂）等，卡铂、奥沙利铂和络铂的肾毒性均较顺铂轻。

6.其他

丙卡巴肼（甲基苄肼，PCZ）通过形成活性甲基与DNA起烷化作用，左旋门冬酰胺酶使肿瘤细胞缺乏合成蛋白质必需的门冬酰胺，使蛋白质的合成受阻。

二、抗肿瘤药物的毒副作用与护理

（一）近期毒副作用

1.局部毒不良反应

化疗局部毒不良反应占化疗所致各种反应的2%～5%，是给癌症患者带来痛苦较大的并发症之一。目前大多数化疗药物均由静脉给药，但是具有刺激性的抗癌药物一般对皮肤组织、血管内膜都有一定的毒不良反应，其表现可因化疗药物性质、浓度、外渗剂量等因素而造成不同程度的静脉炎或严重组织坏死等，尤其是对组织有强烈刺激性的药物，做静脉注射时，常可引起静脉炎或栓塞性静脉炎，表现为从注射部位的静脉开始，沿静脉走行，受累静脉发红或色素沉着、疼痛、血管变硬，呈条索状以致血流受阻，如不慎注入皮下，可导致局部皮肤软组织非特异性炎症，表现为轻度红斑，局部疼痛、肿胀、组织坏死，严重者甚至经久不愈，溃疡可深及肌腱及关节，导致功能改变。因此，在护理工作中肿瘤专科护士必须掌握化疗药物局部毒不良反应的预防及护理方法，以减少肿瘤患者的痛苦。

（1）临床表现如下。①肿胀、烧灼感：输液过程中穿刺静脉周围常表现出肿胀及急性烧灼样痛。②外渗，局部硬结形成：应用刺激性、发泡性化疗药物，局部血管渗透压的改变，导致外渗液体在注射部位聚集形成硬结，严重者可出现成簇疱疹及水疱，随后出现溃疡或大斑块，或二者皆有，斑块或溃疡下方常见广泛组织坏死。③溃疡形成：溃疡、斑块部位最终出现坚硬的黑色焦痂，焦痂外周的红斑肿胀持续数周。④药物浸润皮下组织：由于皮下组织受累，可出现关节僵硬、活动受限、神经病变及受累部位灼痛。⑤病理表现：溃疡部位之下可见全层表皮及皮下组织坏死；溃疡外侧有明显表皮增生，成纤维细胞及内皮细胞有丝分裂多见，为极度反应的表现，多数表皮细胞发生有丝分裂；炎性反应迹象在新旧损伤中均不常见。⑥静脉怒张反应：这一反应的特征是沿前臂静脉通路方向的绒状皮疹，注药的局部可以有红斑、水肿、硬结、瘙痒、触痛、浅表的疱疹和水疱。用药停止48小时内这一反应消退,且无残留组织损伤。据估计阿霉素应用中3%以上患者出现静脉怒张。⑦延迟的局部反应:见于应用丝裂霉素化疗的患者,在日晒后出现皮肤毒性反应。"回忆反应"见于应用阿霉素、丝裂霉素的患者,比如一侧手臂输药后,当从对侧手臂再次给药时可在上一次化疗给药部位出现局部损伤。

(2)预防与护理如下。①化疗药物鉴别:化疗前应鉴别是发泡性还是非发泡性药物,以适当种类以及适当剂量的稀释液溶解药物,以免药物浓度过高。②化疗前宣教:在化疗前应向患者讲解药物渗出的临床表现,如果出现局部隆起、疼痛或输液不通畅,教会患者关闭输液器调节阀,及时呼叫护士,尽量减少化疗药物渗出量。③输液部位的选择:避开手背侧、肘窝、腕关节及施行过广泛切除性外科手术的肢体末端,输液的适当部位为前臂近端(未手术)及重要结构上覆盖有大量皮下组织的部位。④合理选择静脉:向患者讲解应用中心静脉导管的必要性,根据患者条件而选择PICC/CVC/PORT,如果患者拒绝使用中心静脉,应在护理记录中说明,输液过程中加强巡视,有问题及时处理。在穿刺中,避免用针头在组织内探查静脉,这样会损伤静脉完整性,并导致破损。穿刺时要求保证针头固定稳妥,避免针头滑脱或刺破血管壁。⑤安全用药:化疗给药必须由经过肿瘤化疗专科护士培训有丰富经验的护士执行或指导。输液中加强观察,出现输液不畅、患者主诉穿刺周围有肿胀感,均需两名护士现场确认是否安全输液,必要时立即停止输液并检查,(参照本书第四章第三节化疗药物外渗的预防及处理)应尽快给予稀释溶液,避免局部组织与药物长时间接触,以及药物浓缩造成局部组织损伤。⑥输入化疗药物前后处理:静脉注射的化疗药物均为刺激性药物,因此要注意给药浓度,根据药液静点要求调节滴速,给药前后都应该用生理盐水或5%葡萄糖液充分冲洗管道,静点结束后再用预充注射液(10 mL)冲洗管路后再拔针。

2.消化系统毒不良反应

消化系统慢性不良反应有恶心、呕吐、胃部饱胀不适感、便秘、腹泻、黄疸,还有一些急、重症的不良反应,有中性粒细胞减少性盲肠炎、中毒性巨结肠、急性胰腺炎。引起这些毒性反应的药物有紫杉醇、顺铂、奥沙利铂、伊立替康、依托泊苷、阿糖胞苷、异环磷酰胺、氟尿嘧啶、表柔比星、长春新碱、长春瑞滨等药物。

(1)临床表现:多数患者消化道反应表现为恶心、呕吐、纳差、食欲缺乏、食物反流、进食困难、便秘、腹泻等症状。在发生中性粒细胞减少性盲肠炎时患者表现为右下腹疼痛,症状类似阑尾炎。中毒性巨结肠表现为腹痛、腹胀、发热、心动过速或者休克伴败血症表现。急性胰腺炎通常出现在化疗数小时内,表现为上腹疼痛伴恶心、呕吐,严重者可发生休克,这些症状也有可能发生在化疗后的1个月。

(2)预防和护理要点:①减轻患者的焦虑心理,为患者提供心理疏导。②如发生急性不良反应遵医嘱对症治疗,密切观察患者病情变化。③便秘、食欲缺乏等可对症治疗,如给予麻仁润肠丸治疗便秘,孕酮类药物促进食欲等。④指导患者遵医嘱对症应用止吐、止泻等药物。持续性腹泻需要治疗,密切观察并记录大便次数、性状,及时做常规检查,监测水、电解质,及时止泻、补液治疗,减少脱水,热量摄取不足等并症的发生。严格记录出入量,以评估脱水情况,对水、电解质失衡者,依据情况纠正水、电解质紊乱。⑤对恶心、呕吐患者化疗期间饮食宜清淡,少量多餐,多吃新鲜的蔬菜和水果,鼓励进食。腹泻患者在饮食上建议多吃高蛋白食物。⑥保持病房干净、整洁、无异味,减少不良刺激。⑦若营养严重失调,并不能经口进食者,可酌情给予肠内或肠外营养支持治疗。⑧若出现腹胀或肠鸣音减弱,疑有肠梗阻发生者,指导患者遵医嘱行相关检查,并遵医嘱对症治疗。

3.免疫系统不良反应

化疗引起的免疫系统的不良反应在口腔黏膜的表现明显,如口腔黏膜炎、口腔溃疡等口腔问题。

(1)临床表现:唇、颊、舌、口底、齿龈出现充血、红斑、疼痛、糜烂、溃疡等。

(2)预防及护理要点:①化疗前治疗龋齿和牙周病。②保持口腔清洁和湿润,每餐前后用生理盐水/漱口液漱口,睡前及晨起用软毛刷仔细清洁口腔,动作轻柔,避免口腔黏膜及牙龈的机械性损伤。③若有真菌感染应给予抗真菌药物治疗,如制霉菌素含服,同时给予5%碳酸氢钠溶液漱口。④若疑有厌氧菌感染可以用3%过氧化氢溶液漱口。⑤若已发生溃疡可用甲紫溶液、锡类散或养阴生肌散涂于患处;还可用2%利多卡因溶液喷雾或取15 mL含漱30秒钟,每隔3小时1次;或用普鲁卡因2支、地塞米松10 mg、庆大霉素16万单位配制于生理盐水500 mL中,分次含漱,都可用于餐前止痛。⑥口唇可用凡士林涂抹,减轻干裂及疼痛。⑦注意观察体温变化,早期发现感染征兆,早期治疗。

4.骨髓抑制

骨髓抑制是恶性肿瘤化疗过程中最常见也是最严重的毒性反应之一,外周血白细胞计数、中性粒细胞绝对值、血小板计数的明显下降,可引起继发性致死性感染及出血,严重影响肿瘤患者的治疗,进而导致其预后和生存期不佳,近年来对顺铂加氟尿嘧啶联合化疗发生的骨髓抑制病例报道较多。

(1)临床表现:化疗后通常先出现白细胞减少,尤其是粒细胞下降;然后出现血小板减少,当血小板少于$50×10^9/L$时会有出血的危险,而当血小板低于$10×10^9/L$时,容易发生中枢神经系统、胃肠道以及呼吸道出血;化疗通常不会引起严重贫血。严重骨髓再生障碍时,易继发感染和出血。

(2)治疗以及护理要点:①严格掌握化疗适应证,化疗前检查血常规、骨髓情况。如果白细胞数少于$4×10^9/L$,血小板少于$80×10^9/L$时,化疗应停止执行,需要适当调整治疗方案,遵医嘱对症治疗。②在治疗中给予必要的支持治疗,如高蛋白、高热量、高维生素饮食及药膳等,避免生冷食物。③化疗后应隔天查血常规,必要时每天查,以了解血象下降情况。④遵医嘱应用促进血细胞生成药物,如粒细胞巨噬细胞集落刺激因子(GM-CSF),粒细胞集落刺激因子(GCSF)等,并观察疗效。⑤必要时可以多次输新鲜血或成分输血,如血小板悬液。⑥白细胞特别是粒细胞下降时,感染的几率将增加,有条件应让患者住层流病房,或增加病房消毒,减少探视,严密监测体温,必要时预防性给予抗生素、做血培养。⑦当血小板低于$50×10^9/L$时有出血的危险,观察皮肤有无淤血、瘀斑及其他出血的症状。协助做好生活护理,嘱患者少活动、慢活动,避免磕碰。进软食,保持大便通畅,避免抠鼻、剔牙、用力咳嗽等动作。注射时止血带不宜扎得过紧,时间不宜过长。拔针后增加按压时间密切观察出血情况。当血小板低于$10×10^9/L$时易发生中枢神经系统、胃肠道、呼吸道出血,应严密观察病情变化,嘱患者绝对卧床休息,如果患者出现头痛、恶心等症状应考虑颅内出血,及时协助医生处理。⑧避免服用阿司匹林等含乙酰水杨酸类的药物,注意监测出、凝血时间。⑨出现贫血,患者会自觉疲乏,应多休息,必要时可给予吸氧。血红蛋白低于8 g/dL时需要输血治疗,多采用成分输血,如输红细胞,也可以给予促红细胞生成素(EPO)皮下注射,促进红细胞生成。⑩女性患者在月经期间应注意出血的量和持续时间,必要时使用药物推迟经期。

5.心脏毒性

目前倾向于将抗肿瘤药物造成的心脏毒性分为两种机制。第一种以蒽环类药物为代表,该类药物造成的心脏毒性呈剂量依赖性,细胞损害的主要机制是化疗药物对线粒体生物合成及活性氧物质形成的影响,而这些损害作用与患者化疗前是否存在心功能不全及个体基因易感性有关,往往是不可逆的。第二类是以酪氨酸激酶抑制剂曲妥珠单抗为代表,这类药物主要通过细胞内缩血管物质的释放导致心功能的损害,停止使用该类药物心功能即可部分恢复。使用这两类药物化疗,是临床肿瘤治疗中出现心力衰竭最常见的原因,在临床护理中也受到高度重视。

(1)临床表现:①轻者可无症状,仅心电图表现为心动过速、非特异性 ST-T 段改变,QRS 电压降低。窦性心动过速通常是肿瘤患者心脏毒性作用的最早信号。②重则心悸、气短、心前区疼痛、呼吸困难,临床表现如心绞痛,还可以出现心肌炎、心肌病、心包炎,甚至心力衰竭、心肌梗死。③心电图可以显示各类心律失常,如室上性心动过速、室性或房性期前收缩、心房纤颤等。因为化疗导致的心血管系统的症状、体征是非特异性的,应该仔细与肿瘤心肌转移或既往心脏病史加以鉴别。

(2)预防和护理要点如下。①化疗前应先了解有无心脏病病史,心肌缺血、心律失常或心力衰竭等病史。常规查心电图,必要时做动态心电监测、心脏超声等检查了解心脏基础情况。②治疗期间监测:血心肌酶监测(如肌钙蛋白 I、BNP),重复进行心功能评估。③警惕无症状性心脏毒性。④限制蒽环类药物蓄积量,必要时查血药浓度。对于阿霉素的累积剂量超过 $450\sim500\ mg/m^2$ 时,充血性心力衰竭的发病率迅速增高,可能达到 25%,因此,需要严格控制阿霉素使用总量。⑤改变给药方法,延长静脉点滴时间可减少心脏毒性;另外,使用与阿霉素结构相近的米托蒽醌,可以减轻心脏毒性。⑥保护心脏:抗氧化剂的单用及联合使用,血管紧张素转换酶抑制剂、钙通道阻滞剂、一氧化碳合成酶抑制剂、氨磷汀、二磷酸果糖、维生素 E、辅酶 Q10、ATP、左卡尼汀、半合成黄酮类化合物等。⑦严密观察病情变化,重视患者的主诉,监测心率、节律变化,必要时心电监测。⑧注意休息,减少心肌耗氧量,减轻心脏负荷,少量多餐,避免加重心脏负担,反射性引起心律失常。⑨必要时做心电图等检查,发现心力衰竭等迹象,给予强心利尿等治疗,护理可参照内科护理常规。

6.泌尿系统毒性

肿瘤化疗所致泌尿系统损害主要有引起尿道内刺激反应和肾实质损害两类。顺铂、普卡霉素、丝裂霉素、柔红霉素、大剂量甲氨蝶呤等均可导致肾脏毒性。其中尤以顺铂最易引起肾脏毒性,发生率高达 28%~36%,主要机制是金属铂离子抑制肾小管刷状缘和侧膜的有机阳离子转运系统,使得药物及其代谢产物排泄障碍,出现肾小管上皮细胞坏死、变性、间质水肿,肾小管明显扩张,严重时可致肾功能衰竭。

(1)临床表现:少尿或无尿,尿 pH 下降,血浆尿素氮及肌酐增高出现尿毒症。尿中出现红细胞、白细胞和颗粒管型,尿素氮、肌酐升高,肌酐清除率下降。

(2)发生机制:对化疗敏感的肿瘤如急、慢性白血病、非霍奇金淋巴瘤等,在联合化疗后,大量肿瘤细胞被迅速破坏,血液中尿酸急骤增加,在肾脏集合管形成结晶,影响尿液生成。

(3)预防和护理要点:①化疗前必须进行肾功能检查。②化疗前和化疗期间嘱患者多饮水,使尿量维持在每天 2 000~3 000 mL。③使用顺铂时需进行水化,每天输液量 3 000 mL 同时使用利尿剂(如呋塞米)和脱水剂(如 20%甘露醇)保持尿量在 2 000 mL 以上,每小时尿量在 100 mL 以上,注意保持电解质平衡。④丝裂霉素在给药时应避免或尽量减少输血,以减少微血管病溶血性贫血的发生。⑤大剂量甲氨蝶呤应用时可导致急性肾功能不全,解决方法是水化和尿液碱化。当甲氨蝶呤用量高达需要用亚叶酸钙解救的剂量时,应给予碳酸氢钠碱化尿液(pH>8),保持尿量每小时大于 100 mL。⑥异环磷酰胺(IFO)可产生多样的肾异常,美司钠可以和 IFO 的代谢副产物丙烯醛结合,减轻其对膀胱黏膜的损伤,预防出血性膀胱炎。美司钠一般于 IFO 前 15 分钟及用药后每 4 小时静脉给药,共 3～5 次,但其不能预防肾毒性。同时也应给予充足水分以利尿,碱化尿液,大量饮水,增加排尿次数,减轻肾脏和膀胱毒性。⑦对于尿酸性肾病的防治,除每天给予大量液体促使尿量增多外,还可口服碱性药物,以利尿酸溶解。别嘌醇可用于预防尿酸性肾病。同时应注意控制食用嘌呤含量高的食物,如肉汤、动物内脏、花生、瓜籽,多食用新鲜蔬菜水果等。⑧护士应教会患者观察尿液的性状,准确记录出入量,如出现任何不适应及时报告。

7.肝脏毒性

化疗药物引起的肝脏反应可以是急性而短暂的肝损害,通常表现为一过性转氨酶升高,或血清胆红素升高(黄疸)。在化疗中和化疗后 1 个月内均可发生,以化疗后 1 周内多见。也可是长期用药而引起的慢性肝损伤如纤维化、肝细胞功能障碍、脂肪变性、肉芽肿形成、嗜酸性粒细胞浸润等。主要药物包括多西他赛、紫杉醇、伊立替康、多柔比星、长春瑞滨、甲氨蝶呤、环磷酰胺、6-硫鸟嘌呤、门冬酰胺酶、氮芥、苯丁酸氮芥、柔红霉素、放线菌素、链佐星等。

(1)临床表现:乏力、食欲缺乏、恶心、呕吐、肝脏肿大,血清转氨酶、胆红素升高,重则出现黄疸甚至急性肝萎缩。

(2)防治及护理要点:①化疗前后进行肝功能检查,如有异常应谨慎使用化疗药物,必要时先行保肝治疗;对于肿瘤出现早期肝脏弥散性转移时,患者也可能出现转氨酶升高,在这种情况下,给予保肝药物治疗无效,则应及时进行化疗。②观察病情,了解患者的不适主诉,如肝区胀痛、黄疸等,及时发现异常,对症处理。③给予保肝药物,如葡醛内酯、谷胱甘肽、复合维生素 B、清开灵、维生素 C、三磷酸腺苷、辅酶 A 以及中药等,并采取皮质激素以及甘草酸类制剂进行辅助治疗,有效控制抗肿瘤药物对肝脏的损害。④在饮食上嘱患者饮食以清淡可口为宜,适当增加蛋白质和维生素的摄入量。⑤做好心理护理,减轻焦虑,注意休息。

8.肺毒性

抗肿瘤药物引起的肺毒性是引起呼吸衰竭的重要原因。新的抗肿瘤药物和方案不断产生,由于更多患者使用这些药物,与之有关的呼吸衰竭也逐步被认识到了。引起肺毒性的主要药物有异环磷酰胺、奥沙利铂、表柔比星、博来霉素、索拉非尼、马妥珠单抗、吉非替尼、厄洛替尼、紫杉醇、伊立替康、拓扑替康、沙利度胺(反应停)、吉西他滨等药物。

(1)临床表现:化疗所致的典型肺毒性的临床综合征有支气管痉挛、急性过敏反应、输液反应、非心源性肺水肿、间质性肺炎、毛细血管渗漏综合征、急性肺损伤及 ARDS、嗜酸性粒细胞肺炎。主要临床表现为疲劳、不适、干咳、呼吸困难、低氧血症,肺部侵犯可能是快速进展的,导致呼吸衰竭和 ARDS。重则哮喘,可伴有发热、胸痛和咯血;肺底可闻小水泡音和干性啰音,胸片及肺功能检查均可见异常。肺毒性的症状因为不具典型性,因此要与肺部感染、肿瘤肺内转移(肺内淋巴管播散)、放射性肺炎及心血管病引起的肺部充血等加以鉴别。

(2)治疗与护理:主要以预防为主,并及早诊断。当肺毒性发生时,治疗最典型的方法是停止使用该抗肿瘤药物,给予积极的对症治疗,给皮质激素和抗生素。皮质激素的效果不十分确定,有些患者可以达到完全的或部分的缓解,而有些患者的病情会继续进展。护理中要注意观察患者有无上述表现,必要时给予低流量吸氧,采取舒适的体位,鼓励患者适度的活动。

9.神经系统毒性

化疗药引起的神经系统毒性可损伤神经系统的任何部位,引起脑病、脊髓病、颅神经病、周围神经病、肌病和卒中样综合征等。这些损害有化疗药物对神经系统的直接毒性引起的,有些则与药物代谢紊乱及凝血机制障碍有关,药物大剂量使用及多种药物联合使毒性增加。主要药物有草酸铂、5-氟尿嘧啶、顺铂、紫杉醇、长春瑞滨联合顺铂等。

(1)临床表现如下。①脑病:表现为非特异性,早期表现为表情淡漠、乏力、记忆力减退、失眠等,随着病情加重可出现计算力及定力障碍、手足抽搐、癫痫、昏迷等症状。②小脑功能失调:感觉异常,背痛,血栓性卒中、出血性卒中、大脑静脉窦血栓等脑血管病变。表现为急性发作的严重头痛、恶心、呕吐,意识改变。有些患者只出现头痛和轻度神经功能异常。③神经、精神病学改变:部分患者可以出现抑郁、妄想、幻觉、定向力障碍、意识水平的改变等。慢性神经毒性脑白质病变,患者表现出进行性的认知功能减退及局灶性神经症状,进一步可以发展为痴呆、昏迷,甚至死亡。④腱反射消失:感觉运动末梢的多神经病变,痛觉、温觉的袜套样丢失。极少数患者可以出现直立性低血压。

(2)防治和护理要点:①联合用药时应注意有无毒性相加的作用,各种药物剂量不宜过大。②密切观察毒性反应,定期做神经系统检查,一旦出现应停药或换药,并遵医嘱给予营养神经的药物治疗。③出现化疗性脑病应立即通知医生、遵医嘱对症治疗,治疗上以亚低温(降温毯)治疗,鼻饲管、静脉注射电解质,甲强龙静脉注射,地西泮、德巴金维持控制癫痫发作等治疗手段。密切观察病情变化。④有的药物如VP-16、替尼泊苷(VM-26)等易引起直立性低血压,故在用药过程中应卧床休息,或缓慢活动。告知患者缓慢改变体位,避免发生直立性低血压。如厕时应有人陪同,以免发生意外。⑤若患者出现肢体活动或感觉障碍,应加强护理,避免打开水、做针线活等活动,以免灼伤、烫伤、扎伤等,适当给予按摩、针灸、被动活动等。⑥做好日常护理工作,为患者创造一个安全的居住环境,减少磕碰;同时给予心理支持,增强患者战胜疾病的信心。

10.其他毒不良反应

(1)过敏性反应:肿瘤化疗过程中出现的过敏反应正逐步引起肿瘤专科护士的重视,严重的过敏反应可引起生命危险或中断化疗,影响患者的预后,常见易产生过敏的药物包括紫杉醇、多西他赛、奥沙利铂等。①临床表现:支气管痉挛、喘鸣、瘙痒、皮疹、面色潮红、血管水肿、肢体痛、焦急不安、低血压。PTX(紫杉醇)在国内报告过敏反应发生率为10%～20%,多数为Ⅰ型变态反应,表现为支气管痉挛性呼吸困难、荨麻疹和低血压。几乎所有的反应都发生在用药后最初10分钟内,严重反应常发生在用PTX后2～3分钟内。②预防及护理要点:给药前做好预防措施,准备好肾上腺素、血压计等抢救用物;用PTX 12小时和6小时前给予地塞米松20 mg口服,苯海拉明50 mg、雷尼替丁50 mg于PTX半小时前静推;PTX需用非聚氯乙烯输液器和玻璃输液瓶,并通过所连接的过滤器过滤后滴注;给药后应严密观察病情,若出现过敏应及时停药,就地抢救;给药的第一个小时内应进行血压监测,每5～10分钟测一次血压和脉搏,做好护理记录。

(2)皮肤毒性及脱发:肿瘤化疗药物可以造成多种常见皮肤反应,如皮肤瘙痒、荨麻疹、血管神经性水肿、指趾甲变脆等。还可引起一些特异性皮肤病变,如博来霉素导致的皮肤硬化性改变等。①掌-跖部感觉异常及红斑性感觉异常综合征:临床表现为静脉化疗后数周或数月开始出现感觉异常及感觉麻木,表现为手足部位麻刺感、烧灼感、疼痛及持物行走时触痛等各种不适,提示该并发症发生。发病后2～4天内出现红斑及肿胀,疼痛加重,大小鱼际隆起部位变红并可扩展到整个掌及足跟。苍白及红斑也可见于关节部位,甲床周围也可见红斑;最后许多苍白部位出现大疱;治愈后数周可有脱屑。严重者需停止化疗,应用湿敷,使用中等量的可的松;维生素 B_6 经常被经验性使用预防感觉异常。可用温水轻轻擦洗,嘱咐患者不可用手挠抓或用过热的水洗,以免加重破溃造成感染。②色素沉着:肿瘤化疗所致色素沉着是由皮肤黏膜黑色素沉积增多引起。主要药物有白消安、环磷酰胺、5-FU、阿霉素、博来霉素等。临床表现为局部或全身皮肤色素沉着,甲床色素沉着,皮肤角化、增厚,指甲变形。一般无需治疗,做好心理护理,减轻焦虑。皮肤角化可服用维生素 A。避免日光暴晒。③脱发:引起脱发的主要药物有阿霉素、博来霉素、柔红霉素、环磷酰胺、甲氨蝶呤、放线菌素 D、米托蒽醌等。脱发是最为常见的病变,常造成患者心理上、情绪上的损害,甚至会放弃具有治愈潜力的治疗。但是,目前仍未发现有效的预防措施。首先应该从精神上给予支持,并使患者确信这一不良反应只是暂时的;其次,给予患者关于头发护理的有益指导,建议佩戴假发等发饰以获得可令人接受的外表形象,增强自信,如美国有"look good, feel good"形象设计计划来帮助肿瘤患者。

(二)抗肿瘤药物的远期毒性

1.致癌作用

有不少抗癌药物,如美法仑等在作用数月至数年以后增加第二原发肿瘤发生的机会,可致血液病或恶性淋巴瘤(有争议)。根据病情需要对症治疗,用药过程中随时观察病情变化。

2.胎儿畸形

预防和处理:妊娠 3 个月内不用抗癌药。

3.不育

多数抗癌药可抑制精子和卵巢的功能,引起生殖功能低下及不孕。预防和处理:育龄青年男女根据病情制订用药方案。

4.肺纤维化/化疗肺

表现为呼吸困难、哮喘。

预防和处理如下。

(1)老年肾功能不全慎用化疗药。

(2)注意化疗累计量。

(3)用药过程中注意观察 X 线检查结果。

据统计化疗药物引起的不良反应有 790 多种,国际协调会议采用 5 级评分系统对不良反应的严重度进行评价,并对每一种不良反应的严重度从 1~5 级进行了特定的临床描述。1 级不良反应是指较轻微的不良反应,通常无症状,且不需要对机体进行干预治疗,也不需要进行介入或药物治疗;2 级不良反应是指中等程度的不良反应,通常有临床症状,且需要在当地进行药物或其他方面的干预治疗,这类反应可能影响机体的功能,但是不损害日常生活与活动;3 级不良反应是指较为严重的不良反应,可能造成不良后果,通常症状复杂,需要进行外科手术或住院治疗等积极的干预治疗;4 级不良反应是指可能对生命构成潜在威胁的不良反应,这类反应往往可致残,甚至导致器官损害或器官功能的丧失;5 级不良反应是指死亡。然而,并非所有的不良反应都有 1~5 级标准。

以上列出临床上最为常见的几种不良反应,其中的严重度可从无临床表现的轻微型至危及生命的严重型。所以我们在化疗过程中应重视药物不良反应,正确认识以及详细而准确地报道各种不良反应,并采取各种措施以预防和减轻各种不良反应。完整的肿瘤治疗疗效评价应根据抗肿瘤效果和不良反应进行综合判定,即化疗药物的不良反应评价与抗肿瘤效果的评价同等重要。

(李 琳)

第二节 肿瘤的放疗与护理

一、放疗定义

放射治疗简称放疗,是一种利用各种放射线,如普通 X 线、^{60}Coγ 射线、电子直线加速器之高能 X 线或高能电子束等射线直接照射癌瘤,使癌细胞的生长受抑制、损伤、肿瘤退化、萎缩直到死亡的一种治疗方法。

二、放疗的发展史

物理学家伦琴发现 X 线,居里夫人发现了放射性元素 Ra(镭),这两种射线的发现为人类利用射线诊治肿瘤奠定了基础。Emil Grubbe 利用射线治疗了第一例乳腺癌患者,美国的 Coutard 用 X 线治愈了晚期喉癌,并且没有并发症,从而确立了放疗的临床地位。Coutard 建立了沿用至今的外照射剂量分割方式——分次放疗方法。20 世纪 50 年代开始使用^{60}Co 治疗机治疗恶性肿瘤,使肿瘤放疗疗效成倍提高,Kaplan 在斯坦福大学安装了首台医用直线加速器,它明显减轻了患者的放疗不良反应,逐渐成为放疗设备的主流。20 世纪 70 年代随着电子计算机的发展,模拟机、CT、MRI 治疗计划系统相继问世,进一步提高了临床放疗精度。20 世纪 70 年代至 80 年代,Withers HR 等学者系统提出了放疗生物学研究基础——4"R"理论。20 世纪 90 年代开创了立体适形放疗技术,其中最先进的技术——束流调强适形放疗是照射肿瘤适形性最好的技术,这也代表着 21 世纪放射肿瘤学发展的方向。

三、放射物理学概述

放射物理学是研究放疗设备的结构、性能及各种放射线在人体的分布规律,探讨提高肿瘤组织剂量、降低正常组织受量的物理方法的学科。

(一)放射治疗使用的放射源的种类

(1)放射性核素放出的 α、β、γ 线。

(2)X 线治疗机和各类加速器产生不同能量的 X 线。

(3)各类加速器产生的电子束、质子束、中子束、负 π 介子束及重离子束等。

(二)放射治疗常用的照射方式

1.远距离体外放疗

照射装置远离患者,射线通过人体表面及体内正常组织到达瘤组织,故也称为外照射。这是目前放射治疗中应用最多的方法。体内的剂量分布取决于射线的类型(X 线、电子线)、射线能量、源皮距、体内组织的密度等。IMRT 的出现使得放射治疗进入了新的阶段——精确治疗阶段。IMRT 技术的特点有精确定位、精确计划、精确照射,可满足放疗科医生的"四最"要求,即靶区接受的剂量最大、靶区周围正常组织受量最小、靶区的定位和照射最准及靶区内剂量分布最均匀。

(1)远距离放射治疗常用放射源:^{60}Co、高能 X 线、高能电子线、质子束及重离子束。

（2）远距离放射治疗常用照射方式如下。①三维适形放射治疗（3D-CRT）：在照射野方向上，使每个照射野的形状与靶区体积在该方向的投影（或截面）的形状一致，减少肿瘤周围组织的受照剂量。该技术可以提高肿瘤照射量，提高治疗增益比，是一种高精度的放疗方法。其不足是剂量分布的均匀性不理想。②调强适形放射治疗：简称调强放疗（IMRT），是目前放射治疗最先进的技术，它以直线加速器为放射源，由立体定位摆位框架、三维治疗计划系统及电动多叶准直器等部分组成。调强适形放射治疗是射野形状和肿瘤形状相适合，照射的最终剂量分布在三维方向上与肿瘤的形状一致。容积弧形调强放疗（VMAT）是调强放疗技术的一种，其特点是加速器在出束过程中机架角度、多叶光栅的位置及射线剂量率在同时变化，大大缩短了治疗时间，在获得与 IMRT 相当或更优的剂量分布的同时极大地提升了治疗效率。其临床结果可明显增加肿瘤的局部控制率，并减少正常组织的损伤，提高了治疗增益比。适用于颅内肿瘤、头颈部肿瘤、脊柱（髓）肿瘤、胸部肿瘤、消化系统肿瘤、泌尿系统肿瘤、生殖系统肿瘤、全身各部位转移癌。③X（γ）刀立体定向放射治疗：利用立体定向技术进行病变定位，多个小野三维集束照射靶区，给予单次大剂量照射致病变组织坏死的一种治疗技术。X 刀和 γ 刀是集立体定向技术、影像学技术、计算机技术和放射物理技术于一体的一种单次大剂量放疗，在一定条件下能获得类似外科手术治疗的效果，也称立体定向放射外科。其优点是患者痛苦小，并发症少，术后恢复快。多适用于头部肿瘤治疗，X 刀适用病变直径 < 5 cm，γ 刀适用病变直径 < 3 cm，其一次大剂量照射可直接导致内皮细胞损害和微循环障碍，导致明显神经元变性和灰质坏死。照射后病理学改变是一种凝固性坏死，坏死区最后被增生的胶质瘢痕代替，在坏死区和瘢痕区伴有水肿。放疗不良反应的出现主要与病灶周围正常组织接受一定放射剂量的散射有关，通常发生在治疗后 1～6 个月。④重粒子放射治疗：低原子序数、中子及质子的高能粒子均为高能重粒子，布拉格峰型剂量分布特殊，以质子为代表，然而中子不包括在其中。在对峰区宽度和位置进行调节时，以治疗要求、靶区大小及位置为依据。所以，与非共面照射和 X 线多野共面一致，同时质子单野照射剂量分布有效，提升治疗效果。与 X 线立体定向治疗一致，质子束的单平面旋转野可将剂量分布增益。因此，在适形治疗机调强中质子应用较为合适。目前，质子束流配送技术应用越来越广泛，但是此项技术较为复杂，同时需要较大的资金支持，制约了该项技术的推广。

2.近距离放疗

是把放射源放入被治疗的组织内或放入人体的自然腔道内，直接在病灶区域进行的近距离放射，通常作为外照射的补充。其主要特点是放射源离瘤体较近，肿瘤组织受照剂量较高，周围的正常组织由于剂量的迅速跌落而受量较低（它利用高强度的放射线在一定距离后剂量明显下降的物理特点），但靶区剂量分布的均匀性较外照射差。近距离放疗主要有两种形式，一种是组织间插植，即通过放疗计划设计将它们由手术种入或插植于病灶，常用放射源^{125}I、^{198}Au 等；另一种是腔内后装治疗，先将施源器置入人体自然腔道，如子宫、阴道、鼻咽、气管、食管、直肠等，然后通过计算机远程控制将放射源步进式放入施源器，并且调整放射源的驻留位置和驻留时间，以获得理想的剂量分布，常用的放射源是^{192}Ir、^{60}Co、^{137}Cs 等。

（三）放射治疗常用的设备

1.直线加速器

直线加速器是利用微波电场沿直线加速电子，然后发射 X 线或电子线治疗肿瘤的装置，是目前临床使用较理想和广泛的放疗设备，既能产生高能 X 线又能产生高能电子线。高能 X 线的能量多在 6～18 MeV，穿透力较^{60}Co 的 γ 线强，随能量增大而增强，适用于大部分肿瘤的治疗。

它的最高剂量在皮肤下一定深度,因而皮肤反应很轻。高能电子线的能量多在 6～25 MeV,其最高剂量在组织中达到一定深度后,剂量迅速降低,这样可使治疗深度的正常组织因剂量减少而得以保护。

2.模拟定位机(放射治疗定位机)

模拟定位机是一种放疗的专用辅助设备,是模仿放疗机器设计来拟定放射治疗计划和进行治疗定位的一种 X 射线机。模拟定位机的出现提高了放射治疗定位的准确性。

3.近距离后装治疗机

近距离后装治疗机有以下特点:放射源微型化、程控步进电机驱动;高活度放射源形成高剂量率治疗,剂量分布由计算机进行;工作人员隔室操作,比较安全;患者得到准确照射。

4.术中放疗机

术中放疗机是利用低能 X 线治疗肿瘤的装置。这种设备产生的 X 线能量较低、穿透力弱,由于射线能量低,对肿瘤后的组织损伤小,低能 X 线适用于瘤床照射。

5.TOMO 治疗机

螺旋断层放射治疗系统(TOMO)以螺旋 CT 旋转扫描方式结合计算机断层影像导航调校,通过 360°旋转,51 个弧度照射,从而实现 40 cm×60 cm 范围内的任何剂量分布要求。

6.质子治疗机

质子治疗机将氢原子通过加速器高能加速成为穿透力很强的电离放射线,临床治疗所用的质子能量范围为 50～250 MeV,由于质子的特殊 Bragg 峰的物理特性使得射线的高剂量区全部集中在肿瘤靶区,而周围正常组织受到很小的照射剂量。

四、放射治疗的临床应用

(一)放射治疗的方法

按放射治疗目的可分为根治性放疗、姑息性放疗和综合性治疗。

1.根治性放疗

是希望通过放疗彻底杀灭肿瘤,患者可生存较长时间且无严重后遗症。根治性放疗的适应证为不能手术,对放疗敏感的Ⅰ期、Ⅱ期、部分Ⅲ期,以及术后补充放疗的患者。经过患者一般状况评价,卡氏(Karnofsky)评分必须大于 60 分,能耐受放疗的患者才能选择根治性放疗。根治性放疗首选的肿瘤为头面部皮肤癌、鼻咽癌、扁桃体癌、口咽癌。

2.姑息性放疗

是指对一些无法治愈的晚期患者,经过给予适当剂量的放疗,达到缓解患者的某些症状和解除患者痛苦的目的。适用于已有远处转移的肿瘤,对放射敏感的原发灶;因肿瘤引起的出血、神经症状、疼痛、梗阻、咳嗽、气急等可用姑息性放疗解除或预防上述症状的发生;因肿瘤转移而出现的脑转移、骨转移或其他部位的转移灶的放疗。

3.综合性治疗

是根据患者的机体状况、肿瘤的病理类型、侵犯范围和发展趋势,合理地、有计划地综合应用现有治疗手段,以较大幅度地提高生存率和生活质量。有时一种疾病的治疗会采用手术、放疗、化疗等多种治疗手段,关键在于目的明确、手段合理、安排有序和因人而异。

(二)肿瘤放疗的原则

放射治疗的原则是最大限度地消灭肿瘤,同时最大限度地保护正常组织。确定治疗原则时,在考虑到有效性的基础上,还要根据不同的治疗目的综合考虑治疗的指征,同时还要考虑治疗的毒性以及带给患者的利弊。根治性放疗时要以最小的并发症来达到根治的目的,因此照射野的设计要根据肿瘤的发生部位、生物学行为特点,给予根治剂量的放疗,可能发生转移的区域给予预防治疗,同时注意避免严重治疗并发症的出现,例如,单纯放疗早期霍奇金淋巴瘤,要给予次全淋巴区域的预防治疗,再给予病灶所在淋巴区域根治剂量治疗,注意肺、心脏及脊髓的剂量,防止并发症的出现。早期霍奇金病治愈率较高,但必须要建立在放射性脊髓炎的可能性极小的基础上。姑息性放疗目的是缓解患者的症状,如疼痛、梗阻或出血。恶性肿瘤无法治愈,仅给予病灶局部的小野、低剂量治疗,希望在不增加明显不良反应前提下达到姑息治疗的目的,例如,应用放疗缓解肺癌骨转移的疼痛时,仅照射病灶局部,低剂量治疗,避免大野照射带来的明显放射反应给患者带来更大的痛苦。

(三)放射治疗的禁忌证

放射治疗的禁忌证为恶性肿瘤晚期呈恶病质;心、肺、肾、肝重要脏器功能有严重损害者;合并各种传染病,如活动性肝炎、活动性肺结核;严重的全身感染、败血症、脓毒血症未控制;治疗前血红蛋白<60 g/L,白细胞<3.0×10^9/L,血小板<50×10^9/L,没有得到纠正者、放射中度敏感的肿瘤已有广泛转移或经足量放疗后近期内复发者、已有严重放射损伤部位的复发。

(四)放射治疗的流程

1.放疗前准备

在进行放射治疗肿瘤前,首先对患者疾病进行正确诊断。包括明确的病理诊断,临床检查资料,评估病灶范围,进行临床分期和对亚期做出正确诊断。了解患者是否合并其他疾病,同时估计患者一般情况可否耐受治疗,给予必要的处理,以免影响治疗。

2.制订放疗计划

根据肿瘤类别、位置、大小、侵犯部位、恶性程度和患者的体能状态,制订治疗计划,设计适合患者的放疗方案。选择放疗的机器、方法、照射野的大小、距离、方向、深度、次数、分次量、总剂量等。

3.实施放射治疗

放射治疗一般采用分次治疗法。外照射通常进行常规分割照射,即每天治疗1次,每周5次,每次照射约数分钟,全部疗程4~8周。一般情况下,放疗剂量与肿瘤控制率成正比,而且肿瘤控制率又与存在无限增殖的肿瘤数量有关。放疗45~50 Gy,90%的亚临床病灶可得到控制。而镜下肿瘤如手术切缘癌细胞(10^6/cm^3),必须用较高放射剂量,如60~65 Gy/6~7周。临床可触及的肿瘤,需放疗剂量75~80 Gy/6~8周。对残余病灶可缩小照射野补充剂量。照射野应根据肿瘤大小决定,随肿瘤缩小而相应缩小照射野。在肿瘤中心,癌细胞集中且乏氧细胞多,需要较高放射剂量。体外照射是由放射治疗师执行,第一次放疗要求医师参与执行与摆位,拍验证片,使得治疗严格按照治疗计划执行。以后再治疗期间,医师每周为治疗中患者检查1次,核对放射治疗单,统计剂量,或拍摄验证片,观察患者反应及肿瘤消退的程度(必要时更改治疗计划)。

五、放射治疗中常见的并发症及护理

放射治疗的目的是对规定的肿瘤体积给予精确的放射剂量,使癌细胞全部死亡,而肿瘤周围的正常组织不发生或只发生很小的损伤。但目前放射治疗中,放疗不良反应或治疗并发症将或多或少、或轻或重伴随肿瘤放射治疗的过程中或治疗以后,所以对放疗患者的护理尤为重要。近距离照射(内照射)之一的腔内后装治疗与外照射有所不同,因此要做好腔内后装治疗的特殊护理。

(一)外照射常见并发症及护理

1.皮肤反应及护理

根据国家卫生计生委最新颁布的《放射性皮肤疾病护理规范》,将皮肤反应分为以下两种。

(1)急性放射性皮肤损伤。身体局部受到一次或短时间(数天)内多次大剂量(X 射线、γ 射线及 β 射线等)外照射所引起的急性放射性皮炎及放射性皮肤溃疡。潜伏期为数天,按损伤轻重分为如下Ⅳ度。①Ⅰ度:表现为受照部位毛发脱落。护理:密切观察受照部位毛发脱落及毛囊丘疹的表现及变化。②Ⅱ度:表现为红斑形成,有皮肤瘙痒、灼热、灼痛感。护理:密切观察红斑出现的时间以及颜色、范围的变化,观察皮肤瘙痒、灼热、灼痛的变化,以及皮肤有无干燥、脱屑、脱毛等症状。避免皮肤遭受摩擦、搔抓等机械性刺激。避免紫外线、远红外线的照射。输液时避开皮肤损伤部位,注意避免使用碘酒、乙醇等刺激性消毒剂。③Ⅲ度:表现为红斑瘙痒、烧灼感、肿胀及疼痛明显,有水疱形成。密切观察受照射局部红斑色泽变化,瘙痒、烧灼感、肿胀及疼痛程度。出现小水疱时,注意保护好水疱,防止破溃,让其自然吸收、干瘪;当小水疱融合成大水疱且水疱张力逐渐增大时,可在无菌条件下抽出疱液并加压包扎,视创面情况1～2天换药1次。发现疱液浑浊且周围有明显的炎性反应,或水疱已破溃时,要剪除疱皮,以防加重感染,并做创面或疱液细菌培养,根据培养结果,遵照医嘱使用有效的抗生素药液进行湿敷,每天1～2次,或者视局部渗出情况决定换药次数。④Ⅳ度:表现为红斑破溃、基质组织坏死等。护理:密切观察红斑、水疱、溃疡、组织坏死的范围及程度。对于小于3 cm 的溃疡面,遵医嘱使用抗感染促进上皮细胞生长的药物局部湿敷,并给予镇静、止痛药物控制疼痛;坏死、溃疡超过3 cm 者,用3%过氧化氢溶液、生理盐水交替局部冲洗,必要时清创(去除坏死组织),加强换药次数。

(2)慢性放射性皮肤损伤。由急性放射性皮肤损伤迁延而来或由小剂量射线长期照射(职业性或医源性)后引起的慢性放射性皮炎及慢性放射性皮肤溃疡,可分为如下Ⅲ度。①Ⅰ度:表现为受损部位皮肤干燥、脱屑,有瘙痒症状。护理:观察损伤区皮肤干燥、脱屑、瘙痒症状,干燥、瘙痒明显时局部使用润肤霜、膏,既滋润皮肤又减轻痒感,避免因搔抓皮肤加重皮肤损伤;脱屑明显时,用温开水清洁皮肤,及时更换床单,保持床单清洁。②Ⅱ度:表现为受损部位皮肤色素沉着、水肿及疼痛感,弹性降低。护理:观察受损部位皮肤色素沉着情况,有无弹性,水肿及疼痛情况,局部有过度角化、脱屑、皲裂时使用软化组织的霜或膏;水肿明显时,抬高患肢;疼痛时,给予对应处理。③Ⅲ度:表现为受损部位破溃、渗出,疼痛明显。早期或者伴有小面积溃疡时,使用促进创面愈合的霜、膏;或者根据溃疡渗出物的细菌培养和药物敏感试验结果,选用有效的抗生素溶液湿敷。局部疼痛剧烈时,给予止痛。若创面较深、经久不愈,待感染基本控制后,对症处理。

2.造血系统反应及护理

放疗可引起骨髓抑制,其程度与照射范围、是否应用化疗有关,大面积放射、髂骨放疗以及合并化疗会较明显影响造血细胞的功能。先是白细胞下降,以后是红细胞、血小板下降。

(1)在接受放射治疗期间要定期测定血常规(每周1～2 次),并观察患者有无发热、出血等现象。

(2)如白细胞≤3×10^9 g/L 或血小板≤50×10^9 g/L,或体温高于 38.5 ℃应暂停放疗。

(3)如白细胞低于正常,予以对症处理,如升高白细胞治疗,皮下注射 G-CSF 或 GM-SF 类药物如重组人粒细胞集落刺激因子等,或地塞米松双侧足三里注射;中性粒细胞低下予以抗生素预防感染。如白细胞低于 $1 \times 10^9/L$，还需采用保护性隔离措施、并输注白细胞悬液，在白细胞低于正常期间，嘱患者注意休息，不去公共场所，尽量减少亲友探望，以预防感染。皮下注射G-CSF类药的患者，会有发热、全身骨酸痛等不适主诉，一般只要注意休息，多饮水即可。

（4）贫血会使放疗的敏感性下降，另外血小板过低会引起出血，可皮下注射升红细胞的重组人红细胞生成素等，或升血小板的重组人白介素-2 等，必要时需成分输血。告诉贫血患者，要多卧床休息，多吃赤豆、红枣等补血食品。对于血小板低下患者，要注意自身保护，避免受伤。

3.头颈部肿瘤放射治疗的常见并发症及护理

头颈肿瘤放射治疗时，部分或大部分口腔、口咽、鼻和鼻咽黏膜、喉以及部分脑组织可能包括在照射野内。在治疗肿瘤的同时，会导致这些正常组织不同的放射性损伤，其表现和程度主要与照射的组织和照射剂量有关。

（1）口咽黏膜反应及护理：口咽黏膜因放疗的进行可相继出现充血水肿、斑点或片状白膜、溃疡腐烂出血灶至伴有脓性分泌物等感染，患者主诉口咽部疼痛、进食困难、口干、味觉改变，其程度随剂量的增加而加重，护理中应注意以下几个方面。①加强口腔清洁，即饭后用软毛牙刷、双氟牙膏刷牙，定期用口泰漱口液含漱，鼻咽癌患者坚持鼻咽冲洗。②根据医嘱局部采用康复新液、锡类散、桂林西瓜霜、口腔溃疡合剂等，以保护口咽黏膜、消炎止痛，促进溃疡的愈合。③吞咽疼痛明显者，可在进食前 15～30 分钟用 2% 利多卡因喷或含漱止痛。④鼓励患者进高蛋白质、高热量、高维生素、易消化、易吞咽的半流质或流质饮食，选择富含 B 族维生素、维生素 C、维生素 E 的新鲜水果和蔬菜，多饮水，少量多餐，细嚼慢咽，避免过硬、油炸、过热、过咸、酸、辣等粗糙刺激的食物，并必须禁烟忌酒。⑤对口咽黏膜反应严重无法进食者，可静脉补充高营养液。

（2）脑部反应及护理：全脑放疗可引起或加重脑水肿，表现为恶心、呕吐、头痛及嗜睡等，放疗结束后可有记忆力减退的表现。护理应注意：①观察颅内高压症状及其程度，并遵医嘱积极处理，保证甘露醇治疗的有效性（放疗结束 30 分钟内用药，用药时间小于 30 分钟）。②头痛、恶心、呕吐严重时，要限制入水量，并抬高床头 15°～30°。③脱发和头皮瘙痒是脑部放疗最常见的不良反应，放疗前需剃去全部头发。④避免剧咳、便秘，并积极治疗。⑤对于脑部放疗的患者，要做好安全、防跌倒的宣教及管理。⑥鼓励患者应多和家人交谈、下棋、看报、玩游戏、散步等，以促进脑功能的恢复。

（3）喉部反应及护理：喉水肿也可以出现，一般在治疗后 6 个月恢复。可能出现咽喉肿痛，声音嘶哑，甚至呼吸困难等，应给予积极的抗炎消水肿治疗。护理上给予雾化吸入，消炎漱口液缓慢吞咽。口含碘喉片、薄荷喉片、六神丸、牛黄上清丸。进食富含营养的柔软及半流质的食物。

4.胸部肿瘤放疗常见并发症及护理

（1）肺部反应及护理：肺、食管、纵隔以及乳腺等肿瘤的放疗可引起放射性气管炎和放射性肺损伤，临床表现为低热、咳嗽、胸闷，严重的出现高热、胸痛、呼吸困难，肺部可听见干湿啰音。护理应注意以下几点。①根据医嘱给予止咳或镇咳剂，雾化吸入，吸氧等处理。②嘱患者多卧床休息，既要注意保暖又要保持空气流通。发热者给予发热患者的护理。③严重者须停止放疗，并使用大剂量激素和抗生素。

放射性肺炎是危害较大的剂量限制性并发症，根据美国 RTOG 放射性肺炎的分级标准，放射性肺炎分为 0～5 个等级，0 级为无临床变化；1 级为仅在用力时呼吸困难或轻微干咳；2 级为轻微用力即出现呼吸困难，持续性干咳，需要麻醉性镇咳药；3 级为肺部 X 射线呈致密影，静息下呼吸困难，严重咳嗽，麻醉性镇咳药无效；4 级为呼吸功能不全，需要辅助呼吸或持续吸氧；5 级为致命性呼吸困难。刘洁等人在研究中采用前瞻性手段,如呼吸功能锻炼、温水足浴与穴位按摩、食疗和睡眠干预,结果显示可以有效地降低放射性肺炎的发生。

(2)食管黏膜反应及护理:临床表现是吞咽困难、进食困难、胸骨后疼痛和烧灼感,其程度随剂量的增加而加重。除了给予口咽黏膜反应的一系列护理外,还需提醒患者每餐后饮少量温开水,进食后不能马上平卧,经常观察患者疼痛的性质,以及体温、脉搏、血压等变化,了解有无呛咳,以便及时发现食管穿孔,一旦出现食管穿孔,立即禁食、禁水,停止放疗,并补液支持治疗。

(3)肝脏反应及护理:胰腺癌、肝癌、乳腺癌、肺癌、胃癌、肾癌等放疗可发生肝脏损害,最常发生在放疗后4~8周,表现为恶心、肝区胀痛、肝大、非癌性腹水、黄疸及肝功能障碍等,护理应注意如下。①卧床休息,保持情绪平稳。②鼓励患者少食多餐。多进食高蛋白质、高热量、高维生素、低脂肪及清淡食物。多吃富含维生素的蔬菜和水果,忌食生冷、有刺激性及油腻食物。对有腹水患者应限制水的摄入量,给予低钠饮食。伴有肝硬化失代偿时,需给予优质蛋白质。③当放疗开始不久,出现肝区胀痛及腹胀时,可给予20%甘露醇加地塞米松静脉滴注或解热镇痛等药物治疗。对于间歇性肝区疼痛的患者,应耐心询问患者疼痛的程度和持续时间。根据医嘱采用三阶梯止痛,并观察止痛的效果及用药后的不良反应。④放疗期间给予健脾理气中药,可减轻放射性肝损害。当患者出现非癌性腹腔积液、黄疸、肝进行性增大、碱性磷酸酶升高≥2倍、转氨酶比正常或治疗前水平至少升高5倍,即停止放疗,并给予中西医保肝治疗。

(4)心血管系统反应及护理:乳腺癌、食管癌、肺癌等放疗可发生心脏损伤,最常见为心包积液,急性期表现为发热、胸闷、心包摩擦音等;慢性期表现为缩窄性心包炎,如呼吸困难、干咳、颈静脉高压、肝大等。护理应注意以下几点。①观察病情变化,根据医嘱给予对症支持治疗,如皮质激素、心包穿刺等。②卧床休息,保持安静,注意保暖,预防感冒。③少量多餐,避免过饱。④保持大便通畅,避免过度用力。

5.腹部肿瘤放射治疗的常见并发症及护理

(1)消化系统反应及护理:胃、肠、肝、肾上腺肿瘤以及腹腔淋巴瘤、精原细胞瘤、前列腺癌等放疗会造成胃、肠功能紊乱,肠黏膜水肿渗出,常表现为食欲缺乏、恶心呕吐、腹痛、腹胀、腹泻、里急后重、便血,严重者还会造成肠梗阻、肠穿孔或大出血。护理应注意如下:①根据医嘱予以对症支持治疗,如采用昂丹司琼、甲氧氯普胺等止吐;腹泻可口服复方地芬诺酯(复方苯乙哌啶)、盐酸洛哌丁胺等;放射性直肠炎可用镇静剂,激素抗生素灌肠,反应严重则需停止放疗,给予对症、支持治疗。②进高蛋白质、高维生素、低脂肪、易消化的食物,避免刺激性食物,注意饮食卫生,腹胀腹泻者应进少渣、低纤维食物,避免糖、豆类等产气食物。③每次放疗要保持与定位时一致的进食状态或膀胱充盈程度,以减轻放疗反应。

(2)泌尿系统反应的护理:盆腔、肾脏肿瘤的放疗,常出现尿频、尿急、尿痛、排尿困难、血尿等症状。护理应注意如下。①嘱患者平时多饮水,以减轻放疗反应。②根据医嘱给予口服消炎利尿药,如反应严重则停止放疗,并补液支持治疗。③放疗前适当饮水,使膀胱适当充盈,利于放疗。

(二)腔内后装治疗常见并发症及护理

腔内后装治疗是现代放射治疗的主要方法之一,是体外照射的重要补充,也可单独使用,主要用于治疗妇科肿瘤。但在治疗中随着放疗剂量的增加,放疗反应也有所加剧。常见的并发症有近期和远期两种。

1.近期并发症及护理

(1)消化系统、造血系统反应:消化系统表现为食欲缺乏、恶心、呕吐、头晕、乏力等,极少数患者会出现骨髓抑制。轻者不必处理,如反应严重者,应暂停放疗,对症治疗。

(2)膀胱反应:放射性膀胱炎的主要表现为膀胱或尿道的刺激征,如尿频、尿急、尿痛,个别还会有血尿。患者一般经抗感染治疗后很快康复,护理上嘱患者大量饮水,减低尿液的酸度,缓解膀胱刺激征。每次治疗前排空膀胱,以减轻压力,远离放射源,减少治疗时的辐射受量。

(3)直肠反应:直肠段的黏膜对射线敏感度高,耐受量低,多数患者会出现排便次数增多和黏液便,严重者可有里急后重、便中带血,可按实际情况减少每次放射剂量或暂停放疗,并给予润肠、止血,调节饮食,少吃粗纤维食物,密切了解患者的排便情况和肠道反应症状。

(4)皮肤反应:可发生在会阴、肛门周围或腹股沟等表面皮肤,轻者表现为局部皮肤出现红斑、充血、水肿、自觉疼痛或灼热感,严重者发生表皮破损渗液糜烂,护理上应指导患者穿棉质内衣,局部皮肤涂皮肤防护剂,避免化学及机械的刺激。

2.远期并发症及护理

(1)粘连性阴道炎:近距离腔内照射后,阴道黏膜可出现充血、水肿及表层脱落、溃疡形成,并以纤维渗出和白细胞形成的白色假膜覆盖,一般于治疗后3个月左右白膜才消失,并从周边开始逐渐愈合。常用2%甲硝唑、0.2%碘伏溶液,反复多次冲洗,冲洗时要不断转动冲洗头,使穹隆部能得到充分的清洁,这是保持阴道清洁、避免阴道损伤,控制炎症发展和预防阴道粘连行之有效的方法。

(2)直肠狭窄、直肠阴道瘘:近距离放疗后,组织纤维化可使直肠腔狭窄,重度的直肠损伤。患者常有腹胀、便秘、排便时疼痛等症状,严重可出现肠黏膜溃疡出血,甚至引起阴道瘘,给患者带来长期的痛苦,最后导致感染、中毒、死亡。护理上应以预防为主,嘱患者多饮水,吃少渣食物,可以保护直肠黏膜减少擦伤,避免便秘,减轻症状。治疗前嘱患者解大便,排空直肠,治疗中注意保持体位不变,避免直肠放射性损伤,当肠黏膜发生溃疡时可用药物保留灌肠,使用止血药等。

六、肿瘤放射治疗患者的护理

肿瘤患者在接受放射治疗过程中,由于射线在杀灭肿瘤细胞的同时对邻近的正常组织会造成一定损伤,而出现不同程度的毒性反应,所以对放疗患者的护理尤为重要。对于放疗前、中、后的护理,健康教育贯穿于整个过程。

七、外照射的护理

1.放疗前的护理

(1)心理护理:向患者及家属介绍有关放疗知识,大致的治疗程序,放疗中可能出现的不良反应和治疗后可能发生的并发症以及需要配合的事项,使患者消除焦虑情绪和恐惧心理,减轻患者自我感受负担,积极配合治疗。

患者在自身日常生活能力缺失情况下,其医疗救治大多依靠家人和朋友的帮助,由于身体、经济、照护、情感等方面原因,普遍存在担心拖累家人的心理,这种感觉称为自我感受负担(self-perceived burden,SPB)。自我感受负担主要包括患者对自己通过依赖他人来满足照护需求及不能承担重要角色、责任和义务的顾虑,担心自己因疾病和死亡给家人带来情感冲击。殷利等人针对鼻咽癌调查患者的自我感受负担现状,研究结果显示鼻咽癌患者自我感受负担呈中度水平,主要出现在经济负担、身体功能状态、照顾者自我感受、患者年龄和心理痛苦方面,因此,制订个性化的心理疏导也可降低放疗患者的自我感受负担,从而提高患者的生存质量。

(2)摘除金属物质:在放疗中金属物质可形成次级电子,使其相邻的组织受射线量增加,出现溃疡且不易愈合。所以接受头颈部照射的患者在放疗前应摘除金属牙套,气管切开的患者将金属套管换成塑料套管或硅胶管,避免造成损伤。

(3)口腔的处理极为重要,放疗前应常规口腔处理,及时修补龋齿,拔出残根或断牙,并注意口腔卫生。如放疗前必须拔牙,应待牙床愈合以后再行放疗。

(4)改善全身情况:纠正贫血、脱水、电解质紊乱等,做好必要的物理及实验室检查。血象低者给予治疗,如有感染,须先控制感染后再行治疗;如有伤口,除特殊情况外,一般应待伤口愈合再行放疗。

2.放疗期间的护理

(1)心理护理:由于放疗反应的出现,往往会加重患者心理负担,要加强护患之间沟通,根据患者具体情况,有针对性做好阶段性健康指导,使患者对放疗的每一阶段出现的不良反应有所了解,不会惊慌恐惧,并掌握应对方法。通过定期组织讲座、召开全体座谈会的方式,增加护士与患者之间、患者与患者之间的交流机会,介绍成功病例,通过各种形式宣传肿瘤防治知识,使患者增强战胜疾病的信心,顺利完成治疗。

(2)照射野皮肤的保护:在放疗过程中,照射野皮肤会出现放疗反应,其程度与放射源种类,照射剂量,照射野的面积及部位等因素有关。如护理不当,可人为加重皮肤反应,所以护士应做好健康宣教,使患者充分认识皮肤保护的重要性,并指导患者掌握照射野皮肤保护的方法:①充分暴露照射野皮肤,避免机械性刺激,建议穿柔软宽松、吸湿性强的纯棉内衣,颈部有照射野要求衣领柔软或低领开衫,以减少刺激便于穿脱。②照射野区域皮肤,可用温水软毛巾温和的清洗,禁用碱性肥皂搓洗;不可涂乙醇、碘酒、药膏以及对皮肤有刺激性的药物;局部禁贴胶布,禁用冰袋和暖具。③剃毛发宜用电动剃须刀,以防损伤皮肤造成感染。④保持照射野皮肤的清洁干燥,特别是多汗区皮肤如腋窝、腹股沟、外阴等处。⑤外出时防止曝晒及风吹雨淋。

(3)注意监测血常规的变化:因放疗可使造血系统受到影响造成骨髓抑制,使白细胞和血小板锐减,以致出现严重感染。患者在放疗期间应每周查一次血象,及时监测血细胞的变化,并观察有无发热等症状,及早对症治疗,以保证放疗顺利进行。

(4)饮食护理:接受放疗后患者会出现食欲减退,头颈部放疗患者会出现口干、味觉改变、口咽疼痛等不同程度的口腔黏膜反应,从而影响进食。加上放疗后机体消耗增加,使患者体重下降,全身反应加重,严重者应中断治疗。有资料显示,放疗患者体重减轻 7 kg 者预后差。科学合理的营养饮食可促进组织修复,提高治疗效果。放疗患者饮食需品种丰富,搭配合理,保证高蛋白、高热量、高维生素、低脂饮食,如瘦肉、海产品、新鲜果蔬。不要盲目忌口。饮食以清淡无刺激食物为主,多吃煮、炖、蒸等易消化的食物。禁烟酒,忌过冷、过硬、过热食物,忌油腻、辛辣食品。根据放疗反应进行饮食调整。少食多餐,保证足够营养和水分摄入。具体饮食护理要求如下。①放疗刚开始的7～10天内,饮食应清淡,尽量避免酸、甜等增加唾液分泌的食物和饮料,减少唾液分泌,减轻腮腺急性反应症状。②口干、味觉改变症状出现时,建议食用含水量高、易消化的饮食或半流食,饮水或汤类以协助咀嚼与吞咽。多吃生津止渴、养阴清热食品,如藕汁、萝卜汁、绿豆汤、冬瓜汤、芦根汤、西瓜、蜂蜜、猕猴桃、雪梨、葡萄等新鲜蔬菜和水果。配合中药,如胖大海、菊花、麦冬、洋参片等泡水饮用。③食用有助于血象升高的食物,如动物肝脏、动物骨髓、鸡、鸭、鱼、瘦肉、奶制品、豆芽、麦芽、大枣、菠菜、生姜等。④口腔黏膜反应严重时引起进食疼痛,可将新鲜水果或蔬菜榨汁后饮用,可将肉松或鱼、肉等切碎放入粥或面片中食用。重度口腔黏膜反应不能进食时,可采用鼻饲饮食或静脉营养,以保证足够的营养,促进机体恢复。⑤腹泻患者给予少渣、低纤维饮食,避免产气食品,如豆类、牛奶、糖、碳酸类饮料。⑥鼓励患者多饮水,每天 3 000 mL 以上,以增加尿量,促进体内毒素排出。

(5)全身反应:①部分患者出现疲劳、头晕、虚弱、食欲下降、恶心、呕吐、性欲减退、睡眠障碍和血象改变等全身症状。在对症处理同时,注意营养饮食,给高热量、高蛋白、高维生素饮食,家属配合烹制美味食品增加食欲。提供安静休养环境,睡眠障碍可药物助眠,保证生活规律。给予精神鼓励,使患者增强信心,主动积极地配合治疗。②预防感染:机体免疫力下降可引起病毒感染,如带状疱疹,沿神经分布,多见胸背部肋间神经与下肢,其次是三叉神经。表现为疱疹呈串珠状大小不一、透明,伴疼痛,严重时可累及全身,剧痛伴发热。处理以抗病毒、神经营养、增强免疫力药物为主,保持皮肤清洁,加强营养改善全身状况。

(6)头颈部放疗护理要点:保持口腔清洁。头颈部放疗患者,保持口腔清洁非常重要。由于射线的影响,唾液分泌减少,口腔自洁能力下降,容易发生龋齿及口腔感染,从而诱发更严重的放疗并发症或后遗症,所以做好口腔清洁是放射治疗中重要环节,需要患者配合。①保持良好的口腔卫生,餐后睡前漱口,清除食物残渣,预防感染和龋齿发生。②每天用软毛牙刷刷牙,建议用含氟牙膏。③饮食以软食易消化为好,禁烟酒,禁止强冷强热及辛辣食品对口腔黏膜刺激。④眼、鼻、耳可使用滴剂预防感染,保持照射部位清洁舒适。⑤根据需要做鼻咽冲洗、上颌窦冲洗,保持局部清洁提高放射敏感性。⑥气管切开的患者保持呼吸道通畅,观察有无喉头水肿并备齐急救物品。⑦指导督促患者张口功能锻炼,预防放射性张口困难。⑧脑瘤患者放疗期间,观察有无颅内压增高症状,预防癫痫发作。⑨张口功能锻炼的方法:张口锻炼是预防放疗后颞颌关节纤维化的重要方法。通过被动张口、支撑、搓齿、咬合等动作,活动颞颌关节和咀嚼肌群,防止颞颌关节强直和咀嚼肌萎缩。张口锻炼方法如下。

(1)大幅度张口锻炼:口腔迅速张开,然后闭合,幅度以可以忍受为限,2~3 次/分,3~4 次/天。

(2)支撑锻炼:根据患者门齿距选择不同大小的软木塞或木质开口器(直径 2.5~4.5 cm),置于上、下门齿之间或双侧磨牙区交替支撑锻炼。张口程度以能忍受为限,保持或恢复理想开口度(>3 cm),10~20 次/分,2~3 次/天。

(3)搓齿及咬合锻炼:活动颞颌关节,锻炼咀嚼肌,每天数次。

(4)放疗期间即开始张口锻炼,长期坚持,作为永久性功能锻炼。

(7)胸部放疗护理要点:食管癌照射后局部黏膜反应较重,疼痛和吞咽困难暂时加重,做好宣教指导饮食,注意观察有无食管穿孔。肺癌患者放疗期间,注意预防感冒,以免诱发放射性肺炎。

(8)腹部放疗护理要点:腹腔、盆腔照射前应排空小便,减少膀胱反应。

3.放疗后的护理

(1)皮肤护理:因照射野的皮肤在多年后仍可发生放射性的溃疡,因此放疗结束后 1~2 个月,仍需保持放射野皮肤清洁、干燥,避免损害,不能用肥皂和沐浴露擦洗局部皮肤,可用温水轻轻沾洗。注意保护照射区的皮肤,避免感染、损伤及物理性刺激,防止强风及雨淋、阳光曝晒。

(2)饮食营养:进食高蛋白、高热量、高维生素、低脂饮食,多食新鲜水果、蔬菜,禁食辛辣、刺激、热性食品,如荔枝、桂圆、狗肉、羊肉等。注意各种营养配比要适当。

(3)功能锻炼:保持良好的生活习惯及作息规律,可适当活动,如散步、练气功、做家务等,以增强体质,但要注意活动的幅度。保持心情舒畅。加强与疾病相关的功能锻炼,如张口练习,患肢功能锻炼,肩关节活动等。

(4)定期随访:住院患者出院后 1 个月复查,以后每 3 个月复查 1 次,1 年后无特殊情况可半年复查 1 次。如病情有变化,及时来院复查。

(5)专项护理:①口腔受照射放疗后 3～4 年内不能拔牙,特别是当出现放射性龋齿在牙颈部断裂时,牙根也不能拔出,平时可用含氟类牙膏预防,出现炎症时予以止痛消炎,以免诱发颌骨骨髓炎或骨坏死。如三年后需要拔牙,拔牙前后各一周,应常规应用抗生素,可将并发症放射性骨坏死的发生率降低到最低。②气管切开患者需要带管出院的,指导患者和家属掌握气管套管处理的正确方法。

4.腔内后装治疗的护理

腔内后装治疗是近距离照射常用方法之一,通常作为外照射的补充。后装治疗室护士要掌握后装技术的配合及护理。

(1)为患者介绍治疗过程和注意事项,解除患者的思想顾虑及紧张情绪,使患者能积极配合后装治疗。

(2)每天放疗前进行阴道冲洗 1 次。治疗前一天服缓泻剂,治疗当日清晨排空大便,使直肠在治疗时保持空虚状态。

(3)遵医嘱使用放疗增敏剂,并保证药物及时准确的输入。

(4)治疗完毕后注意观察阴道有无渗血及纱布遗留,避免重体力劳动。

(5)放疗期间注意观察大小便情况,做好放射性直肠炎和放射性膀胱炎的预防及护理。

(6)健康教育。具体护理要求:①注意保持外阴清洁,穿宽松、透气内衣裤并勤换洗。②鼓励患者多饮水、多排尿,起到冲洗膀胱的作用。③放疗结束后 3～6 个月内仍需坚持阴道冲洗,防止阴道粘连。④宫颈癌患者放疗结束后 2 个月可恢复性生活。⑤出现潮热、盗汗等症状,提示出现更年期症状,应及时治疗。

(李 琳)

第三节 口腔颌面部肿瘤

一、口腔颌面部肿瘤基本护理理论概述

(一)口腔颌面部肿瘤的致病因素

1.外来因素

(1)物理因素:热辐射、紫外线、创伤、X 线及其他放射性元素、长期慢性不良刺激等都可成为致癌因素。

(2)化学因素:人体长期接触某些化学物质的刺激可导致肿瘤的发生。如吸烟、饮酒与口腔癌的发生有关,煤焦油可引起面部皮肤癌,苯、砷等超过一定浓度也可致癌。

(3)生物因素:某些病毒与肿瘤的发生有关。如 EB 病毒与恶性淋巴瘤特别是 Burkitt 淋巴瘤有关,人类乳头状瘤病毒(HPV)不仅能引发良性肿瘤,而且与口腔癌的发生也有关。

(4)不良刺激：义齿锐利边缘、残根、残冠、牙齿锐利、牙尖等对软组织摩擦，压迫和创伤。反复咬颊、咬舌都可成为引起口腔癌的原因。此外，环境因素、饮食习惯等也与肿瘤的发生有关。

2.内在因素

(1)神经精神因素：神经系统长期受刺激，可导致大脑皮质功能失调，引起组织细胞分裂失去控制而发生异常生长，导致肿瘤形成。精神神经过度紧张，心理平衡遭到破坏，造成人体功能失调，为肿瘤的发生发展创造了有利条件。

(2)内分泌因素：内分泌功能紊乱易发生口腔癌。

(3)遗传因素：肿瘤本身并不遗传，遗传的是发生肿瘤的个体素质，具有这种身体素质的人，在致病因素持续刺激下，正常细胞易发生基因突变而成为癌细胞。

(4)机体免疫状态，机体的免疫功能低下易发生肿瘤。胸腺与机体免疫有重要关系，随着年龄的增长胸腺逐渐萎缩，肿瘤的发生率也随之增高。艾滋病毒所致的免疫抑制也使某些肿瘤的发生率增高。此外，年龄、民族也与肿瘤的发生有密切关系。

(二)口腔颌面部肿瘤的预防

现在对癌症的治疗皆为癌后治疗，如能在癌症发生之前，发现组织细胞形态有所改变或某种癌症的生化标志物的变化，进行积极治疗，把癌变过程阻断在癌前阶段，这样的治疗一定能取得良好的效果。因此对肿瘤的治疗必须贯彻预防为主的方针。口腔颌面部肿瘤的预防应包括以下几方面。

1.消除或减少致癌因素

(1)消除慢性刺激因素，如及时处理残根、残冠、错位牙、锐利牙尖、不良修复体等。

(2)注意口腔卫生，不吃过烫和刺激性食物，戒除吸烟和喝酒的习惯。

(3)采取户外曝晒或与有害工业物质、化学物质接触工作的防护措施，使致癌因素减少到最低水平或达到完全消除。

(4)避免精神过度紧张和抑郁。

2.及时处理癌前病变

癌前病变是指机体组织的某些病变本身尚不是癌，但长期的不良刺激可促其转变为癌。因此，早期诊断、及时处理，是避免发生恶性肿瘤的有效措施。

口腔颌面部常见的癌前病变有黏膜白斑、红斑、扁平苔藓、黑色素斑痣、乳头状瘤、慢性溃疡、皲裂、瘘管及角化不良等。

3.加强防癌宣传

使群众了解癌瘤对人类的危害性及一些防癌常识，如了解癌前病变的表现及早期症状，若有怀疑应及时检查，早发现、早治疗，预后是良好的。要戒烟酒并注意口腔卫生及膳食结构。开展体育锻炼，增强体质，对防止肿瘤的发生有一定意义。

4.开展防癌普查

在高危人群中进行普查，可早期发现部分肿瘤患者。设立肿瘤专科门诊，对有明显遗传因素的肿瘤患者子女实行监护随访。定期对职工进行查体等，发现问题及时处理。

(三)口腔颌面部肿瘤的治疗原则

1.良性肿瘤

良性肿瘤一般以手术切除为主。对临界瘤，应在肿瘤边缘以外 0.5 cm 正常组织内切除，并将切除组织做冷冻切片检查，若为恶性，则应扩大切除范围。良性肿瘤切除后也应送病理检查，若证实有恶变,应按恶性肿瘤进一步处理。

2.恶性肿瘤

应根据肿瘤的组织来源、分化程度、生长部位、生长速度、临床分期及患者机体状况等全面研究后,再选择最佳治疗方案进行治疗,还应考虑到术后外形恢复和功能重建。

(1)组织来源:肿瘤的组织来源不同,治疗方法也不同。间叶组织造血系统来源的肿瘤对放射和化学药物都具有高度的敏感性,且常为多发性并有广泛转移,故宜采用放射、化学药物和中药治疗为主的综合疗法。骨肉瘤、纤维肉瘤、恶性黑色素瘤,神经系统的肿瘤等对放射线不敏感,应以手术治疗为主。手术前后可给予化学药物作为辅助治疗。对放射线中度敏感的鳞状细胞癌和基底细胞癌,则应结合患者的全身情况、肿瘤生长部位和侵犯范围,确定采用手术、放射、化学药物或综合治疗。

(2)细胞分化程度:一般细胞分化程度较高的肿瘤对放射线不敏感,故常采用手术治疗,而分化程度较低或未分化的肿瘤对放射线较敏感,应采用放射与化学药物治疗。

(3)生长速度:当肿瘤生长较快、广泛浸润时,手术前应考虑先进行术前放射或化学药物治疗。目前多采用术前诱导化疗,术后再行放疗或补充化疗,因术前放射常影响术后刀口愈合,增加术后并发症。

(4)生长部位:肿瘤的生长部位与治疗效果也有一定关系。如唇癌、手术切除较容易,且整复效果也好,因此多采用手术切除。而口咽部的肿瘤,手术治疗比较困难,术前又常给患者带来严重功能障碍,因此应首先考虑能否用放疗或化疗,必要时再考虑手术治疗。颌骨肿瘤一般以手术治疗为主。

(5)临床分期:可作为选择治疗方案的参考。一般早期患者应用各种疗法均可获得较好的疗效,而晚期患者则多采用综合治疗。临床分期还可作为预后估计和参考,据统计经外科手术治疗的口腔颌面部肿瘤一期患者 3 年、5 年生存率明显高于四期患者。但在根据临床分期选择治疗方案和估计预后时,更要注重患者全身状况。

(6)患者的机体状况在肿瘤的治疗过程中,要处理好局部和整体的关系。对局部肿瘤进行放疗、化疗或手术治疗时,要同时注意全身治疗,增强体质,充分发挥患者的主观能动性,才能获得较好的治疗效果。

(四)口腔颌面部肿瘤患者的心理特征

1.惧怕心理

患恶性肿瘤,往往视为不治之症,晚期患者更是如此。因此应多安慰,开导患者,消除惧怕心理,积极配合治疗。

2.怕术后畸形毁容心理

口腔颌面部肿瘤直接影响颜面外形和功能,特别是恶性肿瘤,手术治疗时行广泛切除或根治性切除,造成畸形或毁容,术前应向患者解释清楚,讲清利害关系,术中尽可能立即进行外形的修复和功能重建,尽可能达到既根治肿瘤又恢复外形及功能的目的,提高患者的生存质量。

3.怕复发心理

良恶性肿瘤治疗后都有复发的可能,恶性肿瘤还可能向全身扩散转移,患者怕复发、怕转移。因此治疗时应尽量行根治措施,消除患者怕复发的顾虑,而按时复查监护患者更为重要。既防止患者治疗后一劳永逸的心理,又防止患者惧怕复发、心惊胆战、影响情绪及生活,应定期复查,长期随访,使患者长期在医护人员的监护之下,发现问题及时处理。

4.失去生活信心

恶性肿瘤患者,思虑万千,良性肿瘤患者,又怕恶变,癌症又被视为不治之症,因而失去生存信心和生活志趣,甚至拒绝治疗,寻死。医护人员应鼓励患者增强生存信心,调动患者对治疗的信心和抗癌的积极性,嘱患者与医护人员合作,与癌症抗争,取得最佳效果。同时做好患者家属工作,从各方面照顾、关心、体贴患者,消除不正常的心理状态。

二、口腔颌面部肿瘤的分类护理

(一)腮腺混合瘤患者的护理

1.疾病概要

腮腺混合瘤,亦称多形性腺瘤,为临界瘤。混合瘤是涎腺肿瘤中最常见的一种,腮腺是好发部位。本病任何年龄均可发生,以30~50岁多见,男女发病无明显差异。腮腺肿瘤约80%发生于腮腺浅叶,常以耳垂为中心生长,生长缓慢,无任何自觉症状,常系无意中发现。触诊界限清楚、活动,呈球形或椭圆形,表面光滑或呈结节状,中等硬度。发生在腮腺内或腮腺深部的肿瘤常在比较大,甚至发生功能障碍后才被发现。因此病程长短不一,短者数天或数周,长者数年或10~20年。如果存在多年的肿瘤在近期内生长加速或出现疼痛、瘤体不活动,有功能障碍征象,应考虑有恶性变可能。诊断主要根据临床表现和病史分析,结合B型超声检查进行判断。如果疑与腮腺深叶肿瘤和颞下咽旁区肿瘤不易区别时,可作CT或MRI检查,进一步明确诊断。治疗以外科手术切除为唯一有效的治疗手段。由于此肿瘤包膜常不完整,行切除术时原则上应从包膜外的正常组织0.5 cm以外处切除。肿瘤位于腮腺浅叶,常行肿瘤及腮腺浅叶切除术。位于深叶,应行肿瘤及全腮腺切除术。术前应先用1%亚甲蓝从腮腺导管注入,术中可见腺体呈淡蓝色,神经呈银白色,以便保护面神经。总之,首次手术术式是否正确和彻底是能否治愈的关键。

2.临床护理

(1)术前护理。①口腔颌面部肿瘤多为中年人,对预后及术后面部是否会发生神经损伤和影响美观极为担心,应在以患者为中心的思想指导下,关心爱护患者,引导其对手术后可能出现的问题,有一定的心理准备。介绍手术过程及手术切口的部位,使患者相信医护人员会尽最大努力使手术瘢痕隐蔽,尽量保护面神经不受损伤,使患者振奋精神主动配合手术。②术前一天备皮,备皮区在患侧耳周5 cm处剃去毛发及胡须,洗澡更衣,成人术前6小时禁食水,幼儿术前4小时禁食水。根据医嘱合血,作青霉素、普鲁卡因皮试,阴性后最好术前2小时即开始应用抗生素,对预防术后感染有很好的作用。③备好术中用物及1%亚甲蓝注射液,并向患者说明其在腮腺导管内注射亚甲蓝的作用和可导致术后的前几次尿液呈蓝色,对身体无损害不必紧张。

(2)术后护理。①术后回病房监护室,颌面部肿瘤手术常采用局部或局麻加强化全身麻醉。应观察与记录生命体征的变化,根据血氧饱和度的参数,调节给氧流量,使血氧饱和度保持在98%以上。保持呼吸道通畅,因腮腺肿瘤切除术后,局部敷料包扎较紧,口腔分泌物及痰液不易吐出,故应随时协助吸出,以防发生窒息。②敷料加压包扎是预防术区出现积液、涎瘘及感染的重要措施,但包扎过紧,会影响局部血液循环,因此应注意观察敷料是否有松动、脱落或过紧、过松应重新包扎。如患者出现呼吸困难、头胀痛,可能与包扎过紧有关,应协同医师及时适当放松绷带。敷料包扎松紧度要适宜,部位恰当,也可配合使用双层四头宽弹力绷带达到加压包扎的目的。③手术2小时后,可根据患者情况给饮少量开水,如无呛咳,可进流质或半流质饮食,禁食酸性及刺激性食物,每次进餐前30分钟应口服阿托品0.3~0.6 mg,预防涎液分泌过多,致局部潴留积液,影响伤口愈合。④保持口腔清洁:患者术后因局部包扎较紧,伤口有疼痛感,张口受限,口腔自洁能力下降,腮腺分泌涎液减少,腮腺导管与口腔相通,因此保持口腔清洁对预防伤口逆行感染,增加食欲有很重要的作用。还要鼓励患者自行刷牙或漱口液含漱。不能自理的患者每次进餐后协助口腔护理。

(3)并发症的护理。腮腺混合瘤手术后主要并发症为面神经损伤,表现为面部麻痹。故应了解术中情况,如果手术未损伤面神经,只因机械性刺激,而引起的暂时性麻醉,可用维生素 B_1、维生素 B_{12} 或神经细胞复活剂等药物治疗,也可配合物理疗法,逐渐恢复。但要注意保护眼睛,可用红霉素眼膏及其他保护眼角膜药物涂敷,戴眼罩以防暴露性角膜炎、结膜炎等。其次是观察术区是否有积液,如果皮肤拆线后仍有明显积液,可在无菌操作下抽吸,并继续加压包扎,口服阿托品。

3.康复护理

腮腺混合瘤患者术后一般拆线1周后复查,视检查结果再决定是否停止治疗。在此期间嘱患者勿进酸辣等刺激性强的食物,应进高蛋白、多维生素易消化软食,减少腺液分泌。向患者详细讲解伤口痊愈后,进行放疗对预防腮腺混合瘤的复发具有良好的作用,取得患者的合作。有的患者手术后数周,出现味觉出汗综合征,亦称耳颞神经综合征或 Frey 综合征。其表现为在耳前下区皮肤,当咀嚼食物或刺激唾液分泌时,可见出汗伴有该区发红现象。一般认为是手术切断的副交感分泌神经支与皮肤汗腺、浅表血管的交感神经错位、再生连接所致。有少数患者心理不能忍受,可行放射治疗或行手术治疗。大部分患者影响不大,可疏导他们的紧张情绪,不需特殊处理。

(二)舌癌患者的护理

1.疾病概要

舌癌是口腔颌面部常见的恶性肿瘤。男性多于女性,患者年龄多为 50 岁以上。舌癌多发生于舌缘,其次为舌尖、舌背及舌根等处,为溃疡型或浸润型。本病多数为鳞状细胞癌,舌根部可见腺癌或淋巴上皮癌及未分化癌。舌癌一般恶性程度较高,常早期发生颈部淋巴结转移,也可发生远处转移,一般多转移至肺部。由于舌癌生长快、浸润性较强。常累及舌肌,以至舌运动受限,使语言、进食及吞咽发生困难。肿瘤逐渐浸润邻近组织,可蔓延至口底及颌骨,向后发展可以浸润舌腭弓及扁桃体,如有继发感染或舌根部癌肿常发生剧烈疼痛,疼痛可反射至耳颞部及整个同侧头面部。

治疗原则应以综合治疗为主,常行舌颌颈联合根治术,如在舌根部或已浸润至口底,术中可先行预防性气管切开术,为了修复残舌,最大限度地重建舌功能,常行带血管带蒂肌皮瓣移植术。术后进入康复期,再根据癌肿的性质及浸润范围行放疗或化学疗法,以巩固手术疗效。

2.临床护理

(1)术前护理。①心理护理:舌癌以老年人多见,除具有一般癌肿患者的恐惧心理外,还有因延误诊断、口臭而产生的悲观情绪,不愿与他人交往,而且担心舌切除后会影响讲话、进饮食、面部畸形无法见人等。严重影响着患者的情绪。因此应按护理程序,认真地进行入院评估,针对患者存在的心理、生理与社会等方面的问题,采取相应的护理措施,主动热情地接近患者,并以同种患者术后成功的例子适当进行介绍。最大限度地解除患者顾虑,使其能面对现实,并积极配合治疗,争取好的预后。并劝告患者增加营养,使其懂得饮食营养对承担手术的重要性,以较好的心态和体质接受治疗。②协助医师进行体格检查:因多数患者年龄较大,要特别注意了解心、肺、肝、肾功能、颌骨及胸部X线片、颌骨及肺部情况,制订护理计划。③口腔护理:术前根据需要行牙周洁治,及时治疗口腔及鼻腔的炎症。一般患者有明显口臭,可用1‰过氧化氢溶液或2%复方硼酸溶液每天3~4次含漱。④抗感染治疗:如癌肿体积较大,周围有继发感染,遵医嘱可于术前在用化疗药物使瘤体局限的同时,应用有效抗生素,如青霉素族类和5%甲硝唑静脉滴注。⑤术前1天备皮,常规剃除面颈部、耳周5 cm处及供皮区毛发,注意保护皮肤,并洗澡更衣。常规做青霉素、普鲁卡因皮试,皮试阴性后于术前2小时内应用抗生素,以预防术后感染。术前6小时禁食水,保证术前夜间充足睡眠。⑥术前排空大小便,含漱口液清洁口腔,按医嘱于术前30分钟肌内注射阿托品0.5 mg,苯巴比妥钠0.1 g或其他术前用药。

(2)术后护理。①患者术后回监护室:了解手术过程,与麻醉师交接患者情况。对行舌颌颈联合根治、胸大肌肌皮瓣移植行舌再造术的患者执行全麻护理常规,患者取去枕平卧位头偏向患侧,待患者神志清醒,生命体征恢复正常时,体位可改为110°~120°角半卧位,头向患侧略低,并向患者说明,这种体位可放松颈部组织,避免移植皮瓣血管受压,有利于静脉回流及皮瓣血供。供皮区给胸腹带包扎,并用沙袋加压,减少伤口渗液,预防局部积液。取得其主动配合。②气管切开护理:保持呼吸道通畅,及时吸出气管内分泌物,气管切开套管口用双层生理盐水湿纱布覆盖。套管内管每天煮沸消毒1~2次或用3%过氧化氢溶液浸泡清洗消毒。套管底纱应及时更换并保持清洁干燥。用生理盐水150~200 mL加庆大霉素80 000 U或阿米卡星200 mg,糜蛋白酶5 mg,每30分钟滴入气管4~5滴,同时再配制上述溶液行超声雾化吸入,每天2~3次稀释痰液,预防肺部感染。一般术后5天可试堵管24~48小时,如无呼吸困难,可协助医师拔除气管套管。③口腔护理:因手术创面主要在口腔内,又有移植皮瓣,所以术后口腔护理很重要。可根据口内pH选用适宜的溶液进行口腔护理,常用的有生理盐水或2%复方硼酸溶液。为了避免移植皮瓣遇冷刺激发生痉挛,应将溶液加温至38 ℃左右,用擦拭和冲洗法相结合进行口腔护理,并同时观察移植皮瓣的情况。因带蒂皮瓣转入口内后,其近心端与舌根部相缝合不易观察,可观察远端舌尖部。观察时主要注意缝合伤口有无渗血,如渗血较多且呈暗红色,可能有肌皮瓣静脉回流受阻情况;如皮瓣皮色苍白,局部温度低于正常,应想到为动脉供血不足的可能。正常皮瓣为淡红色,温度保持在37 ℃左右。局部应用抗生素时,应先清洁口腔,然后用喉头喷雾器进行口腔喷雾,喷雾溶液的配制同气管切开滴入液,每天2次。也可于术后3天送检口腔分泌物细菌培养加药敏,以便选择有效抗生素配制喷雾溶液。④饮食护理:患者术后因口内有伤口及移植皮瓣,因此不能由口腔进食。但为了满足机体需要,应采用鼻饲流质饮食或术前在胃镜引导下行胃造瘘液质饮食。置鼻饲管时为了减轻患者痛苦,可在鼻腔内滴入适量1%丁卡因黏膜麻醉后,再按常规置入鼻饲管,深度到达食管即25~30 cm即可,避免胃部刺激。因食物未经咀嚼,消化液分泌减少影响消化吸收,可给多酶片、甲氧氯普胺(胃复安)等药物,研碎后注入鼻饲管促进消化及胃肠蠕动。饮食类可以将富含高蛋白、高维生素、高热量及水果等经食品料理机加工制成流质,经胃管注入。同时可由静脉补充血浆蛋白、氨基酸等。还应根据血生化及血常规检查结果给予补充电解质和成分输血,保证患者所需营养,促进刀口愈合及皮瓣成活,手术10天后,待皮瓣移植成功,刀口Ⅰ期愈合,可拔除鼻饲管,再经口进食流质或半流质饮食。⑤观察扩张血管及抗血栓形成药物的药效及毒不良反应。如发现刀口渗血不止,超过正常量,应通知医师调整用药量,在及时补充全血的同时警惕DIC的发生,并继续抗感染治疗。

(3)并发症的观察与护理。①胸大肌肌皮瓣移植术后,移植皮瓣易发生静脉回流受阻或动脉供血不足。静脉回流受阻常发生在术后2~3天,轻者可继续观察,暂不做特殊处理,如皮瓣明显发绀、肿胀或已出现水疱,应查找原因,如敷料包扎过紧或体位不当,可通知医师在皮瓣表面切开小口引流,以减轻皮瓣淤血或肿胀。动脉供血不足,按医嘱补充血容量,加用扩张血管药,并采取保温、止痛等措施给予纠正。②患者由于舌体及颌部手术,唇部功能暂时降低,致使不自主流涎,涎液容易污染颌部敷料及伤口。应告诉患者这是暂时现象、指导其练习吞咽动作,唇部暂时置入无菌纱布并及时更换,待拔除鼻饲管恢复正常吞咽功能后,流涎现象会逐渐减轻。③行颈淋巴结清扫术过程有发生胸导管损伤的可能,多因胸导管行走位置不规则所致。虽发生率只有1%~2%,但应注意观察。因为严重的乳糜瘘可引起水、电解质紊乱、营养和免疫功能障碍。故应观察负压引流液的颜色及量。如引流量呈乳白色,且量逐渐增多,24小时可多达200 mL,应及时报告医师进行处理。如乳糜液出现在术后早期,且引流量不多,可因加压包扎使瘘管自然封闭,同时暂时禁食,并卧床休息,减少乳糜的流量。如引流量较多,上述措施不能奏效、应及行手术治疗。必要时给静脉滴注血浆以补充流失的乳糜液或根据血蛋白及清蛋白含量,由静脉补充清蛋白。

3.康复护理

患者经过手术创伤,一般身体较弱,应指导患者适当进行健身活动、补充营养、增强体质。患者由于面部形成瘢痕或畸形,有心理压力应告慰患者手术后的瘢痕或畸形,随着时间推移能逐渐减轻。要保持心情舒畅乐观情绪,才有利于康复。嘱患者定期复查,以便根据病理结果进行放射治疗、化学治疗或采取联合治疗方法巩固手术效果,达到治愈的目的。舌再造术成功后的患者语言功能受到影响,可指导患者术后1月左右,进行病理性语言训练,提高舌癌术后患者的生存质量,与患者建立联系卡,便于咨询及康复期指导。

(李　琳)

第四节　原发性支气管肺癌

原发性支气管肺癌(以下简称肺癌)是源于支气管黏膜和腺体的恶性肿瘤,是最常见的肺部原发性恶性肿瘤。临床表现以早期常有刺激性干咳和痰中带血等呼吸道症状,逐渐出现癌肿压迫和转移症状。半个世纪以来,世界各国肺癌的发病率和死亡率有明显的升高趋势。

肺癌是一种典型的与环境因素及生活方式有关的疾病,发病与吸烟、职业致癌因子、空气污染、电离辐射、饮食与营养、慢性肺部疾病、病毒感染、内分泌失调及家庭遗传等因素有关。肺癌按癌细胞的分化程度和组织学类型,分为非小细胞肺癌(鳞状上皮癌、腺癌、大细胞癌、腺鳞癌、类癌、支气管腺体癌等)和小细胞癌(燕麦细胞型、中间细胞型、复合燕麦细胞型)。按解剖学部位分为中央型和周围型,前者占3/4,以鳞癌多见;后者占1/4,以腺癌多见。肺癌治疗采取手术治疗、化学药物治疗、放射治疗及辅助免疫疗法的综合治疗措施。非小细胞肺癌早期以手术治疗为主,晚期多采取综合治疗;小细胞肺癌以化学治疗为主,辅以手术和/或放射治疗。

一、护理评估

(一)健康史

询问吸烟情况(如吸烟量、吸烟年龄及年限)和被动吸烟史,有无长期接触职业性致癌因素

（如石棉、砷、铬、工业粉尘、煤烟等）职业史,有无接触放射线、癌肿家族史,是否患有肺结核、慢性支气管炎等慢性肺部疾病,了解工作环境和居住、生活环境有无空气污染状况。

（二）身体状况

1.症状

（1）呼吸系统症状。①咳嗽:常以阵发性刺激性呛咳为早期首发症状,无痰或有少量白色黏液痰;肿瘤肿大引起支气管狭窄时,咳嗽呈高调的金属音;继发感染时,痰量增多,呈黏液脓性。②咯血:多为间断性或持续性痰中带血。当癌肿侵蚀大血管,可引起大咯血。③胸痛:病变累及胸膜或胸壁时,出现持续、固定、剧烈的胸痛。④呼吸困难:癌肿阻塞气道及并发肺炎、肺不张或胸腔积液,可出现气急、呼吸困难。

（2）全身症状:发热可由肿瘤坏死引起,更多见的是因继发性肺炎引起,抗生素治疗效果差;食欲减退、消瘦、明显乏力贫血。

（3）癌肿压迫与转移引起的症状:如压迫喉返神经,使声音嘶哑;侵犯或压迫食管,引起吞咽困难;肝转移时可出现黄疸等。

2.体征

早期可无阳性体征。肺癌部分阻塞支气管时,可有局限性哮鸣音;随癌症进展,可有气管移位、肺不张、肺炎、胸腔积液体征;如肿瘤压迫或阻塞上腔静脉,出现颈部、胸部静脉充盈,头面部及上肢水肿;压迫颈交感神经引起霍纳综合征;癌肿转移,可有右锁骨上及腋下淋巴结肿大;部分患者可有杵状指、库欣综合征、肥大性骨关节病等肺外表现。

（三）心理-社会状况

早期症状不明显,接受各种检查使患者产生猜疑和焦虑不安。一旦确诊为肺癌,患者表现为惊恐、沮丧、哭泣、极度忧虑。病情逐渐恶化,治疗效果欠佳及药物不良反应明显,使患者容易产生悲观、绝望心理,产生轻生自杀念头。少数患者自制力下降,对外采取攻击态度,将愤怒发泄到家属、亲友、医护人员身上,拒绝配合治疗和护理,拒绝与人交谈或交往。

（四）辅助检查

1.影像学检查

胸部 X 线检查是发现肺癌最主要的方法之一,中央型肺癌主要表现为单侧性不规则的肺门肿块,周围型肺癌表现为边界毛糙的结节状或团块状阴影。胸部 CT 能显示普通 X 线检查不能发现的病变。核磁共振显像在明确肿瘤与大血管之间的关系上,明显优于 CT。

2.痰脱落细胞学检查

一般收集上午 9:00～10:00 时的新鲜、深部咳出的痰液送检。标本送检次数以 3～4 次为宜。非小细胞肺癌痰脱落细胞多次检查,阳性率比小细胞肺癌高,可达 70%～80%。

3.纤维支气管镜检查

纤维支气管镜检查是早期诊断肺癌的方法之一。可明确肿瘤的存在、可获取组织供病理检查,对确定病变范围及种类、明确手术指征及方法有重要意义。

4.其他

经胸壁细针穿刺活检、纵隔镜检查、胸腔镜检查、肿瘤标记物检查、剖胸肺活检等。

二、护理诊断及合作性问题

(一)营养失调

低于机体需要量,与癌肿致使机体消耗过度、吞咽困难、化疗反应致食欲下降、摄入量不足有关。

(二)疼痛

胸痛、骨痛、头痛,均与癌细胞浸润、肿瘤压迫或转移有关。

(三)恐惧

恐惧与肺癌的确诊、预感到治疗对机体功能的影响和死亡的威胁有关。

(四)潜在并发症

肺部感染、呼吸衰竭、化疗药物毒副作用、放射性食管炎、放射性肺炎。

三、预期目标

摄取足够营养,营养状况改善;疼痛减轻或缓解;恐惧减轻或消失;预防并发症。

四、护理措施

(一)一般护理

1.休息

保持环境安静,根据不同病期安排患者适当休息,采取舒适的体位,减轻身体不适。

2.饮食护理

给高热量、高蛋白、高维生素和易消化的饮食。尽量选用患者喜欢的食物,注意调配好食物的色、香、味,以增加食欲。根据病情采取喂食、鼻饲,保证营养供给。必要时,静脉输血、血浆、复方氨基酸等,以增强患者的抗病能力。有吞咽困难者取半卧位,给予流质食物,进食宜慢。因化疗而引起严重胃肠道反应而影响进食者,宜少量多餐,化疗前、后 2 小时避免进餐,放慢滴药速度,遵医嘱使用止吐药等相应处理。

(二)心理护理

护士应根据患者的年龄、职业、文化程度及性格等情况,给予沟通和心理支持。确诊后,根据患者的心理承受能力和家属意见,再决定是否告之患者真实情况。对有一定文化素养,具有正确、豁达的人生观、性格开朗和迫切要求了解病情的患者,可采用恰当的语言告知病情,缩短其期待诊断的焦虑期,并及时给予心理援助,引导患者面对现实,调动机体潜能,与癌症作斗争。对于不愿或害怕知道病情的患者,应协同家属采取保护性医疗措施,介绍治疗护理措施及必要性,以镇静的态度、熟练的操作,协助医师迅速采取有效方法,缓解患者症状,使患者产生信任感。当病情加重,患者绝望、恐惧时,应给予良好的心理支持,动员家属、亲友关心支持患者,激发其珍惜生命、热爱生活的热情和求生的欲望。

(三)病情观察

观察肺癌患者常见症状、体征的动态变化;注意有无肿瘤转移的症状;化疗、放疗者,严密观察有无恶心、呕吐、脱发、口腔溃疡、皮肤损害等不良反应;放疗者有无下咽疼痛、吞咽困难等放射性食管炎及咳嗽、咳痰等放射性肺炎的发生;监测周围血象、血浆蛋白、血红蛋白变化;监测生命体征、尿量和体重。

(四)对症护理

1.疼痛的护理

尽量避免加重疼痛的因素,如剧烈咳嗽、用力排便。指导腹式呼吸、缩唇呼吸,以减少呼吸带来的疼痛。采取局部按摩、局部冷敷、支托痛处、使用放松技术、分散注意力等措施缓解疼痛。疼痛明显影响日常生活者,及早使用镇痛药。晚期患者可采用自控镇痛法(PCA),并指导患者掌握操作方法。

2.呼吸困难

给予患者高斜坡卧位,遵医嘱吸氧。根据病情,鼓励患者下床活动,以增加肺活量。大量胸腔积液者,协助医师进行胸腔穿刺抽液。

3.放射性皮肤损害

放疗时,取舒适体位,嘱患者不要移动身体。放疗后,穿宽松柔软的衣服,勿擦去放射部位的标记,保持照射部位干燥。照射部位只用清水洗,忌用肥皂或用力擦洗;避免阳光直接照射、热敷;忌贴胶布;避免涂凡士林软膏、红汞、碘酊、乙醇等。

(五)用药护理

1.化疗药物护理

常用化疗药物有环磷酰胺、顺铂、卡铂、依托泊苷、长春新碱、丝裂霉素等。化疗后,应注意观察和护理化疗药物不良反应,如注意骨髓抑制反应和消化道反应的护理;注意保护和合理使用静脉血管;注意口腔护理等。

2.镇痛药物的护理

按医嘱和用药原则定时、定量用药,用药期间注意观察用药效果、药物不良反应。一般非肠道用药,可在15~30分钟后、口服用药在1小时后,可以确定疗效及镇痛持续的时间。无效时,应立即通知医师重新调整镇痛方案。阿片类药物不良反应有便秘、恶心、呕吐、镇静和精神错乱,应给予预防和相应护理。

(六)并发症的护理

1.肺部感染的护理

遵医嘱使用敏感抗生素治疗,镇咳排痰,维持气道通畅。

2.放射性食管炎的护理

遵医嘱给予氢氧化铝凝胶口服。必要时,应用利多卡因凝胶,食物采用流质、半流质和少刺激性饮食。

3.放射性肺炎的护理

促进患者有效的排痰,给予适当镇咳药。遵医嘱早期应用抗生素、糖皮质激素治疗。

五、健康教育

(一)疾病知识介绍

宣传肺癌的预防保健知识,大力宣传吸烟对机体的危害,提倡不吸烟或戒烟;治理大气污染,加强环境卫生和劳动保护,改善工矿劳动条件;防止肺部慢性疾病;对肺癌高危人群(40岁以上有长期重度吸烟史和高危职业人群、高危地区人群)定期进行体检,早期正常发现肿瘤,早期治疗。

(二)生活指导

指导患者加强营养支持,多食高热量、高蛋白、高维生素、高纤维素和易消化的饮食,指导家属尽可能提高患者的食欲,合理安排休息和活动。保持良好的精神状态,预防呼吸道感染,增强机体抗病能力,促进疾病康复。

(三)出院指导

督促患者坚持化疗或放射治疗,交代下次化疗或放疗的时间及注意事项,间歇期遵医嘱坚持免疫治疗及中药治疗。晚期癌肿转移的患者要交代患者及家属对症处理的措施,定期到医院复诊,提高晚期患者的生活质量。

(李　琳)

第五节　胰　腺　癌

一、概述

胰腺癌是消化系统常见的恶性肿瘤之一,恶性程度极高,预后极差,2年总生存率低于20%,5年总生存率低于5%。并且中晚期胰腺癌所引起的顽固性疼痛,以及带来的消化道和胆道梗阻症状严重影响患者的生存质量。中国是胰腺癌高发区域,国内统计胰腺癌为恶性肿瘤死亡率的第7位。外科根治性切除手术是唯一有可能治愈胰腺癌的治疗方式,但只有5%~20%的患者可以接受根治性切除。无法行根治性切除的患者则只能接受姑息性治疗。放射治疗是胰腺癌姑息性治疗策略之一,对于胰腺癌患者有一定的治疗效果。相关文献报道,对于不能手术切除的胰腺癌患者,行体外放疗能有效提高患者的中位平均存活时间及一年生存率。但体外放疗受到了皮肤、肌肉、内脏层的衰减影响,不能达到很好的疗效,而且不良反应大,影响患者的预后及生活质量。但是体内放疗则不受上述因素的影响,直接将放射粒子(^{125}I粒子)植入肿瘤内能收到优于体外放疗的效果。

有学者对13例无法切除的胰腺癌患者进行^{125}I粒子植入治疗,术后患者生存质量改善,近期效果明显。其中1例患者生存期长达18个月,没有任何复发转移征象,2个月CT检查肿瘤全部消失。陆健等报道,^{125}I粒子植入胰腺癌后1个月CT随访,有效率达68.4%,3个月有效率63.2%,这与放射性粒子产生的射线对肿瘤持续作用,经过足够的剂量和足够的半衰期,使肿瘤细胞失去再生能力有关。胰腺肿块的缩小及肿瘤内部的坏死可以减轻肿块对周围组织的压迫,而且^{125}I粒子通过腹腔神经丛的照射灭活,起到缓解疼痛的作用。张长宝等对33例疼痛Ⅱ~Ⅲ级的胰腺癌患者植入^{125}I粒子后发现疼痛缓解有效率达60.6%。

放射性^{125}I粒子治疗胰腺癌的植入方式:经体表CT引导下植入^{125}I粒子、经体表超声引导下植入^{125}I粒子、开腹方式超声引导下植入^{125}I粒子以及超声内镜引导下植入^{125}I粒子四种方式。

(一)适应证

(1)不能手术切除的,预计生存期大于3个月的胰腺癌患者。

(2)胰腺转移灶及局部转移淋巴结。

(3)不愿意接受胰腺癌切除手术的患者。

(4)预计生存期小于3个月,为缓解持续性上腹部疼痛可慎重选择粒子治疗。

(5)术中肿瘤残留病灶和/或瘤床位置。

(二)禁忌证

(1)有证据证明肿瘤已经广泛转移。

(2)恶病质,不能接受放射性粒子胰腺癌组织间植入治疗。

(3)对于原发肿瘤最大径>6 cm 的病例应慎重选择本治疗。

二、术前护理

(一)心理护理

评估患者的焦虑程度及造成其焦虑恐惧的原因。及时向患者列举同类手术康复的病例,鼓励与同类手术患者间相互访视,同时加强与家属及其社会支持系统的沟通和联系,教会患者减轻焦虑的方法。

(二)一般护理

1.术前常规检查

了解患者的肝功能、肾功能、凝血功能、血常规、生化、免疫、血尿淀粉酶、CEA、CA199 及心肺功能等指标。

2.肠道准备

术前 2 天口服抗生素进行肠道准备并进食少渣食物,术前 24 小时禁食,手术前晚清洁洗肠并予以生长抑素皮下注射抑制胰酶分泌。

3.健康教育

(1)呼吸道准备:术前戒烟,并训练做深呼吸、有效咳痰运动。

(2)体位准备:根据手术方式和进针角度进行体位训练。一般为仰卧位。指导患者呼吸训练,以配合术中影像学检查。

(3)饮食护理:禁食期间按医嘱合理安排补液,补充营养物质,纠正水、电解质酸碱失衡,提高机体抵抗力。

(4)术前进行 3D 定位患者,指导其保护体表标志线,务必清晰可见。

(三)专科护理

(1)严密观察患者血糖变化,及时调整胰岛素的用量,将血糖控制在稳定水平。

(2)疼痛患者的护理进行疼痛评估,遵医嘱应用止疼药物。

(四)用物准备

器械和用物准备:无菌手术包、粒子植入器械、放射防护用物(铅制防护衣、围领、铅眼镜、铅手套、巡检仪等)、心电监测仪、急救用品。

三、术中护理

(一)手术配合和病情观察

(1)遵医嘱严密监测生命体征及神志变化,予低流量吸氧。

(2)保证静脉通路通畅。

(3)协助体位摆放和固定。

(4)心理护理与患者沟通,询问主诉,缓解患者紧张情绪。

(二)术中放射防护

所有参与操作的工作人员需穿戴防护用具,佩戴个人剂量监测剂量块,近距离操作者戴铅手套。手术结束后认真检查工作台和地面是否有遗撒的粒子,用放射巡检仪仔细检查工作区、操作台、患者周围及工作环境,并详细记录放射剂量,确定无粒子丢失。

四、术后的观察与护理

(一)一般护理

(1)术后卧床休息6～8小时,严禁剧烈活动。

(2)密切观察生命体征变化。

(3)遵照医嘱应用抗生素治疗。

(4)做好放射防护。

(二)专科护理

(1)禁食72小时,予静脉营养支持治疗,并予生长抑素抑制胰液分泌。

(2)观察腹痛情况。

(3)监测血糖变化。

(三)并发症的观察与护理

1.胰瘘

穿刺过程中损伤胰管所致。主要观察患者腹部体征,有无腹胀、腹痛、发热,有无腹腔引流增多且多呈浑浊液,以及腹腔淀粉酶增高等症状。发现并证实有胰瘘存在后应采用全静脉营养,遵医嘱使用抑制胰腺分泌药物,多可治愈。穿刺过程中避免损伤主胰管是防止胰瘘的最有效手段。

2.胃肠道症状

腹胀、恶心、呕吐、食欲减退等胃肠道症状与传统胰腺癌胆道旁路手术相比症状较重,持续时间较长。其原因:放射性粒子植入区域距胃、十二指肠及胆肠吻合口较近,可引起胃、十二指肠、小肠放射性炎症。使用胃肠动力药物及胃肠道黏膜保护剂治疗,症状可在短期内缓解。

3.术后腹水

腹水检查排除胰瘘,给予充分营养支持及生长抑素治疗后腹水可逐渐吸收。

4.感染、出血、乳糜瘘等

临床少见,经对症治疗后一般可自愈。

(四)健康教育

(1)饮食术后进食应遵循流质-半流质-少渣,逐渐恢复至正常饮食。避免甜食、油腻食物,切勿暴饮暴食及饮酒,宜清淡,少食多餐,进高蛋白、高维生素、高热量、易消化食物。

(2)定时监测血糖变化。

(3)放射防护。

五、出院指导

定期复查,应在术后1个月、2个月、6个月复查,进行胰腺CT检查,并检验血清CA199值变化,以了解治疗效果,明确患者是否有局部肿瘤进展、复发、转移等情况。之后的2年内每3个月复查1次,2年后每6个月复查1次。

(李 琳)

第六节 大 肠 癌

大肠癌是常见的恶性肿瘤,包括结肠癌和直肠癌。

一、病因及发病机制

大肠癌和其他恶性肿瘤一样,病因尚未明确,可能与下列因素有关。

(一)环境因素

经研究证明,在各种环境因素中,以饮食因素最重要,大肠癌的发病率与食物中的高脂肪消耗量有正相关关系。另外,也可能与微量元素缺乏、生活习惯改变有关。

(二)遗传因素

国内外均有"大肠癌家庭性"的报道。有些大肠腺瘤,如多发性家庭性腺瘤病,是一种常染色体显性遗传性疾病,家族中患病率可达 50%,如不治疗,10 岁以后均有患大肠癌的可能。最近有学者对肿瘤抑制基因与大肠癌发生关系进行研究发现,大肠癌的易感性与发病机制均与遗传因素有关。

(三)大肠腺瘤

根据各地的尸检材料研究发现,大肠腺瘤的发病情况与大肠癌颇为一致。有人统计,具有 1 个腺瘤的患者其大肠癌的发生率比无腺瘤者高 5 倍,多个腺瘤者比单个腺瘤患者高 1 倍。

(四)慢性大肠炎症

据报道,肠癌流行与血吸虫病的流行区域呈正相关关系,一般认为,血吸虫可导致肠道炎性改变,其中一部分会发生癌变。肠道的其他慢性炎症也有癌变的可能,如溃疡性结肠炎,3%~5%发生癌变。

二、临床表现

(一)早期大肠癌

早期多无症状。随着肿瘤的增大和病情的继续进展,才显露出症状。实际在临床上已出现症状的患者,其局部病变已往往很严重,甚至到了晚期。

(二)晚期大肠癌

大肠癌一旦进入晚期,可出现较明显的症状,但有些症状并非特异,且与癌肿所在的部位有关。

1.右侧结肠癌

主要表现为消化不良,乏力,食欲缺乏,腹泻,便秘,或便秘、腹泻交替出现,腹胀,腹痛,腹部压痛,腹部包块,进行性贫血。包块位置随病变位置而异。盲肠癌包块位于右下腹,升结肠包块位于右侧腹部,结肠肝曲包块位于右上腹,横结肠包块位于脐部附近。此外,可有发热、消瘦、有穿孔及局限性脓肿等并发症,此时病变已进入最晚期。

2.左侧结肠癌

由于乙状结肠肠腔狭小,且与直肠形成锐角,因而易发生狭窄和进行性肠梗阻,多有顽固性便秘,也可间以排便次数增多。由于梗阻多在乙状结肠下段,所以呕吐较轻或缺如,而腹胀、腹痛、肠鸣及其肠型明显。癌肿破溃时,可使粪便外染有鲜血或黏液。梗阻近端肠管可因持久性膨胀、缺血、缺氧而形成溃疡,甚至引起穿孔,也可发生大出血及腹腔脓肿。

3.直肠癌

直肠癌主要表现为大便次数增多,粪便变细,带有血液或黏液,伴有里急后重。由于癌肿可侵犯骶丛神经,可出现剧痛。如果累及膀胱可出现尿频、尿痛、尿急、尿血等症状。癌肿侵犯膀胱,可形成膀胱直肠瘘。直肠癌也可引起肠梗阻。

4.肛管癌

肛管癌主要表现为便血及疼痛。疼痛于排便时加剧。当癌肿侵犯肛门括约肌时,可有大便失禁。肛管癌可转移至腹股沟淋巴结,故可于腹股沟触及肿大而坚硬的淋巴结。

三、实验室检查

(一)粪便检查

粪便隐血试验对本病的诊断虽无特异性,但方法简便易行,可作为普查筛选手段,或可提供早期诊断的线索。

(二)直肠指诊

我国下段直肠癌远比国外多见,占直肠癌的 77.5%,因此绝大部分直肠癌可在直肠指诊时触及。

(三)乙状结肠镜检查

国内 77.7% 的大肠癌发生在直肠和乙状结肠,常用的乙状结肠镜管长 30 cm,可直接发现肛管、直肠和乙状结肠中段以下的肿瘤。

(四)钡灌肠 X 射线检查

病变在乙状结肠上段或更高位置者,须进行 X 射线钡剂灌肠检查。气钡双重造影,可提高放射学诊断的正确率,并显示癌肿的部位与范围。

(五)纤维结肠镜检查

该检查可清晰地观察全部结肠,并可在直视下钳取可疑病变进行病理学检查,有利于早期及微小结肠癌的发现与癌的确诊,进一步提高了本病的诊断正确率,是大肠癌最重要的检查手段。

(六)血清癌胚抗原(CEA)测定

在大肠癌患者血清中,可以检测到癌胚抗原(CEA),血清 CEA 测定对本病的诊断不具有特异性。但用放射免疫法检测 CEA,作定量动态观察,对判断大肠癌的手术效果与监测术后复发有一定意义。如大肠癌经手术将肿瘤完全切除后,血清 CEA 则逐渐下降;若复发,又可再度升高。

(七)其他检查

直肠内超声扫描可清晰显示直肠肿块范围、大小、深度及周围组织情况,并可分辨直肠壁各层的微细结构,检查方法简单,可迅速提供图像,对手术方式选择、术后随访有一定帮助。CT 检查对了解肿瘤肠管外浸润程度及有无淋巴结或肝脏转移有重要意义,对直肠癌复发的诊断较为准确。

四、诊断和鉴别诊断

(一)诊断

(1)凡近期出现原因不明的排便习惯改变,如腹泻、大便性状改变、便秘、或腹泻与便秘交替出现、腹部不适、便血,均应怀疑肠癌,并及时行直肠指检或内镜检查。

(2)对原因不明的缺铁性贫血、消瘦、乏力等患者,要考虑大肠癌慢性失血的可能,应作大便隐血检查证实,必要时行 X 射线钡灌肠及纤维结肠镜检查。

(3)成人出现不明原因的肠梗阻、腹部肿块、腹痛等,也应怀疑大肠癌。

(4)对有慢性结肠炎、结肠腺瘤性息肉,特别是家族性结肠息肉病患者,应重点进行癌前普查。有息肉者尽快切除并明确诊断。

(5)凡疑及本病者,均应借助内镜或指检等行病理涂片检查,以进一步明确诊断。

(二)鉴别诊断

结肠癌需与结肠炎性疾病,如肠结核、血吸虫病、肉芽肿、阿米巴肉芽肿、溃疡性结肠炎及结肠息肉病等进行鉴别诊断。其鉴别要点是病期的长短、粪便检查寄生虫、钡灌肠检查所见病变形态和范围等,最可靠的鉴别是通过结肠镜取活组织检查。

1.阑尾周围脓肿

本病血常规中白细胞及中性粒细胞数增高,无贫血、消瘦等恶病质,作钡灌肠检查可明确诊断。

2.结肠其他肿瘤

如结肠直肠类癌,瘤体小时无症状,瘤体长大时可破溃,出现极似结肠腺癌的症状;原发于结肠的恶性淋巴瘤,病变形态呈多样性,与结肠癌常不易区别,均应作组织涂片活检来鉴别。

五、治疗

(一)手术治疗

广泛性根治手术(包括癌肿、足够的两端肠段及该区域的肠系膜和淋巴结切除)是根治结肠及直肠癌最有效的方法。手术方法和范围的选择取决于癌肿部位。

(二)化疗

对大肠癌有效的化疗药物首选氟尿嘧啶(5-FU),此外尚可用丝裂霉素或表柔比星、顺铂等,联合用药可增加疗效,减低药物毒性,减缓耐药性出现,现已有不少联合方案用于大肠癌的化疗。

(三)放射治疗

大肠癌手术后局部复发率较高,欲提高大肠癌治疗效果必须考虑综合治疗,对晚期直肠癌,尤其是局部肿瘤浸润到附近组织以及有外科禁忌证患者,应用姑息性放疗,亦可取得较满意的效果。

(四)镜下治疗

限于黏膜层的早期大肠癌基本上均见于腺瘤癌变病例,可采用内镜下癌变腺瘤完整切除;不能进行手术治疗的晚期病例,可通过内镜放置金属支架预防肠腔狭窄和梗阻,镜下激光治疗亦有一定疗效。

(五)其他治疗

目前对结直肠癌的治疗研究较多,如基因治疗、导向治疗、免疫治疗、树突样细胞及中医中药治疗,均可作为辅助疗法。

六、放疗护理

放疗(放射治疗)是乳腺癌患者手术前后重要的辅助治疗手段之一,可有效提高治愈率,预防术后局部复发,提高患者的生存质量。但在放疗的过程中,患者很可能会出现一些心理、生理等反应,因此,护士要针对不同时期可能出现的问题,及时进行护理干预,避免或减轻一些不良反应的发生,并使患者积极配合,顺利完成治疗。

(一)放疗前护理

1.一般护理

患者入院后,在做好常规入院宣教及检查的同时,根据患者术后恢复情况,生活自理能力的程度,给予相应的协助;了解患侧肢体有无肿胀、疼痛,活动程度,患肢功能锻炼情况,告知继续功能锻炼的必要性与方法;了解患者对形体改变的认知程度,给予知识宣教及心理支持;观察保乳患者乳头有无溢液,腋下区域淋巴结及锁骨上淋巴结有无肿大情况,教会乳腺自检方法,观察家属对患者的支持程度及维持健康的知识水平,告知家属,尤其配偶的理解与支持,对患者的康复将起到不可估量的作用。

2.心理护理

患者对将进行的放疗可能会产生焦虑甚至恐惧心理,她们会担心是否病情较重、病程较晚;经过手术和/或化疗后,身体能否耐受放疗等。护士应耐心讲解放疗在乳腺癌治疗中的作用与意义,告知保持开朗乐观情绪与疾病治愈的相关性,帮助疏导不良心理,树立战胜疾病的信心。

3.放疗知识的宣教

放疗前向患者讲解放疗的基本原理,可能出现的反应及预防与处理方法。协助做好放疗前的准备,告知定位与放疗时的配合要点,如定位、照射时充分暴露照射野部位;记住定位时的体位,尽可能做到每次照射时头、手、身体保持同样的位置;每次治疗过程中不可随意变动体位。

(二)放疗中护理

1.一般护理

首次放疗时告知患者每天要照射的部位与每个野的配合要点,特别是用乳腺切线托架的正确卧位,在照内、外切线野打机架时,不必紧张;如有不适挥手即有技术员协助处理。在整个放疗过程中,护士要随时观察患者的心理活动,对治疗的适应状况,全身营养情况,出现反应的时间与程度,对产生反应的认知情况等。及时给予相应的护理与指导,并做好详细的护理记录。

2.放疗反应护理

(1)全身反应的护理:全身反应多在放疗初期和末期发生,有头晕、目眩、失眠、疲乏、烦躁不安、食欲缺乏、血细胞减少等骨髓抑制反应。护士应及时做好解释工作。予以适当的心理疏导,消除患者紧张情绪,指导其合理饮食,加强营养,充分休息,适当活动。轻微者可不予以特别处理,重者应配合医师及时治疗。①疲乏:患者常最先感觉到的不良反应是疲乏。应增加患者睡眠时间,夜间睡眠时间不少于 8 小时,日间适当午睡,轻度活动与锻炼。②骨髓抑制:尤其在放疗前接受不同剂量化疗的患者,出现骨髓抑制的概率更高。通常表现为白细胞、血小板计数的减少。每周检查血常规,动态观察白细胞、血小板的变化,白细胞 $<3 \times 10^9/L$ 时要给予适当治疗,严重时遵医嘱停止放疗;病室每天紫外线消毒,定时开窗通风;减少探视与陪客,尽可能少去或不去公共场所;注意个人卫生,加强营养,提高抵抗力;严格无菌操作,预防感染。血小板减少时密切观

察出血倾向,减少或避免创伤性操作。③食欲减退:因放射线的电离辐射作用及机体抵抗力的下降,患者会食欲减退,应适时宣教营养的重要性,宜进食高维生素、高蛋白、高热量、低脂肪饮食,少吃多餐。注意美化就餐环境。鼓励家人或朋友陪同进餐,进餐时可放一些愉快、轻松的音乐,以增加食欲。

(2)照射野皮肤护理:放射治疗后皮肤反应比较常见,尤其乳腺癌根治术后放疗的患者,因胸壁皮瓣薄,局部血供和淋巴回流都较差,照射野内皮肤的耐受性差,极易产生不同程度的皮肤反应。放射性皮肤反应如下。①Ⅰ度:皮肤红斑,色素沉着。②Ⅱ度:干性脱皮。当皮肤剂量达30 Gy时,皮肤发黑呈片状脱屑。③Ⅲ度:皮肤湿性脱皮。当皮肤剂量达40 Gy以上,局部皮肤水肿,水疱形成,继之糜烂、渗液,表皮脱落。④Ⅳ度:皮肤溃疡。所以照射野皮肤的保护与预防反应很重要,要避免机械、理化因素刺激,如忌搔抓,洗澡禁用粗毛巾搓擦,局部用软毛巾吸干;不穿胸罩,内衣要纯棉、宽松而柔软;保持乳房腋窝处皮肤干燥、注意通风;照射野内不贴胶布、不涂碘酊、乙醇等刺激性药物。当出现干性皮肤反应时,忌撕掉脱皮,一般不做特别处理,若伴明显瘙痒可用比亚芬、维斯克、金因肽等涂患处。湿性皮肤反应时,可采用暴露疗法,局部涂喜疗妥乳膏或冰蚌油或用比亚芬、维斯克、康复新、金因肽等。出现溃疡坏死,应暂停放疗,局部换药,行抗感染治疗并外涂上述药物,减轻疼痛并控制感染,若溃疡经久不愈且较深,可考虑手术治疗,也可试用高压氧治疗。

(3)放射性肺损伤的预防与护理:胸部放疗均可能造成不同程度的肺损伤,应加强预防。指导患者戒烟、戒酒。避免过度疲劳,少去公共场所;为其提供安静舒适的休养环境,减少不良刺激;指导患者注意保暖,保持病室内空气新鲜,防止上呼吸道感染。出现上呼吸道感染后,强调遵医嘱按时、按量用药,告知各种药物治疗的重要性。

(4)放射性食管黏膜炎护理:患者可因照射内乳野、锁骨上野而引起轻度食管黏膜炎。表现为自觉黏液增多,进食时有不同程度的疼痛,胸骨后烧灼感,应给患者做好解释,不必担心是否有其他疾病的发生,消除其紧张与顾虑。指导进食温热半流质或软食,进食前后用淡盐水漱口及冲洗食管,必要时餐前用黏膜麻醉剂。

3.上肢运动障碍护理

尤其术后放疗的患者,因局部疼痛,上肢运动功能尚未完全恢复。鼓励患者坚持徒手功能锻炼,运动范围不能低于手术后最大功能位,以避免或减轻放疗引起淋巴回流受阻,导致肢体肿胀、放射性肩关节活动障碍,同时可促进局部血液循环。

(三)放疗后护理

1.出院指导

指导患者继续做好照射野皮肤护理至少1~3个月,避免抓伤、划伤。放疗后3个月,照射野皮肤若无特殊,可根据需要选择合适的义胸。患者需定期复查;每月行健侧乳房自检及观察患侧胸壁情况,观察有无出现刺激性干咳、胸痛,如有不适,及时就诊。继续做好患肢功能锻炼,避免或减少患肢负重;告知患侧上肢不可输液、测血压。因乳腺癌与雌激素水平及脂肪摄入量正相关,因此手术后5年避免妊娠,坚持低脂饮食,控制体重。遵医嘱按时服药,告知药物不良反应与注意事项。

2.康复指导

以患侧上肢功能锻炼为中心,辐射到胸、背、腰、各肢体的康复锻炼。患侧上肢锻炼的重点是上举、外展,锻炼方法有爬墙运动、拉绳运动、展肘运动、钟摆运动;锻炼动作由简单到复杂,由局部到全身;运动的范围与量根据患者的自身状况,以不觉劳累为宜;康复锻炼要持之以恒,以加强效果、巩固疗效。

3.心理指导

大部分乳腺癌患者切除乳房后会担心失去女性美丽,产生焦虑及自信心减弱心理,因此,我们需要帮助患者接受身体局部缺失的事实,告知患者外表的缺陷是可以通过佩戴义乳、专用文胸、乳房整形等乳房重建术来弥补。重要的是自身正确对待。身体康复后,尽早回归社会,积极参加有益健康的活动。

(李　琳)

第七节　肾　　癌

一、概述

肾癌发病率在泌尿系统肿瘤中仅次于膀胱肿瘤,占泌尿系统肿瘤的第二位。绝大多数肾肿瘤为恶性,预后不佳。原发于肾脏的恶性肿瘤有肾细胞癌、肾母细胞瘤(Wilms 瘤)、肾盂移行上皮细胞癌等。肾细胞癌(简称肾癌)是最常见的肾脏恶性肿瘤,约占肾脏肿瘤的75%。据统计,美国每年有 357 100 以上新发病例,其中 12 000 例死于本病,我国尚无全国肾肿瘤发病率统计。肾癌转移途径是沿肾静脉以癌栓形式转移,其次为淋巴途径转移,远处转移的常见部位是肺、肝和骨,很少发现转移到脑和肾上腺。

(一)病因

肾癌的病因至今尚不清楚。遗传可能是一种因素,但报告的病例极少。病毒可引起膀胱乳头状瘤,由于肾盂上皮在组织学上及生化学上难以与膀胱上皮相区别,因此推测肾盂乳头状肿瘤亦可能由病毒引起。流行病学调查及动物实验观察认为:吸烟和肥胖是肾透明细胞癌发生的危险因素,高血压及抗高血压治疗也有可能致病。

(二)病理

在肾癌中,80%为透明细胞癌,其他的病理类型有乳头状癌(10%)、嫌色细胞癌(5%)、大嗜酸性粒细胞瘤(5%)等。

(三)临床表现

肾癌的早期无特殊表现,患者可以无自觉症状,这些患者占肾癌患者总数的50%~60%以上,偶尔因健康体检或其他原因行 B 超检查才发现。血尿、腰痛及腰腹部肿块称为肾癌的"三联症",三联症是晚期肾癌的表现,预后不良。

1.血尿

突发性、无痛性、全程肉眼血尿多见,有时有条索状血块,间断发作,可自行停止。但在绝大多数病例中,肿瘤常已经侵入肾盂或肾小盏,因此是晚期症状。血尿可为肉眼血尿,也可以为镜下血尿。

2.疼痛

疼痛为晚期症状,是肾包膜或肾盂被逐渐长大的肿瘤所牵拉,或由于肿瘤侵犯压迫腹后壁结缔组织、肌肉、腰椎或腰神经所致的患侧腰部持久性的疼痛,也可由于血尿形成血块、肿瘤块阻塞输尿管而引起剧烈的绞痛。

3.腰部肿块

若患者无自觉疼痛,或患者较胖,或肿瘤体积小,就不易被发现,能扪及腰部肿块者多属晚期肾癌。肿块表面通常光滑,质硬,无压痛,可随呼吸移动。肿块固定则表示肿瘤已经侵犯周围脏器和肌肉。

4.其他症状

肾外综合征包括贫血、发热、红细胞增多、高钙血症、高血压、非转移性的肝功能异常等。此外,可出现消瘦、乏力、食欲缺乏等晚期肿瘤的表现。

(1)发热:发热极为常见,多数为低热,持续或间断出现。以往认为发热是肿瘤内部出血、坏死引起,近年来证明肾癌组织内有致热源。更有学者将发热和血尿、疼痛、肿块放在一起称为"四联症"。

(2)高血压:肾癌发生高血压的占 20%～40%。其原因是肿瘤压迫血管,肿瘤内动静脉短路,肿瘤组织产生的肾素高于正常肾组织产生的水平,亦有推测肾癌可能产生一种升压物质。

(3)血沉加快:大约半数肾癌患者血沉快于正常人,为非特异性。但肾癌存在发热和血沉快者,多数预后不良。

(4)贫血:血尿可以是贫血的原因,但临床上也常见无血尿患者贫血的现象。有报告肾癌及其转移灶内含铁血黄素沉着很多,而认为贫血的可能原因为铁进入癌细胞内。

(5)肝功能异常:表现为肝脾增大、低凝血原血症、碱性磷酸酶升高等。

(6)激素改变:肾癌时可有肾素水平升高。肾癌患者可出现红细胞增多症,与动静脉短路和氧不足、红细胞生成素增多有关,表现为血细胞比容超过 50%,血红蛋白>155 g/L。

(7)继发性精索静脉曲张:见于左侧精索静脉,平卧时精索静脉曲张仍不消失。这是由于肿瘤压迫精索内静脉或癌细胞栓塞肾静脉所致。

(四)诊断

1.一般检查

血尿是重要症状,也可出现进行性贫血、血沉增快、高血钙、高血压、发热综合征、肝功能不良等症状。

2.影像学检查

影像学检查是诊断肾癌的主要方法。

(1)B超:可发现早期无症状的肾癌,肾脏内超过 1 cm 肿块即可被超声扫描所发现,目前广泛用于防癌普查。

(2)腹部平片及肾盂造影:可见肾脏轮廓增大,肿瘤内局限的或广泛的絮状影,亦可在肿瘤周围成为钙化线、壳状,尤其在年轻人肾癌中多见。

(3)CT:诊断肾癌的常用方法。可发现 0.5 cm 以上肿块,并明确肿瘤大小、范围及肾静脉、下腔静脉、周围淋巴结受累情况,协助进行分期。

(4)膀胱镜检查:不作为常规检查方法,在诊断困难、不能鉴别血尿来源时,可作为协助检查。

(5)肾动脉造影:可发现泌尿系统造影时肾盂肾盏未变形的肿瘤。肾癌表现为肾动脉增粗、新生血管、动静脉瘘、造影剂池样聚集、包膜血管增多、血管纹理紊乱。

(6)磁共振成像:对肾癌分期的准确性优于 CT,是比较理想的肾脏检查方法。同时对周围组织的改变也容易查明,尤其是肾癌出现肾静脉、下腔静脉内癌栓和淋巴结转移时。

3.实验室检查

(1)尿常规:可见到肉眼血尿或镜下血尿。

(2)血沉增快。

(3)CEA 可增高＞20 ng/mL。

4.病理学检查

上述的检查方法都存在假阳性和假阴性结果,最终要依靠病理学诊断来明确病变的良、恶性。

(1)尿脱落细胞检查:可找到恶性细胞,阳性率不高,无定位价值。

(2)活组织检查:包括冷冻切片活检和病理性切片检查,若检查结果阳性则具有确诊价值。

(五)治疗

1.手术治疗

手术治疗是肾癌的主要治疗手段,可分为单纯性肾癌切除术和根治性肾癌切除术。根治性肾癌切除术有治愈的可能,可提高生存率。Ⅰ、Ⅱ、Ⅲ期患者尽可能行根治性肾癌切除术,术后一般不需化疗及放疗。术后定期随访,没有证据显示术后辅助治疗具有生存优势。Ⅳ期主要采用化疗及免疫治疗为主的全身治疗,但有效率低,对于症状明显、一般状况好的患者可以考虑行姑息性肾切除术。如为孤立的远处转移灶也可同时行肾切除＋转移灶切除治疗,术后再给予全身治疗。复发性病例以化疗、免疫治疗为主。

2.肾动脉栓塞术

肾癌是多血管肿瘤,侧支血管较丰富,手术容易出血。因此,在较大肿瘤手术前,应先行选择性肾动脉栓塞术,在栓塞后一周内进行手术可减少术中出血。

3.药物治疗

(1)免疫治疗:目前临床常用的药物是 IL-2、α-干扰素。

(2)化学治疗:肾癌对化疗不敏感,其原因多数认为与肾癌细胞中含有 MDR 基因,其细胞表面有过量的 P170 糖蛋白表达有关。联合化疗较单药效果好。常用的方案:吉西他滨加或不加氟尿嘧啶或卡培他滨(希罗达)治疗转移性肾癌具有一定的疗效。

(3)靶向治疗:贝伐单抗 10 mg/kg,每 2 周给药 1 次;索拉芬尼 400 mg 口服,每天 2 次。

4.放射治疗

对于手术后复发或区域淋巴结转移、骨转移、脑转移或肺转移者,姑息性放疗可达到缓解症状、改善生活质量的目的。

5.支持治疗

肾癌的预后与临床分期密切相关。5 年生存率分别为Ⅰ期 95％、Ⅱ期 88％、Ⅲ期 59％、Ⅳ期 20％。预后不良因子:血清乳酸脱氢酶(LDH)水平＞正常水平上限的 1.5 倍,高血钙(校正血钙水平＞10 mg/dL或 2.5 mmol/L),贫血,从初始诊断到需要接受全身治疗间隔＜1 年,一般情况差(KPS＜80)。没有上述危险因素的患者被归为预后较好者,有 1～2 项危险因素的患者被归为中度危险组,危险因素≥3 项的患者预后较差。

二、护理

(一)护理要点

1.心理支持

多数患者突然知道已确诊患肾癌时,心理上难以承受这种恶性刺激,表现出悲观失望、萎靡不振、失眠、畏食等。护士应深切理解患者的心理变化,关怀体贴患者,与患者建立良好的护患关系,耐心解释治疗的安全性和手术对挽救生命的必要性,使患者思想稳定,配合治疗。

2.肾动脉栓塞术的护理

(1)术前训练患者床上大小便,术前4小时禁食、禁水,测量血压,注意穿刺部位远端动脉搏动情况,以便于术后对照。

(2)术后疼痛的护理:大部分患者栓塞剂注入后即出现腰部疼痛,第一个24小时疼痛最明显,给予解痉对症处理可逐渐缓解,持续2~3天疼痛可消失。

(3)术后发热的护理:栓塞12小时后均有不同程度的发热,为肾组织缺血坏死吸收所致,高热者给予药物或物理降温即可。

(4)观察血压变化:动脉栓塞后局部肾组织缺血可能会引起短暂轻微的血压升高,一般不需使用降压药,可自行缓解。

(5)出血的观察和护理:腹股沟穿刺点加压包扎24小时,用沙袋压迫6小时,平卧24小时,术后6小时内每30分钟观察1次穿刺侧下肢血液循环情况及穿刺部位有无瘀斑或血肿发生。

(二)健康教育

(1)根据患者情况讲解肾癌的相关知识及治疗的意义和注意事项。

(2)心理护理:了解患者的心理感受,向其讲解治疗疗效好的病例,帮助其建立对治疗的信心。

(3)手术后半年内避免重体力劳动,适当休息,适当锻炼,注意劳逸结合。规律生活,均衡饮食,多食蔬菜、水果,增强抵抗力,戒除不良生活习惯。

(4)保持充足水分的摄入,饮水量2~3 L/d,保证有足够的尿量,以促进毒素的排出,维持良好的肾功能。

(5)低盐饮食,进食清淡而富含维生素的食物。水肿重者及高血压者应忌盐。

(6)定期复查B超、CT和血、尿常规,有利于及时发现复发或转移。

(7)应普及防癌知识,宣传肾癌可能致癌因素及早期症状。如有可疑,及时到医院检查,早期发现、早期治疗。

(李 琳)

第八节 前列腺癌

前列腺癌(prostate cancer,PC)发病率在所有男性恶性肿瘤中位居第二,发病率有明显差异,欧洲和北美发病率最高,已成为第一位危害男性健康的肿瘤。前列腺癌发病率呈明显的地理和种族差异,亚洲前列腺癌发病率远低于欧美国家,但是近年来呈上升趋势。

一、病因

前列腺癌的发病原因尚不完全清楚,但已知危险因素包括年龄、种族、遗传、饮食等。其中遗传因素决定了临床前列腺癌的发生发展,其他危险因素可能影响潜伏型前列腺癌发展至临床型前列腺癌的进程。

（一）年龄

前列腺癌流行病学研究表明,年龄是最明显的危险因子,随着年龄增长,前列腺癌发病率也明显升高。新诊断患者中位年龄为72岁,高峰年龄为75～79岁。随着人类寿命的不断延长,人口结构呈老龄化趋势,男性罹患前列腺癌的可能性不断增加,死于前列腺癌的可能性也不断增大。

（二）遗传

遗传是前列腺癌发病的重要危险因素,一个一级亲属(兄弟或父亲)为前列腺癌,其本人发生前列腺癌的风险约是其他人的2～3倍;目前,许多有关基因多态性和前列腺癌遗传易感性的研究正在进行中,将为解释前列腺癌的发生提供遗传学证据。

（三）饮食

饮食的危险因素包括高动物脂肪饮食、饮酒和低植物摄入量等。这些危险因素并不能确定为存在因果关系的病因,不过,重视这些危险因素,在降低前列腺癌的发生率上是有一定效果的。另一方面,食用大豆制品、绿茶、番茄、红葡萄酒等有可能降低前列腺癌发病率。

（四）其他

前列腺癌发病危险因子还包括性活动和职业等社会因素。性活动方面,首次遗精年龄越小,危险性越大;职业方面,例如从事与镉相关职业的人,患前列腺癌的机会大;输卵管结扎术,有研究表明输卵管结扎术可增大前列腺癌危险性1.2～2倍。

二、临床表现

早期前列腺癌的临床症状多呈隐匿性,一部分患者甚至是在接受前列腺电切术或开放手术中才被发现。

（一）症状

1.排尿功能障碍症状

前列腺体积增大压迫尿道引起进行性排尿困难,表现为尿频、排尿费力、尿线变细、排尿不尽感、夜尿增多、排尿困难、充盈性尿失禁,甚至反复尿潴留。来自尿道周围腺体的前列腺癌患者可早期出现下尿路梗阻症状。当外周带前列腺患者出现排尿障碍时,预示前列腺癌已发展至晚期。

2.转移所致症状

前列腺癌首诊时可以是转移性症状,其中以转移性骨痛最为明显,而无下尿路梗阻症状。前列腺癌向直肠方向发展时,可以压迫直肠,出现便秘、腹痛、便血或间断性腹泻等异常表现,类似直肠癌的表现。其中最常见的转移部位是盆腔内淋巴结群及全身骨骼。骨骼转移表现为持续的、剧烈的腰背髋部疼痛及坐骨神经痛,疼痛严重程度可影响预后;淋巴结转移常无明显症状;内脏转移:肝转移表现为肝大、黄疸、肝功能异常;肺转移表现为咳嗽、咯血、呼吸困难等。

（二）体征

早期无明显体征,直肠指检可触及前列腺结节、质硬。

三、治疗原则

前列腺癌治疗方法繁多,具体选用单一治疗还是联合治疗,应根据前列腺癌发展不同阶段来制定个体化治疗方案,同时兼顾患者年龄、全身状况、经济条件、生存意愿等。

(一)局限性前列腺癌治疗方法

1.保守治疗

积极监测和观察等待。延期治疗一般用于预期寿命短于 10 年(Gleason 评分 2~5 分)的前列腺癌患者。

2.根治性前列腺切除术

根治性前列腺切除术是治愈局限性前列腺癌(T_1、T_2 期)最有效的方法之一,还可以更加准确地进行肿瘤分期,有利于肿瘤的进一步治疗和随访。

3.放射治疗

采用伽马射线(通常是质子射线)聚焦在前列腺及周围的组织,达到杀灭肿瘤的目的。

(二)进展期及转移性前列腺癌的治疗

1.激素治疗

正常或癌变的前列腺上皮细胞需在雄激素刺激下生长和增殖,在 T_3、T_4 期及转移性前列腺癌以激素治疗为主。

2.根治性前列腺切除术

根治性手术在 T_{3a} 期前列腺癌治疗中占有重要位置,术前或术后辅以激素治疗或放疗。

3.放疗和化疗

放疗是局部进展期前列腺癌患者的根治性治疗手段。转移性前列腺癌行姑息性放疗,也可延长生存时间,提高生活质量。前列腺癌晚期对雄激素治疗不敏感的去势抵抗前列腺癌(castration resistant prostate caner,CRPC),而化疗是 CRPC 的重要治疗手段。

四、临床护理

(一)护理诊断/问题

1.营养失调

低于机体需要量,与癌肿消耗,手术创伤,早期骨转移有关。

2.舒适度改变

其与手术活动受限有关。

3.睡眠型态紊乱

其与尿频、尿失禁、疼痛有关。

4.自我形象紊乱

其与手术治疗、尿失禁有关。

5.恐惧与焦虑

其与对癌症的恐惧、害怕手术等有关。

6.潜在并发症

出血、感染等。

(二)护理目标

(1)经治疗后肿瘤进展控制,消耗减少,营养状态好转。

(2)患者主诉不适感减轻,舒适度增加。

(3)患者睡眠得到改善。

(4)患者对自我形象有健康、正确的认识。

（5）患者恐惧与焦虑减轻或消除。

（6）如出血、感染未发生或得到及时发现和有效控制。

（三）护理措施

1.改善营养

前列腺癌早期无症状，患者有症状就医时多属中晚期，且多有不同程度的机体消耗。所以应告知患者多食高蛋白、高维生素、适当热量、低脂、易消化、少渣饮食。必要时给予肠内外营养支持。

2.心理护理

多与患者沟通，解释病情，帮患者树立战胜疾病的信心。前列腺癌恶性程度属中等，经有效治疗后疗效尚可，5年生存率较高。针对个体化情况进行个体化的辅导，鼓励患者表达自身感受。

3.并发症的预防及护理

（1）出血的护理：根治手术后有继发出血的可能，严密监测生命体征，若2个小时量超过引出100 mL以上或24小时大于500 mL，提示继发出血，应立即通知医师处理。

（2）预防感染的护理：加强各项基础护理措施，保持切口清洁，若体温升高发现感染迹象时及时通知医师处理。

（四）健康教育

1.康复指导

根据体力适当锻炼，加强营养，保持情绪稳定。避免高脂肪饮食，特别是进食动物脂肪、红色肉类是前列腺癌的危险因素；适当补充维生素D、维生素E、豆类、谷物、蔬菜、水果对预防本病有一定作用。

2.用药指导

雌激素、雌二醇氮芥、放射治疗对抑制前列腺癌的进展有作用，但也有较严重的不良反应，故用药期间应严密观察。

3.定期随诊复查

定期检测PSA可作为判断预后的重要指标。遵医嘱完成放疗、化疗等后续治疗。若有骨痛，应即查骨扫描，确定有骨转移者可加用放射治疗。

（李 琳）

第九节 宫 颈 癌

宫颈癌又称子宫颈癌，指发生在宫颈阴道部或移行带的鳞状上皮细胞及宫颈管内膜的柱状上皮细胞交界处的恶性肿瘤，是世界范围内女性最常见的第三大肿瘤，仅次于乳腺癌，其流行特征为经济不发达国家的发病率高于发达国家，并有明显的地区差异，在中国，主要集中在中部地区，并且农村高于城市，山区高于平原。在发展中国家，女性生殖系统恶性肿瘤的发病率最高的是宫颈癌。宫颈癌患者的年龄分布呈双峰趋势，宫颈原位癌的发病高峰年龄在30~40岁，宫颈浸润癌的高峰年龄为40~60岁。在20岁以前很少发病。近几年来，据一些国家和地区报道，年轻妇女宫颈癌的发病率有上升趋势,尤其在 20～29 岁这个年龄组上升趋势更为明显。

一、病因

(一)婚育及性生活相关因素

流行病学研究表明,早婚、早年性交、多个性伴侣、早育、多次分娩等均增加了宫颈癌发病的危险因素。早婚是指 20 岁以前已结婚,早年性交是指 18 岁以前已有性生活。近十几年来,一些学者提出在宫颈癌的发病因素之中,应重视高危男子的影响。高危男子是指男子有多个性伴侣,或曾患阴茎癌,或曾患前列腺癌,或其前妻曾患宫颈癌。凡与高危男子有性接触的妇女,较易发生宫颈癌。

(二)感染因素

近年发现,许多病毒感染与宫颈癌的发病有关,尤其是人乳头状瘤病毒(HPV)、单纯疱疹病毒-2 型(HSV-2)、人巨细胞病毒(HCMV)。

1.人类乳头状瘤病毒(HPV)

目前科学家已经明确人类乳头状瘤病毒感染是引起宫颈癌的主要病因。99.7%的宫颈癌患者可检测到 HPV 感染。HPV 包括150 多种相关病毒,大部分可通过性交传播。所有的腺鳞癌以及≥90%的黏液性腺癌与 HPV 感染相关。目前已发现有 15 种 HPV 亚型感染为宫颈癌的高危因素。

2.单纯疱疹病毒-2 型(HSV-2)

HSV-2 是最早被认为与宫颈癌发生有关系的一种病毒。但目前还只有间接证据支持这个观点,尚无直接证据可以肯定 HSV-2 在宫颈癌的病因中起到重要作用。

3.人巨细胞病毒(HCMV)

人巨细胞病毒具有转变细胞并致癌的潜在能力,患者感染 HCMV 以后,可无明显临床表现。现已证明 HCMV 可以引起多种恶性肿瘤,但其在子宫颈癌中的作用尚需进一步研究。

(三)性激素的作用

流行病学调查发现,口服避孕药长达 5 年以上者发生子宫颈癌的危险性增加了两倍,而主要表现为宫颈腺癌的发生。有学者认为这也可能是年轻妇女子宫颈腺癌发病率上升的原因之一。

(四)吸烟

大多数的研究显示,吸烟者发生宫颈癌的危险性增加了两倍。高危 HPV 感染妇女中主动及被动吸烟者发生高度鳞状上皮内病变的危险度增加。

(五)社会经济状况与营养

宫颈癌多发生于社会经济状况较低的妇女,这一方面可能由于营养不良、免疫力低下可影响宫颈黏液的防御能力,妇女早婚、早育比例较大,经期及产褥期卫生状况不良,受感染的机会较大有关。

(六)其他因素

一些研究认为阴茎包皮垢、阴道感染、梅毒、淋病均与宫颈癌的发病有关。

二、临床体征

(一)症状

1.阴道出血

宫颈癌最早和最多出现的症状为阴道出血(接触性出血),在性生活后或妇科检查及便后发生阴道出血。出血量可多可少,根据癌灶的大小、病理类型等不同而不同,初期出血量少,可自行停止。晚期病灶较大则表现为出血量增多,甚至可因大血管受侵而危及生命。绝经前宫颈癌患者还可以表现为月经间期出血或经期延长、周期缩短,经量增多等,绝经后老年患者常表现为绝经后继续不规则出血,量少或多。

2.白带异常

宫颈腺癌患者以阴道水样排液为主要症状。白带可呈白色和血性,淡黄、稀薄如水样,也有为黏液、米泔样,有腥臭味。晚期宫颈癌患者因癌组织破溃、组织坏死、继发感染,可出现大量脓性、脓血性或米汤样白带伴恶臭。

3.压迫和继发症状

宫颈癌发展至晚期,由于肿瘤增大,可出现各种继发性压迫症状。疼痛是常见的压迫症状之一,发生率为41.1%,多见于Ⅲ、Ⅳ期宫颈癌患者。

肿瘤组织浸润盆腔结缔组织时,初起只有胀感,而后钝痛。肿瘤组织进一步侵犯骨盆壁并压迫神经干,可为断续性腰痛并进一步发展成为持续性下腹痛、腰骶部痛、坐骨神经痛和下肢放射性疼痛。肿瘤侵犯或压迫输尿管,可引起输尿管梗阻、肾盂积水及肾功能损害等,最后可并发尿毒症甚至死亡。当宫颈癌组织侵犯盆壁,可压迫血管和淋巴管引起循环障碍,导致下肢水肿和外阴水肿。宫颈癌组织还可压迫和侵犯膀胱、直肠,出现尿频、尿急、血尿、便秘、里急后重、黏液便等。极少数患者还可出现膀胱或直肠瘘。

4.全身症状

晚期患者除继发(如尿毒症)全身症状外,还往往出现消瘦、贫血、发热、全身衰竭、恶病质等。

5.转移症状

宫颈癌患者分期越晚,出现远处转移的概率越大。根据转移部位的不同,表现出不同的症状。

(1)淋巴结转移除盆腔淋巴结外,还可表现为腹主动脉旁区和锁骨上淋巴结区的结节或肿块。

(2)肺转移时,可表现为咳嗽、咯血及胸部疼痛。

(3)肝转移时,可表现为肝区胀痛。

(4)骨转移时,可出现相应部位的持续疼痛。

(二)体征

(1)淋巴结转移是宫颈癌常见的转移部位。癌转移的淋巴结一般表现为淋巴结肿大、质硬、不光滑,可多个淋巴结粘连融合,甚至可与周围组织固定。另外,晚期宫颈癌患者还应注意有无肾区叩击痛和下肢水肿。

(2)早期宫颈癌患者宫颈局部可无明显病变,宫颈表面光滑或轻度糜烂状,较难与一般宫颈炎症鉴别。当子宫颈局部肿瘤进一步生长进展时,根据不同类型可有不同的局部表现。外生型肿瘤向外生长,呈息肉状或乳头突起,甚至可形成菜花状新生物。癌组织质脆,触之易出血,表面可覆盖有灰色坏死组织。内生型多见子宫颈肥大,质硬,颈管膨大呈桶状。上述两型发生坏死脱落时,可有溃疡形成。当癌灶浸润阴道壁时,肉眼可见阴道壁有新生物。阴道壁组织触之增厚、质硬、缺乏弹性。子宫体一般大小正常,但若癌灶侵犯子宫体,体检时可能发现子宫体增大,固定。肿瘤侵犯宫旁组织和宫骶韧带,可使其增厚,呈结节状、质硬、不规则,形成团块可直达盆腔壁且固定。

三、治疗

(一)治疗原则

早期宫颈浸润癌患者的治疗首选手术或放疗,两者疗效相似。而Ⅱb期、Ⅲa期、Ⅲb期及Ⅳa期宫颈癌患者应采用放疗＋含铂类药物同步化疗的方式进行治疗。手术只适用于早期病变。但对Ⅰb2期和Ⅱa2期桶状宫颈癌患者的治疗还存在一些争议。

(二)治疗方法

放疗与手术治疗是大家公认的治疗宫颈癌有效的方法。近年来国内外对晚期患者亦采用化疗。

1.手术治疗

手术治疗是CIN和早期宫颈癌的主要治疗方法,其手术适应证为0～Ⅱa期患者,年龄不限,无内外科严重并发症者。

(1)筋膜外子宫全切术:适用于诊断明确的原位癌和Ⅰa1期宫颈癌患者。

(2)次广泛子宫全切术:手术范围要求游离输尿管,切除子宫、分别切除主韧带和宫骶韧带2 cm,切除阴道壁2 cm。适用于Ⅰa2期患者。

(3)广泛性子宫全切术并双侧盆腔淋巴结清扫术:为宫颈浸润癌的基本术式。要求切除全子宫、双侧附件、阴道穹隆下或于癌灶下3 cm处切除阴道壁,分别切除主韧带和宫骶韧带3 cm以上,必要时需靠近盆壁处切断上述韧带。全部切除膀胱宫颈韧带及阴道旁结缔组织。此外还应清除髂总(在分支处以上2～3 cm)下部及以下的盆腔淋巴结及周围脂肪组织。适用于Ⅰb期～Ⅱa期的患者。

(4)超广泛性子宫全切术:即扩大根治术和盆腔脏器切除术。该手术并发症较多,慎用于部分晚期宫颈癌及中心性复发癌患者。

2.放疗

放疗可用于各期宫颈浸润癌的治疗。早期宫颈浸润癌放疗和手术治疗的效果相当,而中、晚期甚至部分Ⅳ期及术后复发的宫颈癌患者,放疗也可取得一定的疗效。

(1)放疗的有利因素:宫颈癌在相当长的时间内病变局限于盆腔内,且无论是鳞癌还是腺癌均有一定的敏感性,另外有自然腔道(阴道和宫腔)便于腔内放疗,上述因素均为宫颈癌的放疗提供了有利条件。因而放疗可广泛用于宫颈癌各期病例。

(2)放疗原则:宫颈癌的治疗靶区包括子宫体、阴道、宫旁组织及各组淋巴结。腔内放疗的有效范围包括宫颈、宫体、阴道、邻近宫颈及子宫旁的癌组织。体外放疗的有效范围主要是针对宫旁、盆壁组织及盆腔淋巴区域。除了Ⅰa期可单纯使用腔内治疗达到根治目的以外,其余期别的宫颈浸润癌治疗均应包括腔内放疗和体外放疗两部分,两者相结合可达到理想的剂量分布。

(3)放疗并发症:宫颈癌放疗并发症的发生与许多因素有关,包括放疗的总剂量、剂量率、分次量、照射体积、局部解剖的影响以及施源器的放置位置等。此外,患者的并发症(如盆腔感染)也易加重放射损伤。宫颈癌放疗并发症包括近期反应和远期反应等。①近期反应:发生在治疗中或治疗后不久。a.胃肠反应:可表现为食欲缺乏、恶心、呕吐、腹痛、腹泻等。b.直肠反应:表现为排便疼痛、里急后重、黏液血便等。在术后放疗的患者以及合并有慢性肠道感染的患者中多见。c.机械损伤:常表现为子宫穿孔及阴道撕裂,多发生于腔内治疗的操作过程中。d.膀胱反应:表现为尿频、尿急、尿痛、排尿困难等。e.其他早期并发症:包括外阴炎、阴道炎、盆腔炎等。

②远期反应：多发生于治疗结束后两年内，但部分患者可在放疗结束后数年甚至 30 年后才出现。此时易误诊为肿瘤复发。a.盆壁纤维化：表现为盆腔组织增厚，可表现为冰冻状，与盆腔复发难以区别。严重者可致输尿管梗阻及淋巴管梗阻，引起下肢水肿、肾盂积水，治疗较困难，主要在于预防。应避免过高剂量盆腔照射。有学者认为此类水肿与局部变性蛋白的高渗透压有关，可使用治疗高蛋白水肿的药物治疗。b.放射性直肠炎或乙状结肠炎：按病变程度可分为轻、中、重三度。c.放射性膀胱炎：多数发生在放疗结束后两年以上，按临床表现可分为轻、中、重度。d.放射癌：宫颈癌放疗后，发生放射癌的概率约为 0.52％，平均潜伏期 14.4 年。

（4）放疗与手术治疗的联合应用：①术前放疗主要采用腔内放疗，适应证为Ⅰb 期宫颈癌，肿瘤为外生型且较大；Ⅱa 期宫颈癌，阴道侵犯较多；组织病理学为黏液腺癌、腺鳞癌、透明细胞癌；病例分级为Ⅲ级以上，一般给予腔内放疗全量的 1/3～1/2，多在放疗完成 4～6 周内手术。②术后放疗：补充手术不足，适用于盆腔淋巴结转移或腹主动脉旁淋巴结转移；血管及淋巴管有癌栓；手术不彻底者或阴道残端阳性或子宫旁组织残端阳性。根据患者术后残留病灶情况选择体外照射和/或腔内照射。

3.化疗

既往化疗在子宫颈癌治疗中的地位不高，主要用于复发转移的患者。但近年来，随着人们的不断探索，发现化疗可作为宫颈癌放疗的辅助治疗，特别是化疗与放疗同步使用，提高了肿瘤对放疗的敏感性，不仅使治疗效果得到提高，而且可以减少正常组织的并发症。

4.生物治疗

子宫颈生物治疗目前处于研究试验阶段，主要有 HPV 治疗性疫苗、过继免疫治疗、单克隆抗体和基因治疗。

四、护理

(一)心理护理

1.消除患者顾虑、减轻悲观绝望心理

针对年轻的宫颈癌患者，多与其沟通，了解其内心的想法，动员患者的丈夫与家属多关心患者，亲人情感的变化会影响患者的情绪，让他们给予患者更多的理解和关心，消除丈夫对妻子所持的不正确观点，向丈夫说明性生活美满的关键因素之一是对妻子的态度，丈夫在妻子患病后应对妻子更加体谅和爱护。

2.消除敏感多疑心理

不在患者面前谈论患者或其他患者的病情，禁止在患者面前交头接耳或说暗示性的语言，应给患者以安慰和鼓励，从而使其在住院时能够较快地适应患者角色，更好地配合治疗，在需要让患者了解其病情以配合治疗和护理的情况下，谈话时应注意语言措辞的谨慎和婉转，避免或减轻给患者心理造成的不良刺激。

(二)病情观察

1.观察有无放射性皮炎

多发生于放疗期间，常出现于外阴部、腹股沟区、骶尾部等潮湿及皱褶皮肤黏膜处。皮肤反应分为三度：轻度为干性皮炎，表现为照射区皮肤潮红、充血、色素沉着、干性脱皮反应，局部瘙痒；中度为湿性皮炎，表现为干性皮炎区出现炎性渗出液、糜烂样变及结痂，局部灼痛；重度为皮肤溃疡。因此，保护照射野皮肤黏膜清洁、干燥、避免刺激是非常重要的。放疗中可涂擦比亚芬软膏、鱼肝油软膏或涂擦氢化可的松软膏,出现中度反应可涂擦甲紫液,重度反应可用放射皮炎膏。

2.观察有无输尿管梗阻及淋巴管梗阻

多发生于治疗结束后两年内,也有部分患者可在放疗结束后数年甚至 30 年后才出现盆壁纤维化,表现为盆腔组织增厚,可表现为冰冻状,与盆腔复发难以区别。严重者可致输尿管梗阻及淋巴管梗阻,引起下肢水肿、肾盂积水,治疗较困难,主要在于预防。应避免高剂量盆腔照射。

3.观察有无放射性阴道炎

行腔内照射后,患者都会出现不同程度的放射性阴道炎,早期表现为阴道黏膜潮红,分泌物明显增加,合并局部感染的机会增加,放疗结束后 1～3 个月出现阴道部分粘连及闭锁。继后逐渐出现阴道黏膜苍白、萎缩、阴道狭小。阴道冲洗是减轻放射性阴道炎的较好方法。放疗期间及放疗后 1～3 个月应每天坚持行阴道冲洗,可明显减轻阴道炎,减轻阴道粘连及闭锁。

4.观察有无放射性肠炎

发生部位为直肠及乙状结肠,按病变程度可分为三度。轻度:直肠镜检查可见直肠壁黏膜充血、水肿,患者可有大便次数增多、稀便、血便或黏液便,常伴里急后重感;中度:直肠镜检查可见肠壁有轻、中度狭窄或溃疡、坏死,患者症状加重、出血量增加甚至可伴腹痛和/或排便困难;重度:肠管狭窄严重和/或有瘘管形成,患者可出现肠梗阻或肠穿孔,部分患者甚至可有直肠-阴道瘘(粪便可从阴道排出)。轻中度放射性肠炎给予解痉、抗感染及肠黏膜保护剂及药物保留灌肠等治疗,反应严重时可暂停放疗,待症状好转后再继续放疗。重度放射性直肠炎严重影响患者生活质量,如患者一般情况好,可行乙状结肠造瘘术。

5.观察有无放射性膀胱炎

多数发生在放疗结束后两年以上,按临床表现可分为三度。①轻度:膀胱镜检查可见膀胱黏膜充血、水肿,患者可有尿急、尿频、尿痛等症状。②中度:膀胱镜检查可见膀胱黏膜溃疡、出血和坏死。患者表现为尿路刺激症状加重、肉眼血尿明显,可伴排尿困难。③重度:有膀胱-阴道瘘形成(尿液可从阴道排出)。轻中度放射性膀胱炎给予止血、消炎、碱化尿液等对症处理,如不缓解可考虑给予膀胱内 4% 甲醛溶液灌注治疗。治疗前应首先了解膀胱容量,如放射性膀胱萎缩容量不足 200 mL 时,应酌情减少用药剂量。重度放射性膀胱炎可行膀胱-阴道瘘修补术。

6.观察有无阴道出血

对宫颈局部肿瘤明显活动性出血、巨大肿瘤大出血、腔内治疗后出血等,应立即用吸收性无菌明胶海绵、大纱布块做阴道填塞止血及静脉输入止血药物或输血,避免大量阴道出血引起贫血、出血性休克,甚至死亡。

(三)放疗的护理

1.体外照射的护理

(1)心理护理:首先向患者进行放疗知识的宣教,让其充分了解放疗的目的、作用、治疗前的准备、治疗中的注意事项、毒副反应及应对措施。使患者对自己的放疗计划有一个完整的概念,对治疗树立信心及做好各种配合。也应针对患者的特殊、复杂的心理,采取积极有效的心理疏导方法;告知患者放疗可以缩小癌灶,抑制或消除可能存在的转移癌灶。从而增强患者的治疗信心,使其主动接受放疗。

(2)阴道冲洗护理:阴道冲洗是放疗的重要辅助手段,可以减轻阴道黏膜充血、水肿,并能清除放疗后的坏死组织,提高放射敏感度,预防盆腔腹膜炎。在放疗期间,尤其在腔内照射前,若冲洗不及时,易引起感染,影响宫颈癌治疗的顺利进行,每天应常规阴道冲洗1次。①指导患者排尿后取膀胱截石位,勿过度暴露患者,天冷时给予小棉被遮盖腹部及下肢,以免患者着凉。②严格执行消毒隔离及无菌技术,用物一人一套,防止交叉感染。③月经期、妊娠期及阴道出血禁忌冲洗,因此时宫口开放,冲洗液易进入宫腔引起上行感染。④冲洗液为1:5 000高锰酸钾溶液或0.2%碘伏溶液,冲洗压力不宜过高,冲洗筒距检查床约60 cm为宜;冲洗液温度要适宜,一般为38~42 ℃,过高易烫伤阴道黏膜,过低引起不适或受凉。⑤根据患者不同情况选择合适的窥阴器,接冲洗头,先冲洗外阴及窥阴器,再将窥阴器轻轻放入阴道,撑开阴道后,缓缓冲洗阴道内前、后、左、右穹隆及阴道皱襞处,然后再冲洗宫颈,避免水柱垂直于宫颈口冲洗,防止冲洗液进入宫腔而引起宫腔积脓。每次冲洗保持一定的清洁度,使腐败物全部排出,从里向外,冲洗毕,用干棉球擦干阴道及穹隆处,退出窥阴器,再擦净外阴部。⑥冲洗动作要轻柔,以免用力过大引起疼痛或碰破癌组织而引起出血,出血时要及时阴道填塞纱布以压迫止血,严重者做好抢救准备。冲洗过程中,注意观察阴道分泌物的颜色和气味,如发现宫腔积脓者,及时通知医师处理,并暂停放疗。对老年体弱、行动不便者,应给予协助,防止摔伤等意外发生。⑦自治疗之日起,指导患者坚持阴道冲洗1~3个月,每天1次,之后无特殊情况可改每周冲洗1~2次,坚持2年为好。可明显减轻放射性阴道炎,减轻阴道粘连及闭锁。每晚坚持坐浴,并更换宽松柔软内裤。

(3)放疗全身反应护理:一般放疗后2~3周,患者会出现食欲缺乏、乏力、疲劳、头晕、头痛、恶心,甚至呕吐等症状。应及时给予对症处理,指导患者合理饮食起居,做轻微活动。每天测量体温,如果体温超过38 ℃,应暂停放疗,并给予对症处理。每周做血常规检查1次,白细胞计数低于$3.0×10^9$/L时,应暂停放疗。

(4)放射野皮肤护理:宫颈癌的放疗一般在照射根治性剂量1/3后,照射区域就可以出现皮肤红斑、渗液和破损,由于会阴部独特的解剖结构,会阴部皮肤潮湿、薄嫩、多皱褶,加上大小便及衣裤的摩擦容易引起感染。随着累积剂量的增加,上述部位反应加重则可发生严重的湿性反应形成破溃,若在早期不及时预防和处理,一旦形成溃疡和感染,可影响整个放疗进程,甚至中断治疗,晚期还会出现照射区域皮肤经久溃疡不愈,将给患者造成极大痛苦。指导患者保护照射野皮肤,每天2次涂擦比亚芬软膏、鱼肝油软膏或涂擦氢化可的松软膏,穿宽松、柔软的纯棉内衣,会阴部每天用温水和柔软毛巾轻轻沾洗2~3次,或在排大便后及时清洗肛区皮肤,禁用肥皂擦洗,或热水浸浴,禁用碘酒、乙醇等刺激性消毒剂,局部皮肤忌抓搔、忌撕剥,防止皮肤损伤造成感染。保持外阴、腹股沟清洁干燥,如会阴及骶尾部溃烂者,取截石或膝胸位,生理盐水冲洗创面,在创面可涂抹金因肽、喷烧伤三号、使用放射皮炎膏或遵医嘱用"维生素B_{12} 5 mg+庆大霉素24万U+地塞米松15 mg"注入500 mL生理盐水中混合备用,早期用无菌纱布浸湿外敷,每天2次,7天为1个疗程;有水疱者,先抽出水再外敷,每天3次,7天为1个疗程,应严格无菌操作。要始终保持照射区定位线条清晰,如发现不清晰,应及时请主管医师补画。

(5)放射性直肠炎护理:在放疗剂量2 000~3 000 cGy时,部分患者可出现不同程度的腹痛、腹泻等。做好解释工作,消除恐惧心理,鼓励进食少渣半流质饮食,口服消炎药、止泻药,也可使用中药小剂量保留灌肠或直肠栓剂等。宜进高蛋白、高维生素、少渣、低纤维饮食,避免吃易产气的食物,如糖、豆类、碳酸类饮料、忌辛辣、刺激性食物。严重腹泻者需暂停放疗,有脱水和电解质失衡者应及时补液补充电解质,并多食水果、饮料及肉汤类饮食。

(6)放射性膀胱炎护理:放疗前排空膀胱,在阴道内填充纱布块,以增加放射源与膀胱间的距离,减少膀胱放射线受量;并嘱患者每天饮水1 000~2 000 mL,应遵医嘱给予口服止血药和消炎药,以缓解膀胱刺激征;每次排尿后注意外阴及尿道口的清洁,防止逆行感染。中度放射性膀胱炎反复出现肉眼血尿者,遵医嘱用"庆大霉素 24 万 U＋地塞米松 5 mg＋肾上腺素 1 mg＋生理盐水 50 mL"膀胱灌注,嘱患者灌注前排净尿液,勤翻身、改变体位,使药液充分接触膀胱内壁,以止血、抗感染,促进上皮组织修复和黏膜愈合。如仍不能控制出血,可考虑给予膀胱内 4% 甲醛溶液灌注治疗。如出血不止会造成患者贫血,可在膀胱镜下行电灼治疗,如过度贫血应输注新鲜血液。

2.腔内照射的护理

(1)照射前排空大、小便,减少直肠、膀胱的放射线受量。

(2)治疗当天测量体温,如有异常,及时通知医师停止治疗。

(3)治疗前做好皮肤准备:剃净阴毛,检查有无脓疮。

(4)放疗期间应坚持每天行阴道冲洗,冲洗完毕,阴道内填塞无菌纱布,如发现阴道有脓性分泌物或有异味,应查明原因。

(5)腔内照射中护理:患者安置好妇科施源器后,平卧于治疗床上,听从操作者指挥,严格遵守无菌操作,以防感染。对第一次治疗的患者,告知患者从阴道插入施源导管可能会有不适,嘱患者不能挪动或坐起,在整个照射过程,嘱咐患者要保持安静,不能随便移动,以防施源器移位,影响治疗。如出现不适可通过对讲机呼叫,及时处理,如在插入宫腔施源器后引起下腹部疼痛,嘱患者做深呼吸,同时鼓励安慰患者,分散患者的注意力,使患者放松,顺利完成治疗。照射过程严密观察患者的情况,如有异常应立即停机处理。

(6)腔内照射后护理:照射后应密切观察患者,询问患者有何不适,如有不适,应及时处理。照射后取出纱布并清点,以防纱布留置在阴道内。检查阴道有无出血,如有活动性出血,应及时填塞纱布,注意将纱布尾端留在体外,以便取出,交班时说明纱布数量。第二天冲洗时取出。回病房后要严密观察病情及生命体征的变化、有无下腹疼痛、注意排尿情况,超过 6 小时未排尿者需导尿。观察阴道有无出血、渗血,如有出血症状,立即用吸收性明胶海绵、大纱布块做阴道填塞,遵医嘱输液、输血,嘱患者卧床休息,减少活动。

(7)组织间插植放疗的护理:宫颈癌患者在接受组织间插植放疗中,常常需连续治疗 3～5 天,在瘤体上置入可通过施源的插植针,插入深度根据肿瘤大小而定,一般阴道外露部分针管长 5～10 cm,以利于施源器的连接。在治疗期间患者需裸露下身平卧于病床,护士应严格交接班,密切观察插植针上的标记,避免移位及脱出,避免盖被压迫、摩擦、绊动及牵拉插植针,可使用支被架腾空盖被,或将盖被两侧搭于两边床栏上,注意保暖及保护隐私。给予患者持续导尿,并定时夹管,定时排放尿液。床上使用便盆解大便,插植期间进易消化的流质或半流质饮食,以利大便的排出,忌因插植引起的下腹部不适或因连续卧床引起的肠蠕动减慢而搓揉下腹部,避免插植针移位及脱出。插植期间无须行阴道冲洗,但必须做好插植期间的护理,保持患者床单位、会阴部清洁、干燥、无异味。指导患者平卧时双腿交替弓起,或呈 30～45°翻身(背后垫软枕,软枕垫于患者颈部至腰部之间,暴露骶尾部),每 2 小时翻身 1 次;或垫波动式气垫床,每 4 小时翻身1 次,避免局部皮肤长期受压,以预防压疮的发生。每天行组织间插植照射时要以平车转运患者,移至平车或病床时,行 2 人或 3 人平移患者搬运法,特别注意患者臀部的平移,避免插植针移位、脱出或向子宫内穿入。转运中注意保暖及保护患者,避免颠簸及坠床。

(8)鼓励患者多饮水,少食多餐,如胃肠反应严重可补充液体,下腹痛、体温高者应考虑盆腔腹膜炎的发生,及时通知医师进行处理。

(四)出院指导

(1)保持会阴清洁:指导出院患者学习阴道冲洗方法,掌握冲洗水量、温度与压力,冲洗头放入阴道深度达 1/3,转动冲洗头进行冲洗。

(2)教会增加舒适的方法,给予舒适的卧位。鼓励患者以乐观的态度面对现实,保持开朗豁达的心情。

(3)帮助患者安排休息和活动时间,保证日常生活、活动和娱乐,避免重体力劳动。

(4)鼓励患者多饮水,如有尿意及时排尿,并用热敷或其他有效方法刺激排尿。

(5)性知识指导:宫颈伤口约 3 个月愈合,可恢复性生活,以防止阴道狭窄和粘连。性交困难,如干燥或疼痛者可用润滑剂。鼓励患者进行提肛锻炼以增加阴道肌肉张力。如出现阴道狭窄,可选择适当的阴道扩张器,每天 2 次,每次 10 分钟,20 周为 1 个疗程,以防阴道挛缩。年轻患者伴有绝经症状者可用雌激素替代治疗,以保持阴道弹性。同时稳定情绪,保持自我形象,提高生活质量。

(6)定期随诊:如有尿频或突发性尿血及大便伴脓血,下腹坠痛时应及时就诊。

(李 琳)

第十节 脊柱肿瘤

一、概述

在人体全身肿瘤中,脊柱肿瘤占 6%～10%,骨肉瘤、骨样骨瘤、动脉瘤样骨囊肿、转移性骨肿瘤都有可能在脊柱中见到。脊柱肿瘤可引起患者剧烈疼痛,肿瘤侵犯脊髓,部分患者有不同程度的脊髓及神经损伤表现,脊髓和神经根压迫症状及脊柱活动受限。轻微外伤时可发生病理性骨折、截瘫等并发症,所以早期诊断和治疗对于患者的生存质量有很大影响。近年来,多位研究者将 ^{125}I 放射性粒子植入术引入脊柱肿瘤的治疗,并有研究表明在 CT 引导下经皮穿刺植入 ^{125}I 放射性粒子治疗脊柱肿瘤,疼痛缓解满意,临床应用价值较高。

(一)适应证

(1)初治患者经骨科评估手术风险大,手术难以根治切除肿瘤且脊柱稳定性差者。

(2)术后复发者。

(3)外放疗后有局部残留病灶者。

(4)原发肿瘤为孤立病灶或寡病灶,患者拒绝外科手术、外放疗者。

(5)身体条件不宜行外科手术切除者。

(二)禁忌证

(1)一般情况差或合并严重内科疾病,难以耐受微创手术。

(2)凝血功能差,有出血倾向。

二、术前护理

(一)心理护理

肿瘤患者本身存在精神负担,常有恐惧、焦虑、抑郁等一系列心理表现,拒绝配合治疗,如并发病理性骨折则加重患者恐惧心理、对医师提出的手术方案不理解、担心手术效果及生命危险等。针对患者的复杂心理,护士要主动、热情关心患者,消除患者的思想顾虑,使其能积极配合治疗。同时向患者详细讲解手术过程及原理,介绍成功病例,让患者充分了解该方法属于微创治疗,具有创伤小、恢复快、效果好等特点,以增加患者信心,对患者手术及术后康复起到积极的作用。

(二)一般护理

1.饮食指导

给予高蛋白、高维生素、高热量、清淡易消化饮食和新鲜水果、蔬菜等,或选择患者喜爱的食物,以增进食欲,提高患者机体抵抗力;对于全身情况较差者,给予支持疗法,积极纠正贫血。对于合并水电解质、酸碱平衡紊乱者,应予以纠正。术前4～6小时开始禁食水。

2.检验

术前完善血常规、凝血功能、肝功能、肾功能、心电图、彩超、CT、MRI等检查。

3.备皮

术前可对手术部位皮肤用肥皂水进行清洗,避免用力过猛或用澡巾揉搓,以免擦伤皮肤。

4.身体状况评估

了解病史及各种检查结果,全面掌握患者的全身情况。根据患者所患疾病及拟手术部位,行相应的术前准备,如肺部肿瘤椎体转移患者术前训练屏气,以便穿刺能在平静呼吸下屏气时进行。对咳嗽较剧烈的患者,给予服用镇咳药止咳,症状好转后再行手术。

(三)专科护理

1.体位护理

(1)嘱患者尽量卧床休息,肿瘤局部制动,使用颈托或胸带、腰带保护支具,在肿瘤部位垫枕,维持脊柱生理弯曲,翻身时保护局部,防止脊柱扭转,预防跌倒致病理性骨折而使病情加重。

(2)颈椎患者术中常规取仰卧位,胸、腰、骶椎患者常规取俯卧位。病情允许时,胸、腰、骶椎患者术前3天开始进行俯卧位训练,方法为俯卧并胸下垫枕,双上肢前伸,时间从5分钟开始,逐渐延长至30分钟以上,以适应手术需要,提高手术时的耐受性。

2.疼痛护理

脊柱肿瘤患者多有严重疼痛,鼓励患者正确表述疼痛反应,指导患者进行放松训练,如进行有节奏的深呼吸。还可与患者多交谈,转移其注意力。注意掌握患者疼痛发生的规律,在疼痛发生前给予镇痛药,达到用药量小、镇痛效果好的目的。告知患者合理使用镇痛药,避免形成药物依赖。

3.生活护理

协助患者翻身擦背、床上使用便器,满足其生活需要。

(四)用物准备

微创介入治疗手术包,13 G骨穿刺针,放射性粒子植入计划系统,^{125}I放射粒子,粒子植入枪,18 G粒子植入针。备好吸氧装置,心电监护仪,利多卡因、止血药、止痛药物、止吐药等各种抢救器械和药品。

三、术中护理

(一)患者准备

(1)术前30分钟给予患者止血、止痛药物。

（2）协助患者卧于 CT 扫描床上，患者常规俯卧于手术台上，并使脊柱保持纵轴位，两侧肩部及髂前上棘处用 10 cm 厚软枕垫高，膝关节屈曲 15°～20°，踝部保持自然位，双臂向头部自然弯曲并固定。

（3）对于不能俯卧者，选择斜俯卧位或侧卧位，可在身体一侧垫软枕，协助患者更好地保持体位。

（二）术中配合

协助医师行 CT 扫描定位，打开无菌包，配合术者消毒、铺巾、抽取利多卡因；再次检查粒子植入器功能是否完好，协助术者穿刺及行 CT 扫描确定针尖位置，进入预定位置后，协助术者推送释放粒子，术毕拔针后按压穿刺点 3～5 分钟，如无出血，用一次性敷贴粘贴穿刺口。在粒子种植过程中及完成后要用监测仪对整个环境进行监测，看有无粒子遗失，如发现粒子，应使用长柄镊子（决不允许用手操作）放入铅罐内，并记录发现粒子和放入容器的时间，立即报告医师，并将铅罐送核医学科妥善处理。

（三）严密监测患者生命体征

建立静脉输液通道，给予心电监护、氧气吸入。当患者不配合或对疼痛不耐受时，可行全身麻醉；治疗过程中，严密观察生命体征变化，如有各种异常情况应及时告知医师，做相应处理，确保手术顺利进行。

（四）心理护理

加强患者心理护理，嘱其平静呼吸，以缓解紧张情绪；随时询问患者，了解患者有无咳嗽、胸闷、呼吸困难及神经系统症状，以及患者术区和下肢感觉；手术结束后予平卧位或俯卧位，观察穿刺局部出血、疼痛及双下肢感觉、运动等情况，警惕硬膜囊受压、神经根损伤等并发症，防止继发骨折。

四、术后的观察与护理

（一）一般护理

1.病情监测

术后立即给予心电、血氧饱和度监测，监测患者意识情况，出现异常及时通知医师并采取处理措施。3 天内密切观察双下肢末端血运和感觉运动，观察排尿、排便情况并及时记录。

2.发热

^{125}I 放射性粒籽源在照射肿瘤后引起肿瘤组织的坏死并被吸收引起患者发热，一般多为低热，属放射性粒子植入的正常反应，护士应做好患者的生活护理，保持床单的清洁干燥，鼓励多饮水，做好口腔护理，如体温超过 38.5 ℃，给予物理降温或遵医嘱给予退热药。

3.疼痛

粒子植入可导致肿瘤组织坏死，可引起不同程度的疼痛。护理人员应做好疼痛护理，教会患者用自我放松法和注意力转移法来缓解疼痛，尊重患者对疼痛的反应，协助其取舒适体位，并给予安慰和心理护理，减轻患者紧张、恐惧、焦虑心理。对于疼痛评分高者，可遵医嘱给予止痛药。

4.排便护理

患者术后仍有可能存在排便功能障碍，以便秘者居多。在饮食上应注意增加纤维素含量高的食物，减少高脂肪、高蛋白食物的摄入，但要保证患者每天所必需的热量及蛋白质，同时摄取充足的水分。护理人员要掌握患者的排便时间、习惯，适时提醒患者。必要时服用缓泻药，大便干结时可用开塞露。

(二)专科护理

1.体位护理

根据手术部位确定卧位,术后卧硬板床。颈椎手术患者取平卧位,限制颈部活动,颈部两侧用沙袋固定,保持头部正中位。其余部位的脊柱肿瘤患者,术毕取平卧位或侧卧位,待生命体征平稳后给患者翻身,一般每 2 小时 1 次,采取轴向翻身法,即翻身时保持头、颈、脊柱呈一条直线。

2.加强肢体功能锻炼

患者术后仍存在不同程度的感觉运动障碍。在生命体征平稳后,指导并协助患者进行功能锻炼。有自主活动的肢体时,应尽量做一些肢体活动,由健侧带动患侧运动;下床活动时,专人保护,防止跌倒。根据身体情况逐渐增加活动量。

3.安全护理

脊椎肿瘤患者有不同程度的脊髓神经根损伤,存在不同程度的肢体活动障碍或感觉异常,对冷、热、触压等感觉迟钝,甚至消失。护理人员应防止发生烫伤、扭伤、冻伤及跌倒。

(三)并发症的预防及护理

患者病情稳定后,鼓励患者深呼吸及有效的咳嗽,预防肺部并发症。术后卧床期间,要注意皮肤的清洁、干燥,防止潮湿等不良刺激,保护皮肤;对肢体瘫痪的患者,要定时变换体位,预防压疮。鼓励患者多饮水(每天 2 000～3 000 mL),增加尿量,预防尿路感染。放射性粒子植入术后的并发症有血管、神经损伤、感染、肺栓塞、放射性水肿压迫神经、粒子的迁移与丢失等。

1.血管、神经损伤

观察脊髓功能恢复情况,脊柱肿瘤常伴有不同程度的神经功能损害、病理性骨折或截瘫,致感觉、运动、反射及大小便功能不同程度的丧失,术后每天应观察脊髓功能的恢复情况,四肢肌力情况与术前比较,如发现肢体活动度较术前减退,即肌力下降应考虑脊髓出血或水肿,立即报告医师给予及时处理。

2.感染

感染是粒子植入严重的并发症。^{125}I 粒子植入术为侵入性的操作,存在感染的风险,如患者术后出现连续的高热,需要警惕感染的发生。术前可对手术部位皮肤进行清洁,术中严格执行无菌操作规程,术后注意观察穿刺部位皮肤有无红肿、渗液及体温的变化,做好病房通风换气,加强患者营养、增强机体免疫力。

3.肺栓塞

肺栓塞是^{125}I 粒子植入严重的并发症之一,^{125}I 粒子浮出可进入种植器官附近的较大血管内,随血液流动进入肺动脉或其分支导致肺栓塞。当患者短时间内出现胸痛、咳嗽、发绀、呼吸困难、心率增快等表现,要立即报告医师,嘱患者绝对卧床休息,勿深呼吸,避免剧烈咳嗽或用力活动,给予吸氧,迅速建立静脉通道,并配合相关专业医师进行后续治疗,最大限度进行抢救。

4.放射性水肿压迫神经

术后地塞米松 5～10 mg 静脉注射,连续 3 天以上,护士注意观察患者双下肢的运动、感觉、肌力等情况。一旦发生放射性水肿压迫脊髓,可遵医嘱给予甘露醇注射液 250 mL 静脉滴注,进行脱水治疗。

5.粒子的迁移与丢失

脊柱肿瘤植入^{125}I 粒子的部位多为椎体、椎弓及附件,与体外相通的呼吸道、消化道及泌尿道等相隔较远，^{125}I粒子移位的情况极为罕见。术前及术后做好健康教育，将该现象告知患者及家属，避免产生心理负担。一旦发现^{125}I粒子排出时，应用长镊子夹起，放置于带盖的玻璃瓶内或特制铅罐内，存放于少人走动的地方，与粒子保持一定距离，并报告核医学人员妥善处理。

五、出院指导

出院后生活要有规律，加强营养，注意休息，勿过度劳累，适量体育锻炼，增强抵抗力。告知患者半年内避免与小孩和孕妇近距离接触，出院后少去人群聚集场所，术后1个月、2个月、6个月分别行CT复查了解肿瘤变化以及粒子有无移位，防止粒子丢失。每次检查应主动说明粒子植入的时间和部位，以便医院安排合适的床位及采取相应的辐射防护措施，术后12个月如无迹象表明复发或转移，将检查时间延长为每6个月1次，如有异常随诊。

（李　琳）

第五章

眼 科 护 理

第一节 泪 囊 炎

一、新生儿泪囊炎

(一)概述

新生儿泪囊炎也是儿童常见眼病之一。其是由于鼻泪管下端先天残膜未开放造成泪道阻塞,致使泪液滞留于泪囊之内,伴发细菌感染引起的。常见致病菌为葡萄球菌、链球菌、假白喉杆菌等。

(二)诊断

1.症状

出生后数周或数天发现患儿溢泪并伴有黏液脓性分泌物。

2.体征

内眦部有黏液脓性分泌物,局部结膜充血,下睑皮肤浸渍或粗糙,可伴有湿疹。指压泪囊区有脓性分泌物从泪小点返出。

3.辅助检查

分泌物行革兰染色,血琼脂培养以确定感染细菌类型。

(三)鉴别诊断

1.累及内眦部眼眶蜂窝织炎

挤压泪囊区无分泌物自泪小点溢出。

2.急性筛窦炎

鼻骨表面疼痛、肿胀,发红区可蔓延至内眦部。

3.急性额窦炎

炎症主要累及上睑,前额部有触痛。

(四)治疗

1.按摩

用示指沿泪囊上方向下方挤压,挤压后滴抗生素滴眼液,2～4次/天。

2.滴眼液或眼膏

有黏液脓性分泌物时,滴抗生素滴眼液或眼膏,2～4次/天。

3.泪道探通术

对2～4个月的患儿可以施行泪道探通手术,探通后滴抗生素眼药1周。

4.泪道插管手术

对大于5个月或者存在反复泪道探通手术失败的患儿可以考虑行泪道插管手术治疗。

5.抗感染治疗

继发急性泪囊炎或眼眶蜂窝织炎时,须及时全身及局部抗感染治疗。

二、急性泪囊炎

(一)概述

急性泪囊炎是儿童比较少见但十分严重的泪道疾病。其常继发于新生儿泪囊炎、先天性泪囊突出、泪囊憩室及先天性骨性鼻泪管发育异常等。常见致病菌为葡萄球菌、链球菌等。

(二)诊断

1.症状

内眦部红肿,疼痛,患眼流泪并伴有黏液脓性分泌物。

2.体征

内眦部充血肿胀,患眼局部结膜充血,可伴有全身症状如发热等。

3.辅助检查

分泌物行革兰染色、血琼脂培养以确定感染细菌类型。

(三)鉴别诊断

1.累及内眦部眼眶蜂窝织炎

挤压泪囊区无分泌物自泪小点溢出。

2.急性筛窦炎

鼻骨表面疼痛、肿胀,发红区可蔓延至内眦部。

3.急性额窦炎

炎症主要累及上睑,前额部有触痛。

(四)治疗

(1)全身及局部应用广谱抗生素治疗。根据眼部分泌物细菌培养加药敏实验结果调整用药。

(2)局部脓肿形成,可以先尝试经上、下泪小点引流脓液。如果上述方法无效,则只能行经皮肤的切开引流。

(3)炎症控制后尽快行进一步影像学检查如CT等,明确发病原因。根据不同的发病原因行进一步的病因治疗。

三、护理措施

(一)慢性期护理重点

1.指导正确滴眼药

每次滴眼药前,先用手指按压泪囊区或行泪道冲洗,排空泪囊内的分泌物后,再滴抗生素眼药水,每天4～6次。

2.冲洗泪道

选用生理盐水加抗生素行泪道冲洗,每周 1～2 次。

(二)急性期护理重点

(1)指导正确热敷和超短波物理治疗,以缓解疼痛,注意防止烫伤。

(2)按医嘱应用有效抗生素,注意观察药物的不良反应。

(3)急性期切忌泪道冲洗或泪道探通,以免感染扩散,引起眶蜂窝织炎。

(4)脓肿未形成前,切忌挤压,以免脓肿扩散,待脓肿局限后切开排脓或行鼻内镜下开窗引流术。

(三)新生儿泪囊炎护理重点

指导患儿父母泪囊局部按摩方法,置患儿立位或侧卧位,用一手拇指自下睑眶下线内侧与眼球之间向下压迫,压迫数次后滴用抗生素眼水,每天进行 3～4 次,坚持数周,促使鼻泪管下端开放。操作时应注意不能让分泌物进入婴儿气管内。如果保守治疗无效,按医嘱做好泪道探通手术准备。

(四)经皮肤径路泪囊鼻腔吻合术护理

1.术前护理

(1)术前 3 天滴用抗生素眼药水并行泪道冲洗。

(2)术前 1 天用 1%麻黄碱液滴鼻以收缩鼻黏膜,利于引流及预防感染。

(3)向患儿家属解释手术目的、意义、注意点。泪囊鼻腔吻合术是通过人造骨孔使泪囊和中鼻道吻合,使泪液经吻合孔流入中鼻道。

2.术后护理

(1)术后患儿置半坐卧位:术后 24 小时内可行面颊部冷敷,以减少出血及疼痛。

(2)做好鼻腔护理:术后第 2 天开始给予 1%麻黄碱液、雷诺考特喷雾剂等喷鼻,以收敛鼻腔黏膜,利于引流,达到消炎、止血、改善鼻腔通气功能的目的。注意鼻腔填塞物的正确位置,嘱患儿勿牵拉填塞物、勿用力擤鼻及挖鼻腔,以防止填塞物松动或脱落而引起出血。

(3)做好泪道护理:术后患儿眼部滴用抗生素眼液,滴眼时,患儿面部处于水平稍偏健眼位置,有利于药液聚集在患眼内眦部,从而被虹吸入泪道,增强伤口局部药物浓度,促进局部炎症的消退。

(4)术后嘱患儿注意保暖、防止感冒。术后当天进温凉饮食,多吃水果蔬菜,加强营养,忌食酸辣刺激性食物,禁烟、酒,忌喝浓茶、咖啡。

(五)鼻内镜下泪囊鼻腔吻合术护理

(1)加强并发症的观察和护理:术后短时间内鼻腔或口腔的少许血丝不需处理;若有大量鲜血顺前鼻流出,或吐出血性分泌物,色鲜红,则可能为伤口活动性出血,应及时通知医师给予处理。

(2)术后 3～5 天起,每天在鼻内镜下对手术侧腔道进行彻底清理,以减少腔道内结痂、黏膜炎症,加快愈合。

(3)术后应用抗菌药物加地塞米松进行泪道冲洗,每天 1 次,连续 1 周。冲洗时注意动作轻柔,应顺着泪道方向缓慢进针。如植入人工泪管,嘱患儿不要用力揉眼、牵拉泪管,以免人工泪管脱落。

(4)教会患儿家属正确滴鼻药和眼药方法,嘱家属带患儿定期随访,坚持复诊。在内镜下彻底清理鼻腔凝血块、分泌物和结痂等;按时冲洗泪道,冲刷泪道内分泌物,避免泪道再次堵塞。

(朱 君)

第二节 睑 缘 炎

睑缘炎是眼睑缘皮肤、睫毛的毛囊及其腺体的亚急性或慢性炎症,常由细菌感染所致。

一、护理评估

了解患儿全身的健康状况,如营养、睡眠,有无文眼线等;注意屈光不正和慢性结膜炎病史。临床上将睑缘炎分为鳞屑性睑缘炎、溃疡性睑缘炎和眦部睑缘炎,主要表现为眼睑红、肿、热、痛、痒等症状。

(一)鳞屑性睑缘炎

睑缘、睫毛根部覆盖着头皮屑样的鳞屑,鳞屑脱落后下面露出充血的睑缘,但无溃疡,睫毛脱落后能再生,眼睛干痒、刺痛及烧灼感等。

(二)溃疡性睑缘炎

睑缘皮脂腺分泌较多,睫毛因皮脂腺结痂而凝成束状,睑缘有许多脓痂,清除痂皮后,可见到小脓疱和出血性小溃疡,睫毛易脱落而不易再生,严重者可形成睫毛秃。有时睑缘溃疡结疤收缩而出现倒睫,睫毛刺激角膜,常因角膜溃疡而影响视力。

(三)眦部睑缘炎

眦部睑缘炎主要发生于外眦部,外眦部睑缘和外眦部有痒及刺激症状,局部皮肤充血、肿胀,并有浸渍糜烂,邻近结膜常伴有慢性炎症。

二、治疗要点

局部保持清洁,去除诱因,使用抗生素眼水和眼药膏。眦部睑缘炎可选用 $0.25\%\sim0.5\%$ 硫酸锌滴眼液,并适当服用维生素 B_2。

三、护理诊断和问题

(一)舒适改变

眼部干痒、刺痛与睑缘炎症病变有关。

(二)潜在并发症

潜在并发症包括角膜溃疡、慢性结膜炎、泪小点外翻。

四、护理目标

(1)患儿不适症状得到缓解。

(2)及时控制炎症,预防并发症发生。

五、护理措施

(1)首先应去除病因,增强营养,增加抵抗力,纠正用不洁手揉眼的不良习惯。如有屈光不正,应配戴眼镜矫正。

（2）观察患儿眼部分泌物情况,指导患儿家属清洁睑缘方法可用生理盐水棉签清洁,拭去鳞屑或脓痂脓液。

（3）指导眼部用药方法先清洁睑缘,再涂拭抗生素药膏,可用涂有抗生素药膏的棉签在睑缘按摩,增强药效。炎症消退后,应持续治疗至少 2 周,以免复发。

（4）外出配戴眼镜,避免烟尘风沙刺激。

（5）注意饮食调理,避免辛辣食物。

（朱　君）

第三节　睑　腺　炎

睑腺炎又称麦粒肿,是眼睑腺体的急性化脓性炎症。临床上分为内、外睑腺炎。其中睑板腺感染称内睑腺炎,睫毛毛囊或其附属皮脂腺、汗腺感染称外睑腺炎。

一、护理评估

患侧眼睑可出现红、肿、热、痛等急性炎症表现,常伴同侧耳前淋巴结肿大。外睑腺炎的炎症反应集中于睫毛根部的睑缘处,红肿范围较弥散,脓点常溃破于皮肤面。内睑腺炎的炎症浸润常局限于睑板腺内,有硬结,疼痛和压痛程度均较外睑腺炎剧烈,病程较长,脓点常溃破于睑结膜面。

二、治疗要点

早期局部热敷,用抗生素眼药水或眼药膏,脓肿形成后切开引流。

三、护理诊断和问题

（一）眼痛
眼痛与睑腺炎症有关。

（二）知识缺乏
缺乏睑腺炎的相关知识。

四、护理目标

（1）患儿疼痛减轻。

（2）患儿家长获取睑腺炎相关的预防与护理知识。

五、护理措施

（一）疼痛护理
仔细观察患儿对疼痛的反应,耐心听取患儿对疼痛的主诉,解释疼痛的原因,给予支持与安慰,指导放松技巧。

（二）热敷指导

早期睑腺炎给予局部热敷，每次 10～15 分钟，每天 3～4 次。热敷可以促进血液循环，有助于炎症消散和疼痛减轻。热敷时注意温度，以防烫伤。常用方法有汽热敷法、干热敷法、湿热敷法等。

（三）药物护理

指导正确地滴用抗生素眼药水或涂用眼药膏的方法。

（四）脓肿护理

脓肿未形成时不宜切开，更不能挤压排脓。因为眼睑和面部的静脉无瓣膜，挤压脓肿可使感染扩散，导致眼睑蜂窝织炎，甚至引发海绵窦脓毒栓或败血症而危及生命。

脓肿形成后，如未溃破或引流排脓不畅者，应切开引流。外睑腺炎应在皮肤面切开，切口与睑缘平行；内睑腺炎则在结膜面切开，切口与睑缘垂直。

（五）健康教育

指导家庭护理，养成良好的卫生习惯，不用脏手或不洁手帕揉眼。告知患儿及家属治疗原发病的重要性，如有慢性结膜炎、睑缘炎或屈光不正者，应及时治疗或矫正。

（朱　君）

第四节　视　神　经　炎

一、概述

视神经炎泛指视神经的炎性脱髓鞘、感染、非特异性炎症等疾病，能够阻碍视神经传导功能，引起视功能一系列改变的视神经病变。临床上常分为视神经乳头炎和球后视神经炎。球后视神经炎一般可分为急性和慢性，后者为多见。

病因：①局部炎症；②病毒感染；③全身感染；④营养和代谢性疾病；⑤中毒；⑥特发性，多发性硬化、糖尿病、甲状腺功能障碍与本病关系密切。

病理：早期白细胞渗出，慢性期以淋巴细胞和浆细胞为主。中等度损伤形成少量瘢痕，而严重损伤则神经纤维被神经胶质细胞增生代替，引起视神经萎缩。

二、诊断思路

（一）病史要点

视神经乳头炎症常突然发病，视力障碍严重，多累及双眼，多见儿童或青壮年，经治疗一般预后较好，我国 40 岁以下者约占 80%。临床表现：视力急剧下降（<0.1）。眼痛：早期前额部疼痛，眼球转动痛。

球后视神经炎突然发病，视力突然减退，甚至无光感。多单眼发病，眶深部或眼球转动痛。因球后视神经受累部位不同有以下几种类型：①轴性球后视神经炎，病变主要侵犯乳头黄斑束纤维，表现为视力下降严重，视野改变为中心暗点。②球后视神经周围炎，病变主要侵犯球后视神经鞘膜。梅毒多见，表现为视野向心性缩小。③横断性视神经炎，病变累及整个视神经横断面，表现为无光感(黑矇)。

(二)查体要点

1.视神经乳头炎

瞳孔不同程度散大,直接对光反应迟钝或消失,间接对光发射存在,单眼患者出现相对性传入性瞳孔障碍,称 Marcus-Gunn 瞳孔。眼底:视盘潮红,乳头表面毛细血管扩张,边缘不清,轻度隆起(<2~3 D),筛板模糊,生理凹陷消失,可出现少量出血点。视盘周围视网膜水肿呈放射状条纹,乳头表面或边缘有小出血,静脉怒张弯曲或有白鞘。

2.球后视神经炎

瞳孔中等大或极度散大。直接对光反应消失,间接对光反应存在。眼底:早期无变化,3~4 周时视神经色泽改变,颜色变淡。"两不见"症状:患者看不见,医师早期检查无异常。

(三)辅助检查

1.必做检查

(1)视野检查:视神经乳头炎表现为巨大而浓密的中心暗点、重者有周边视野缩小,色觉改变(红绿色觉异常)。球后视神经炎表现为中心、旁中心暗点或哑铃状暗点。

(2)头颅眼眶 CT:排除颅内病变。

(3)FFA:动脉期见视盘表层辐射状毛细血管扩张,同时见很多微动脉瘤,早期荧光素渗漏,视盘成强荧光染色。

2.选做检查

视觉电生理检查,了解视神经功能。VEP 可表现为不同程度的振幅降低,潜伏期延长。病变侵犯视盘黄斑束纤维,主要表现为振幅降低;病变侵犯球后视神经鞘膜,主要表现为潜伏期延长。

(四)诊断步骤

诊断步骤如图 5-1 所示。

(五)鉴别诊断

视神经乳头炎需与以下疾病鉴别。

1.视盘水肿

常双眼,视盘肿胀明显,隆起高达 6~9D,但视功能多正常,或有阵发性黑矇史。视野早期生理盲点扩大而周边视野正常。常伴有其他全身症状,如头痛、呕吐等。

2.缺血性视神经病变

发病年龄多在 50 岁以上,突然发生无痛性、非进行性视力减退,早期视盘轻度肿胀,后期局限性苍白。视野检查:弓形暗点或扇形暗点与生理盲点相连。FFA 示视盘早期低荧光或充盈缺损,晚期视盘强荧光。

3.视盘血管炎

该病多见于年轻女性,视力轻度减退,视盘充血潮红,轻度隆起(<2~3 D),乳头表面或边缘有小出血。视野可为生理盲点扩大。FFA 显示乳头表面毛细血管扩张渗漏明显。激素治疗效果好。

4.假性视盘炎

常双侧,乳头边界不清,色稍红,隆起轻,多不超过 1~2 屈光度,无出血渗出,终身不变。视力正常,视野正常。FFA 正常。

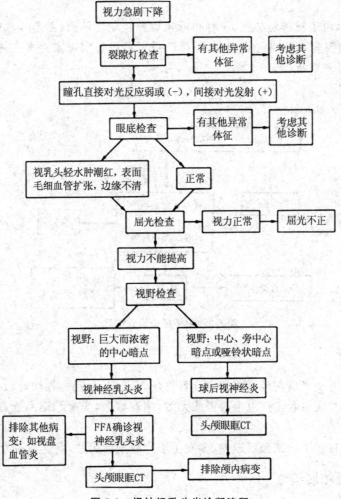

图 5-1　视神经乳头炎诊断流程

球后视神经炎需与头颅或邻近组织肿瘤鉴别,其症状与体征均与球后视神经炎相似,头颅 CT 或 MRI 提示颅内占位。

三、治疗与护理措施

(一)经典治疗

(1)积极寻找病因,针对病因治疗。

(2)大剂量糖皮质激素冲击治疗:视神经炎本身是一种自限性疾病,糖皮质激素治疗在短期内能促进视力的恢复,并延缓多发性硬化的发生,采用静脉大剂量、短期疗程。但在长期效果上没有明显的疗效,对最终的视力没有帮助。因此适用于重型病例。

(3)配合抗生素。

(4)血管扩张药:局部及全身应用。

(5)改善微循环及神经营养药:B 族维生素、ATP、辅酶 A、肌苷等。

(6)中医中药。

(二)新型治疗

球后视神经炎,由于视神经肿胀,长时间可导致神经变性坏死,考虑开放视神经管治疗。如为蝶窦、筛窦炎症导致球后视神经炎,视力下降严重可考虑蝶窦筛窦手术。神经内科治疗,如多发性硬化,脱髓鞘性疾病等。

(三)治疗流程

治疗流程如图 5-2 所示。

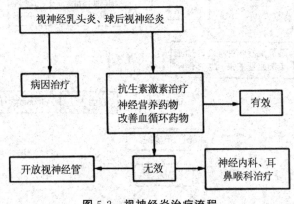

图 5-2　视神经炎治疗流程

四、预后评价

大多数视神经乳头炎病例经过积极治疗都可恢复正常,而且病程较短,预后良好,视盘颜色变淡或苍白。少数重症患者治疗效果缓慢或无效,病程较久,炎症消退后视盘苍白萎缩,视力障碍,预后欠佳。

家族性球后视神经炎病例预后较差,多发生于青春期后男性,女性则多为遗传基因携带者。

五、最新进展和展望

视神经炎的基础研究取得了很大的成绩,如研究表明 *HLA-DRB1 * 15* 基因可能是部分视神经炎患者的遗传易感基因。

很多家族性视神经炎都有特异性基因位点改变,因此基因治疗是目前研究的热点,基因治疗技术已开始应用到视神经炎的动物实验模型中。基因治疗可能会为那些严重的进行性视神经脱髓鞘的患者带来益处。

随着脂肪抑制和 DTI 等磁共振成像新技术的应用,以及钆喷替酸葡甲胺(Gd-DTPA)增强检查等,能更好地显示活体组织内的细微结构,是显示视神经炎的较好检查技术。功能性成像已开始用于评价视神经炎累及的视神经功能及追踪视神经恢复的情况。

(朱　君)

第五节　角　膜　炎

角膜炎是我国常见的致盲眼病之一。角膜炎的分类尚未统一,根据病因可分为感染性角膜炎、免疫性角膜炎、外伤性角膜炎、营养不良性角膜炎，其中感染性角膜炎最为常见，其病原体包括细菌、真菌、病毒、棘阿米巴、衣原体等，以细菌和真菌感染最为多见。角膜炎最常见的症状是眼痛、畏光、流泪、眼睑痉挛，伴视力下降，甚至摧毁眼球。其典型体征为睫状充血、角膜浸润、角膜溃疡的形成。

角膜炎病理变化过程基本相同，可以分为如下四期。①浸润期：致病因子侵入角膜，引起角膜边缘血管网充血，随即炎性渗出液及炎症细胞进入，导致病变角膜出现水肿和局限性灰白色的浸润灶，如炎症及时得到控制，角膜仍能恢复透明。②溃疡形成期：浸润期的炎症向周围或深层扩张，可导致角膜上皮和基质坏死、脱落形成角膜溃疡，甚至角膜穿孔，房水从角膜穿破口涌出，导致虹膜脱出、角膜瘘、眼内感染、眼球萎缩等严重并发症。③溃疡消退期：炎症控制、患者自身免疫力增加，阻止致病因子对角膜的损害，溃疡边缘浸润减轻，可有新生血管长入。④愈合期：溃疡区上皮再生，由成纤维细胞产生的瘢痕组织修复，留有角膜薄翳、角膜斑翳、角膜白斑。

一、细菌性角膜炎

（一）概述

细菌性角膜炎是由细菌感染引起的角膜炎症的总称，是临床常见的角膜炎之一。

（二）病因与发病机制

本病常由于角膜外伤后被感染所致，常见的致病菌有表皮葡萄球菌、金黄色葡萄球菌、肺炎双球菌、链球菌、铜绿假单胞菌（绿脓杆菌）等。眼局部因素（如慢性泪囊炎、倒睫、戴角膜接触镜等）和导致全身抵抗力低下因素（如长期使用糖皮质激素和免疫抑制剂、营养不良、糖尿病等）也可诱发感染。

（三）护理评估

1.健康史

（1）了解患者有无角膜外伤史、角膜异物剔除史、慢性泪囊炎、眼睑异常、倒睫病史，或长期佩戴角膜接触镜等。

（2）有无营养不良、糖尿病病史，是否长期使用糖皮质激素或免疫抑制剂，以及此次发病以来的用药史。

2.症状与体征

（1）发病急，常在角膜外伤后 24～48 小时发病，有明显的畏光、流泪、疼痛、视力下降等症状，伴有较多的脓性分泌物。

（2）眼睑肿胀，结膜混合充血或睫状充血，球结膜水肿，角膜中央或偏中央有灰白色浸润，逐渐扩大，进而组织坏死脱落形成角膜溃疡。并发虹膜睫状体炎，表现为角膜后沉着物、瞳孔缩小、虹膜后粘连及前房积脓，是因毒素渗入前房所致。

（3）革兰阳性球菌角膜感染表现为圆形或椭圆形局灶性脓肿，边界清楚，基质处出现灰白色浸润。革兰阴性球菌感染多表现为快速发展的角膜液化坏死，其中铜绿假单胞菌角膜感染者发病迅猛，剧烈眼痛，严重充血水肿，角膜溃疡浸润灶及分泌物略带黄绿色，前房严重积脓，感染如未控制，可导致角膜坏死穿孔、眼球内容物脱出或全眼球炎。

3.心理-社会状况评估

（1）通过与患者及其家属的交流，了解患者及其家属对细菌性角膜炎的认识程度及有无紧张、焦虑、悲哀等心理表现。

（2）评估患者视力对工作、学习、生活等能力的影响。

（3）了解患者的用眼卫生和个人卫生习惯。

4.辅助检查

了解角膜溃疡刮片镜检和细胞培养是否发现相关病原体。

（四）护理诊断

1.疼痛

疼痛与角膜炎症刺激有关。

2.感知紊乱

感知紊乱与角膜炎症引起的角膜混浊导致的视力下降有关。

3.潜在并发症

角膜溃疡、穿孔、眼内炎等。

4.知识缺乏

缺乏细菌性角膜炎相关的防治知识。

（五）护理措施

1.心理护理

向患者介绍角膜炎的病变特点、转归过程及角膜炎的防治知识，鼓励患者表达自己的感受，解释疼痛原因，帮助患者转移注意力，及时给予安慰理解，消除其紧张、焦虑、自卑的心理，正确认识疾病，树立战胜疾病的信心，争取患者对治疗的配合。

2.指导患者用药

根据医嘱积极抗感染治疗，急性期选择高浓度的抗生素滴眼液，每15～30分钟滴眼一次。严重病例，可在开始30分钟内每5分钟滴药一次。同时全身应用抗生素，随着病情的控制逐渐减少滴眼次数，白天使用滴眼液，睡前涂眼药膏。进行球结膜下注射时，先向患者解释清楚，并在充分麻醉后进行，以免加重局部疼痛。

3.保证充分休息、睡眠

要提供安静、舒适、安全的环境，病房要适当遮光，避免强光刺激，减少眼球转动，外出应佩戴有色眼镜或眼垫遮盖。指导促进睡眠的自我护理方法，如睡前热水泡脚、喝热牛奶、听轻音乐等，避免情绪波动。患者活动空间不留障碍物，将常用物品固定摆放方便患者使用，教会患者使用传呼系统，鼓励其寻求帮助。厕所必须安置方便设施，如坐便器、扶手等，并教会患者如何使用，避免跌倒。

4.严格执行消毒隔离制度

换药、上药均要无菌操作，药品及器械应专人专眼专用，避免交叉感染。

5.严密观察

为预防角膜溃疡穿孔，护理时要特别注意如下几点：①治疗操作时。禁翻转眼睑，勿加压眼球。②清淡饮食，多食易消化、富含维生素、粗纤维的食物，保持大便通畅，避免便秘，以防增加腹压。③告知患者勿用手擦眼球，勿用力闭眼、咳嗽及打喷嚏。④球结膜下注射时，避免在同一部位反复注射，尽量避开溃疡面。⑤深部角膜溃疡、后弹力层膨出者，可用绷带加压包扎患眼，配合局部及全身应用降低眼压的药物，嘱患者减少头部活动，避免低头，可蹲位取物。⑥按医嘱使用散瞳剂，防止虹膜后粘连而导致眼压升高。⑦可用眼罩保护患眼，避免外物撞击。⑧严密观察患者的视力、角膜刺激征、结膜充血及角膜病灶和分泌物的变化，注意有无角膜穿孔的症状，例如，角膜穿孔时,房水从穿孔处急剧涌出,虹膜被冲至穿孔处,可出现眼压下降、前房变浅或消失、疼痛减轻等症状。

6.健康教育

(1)帮助患者了解疾病的相关知识,树立治疗信心,保持良好的心理状况。

(2)养成良好的卫生习惯,不用手或不洁手帕揉眼。

(3)注意劳逸结合,生活规律,保持充足的休息和睡眠,戒烟酒,避免摄入刺激性食物(如咖啡、浓茶等)。

(4)注意保护眼睛,避免角膜受伤,外出要戴防护眼镜。

(5)指导患者遵医嘱坚持用药,定期随访。

二、真菌性角膜炎

(一)概述

真菌性角膜炎为致病真菌引起的感染性角膜病。近年来,随着广谱抗生素和糖皮质激素的广泛应用,其发病率有升高趋势,是致盲率极高的角膜疾病。

(二)病因与发病机制

其常见的致病菌有镰刀菌和曲霉菌,还有念珠菌属、青霉菌属、酵母菌等。它常发生于植物引起的角膜外伤后,有的则发生于长期应用广谱抗生素、糖皮质激素和机体抵抗力下降者。

(三)护理评估

1.健康史

(1)多见于青壮年男性农民,有农作物枝叶或谷物皮壳擦伤眼史。

(2)有长期使用抗生素及糖皮质激素史。

2.症状与体征

疼痛、畏光、流泪等刺激性症状均较细菌性角膜炎为轻,病程进展相对缓慢,呈亚急性,有轻度视力下降。体征较重,眼部充血明显,角膜病灶呈灰白色或黄白色,表面微隆起,外观干燥而欠光滑,似牙膏样或苔垢样。溃疡周围抗体与真菌作用,形成灰白色环形浸润即"免疫环"。有时在角膜病灶旁可见"伪足""卫星状"浸润病灶,角膜后可有纤维脓性沉着物。前房积脓为黄白色的黏稠脓液。由于真菌穿透力强,易发生眼内炎。

3.心理-社会状况评估

了解患者职业,评估该病对患者的工作学习及家庭经济有无影响。评估患者对真菌性角膜炎的认识度,有无紧张、焦虑、悲哀等心理表现。

4.辅助检查

(1)角膜刮片革兰染色和Giemsa染色可发现真菌菌丝,是早期诊断真菌最常见的方法。

(2)共聚焦显微镜检查角膜感染灶,可直接发现真菌病原体(菌体和菌丝)。

(3)病变区角膜组织活检,可提高培养和分离真菌的阳性率。

(四)护理诊断

1.疼痛

慢性眼痛与角膜真菌感染刺激有关。

2.焦虑

焦虑与病情反复及担心预后不良有关。

3.感知紊乱

感知紊乱与角膜真菌感染引起的角膜混浊导致的视力下降有关。

4.潜在并发症

角膜溃疡、穿孔、眼内炎等。

5.知识缺乏

缺乏真菌性角膜炎防治知识。

(五)护理措施

(1)由植物引起的角膜外伤史者,长期应用广谱抗生素及糖皮质激素滴眼液或眼药膏者,应严密观察病情,注意真菌性角膜炎的发生。

(2)遵医嘱应用抗真菌药物,同时要观察药物的不良反应,禁用糖皮质激素。

(3)对于药物不能控制或有角膜溃疡穿孔危险者,可行角膜移植手术。

(4)真菌性角膜炎病程长,易引起患者情绪障碍,应对患者做好解释疏导工作,并告知患者真菌复发的表现,如患眼出现畏光、流泪、眼痛、视力下降等,应立即就诊。

三、单纯疱疹病毒性角膜炎

(一)概述

单纯疱疹病毒性角膜炎是指由单纯疱疹病毒所致的严重的感染性角膜病,其发病率及致盲率均占角膜病首位。其特点是复发性强、角膜知觉减退。

(二)病因与发病机制

本病多为单纯疱疹病毒原发感染后的复发,多发生在上呼吸道感染或发热性疾病以后。原发感染常发生于幼儿,单纯疱疹病毒感染三叉神经末梢和三叉神经支配的区域(头、面部皮肤和黏膜),并在三叉神经节长期潜伏下来。当机体抵抗力下降时,潜伏的病毒被激活,可沿三叉神经至角膜组织引起单纯疱疹病毒性角膜炎。

(三)护理评估

1.健康史

(1)了解患者有无上呼吸道感染史,全身或局部有无使用糖皮质激素、免疫抑制剂。

(2)评估有无复发诱因存在,如过度疲劳、日光暴晒、月经来潮、发热、熬夜、饮酒、角膜外伤等。

(3)了解有无疾病反复发作史。

2.症状与体征

(1)原发感染常见于幼儿,有发热、耳前淋巴结肿大、唇部皮肤疱疹,呈自限性。眼部表现为急性滤泡性或假膜性结膜炎、眼睑皮肤疱疹,可有树枝状角膜炎。

(2)复发感染常在诱因存在下引起角膜感染复发,多为单侧。患眼可有轻微眼痛、畏光、流泪、眼痉挛,若中央角膜受损,则视力明显下降,并有典型的角膜浸润灶形态。①树枝状和地图状角膜炎:最常见的类型。初起时患眼角膜上皮呈小点状浸润,排列成行或成簇,继而形成小水疱,水疱破裂互相融合,形成树枝状表浅溃疡,称为树枝状角膜炎。随病情进展,炎症逐渐向角膜病灶四周及基质层扩展,可形成不规则的地图状角膜溃疡,称为地图状角膜炎。②盘状角膜炎:炎症浸润角膜中央深部基质层,呈盘状水肿、增厚,边界清楚,后弹力层皱褶。伴发前葡萄膜炎时,可见角膜内皮出现沉积物。③坏死性角膜基质炎:角膜基质层内出现单个或多个黄白色浸润灶、溃疡甚至穿孔,常可诱发基质层新生血管。疱疹病毒在眼前段组织内复制,可引起前葡萄膜炎、小梁网炎。炎症波及角膜内皮时,可诱发角膜内皮炎。

3.心理-社会状况评估

注意评估患者的情绪状况、性别、年龄、职业、经济、文化、教育背景。

4.辅助检查

角膜上皮刮片可见多核巨细胞、病毒包涵体或活化性淋巴细胞,角膜病灶分离培养出单纯疱疹病毒;酶联免疫法发现病毒抗原;分子生物学方法如 PCR 查到病毒核酸,有助于病原学的诊断。

(四)护理诊断

1.疼痛

急性眼痛与角膜炎症反应有关。

2.焦虑

焦虑与病程长、病情反复发作、担心预后不良有关。

3.感知紊乱

感知紊乱与角膜透明度受损导致视力下降有关。

4.潜在并发症

角膜溃疡、穿孔、眼内炎等。

5.知识缺乏

缺乏单纯疱疹病毒性角膜炎的防治知识。

(五)护理措施

(1)严密观察患者病情,注意角膜炎症的进展。

(2)指导患者据医嘱正确用药:①急性期每 1～2 小时滴眼一次,睡前涂眼药膏。注意观察眼睛局部药物的毒性作用,如出现点状角膜上皮病变和基质水肿。②使用糖皮质激素滴眼液者,要告知患者按医嘱及时用药。停用时要逐渐减量,不能随意增加使用次数和停用,并告知其危害性。注意观察激素的并发症,如出现细菌、真菌的继发感染,出现角膜溶解,出现青光眼等。③用散瞳药的患者,外出可戴有色眼镜,以减少光线刺激,并加强生活护理。④使用阿昔洛韦者要定期检查肝、肾功能。

(3)鼓励患者参加体育锻炼,增强体质,预防感冒,以降低复发率。

(4)药物治疗无效、反复发作、角膜溃疡面积较大者,有穿孔危险,可行治疗性角膜移植术。

(朱 君)

第六节 结膜疾病

结膜表面大部分暴露于外界环境中,容易受各种病原微生物的侵袭和物理、化学因素的刺激。正常情况下,结膜组织具有一定的防御能力。当全身或局部的防御能力减弱或致病因素过强时,将使结膜组织发生急性或慢性的炎症,统称为结膜炎。结膜炎是最常见的眼病之一,根据病因可分为细菌性、病毒性、衣原体性、真菌性和变态反应性结膜炎,细菌和病毒感染性结膜炎是最常见的结膜炎。

一、急性细菌性结膜炎

(一)概述

急性细菌性结膜炎是指由细菌所致的急性结膜炎症的总称,临床上最常见的是急性卡他性结膜炎和淋球菌性结膜炎,两者均具有传染性及流行性,通常为自限性,病程在 2 周左右,一般不引起角膜并发症,预后良好。

(二)病因与发病机制

1.急性卡他性结膜炎

急性卡他性结膜炎以革兰阳性球菌感染为主的急性结膜炎症,俗称"红眼病"。常见致病菌为肺炎双球菌、Koch-Weeks杆菌和葡萄球菌等。本病多于春、秋季流行,通过面巾、面盆、手或患者用过的其他用具接触传染。

2.淋球菌性结膜炎

本病主要由淋球菌感染所致,是一种传染性极强、破坏性很大的超急性化脓性结膜炎。由于接触患有淋病的尿道、阴道分泌物或患眼分泌物而引起感染。成人主要为淋球菌性尿道炎的自身感染,新生儿则在通过患有淋球菌性阴道炎的母体产道时被感染。

(三)护理评估

1.健康史

(1)了解患者有无与本病患者接触史,或有无淋球菌性尿道炎史,或患儿母亲有无淋球菌性阴道炎史。成人淋球菌性结膜炎潜伏期为 10 小时至 3 天,新生儿则在出生后 2～3 天发病。

(2)了解患者眼部周围组织的情况。

2.症状与体征

(1)起病急,潜伏期短,常累及双眼。自觉眼睛刺痒、异物感、灼热感、畏光、流泪。

(2)急性卡他性结膜炎眼睑肿胀、结膜充血,以睑部及穹隆部结膜最为显著,重者出现眼睑及结膜水肿,结膜表面覆盖一层伪膜,易擦掉。眼分泌物增多,多呈黏液或脓性,常发生晨起睁眼困难,上、下睑睫毛被粘住。Koch-Weeks 杆菌或肺炎双球菌所致者可发生结膜下出血斑点。

(3)淋球菌性结膜炎病情发展迅速,单眼或双眼先后发病,眼痛流泪、畏光,眼睑及结膜高度水肿、充血,而致睁眼困难,或肿胀的球结膜掩盖角膜周边或突出于睑裂。睑结膜可见小出血点及薄层伪膜。初期分泌物为浆液性或血水样,不久转为黄色脓性,量多而不断溢出,故又称脓漏眼。淋球菌侵犯角膜,严重影响视力。重者耳前淋巴结肿痛,引起淋巴结病变的仅有的细菌性结膜炎。

细菌培养可见相应的细菌,即肺炎双球菌、Koch-Weeks 杆菌、淋球菌等。

3.心理-社会状况评估

急性结膜炎起病急,症状重,结膜充血、水肿明显且有大量分泌物流出,影响外观,患者容易产生焦虑情绪,同时实行接触性隔离,患者容易产生孤独情绪。护士应评价患者的心理状态、对疾病的认识程度及理解、接受能力。

4.辅助检查

(1)早期结膜刮片及结膜囊分泌物涂片中有大量多形核白细胞和细菌,提示细菌性感染,必要时还可作细菌培养及药物敏感试验。

(2)革兰染色,显微镜下可见上皮细胞和中性粒细胞内或外的革兰阴性双球菌,提示淋球菌性结膜炎。

(四)护理诊断

1.疼痛

疼痛与结膜炎症累及角膜有关。

2.潜在并发症

角膜炎症、溃疡和穿孔、眼内炎、眼睑脓肿、脑膜炎等。

3.知识缺乏

缺乏急性结膜炎的预防知识。

(五)护理措施

(1)向患者解释本病的发病原因、病程进展和疾病预后,解除患者的忧虑,使其树立战胜疾病的信心,配合治疗。

(2)结膜囊冲洗:以清除分泌物,保持清洁。常用的冲洗液有生理盐水、3％硼酸溶液。淋球菌性结膜炎用 1∶5 000 的青霉素溶液冲洗。冲洗时使患者取患侧卧位,以免冲洗液流入健眼。冲洗动作轻柔,以免损伤角膜。如有假膜形成,应先除去假膜再冲洗。

(3)遵医嘱留取结膜分泌物送检细菌培养及药物敏感试验。

(4)药物护理:常用滴眼液有 0.25％氯霉素、0.5％新霉素、0.1％利福平,每 1～2 小时滴眼 1 次,夜间涂眼药膏。淋球菌感染则局部和全身用药并重,遵医嘱使用阿托品软膏散瞳。

(5)为减轻不适,建议佩戴太阳镜。炎症较重者,为减轻充血、灼热等不适症状,可用冷敷。禁忌包扎患眼,因包盖患眼,使分泌物排出不畅,不利于结膜囊清洁,反而有利于细菌的生长繁殖,加剧炎症。健眼可用眼罩保护。

(6)严密观察角膜刺激征或角膜溃疡症状。对淋球菌性结膜炎还要注意观察患者有无全身并发症的发生。

(7)传染性结膜炎急性感染期应实行接触性隔离。①注意洗手和个人卫生,勿用手拭眼,勿进入公共场所和游泳池,以免交叉感染。接触患者前后的手要立即彻底冲洗与消毒。②向患者及其家属传授结膜炎预防知识,提倡一人一巾一盆。淋球菌性尿道炎患者,要注意便后立即洗手。③双眼患病者实行一人一瓶滴眼液。单眼患病者,实行一眼一瓶滴眼液。做眼部检查时,应先查健眼,后查患眼。④接触过眼分泌物和病眼的仪器、用具等都要及时消毒隔离,用过的敷料要烧毁。⑤患有淋球菌性尿道炎的孕妇须在产前治愈。未愈者,婴儿出生后,立即用 1％硝酸银液或 0.5％四环素或红霉素眼药膏涂眼,以预防新生儿淋球菌性结膜炎。

二、病毒性结膜炎

(一)概述

病毒性结膜炎是一种常见的急性传染性眼病,由多种病毒引起,传染性强,好发于夏、秋季,在世界各地引起过多次大流行,通常有自限性。临床上以流行性角结膜炎、流行性出血性结膜炎最常见。

(二)病因与发病机制

1.流行性角结膜炎

流行性角结膜由 8 型、19 型、29 型和 37 型腺病毒引起。

2.流行性出血性结膜炎

流行性出血性结膜炎由 70 型肠道病毒引起。

(三)护理评估

1.健康史

(1)了解患者有无与病毒性结膜炎接触史,或其工作、生活环境中有无病毒性结膜炎流行史。

(2)了解患者发病时间,评估其潜伏期。

2.症状与体征

(1)潜伏期长短不一。流行性角结膜炎约 7 天;流行性出血性结膜炎约在 24 小时内发病,多为双眼。

(2)流行性角结膜炎的症状与急性卡他性结膜炎相似,自觉异物感、疼痛、畏光、流泪及水样分泌物。眼睑充血水肿,睑结膜滤泡增生,可有假膜形成。

(3)流行性出血性结膜炎症状较急性卡他性结膜炎重,常见球结膜点状、片状出血,分泌物为水样。耳前淋巴结肿大、压痛。角膜常被侵犯,发生浅层点状角膜炎。

(4)部分患者可有头痛、发热、咽痛等上呼吸道感染症状。

3.心理-社会状况评估

因患者被实行接触性隔离,容易产生焦虑情绪。护士应评价患者的心理状态、对疾病的认识程度和理解、接受能力等。

4.辅助检查

分泌物涂片镜检可见单核细胞增多,并可分离到病毒。

(四)护理诊断

1.疼痛

眼痛与病毒侵犯角膜有关。

2.知识缺乏

缺乏有关结膜炎的防治知识。

(五)护理措施

(1)加强心理疏导,告知患者治疗方法、预后及接触性隔离的必要性,消除其焦虑情绪。

(2)药物护理:抗病毒滴眼液用 0.5％利巴韦林、1％碘苷、3％阿昔洛韦等配制,每小时滴眼1 次;合并角膜炎、混合感染者,可配合使用抗生素滴眼液;角膜基质浸润者可酌情使用糖皮质激素,如0.02％氟美童等。

(3)生理盐水冲洗结膜囊,眼局部冷敷以减轻充血和疼痛,注意消毒隔离。

(4)做好传染性眼病的消毒隔离和健康教育,防止疾病的传播。

三、沙眼

(一)概述

沙眼是由沙眼衣原体引起的一种慢性传染性结膜角膜炎,因其睑结膜面粗糙不平,形似沙粒,故名沙眼。其并发症常损害视力,甚至失明。

(二)病因与发病机制

沙眼是由 A 抗原型沙眼衣原体、B 抗原型沙眼衣原体、C 抗原型沙眼衣原体或 Ba 抗原型沙眼衣原体感染结膜角膜所致的,通过直接接触眼分泌物或污染物传播。

（三）护理评估

1.健康史

（1）沙眼多发生于儿童及青少年时期，男女老幼皆可罹患。其发病率和严重程度与环境卫生、生活条件及个人卫生有密切关系。沙眼在流行地区常有重复感染。

（2）其潜伏期为5～14天，常为双眼急性或亚急性发病。急性期过后1～2个月转为慢性期，急性期可不留瘢痕而愈。在慢性期，结膜病变被结缔组织所代替而形成瘢痕。

2.症状与体征

（1）急性期有异物感、刺痒感、畏光、流泪、少量黏性分泌物。体征：眼睑红肿、结膜明显充血、乳头增生。

（2）慢性期症状不明显，仅有眼痒、异物感、干燥和烧灼感。体征：结膜充血减轻，乳头增生和滤泡形成，角膜缘滤泡发生瘢痕化改变称为Herbet小凹，若有角膜并发症，可出现不同程度的视力障碍及角膜炎症。慢性期可见沙眼的特有体征，即角膜血管翳（角巩膜缘血管扩张并伸入角膜）和睑结膜瘢痕。

（3）晚期并发症：发生睑内翻及倒睫、上睑下垂、睑球粘连、慢性泪囊炎、结膜角膜干燥症和角膜混浊。

3.心理-社会状况评估

（1）注意评估患者生活或工作的环境卫生、生活居住条件和个人生活习惯。

（2）评估患者的文化层次、对疾病的认识程度、心理特点。

4.辅助检查

结膜刮片行Giemsa染色可找到沙眼包涵体；应用荧光抗体染色法或酶联免疫法，可测定沙眼衣原体抗原，是确诊的依据。

（四）护理诊断

1.疼痛

异物感、刺痛与结膜炎症有关。

2.潜在并发症

倒睫、睑内翻、上睑下垂、睑球粘连、慢性泪囊炎等。

3.知识缺乏

缺乏沙眼预防及治疗知识。

（五）护理措施

（1）遵医嘱按时滴用抗生素滴眼液，每天4～6次，晚上涂抗生素眼药膏，教会患者及其家属正确使用滴眼液和涂眼药膏的方法，注意随访观察药物疗效。

（2）遵医嘱全身治疗急性沙眼或严重的沙眼，可口服阿奇霉素、多西环素、红霉素和螺旋霉素等。

（3）积极治疗并发症，介绍并发症及后遗症的治疗方法。如倒睫可选电解术，睑内翻可行手术矫正，角膜混浊可行角膜移植术，参照外眼手术护理常规和角膜移植护理常规，向患者解释手术目的、方法，使患者缓解紧张心理，积极配合治疗。

（4）健康教育：①向患者宣传沙眼并发症的危害性，做到早发现、早诊断、早治疗，尽量在疾病早期治愈。②沙眼病程长，容易反复，向患者说明坚持长期用药的重要性，一般要用药6～12周，重症者需要用药半年以上。③指导患者及其家属做好消毒隔离，预防交叉感染，接触患者分泌物的物品通常选用煮沸和 75% 乙醇消毒法。④培养良好的卫生习惯,不与他人共用毛巾、脸盆、手帕,注意揉眼卫生,防止交叉感染。⑤选择公共卫生条件好的地方理发、游泳、洗澡等。

四、翼状胬肉

(一)概述

翼状胬肉是指睑裂区增殖的球结膜及结膜下组织侵袭到角膜上,呈三角形,尖端指向角膜,形似翼状。翼状胬肉通常双眼患病,多见于鼻侧。

(二)病因与发病机制

其病因尚不十分明确,一般认为与结膜慢性炎症、风沙、粉尘等长期刺激使结膜组织变性、肥厚及增生有关;也可能与长期紫外线照射导致角膜缘干细胞损害有关,故多见于户外工作者,如渔民、农民、勘探工人等。

(三)护理评估

1.健康史

(1)了解患者的发病时间。

(2)评估患者的视力情况。

2.症状与体征

(1)小的翼状胬肉一般无症状,偶有异物感,若侵及瞳孔可影响视力。

(2)初起时,球结膜充血肥厚,结膜下有三角形变性增厚的膜样组织,表面有血管走行。常发生于鼻侧,也可发生于颞侧,或鼻侧、颞侧同时存在。

(3)三角形翼状胬肉的尖端为头部,角膜缘处为颈部,球结膜上处为体部。进行性翼状胬肉的头部前端角膜灰白色浸润,颈部及体部肥厚充血。静止性翼状胬肉的头部前方角膜透明,颈部及体部较薄且不充血。

3.心理-社会状况评估

(1)注意评估患者的年龄、职业、生活或工作的环境卫生、生活居住条件和个人生活习惯。

(2)评估患者的文化层次、对疾病的认识程度、心理特点。

4.辅助检查

裂隙灯检查以确定损害范围和角膜完整性及厚度变化。

(四)护理诊断

1.自我形象混乱

自我形象混乱与翼状胬肉生长在睑裂、影响美观有关。

2.知识缺乏

缺乏翼状胬肉的防治知识。

(五)护理措施

(1)静止性翼状胬肉不侵入瞳孔区者一般不予手术,以免手术刺激可能促进其发展,积极防治眼部慢性炎症,避免接触有关致病因素,户外活动时戴防风尘及防紫外线眼镜;避免风尘、阳光的刺激。

(2)进行性翼状胬肉未侵及瞳孔区不影响视力时局部可用糖皮质激素滴眼液滴眼或结膜下注射。小而无须治疗者,应做好病情解释工作,并嘱患者定期复查。

(3)手术治疗患者,参照外眼手术护理。术前 3 天滴抗生素滴眼液。介绍手术过程和配合方法,消除患者的紧张心理,使其积极配合手术。

（4）术后嘱患者注意眼部卫生,一般于 7～10 天后拆除缝线。定期复查,观察患者是否有胬肉复发,复发率可高达 20％～30％。

（5）为预防术后复发,可应用 X 射线照射、丝裂霉素 C 等。

（朱　君）

第七节　屈光不正和弱视

临床上将眼的屈光状态分为两类,即屈光正常（正视眼）、屈光不正（非正视眼）。在眼的调节松弛状态下,外界平行光线进入眼内经眼的屈光系统屈折后,不能聚焦在视网膜黄斑中心凹上称为屈光不正。屈光不正包括近视、远视和散光。外界光线经过眼的屈光系统折射在视网膜上,形成清晰的物像称为眼的屈光作用。眼的屈光作用的大小称为屈光力。单位是屈光度,简写为 D。

一、近视

（一）概述

近视眼是指在眼的调节松弛状态下,平行光线经过眼的屈光系统屈折后,聚焦在视网膜之前,在视网膜上形成一个弥散环,导致看远处目标模糊不清。近视眼按度数可分为三类:轻度小于 -3.00 D,中度为 -3.00 D～ -6.00 D,高度大于 -6.00 D。

（二）病因与发病机制

1.遗传因素

高度近视可能为常染色体隐性遗传。中低度近视可能为多因子遗传,既服从遗传规律又有环境因素参与,而以环境因素为主。其中高度近视比低度近视与遗传因素的关系更密切。

2.发育因素

婴幼儿时期眼球较小,为生理性远视,随着年龄增长,眼球各屈光成分协调生长,逐步变为正视。若眼轴过度发育,即成为轴性近视。

3.环境因素

青少年学生与近距离工作者中以近视眼较多,主要与长时间近距离阅读、用眼卫生不当有关。此外,营养成分的失调和使用工具不符合学生的人体工程力学要求、大气污染、微量元素的不足等也是形成近视的诱发因素。

（三）护理评估

1.健康史

注意询问患者有无视疲劳、眼外斜视及近视家族史等。了解患者佩戴眼镜史及用眼卫生情况、发现近视的时间及进展程度。

2.症状与体征

（1）视力:近视最突出的症状是远视力减退、近视力正常。

（2）视力疲劳:近视初期常有远视力波动,注视远处物体时喜眯眼,容易产生视疲劳。低度近视者常见,但较远视者轻。

（3）视疲劳外斜视：视疲劳重者可发展为外斜视，是调节与集合平衡失调的结果。为使调节与集合间固有的不平衡能够维持暂时的平衡，故容易产生视疲劳。看近时不用或少用调节，造成平衡紊乱即产生眼位变化。斜视眼为近视度数较高的眼。

（4）眼球前后径变长多见于高度近视属轴性近视。

（5）眼底高度近视可引起眼底退行性变化和眼球突出，出现豹纹状眼底、近视弧形斑、脉络膜萎缩甚至巩膜后葡萄肿、黄斑出血等变化。周边部视网膜可出现格子样变性和产生视网膜裂孔，增加视网膜脱离的危险。

（6）并发症：如玻璃体异常（液化、混浊、后脱离）、视网膜脱离、青光眼、白内障等，以高度近视者多见。

3.心理-社会状况评估

有部分患者由于佩戴眼镜影响外观而表现为不愿意配合。需要评估患者的学习、生活和工作环境及对近视的认识程度。

4.辅助检查

常用屈光检查方法如下：客观验光法、主觉验光法、睫状肌麻痹验光法。对于高度近视患者有眼底改变者应进行荧光素眼底血管造影或吲哚青绿血管造影。

（四）护理诊断

1.视力下降

视力下降与屈光介质屈光力过强有关。

2.知识缺乏

缺乏近视眼及其并发症的防治知识。

3.潜在并发症

视网膜脱离、术后伤口感染、上皮瓣移位、角膜混浊、高眼压等。

（五）护理措施

1.用眼卫生指导

（1）避免长时间连续用眼，一般持续用眼 1 小时应休息 5～10 分钟。

（2）保持良好的学习、工作姿势：不躺在床上、车厢内阅读，不在太阳直射下或光线昏暗处阅读。双眼平视或轻度向下注视荧光屏，眼睛与电脑荧光屏距离在 60 cm 以上。

（3）高度近视患者避免剧烈运动如打篮球、跳水等，防止视网膜脱落。

（4）饮食以富含蛋白质、维生素的食物为主，如新鲜水果、蔬菜、动物肝脏、鱼等。

（5）定期检查视力，建议半年复查一次，根据屈光检查结果及时调整眼镜度数。

2.配镜矫正护理

向患者及其家长解释近视视力矫正的重要性及可能的并发症，纠正"戴眼镜会加深近视度数"的错误认知。建议在睫状肌麻痹状态下验光，可取得较为准确的矫正度数。

（1）佩戴框架眼镜护理：框架眼镜是最常用和最好的方法，配镜前须先经准确验光确定近视度数，镜片选择以获得最佳视力的最低度数的凹透镜为宜。指导患者和其家属学会眼镜护理：①坚持双手摘戴眼镜，单手摘戴若力度过大会使镜架变形。②戴眼镜的位置正确，将镜片的光学中心对准眼球中心部位，才能发挥眼镜的正确功能。③镜架沾上灰尘时，用流水冲洗，再用眼镜专用布或软纸拭干。④参加剧烈运动时不要戴眼镜，以免眼镜受到碰撞。

（2）佩戴角膜接触镜护理：①根据不同材料的角膜接触镜的不同特点予以护理指导，软镜验配简单佩戴舒适;角膜塑形镜(OK 镜)睡眠时佩戴,起床后取出;硬性透氧性接触镜(RGP)验配较复杂,必须严格按规范验配,佩戴前须向患者详细交代注意事项,使患者充分了解其重要性,以提高患者的依从性。初次戴镜通常第 1 天戴 5～6 小时,然后每天延长 1～2 小时,1 周左右每天可佩戴 12～16 小时,期间必须定期复查。②养成良好的卫生习惯,取、戴前均应仔细洗手,定期更换镜片。③避免超时佩戴和过夜佩戴。④戴镜后刺激症状强烈,应摘下重新清洗后再戴,如有异物感、灼痛感马上停戴。⑤游泳时不能戴镜片。

3.屈光手术护理

目前屈光手术治疗的方法如下。

(1)角膜屈光手术,分为非激光手术与激光手术。非激光手术包括放射状角膜切开术表层角膜镜片、角膜基质环植入术。激光手术包括准分子激光角膜切削术(PRK)、激光角膜原位磨镶术(LASIK)、准分子激光角膜上皮瓣原位磨镶术(LASEK)。

角膜屈光手术前护理:按手术常规做好术前准备。①佩戴隐形眼镜者,手术前眼部检查须在停戴48～72 小时后进行,长期佩戴者须停戴 1～2 周,佩戴硬镜者须停戴 4～6 周。②冲洗结膜囊和泪道,如发现感染灶要先治疗后再行手术。按医嘱滴用抗生素滴眼液。③注意充分休息,以免眼调节痉挛。④全面的眼部检查,包括视力、屈光度、眼前段、眼底、瞳孔直径、眼压、角膜地形图、角膜厚度和眼轴测量等。⑤告诉患者术后短时间内视力可能不稳定,会有逐步适应的过程。

角膜屈光手术后护理:①3 天内避免洗头,洗脸洗头时,不要将水溅入眼内。②1 周内不要揉眼睛,最好避免看书报等,外出佩戴太阳镜,避免碰伤,近期避免剧烈运动和游泳。③进清淡饮食,避免刺激性食物。④遵医嘱用药和复查,如出现眼前黑点、暗影飘动、突然视力下降,应立即门诊复查。

(2)眼内屈光手术:目前已开展的手术治疗方法有白内障摘除和人工晶体植入术、透明晶状体摘除及人工晶体植入术、晶状体眼人工晶体植入术。

(3)巩膜屈光手术如后巩膜加固术、巩膜扩张术等。巩膜屈光手术后注意观察眼球运动障碍、出血、复视、植入物排斥等并发症。

二、远视

(一)概述

远视眼是指在眼的调节松弛状态下,平行光线经眼的屈光系统屈折后,焦点聚在视网膜后面者。远视眼按度数可分为三类:轻度小于＋3.00 D,中度为－5.00 D～＋3.00 D,高度大于5.00 D。远视按屈光成分分为轴性远视和屈光性远视。

(二)病因与发病机制

1.轴性远视

眼的屈光力正常,眼球前后径较正常眼短,为远视中最常见的原因。初生婴儿有 2～3 D 远视,在生长发育过程中,慢慢减少,约到成年应为正视或接近正视。如因发育原因,眼轴不能达到正常长度,即成为轴性远视。

2.屈光性远视

眼球前后径正常,由于眼的屈光力较弱所致。原因:一是屈光间质的屈光指数降低;二是角膜或晶状体弯曲度降低,如扁平角膜;三是晶状体全脱位或无晶状体眼。

（三）护理评估

1.健康史

注意询问患者有无远视家族史,了解患者佩戴眼镜史及用眼卫生情况、发现远视的时间及进展程度。

2.症状与体征

(1)视疲劳:远视最突出的临床症状,表现为视物模糊、头痛、眼球眼眶胀痛、畏光、流泪等。闭目休息后,症状减轻或消失。尤其以长时间近距离工作时明显,这是由于眼调节过度而产生,多见于高度远视和 35 岁以上患者。

(2)视力障碍:轻度远视青少年,由于其调节力强,远近视力可无影响;远视程度较高,或因年龄增加而调节力减弱者,远视力好,近视力差;高度远视者,远近视力均差,极度使用调节仍不能代偿;远视程度较重的幼儿,常因过度使用调节,伴过度集合,易诱发内斜视。看近处小目标时,内斜加重,称为调节性内斜视。若内斜持续存在,可产生斜视性弱视。

(3)眼底:高度远视眼眼球小,视盘较正常小而色红,边界较模糊,稍隆起,类似视盘炎,但矫正视力正常,视野无改变,长期观察眼底像不变,称为假性视盘炎。

3.心理-社会状况评估

轻度远视眼者不易发现,常在体检时才被发现;部分患者由于佩戴眼镜影响外观而表现为不愿意配合。需评估远视对患者学习、生活和工作环境的影响及患者对远视的认知程度。

4.辅助检查

屈光检查方法:客观验光法、主觉验光法、睫状肌麻痹验光法。

（四）护理诊断

1.知识缺乏

缺乏正确佩戴眼镜的知识。

2.舒适改变

舒适改变与过度调节引起的眼球眼眶胀痛、视疲劳有关。

3.视力下降

视力下降与眼球屈光力弱或眼轴过短有关。

（五）护理措施

(1)向患者及其家属介绍远视眼的防治知识:①轻度远视无症状者不需矫正,如有视疲劳和内斜视,虽然远视度数低也应戴镜;中度远视或中年以上患者应戴镜矫正以提高视力,消除视疲劳和防止内斜视发生。②原则上远视眼的屈光检查应在睫状肌麻痹状态下进行,用凸透镜矫正。每半年进行视力复查,根据屈光检查结果及时调整眼镜度数。12 周岁以下者或检查中调节能力强者应采用睫状肌麻痹剂散瞳验光配镜。③保持身心健康,生活有规律,锻炼身体,增强体质,保持合理的饮食习惯,避免偏食。

(2)观察患者视力及屈光度的改变,有无眼位改变。

三、散光

（一）概述

散光是指由于眼球各屈光面在各径线(子午线)的屈光力不等,平行光线进入眼内不能在视网膜上形成清晰物像的一种屈光不正现象。

(二)病因与发病机制

本病最常见的病因是由于角膜和晶状体各径线的曲率半径大小不一致,通常以水平及垂直两个主径线的曲率半径差别最大。发病还可能与遗传、发育、环境、饮食、角膜瘢痕等因素有关。

根据屈光径线的规则性,可分为规则散光和不规则散光两种类型。

(1)规则散光是指屈光度最大和最小的两条主子午线方向互相垂直,用柱镜片可以矫正,是最常见的散光类型。规则散光可分为顺规散光、逆规散光和斜向散光。根据各子午线的屈光状态,规则散光也可分为五种:单纯远视散光、单纯近视散光、复性远视散光、复性近视散光和混合散光。

(2)不规则散光是指最大和最小屈光力的主子午线互相不垂直,如圆锥角膜及角膜瘢痕等,用柱镜片无法矫正。

(三)护理评估

1.健康史

了解患者发现散光的年龄及佩戴眼镜史。

2.症状与体征

(1)视疲劳:头痛、眼胀、流泪、看近物不能持久,单眼复视,视力不稳定,看书错行等。

(2)视力:散光对视力影响取决于散光的度数和轴向。散光度数越高或斜轴散光对视力影响越大,逆规散光比顺规散光对视力影响大。低度散光者视力影响不大,高度散光者远、近视力均下降。

(3)眯眼:以针孔或裂隙作用来减少散光。散光者看远看近均眯眼,而近视者仅在看远时眯眼。

(4)散光性弱视:幼年时期的高度散光易引起弱视。

(5)代偿头位:利用头位倾斜和斜颈等自我调节,以求得较清晰的视力。

(6)眼底:眼底检查有时可见视盘呈垂直椭圆形,边缘模糊,用检眼镜不能很清晰地看清眼底。

3.心理-社会状况评估

评估患者的情绪和心理状态。评估患者的年龄、性别、学习、生活和工作环境,以及对散光的认知程度。

4.辅助检查

屈光检查方法有客观验光法、主觉验光法、睫状肌麻痹验光法。

(四)护理诊断

1.知识缺乏

缺乏散光的相关知识。

2.舒适改变

舒适改变与散光引起的眼酸胀、视疲劳有关。

3.视力下降

视力下降与眼球各屈光面在各子午线的屈光力不等有关。

(五)护理措施

(1)向患者及其家属宣传散光的相关知识,若出现视物模糊、视疲劳、发现散光应及时矫正,防止弱视发生。规则散光可戴柱镜矫正,如不能适应全部矫正可先以较低度数矫正,再逐渐增加度数。不规则散光可试用硬性透氧性角膜接触镜(RGP)矫正,佩戴时需要一定时间的适应期。手术方法包括准分子激光屈光性角膜手术和散光性角膜切开术。

(2)护理要点:①避免用眼过度导致视疲劳。②高度散光常伴有弱视,在矫正散光的同时进行弱视治疗。③定期检查视力,青少年一般每半年检查一次,及时发现视力及屈光度的改变,及时调整眼镜度数。④保持身心健康,生活有规律,锻炼身体,增强体质,保持合理的饮食习惯,避免偏食。⑤注意眼镜和角膜接触镜的护理和保养。

(朱 君)

第八节 睑板腺囊肿

睑板腺囊肿是睑板腺特发性慢性非化脓性炎症,通常称为霰粒肿。

一、护理评估

睑板腺囊肿通常自觉症状不明显,较小的囊肿经仔细触摸才能发现,较大的囊肿可使眼睑皮肤隆起,表现为皮下圆形肿块,大小不一,触之不痛,与皮肤不粘连。如继发感染,临床表现与内睑腺炎相似。

二、治疗要点

较大囊肿可给予热敷、或向囊肿腔内注射抗生素和糖皮质激素,如囊肿仍不消退,可行睑板腺囊肿刮除。继发感染者,先抗感染治疗,待炎症控制后再行睑板腺囊肿刮除。

三、护理诊断和问题

(一)有感染的危险
感染主要与睑板腺囊肿有关。
(二)知识缺乏
缺乏睑板腺囊肿防治知识。

四、护理目标

(1)无继发感染。
(2)患儿及家属获取睑腺炎相关的预防与护理知识。

五、护理措施

(一)热敷护理
小而无症状的睑板腺囊肿,注意观察病情变化,指导热敷护理。
(二)配合护理
1.术前准备
术前准备主要包括滴抗生素眼液、查凝血功能、清洁面部皮肤、局部麻醉准备等。

2.手术切口准备

外睑腺炎在皮肤面切开,切口与睑缘平行;内睑腺炎则在结膜面切开,切口与睑缘垂直。

3.局部观察

术后用手掌压迫眼部 10～15 分钟,观察局部有无出血等。

4.病理检查

反复发作的睑板腺囊肿,应将标本送病理检查,以排除睑板腺癌。

(三)术后硬结护理

术后硬结可局部热敷,能自行吸收。如不能吸收者行手术切除。

(四)药物护理

介绍术后用药,按时换药和门诊随访。一般术后次日眼部换药,涂抗生素眼药膏,并用眼垫遮盖。

(五)健康指导

(1)在脓肿未成熟前,切忌挤压或用针挑刺,以免细菌经眼静脉进入海绵窦,导致颅内、全身感染等严重并发症。

(2)养成良好的卫生习惯,不用脏手或不洁手帕揉眼。

(3)对顽固复发、抵抗力低下者,给予支持治疗,提高机体抵抗力。

(4)嘱患儿多吃新鲜水果及蔬菜,保持大便通畅。

(朱　君)

第九节　葡萄膜、视网膜和玻璃体疾病

一、葡萄膜炎

(一)概述

葡萄膜炎是指一类由多种原因引起的葡萄膜的炎症,为眼科常见疾病,多发生于青壮年,常反复发作。葡萄膜炎按其发病部位可分为前葡萄膜炎(包括虹膜炎、虹膜睫状体炎和前部睫状体炎)、中间葡萄膜炎、后葡萄膜炎和全葡萄膜炎。本节主要介绍虹膜睫状体炎。

(二)病因与发病机制

本病病因复杂,大致可分为感染性和非感染性两大类。感染性是由细菌病毒、真菌、寄生虫等病原体感染所致,非感染性又分为外源性和内源性两类。外源性主要是由外伤、手术等物理损伤和酸、碱及药物等化学损伤所致,内源性主要是由于免疫反应及对变性组织、坏死肿瘤组织的反应所致。

(三)护理评估

1.健康史

(1)重点询问患者有无反复发作史和全身相关性疾病如风湿性疾病、结核病、溃疡性结肠炎、梅毒等。

(2)询问患者起病时间、发病诱因、主要症状、发作次数、治疗经过及用药情况。

2.症状及体征

急性虹膜睫状体炎表现为眼痛、畏光、流泪和视力减退。检查结果如下。①睫状充血和混合充血。②角膜后沉着物：炎症时由于血-房水屏障破坏，房水中进入大量炎症细胞和纤维素，随着房水的不断对流和温差的影响，渗出物沉积在角膜下部，排成基底向下的三角形角膜后沉着物。③房水混浊：裂隙灯下前房内光束增强，呈灰白色半透明带，称为房水闪辉；混浊的前房水内可见浮游的炎症细胞，称 Tyndall 现象，为炎症活动期的体征。④虹膜水肿、纹理不清，并有虹膜粘连、虹膜膨隆等改变。⑤瞳孔改变：瞳孔缩小、光反射迟钝或消失。⑥可出现继发性青光眼、并发性白内障、低眼压及眼球萎缩等并发症。

3.心理-社会状况评估

炎症起病急，易反复发作，影响视力，且多发生于青壮年，注意评估患者对疾病的认知度；了解疾病对患者工作、学习、生活的影响；患者有无焦虑、忧郁心理。

4.辅助检查

了解患者的血常规、血沉、眼底荧光素血管造影、X 线检查、HLA-B27 检查、尿道衣原体检查、抗核抗体检查、梅毒抗体测定等结果。

（四）护理诊断

1.疼痛

疼痛与睫状神经刺激有关。

2.感知改变

感知改变与房水混浊、角膜后沉着物、晶状体色素沉着、继发性青光眼、并发性白内障及黄斑水肿导致的视力障碍有关。

3.焦虑

焦虑与视功能障碍有关。

4.潜在并发症

晶状体混浊、眼压升高、感染等。

（五）护理措施

1.用药护理

（1）滴散瞳剂时要按压泪囊区 2～3 分钟，注意阿托品毒性反应如出现明显的心跳、面红、口干、烦躁不安等症状应及时通知医师，嘱患者卧床、多饮水、保温、静脉滴注葡萄糖。抽取散瞳合剂时要选择 1 mL 的注射器，结膜下注射时要选择瞳孔未散开的部位。

（2）使用糖皮质激素应注意观察患者有无活动性消化道溃疡或消化道出血、向心性肥胖、骨质疏松，了解患者睡眠情况，必要时遵医嘱加用安眠药。

（3）使用免疫抑制剂前检查肝肾功能、血常规及生化指标，治疗过程中定期复查，注意全身用药不良反应。

（4）热敷：局部热敷可减轻炎症反应，并有止痛作用。指导患者正确方法，防止烫伤。

2.病情观察

观察患者眼部充血的情况，瞳孔的变化，前房渗出物吸收的情况，眼压的变化，经过治疗眼部不适是否减轻，疗效如何。

3.缓解疼痛及心理护理

向患者讲解疾病相关知识，解除其思想负担，树立治疗信心，注意休息，合理安排活动，以减少眼球运动,可戴有色眼镜及眼罩,以避免眼部受强光刺激,可行局部热敷以扩张血管促进血液循环,消除毒素和炎症产物,从而减轻炎症反应,达到止痛作用。

4.健康教育

(1)积极寻找全身原因,尽量避免细菌、病毒、原虫等感染,一旦发现要积极治疗。保持健康而有规律的生活方式,指导患者戒烟酒,注意劳逸结合,增强体质,预防复发。家中常备散瞳药,并妥善保管。

(2)坚持继续按时服用糖皮质激素,随病情好转逐渐减少用量,应在医师指导下定时定量使用,不可突然停药。

二、视网膜动脉阻塞

(一)概述

视网膜动脉阻塞是指视网膜中央动脉或其分支阻塞。视网膜中央血管为终末血管,当动脉阻塞后,该血管供应的视网膜营养中断,势必引起视网膜的功能障碍,如果处理不及时,终将失明。

(二)病因与发病机制

本病多发生在有高血压、糖尿病、血液病、心血管疾病的老年人。导致视网膜血管发生阻塞的直接原因为血管栓塞、血管痉挛、血管壁的改变和血栓的形成及血管外部的压迫等。

(三)护理评估

1.健康史

询问患者发病到就诊时间。询问患者是否患有高血压、动脉粥样硬化、糖尿病、细菌性心内膜炎等疾病,必要时了解患者有无口服避孕药物、偏头痛、梅毒史。

2.症状及体征

视网膜中央动脉主干阻塞者表现为突然发生一眼无痛性视力急剧下降甚至无光感,分支阻塞者则为视野某一区域突然出现遮挡。外眼检查正常,但主干阻塞的患眼瞳孔中等散大,直接光反射消失,而间接光反射存在。

眼底检查可见视网膜呈灰白色,黄斑区可透见其深面的脉络膜红色背景,与其周围灰白水肿的视网膜形成鲜明的对比,成为樱桃红点。分支阻塞者,该动脉分布区的视网膜呈灰白色水肿,有时可以见到栓子阻塞的部位。

3.心理-社会状况评估

患者因突然视物不清甚至完全失明,需要接受一系列抢救治疗措施,使得患者容易产生不同程度的恐惧、紧张、焦虑心理,故应该注意评估患者的年龄、文化层次和对疾病的认知度,评估患者的情绪和心理状态。

4.辅助检查

(1)眼底荧光素血管造影检查:显示视网膜动脉充盈时间延长及阻塞动脉内有无灌注,可以作为诊断该疾病的依据。

(2)视野检查:提示病变程度和范围。

(3)内科检查:血压、血沉、血常规、血糖、超声心电图、颈动脉超声多普勒。

（四）护理诊断

1.感知改变

感知改变与视网膜动脉阻塞导致的突然视力丧失或视野缺损有关。

2.自理缺陷

自理缺陷与视功能障碍有关。

3.焦虑

焦虑与视力突然下降或视野遮挡有关。

（五）护理措施

（1）一旦确诊应争分夺秒配合医师进行抢救。患者在短时间内很难接受视力丧失这一现实，护士应注意主动安抚患者，稳定其情绪，解释发病原因及治疗方法，帮助患者树立战胜疾病的自信心，取得患者的主动配合。

（2）指导患者正确压迫和按摩眼球，即闭眼后用手掌大鱼际在上眼睑压迫眼球5～10秒，放松数秒，重复5～10次，至少15分钟。

（3）据医嘱正确使用血管扩张剂，用药过程中严密监测血压情况，特别是全身使用扩血管药物的患者，嘱其卧床休息，避免低头、突然站立等动作，以防发生直立性低血压。

（4）吸氧：白天每小时吸氧一次，晚上每4小时吸氧一次，每次10分钟，吸入包含95％氧及5％二氧化碳的混合气体，能增加脉络膜毛细血管血液的氧含量，从而缓解视网膜的缺氧状态，二氧化碳还可扩张血管。

（5）对因治疗：进行全身检查，特别注意颈动脉及心血管系统的异常体征，以寻找病因，积极治疗全身疾病，预防另一只眼发病；观察患者的视力恢复状况，并做好记录，发现视力异常情况及时报告医师，并协助做好相应处理。

（6）健康教育：指导患者养成健康的生活和饮食习惯，不用冷水洗头，避免过度疲劳；积极治疗高血压、动脉硬化、糖尿病等内科疾病，减少诱发因素；嘱患者定期随访，若出现头胀、眼痛、视力锐减等，应立即就诊。

三、视网膜静脉阻塞

（一）概述

视网膜静脉阻塞是比较常见的眼底血管病，临床上根据阻塞部位的不同，分为视网膜中央静脉阻塞和视网膜分支静脉阻塞两种。本病较视网膜中央动脉阻塞更多见，常为单眼发病，左、右眼发病率无差别。

（二）病因与发病机制

本病的病因比较复杂，与高龄、高血压、高血脂、血液高黏度和血管炎等引起血流动力学、血管壁、血液流变学的改变有密切关系。本病的特点是静脉扩张迂曲，沿静脉分布区域的视网膜有出血、水肿和渗出。

（三）护理评估

1.健康史

询问患者是否患有高血压、动脉粥样硬化、糖尿病、红细胞沉降率增加、开角型青光眼等疾病，询问患者是否服用避孕药。

2.症状及体征

视网膜中央静脉阻塞可分为轻型(非缺血型)和重型(缺血型)两种类型。其主要临床表现为不同程度的视力减退,瞳孔对光反射迟钝。眼底检查可见患眼视网膜静脉粗大、迂曲,血管呈暗红色,大量的火焰状出血,视网膜静脉管壁的渗漏引起视网膜水肿,病程久者可见一些黄白色硬性脂质渗出及黄斑囊样水肿。视力损害的程度则依据黄斑区出血及囊样水肿的有无及轻重而不同,一般视力损害较严重。

视网膜分支静脉阻塞,主要表现为视力不同程度下降。阻塞点远端视网膜静脉扩张、迂曲,该区视网膜水肿、火焰状出血。阻塞严重者,有时可见棉绒斑、黄斑区常发生管壁渗漏,引起阻塞侧的黄斑囊样水肿,周围视野多无影响,中心视力依据黄斑区水肿及出血的程度而异,一般较总干阻塞者稍好。

3.心理-社会状况评估

注意评估患者的情绪和心理状态,以及患者的年龄、文化层次、饮食习惯和对疾病的认知度。

4.辅助检查

(1)FFA检查:主要了解血管阻塞的程度,黄斑区是否有渗漏,视网膜无灌注区的范围,以及有无新生血管形成等情况,对诊断、治疗和判断该病的预后有重要作用。

(2)血液检查:可协助区分缺血型视网膜中央静脉阻塞和非缺血型视网膜中央静脉阻塞。

(四)护理诊断

1.感知改变

感知改变与视网膜出血、渗出等因素导致的视力丧失有关。

2.焦虑

焦虑与视力下降、担心预后有关。

3.自理缺陷

自理缺陷与视力下降有关。

4.潜在并发症

玻璃体积血、增殖性玻璃体视网膜病变、视网膜脱离、新生血管性青光眼。

(五)护理措施

(1)用药护理:据医嘱指导患者正确用药,观察药物的疗效及不良反应,使用抗凝血药物时应检查纤维蛋白原及凝血酶原时间,低于正常时,及时通知医师停药。使用糖皮质激素时要注意监测患者血糖的变化。

(2)心理护理:评估患者的焦虑程度,耐心听取患者的主诉,讲解疾病相关知识,增强患者疾病恢复的自信心,保持愉快的心情,能主动配合治疗。

(3)为患者提供安静、整齐、通风良好的休息环境,病情轻者可适当活动,如散步等。但应注意少低头,减少头部活动,重者需卧床休息。

(4)观察患者有无高眼压的表现,如出现头痛、眼痛、畏光、流泪等异常时,应及时通知医师进行处理。

(5)健康教育:指导患者保持充足的睡眠,避免眼睛的过度疲劳,饮食以清淡易消化为主,少吃油炸、高脂、高糖食物。积极治疗内科疾病,防止进一步加重病情。嘱患者定期随访,一般3～4周随访一次。

四、中心性浆液性脉络膜视网膜病变

(一)概述

中心性浆液性脉络膜视网膜病变是一种常见于中青年男性的散发性、自限性眼病,病变局限于眼底后极部,预后较好。

(二)病因与发病机制

由于视网膜色素上皮的屏障功能发生障碍,致使脉络膜毛细血管漏出的血浆通过受损的色素上皮进入视网膜下,液体积聚于视网膜神经上皮与色素上皮之间,从而形成后极部视网膜的盘状脱离。进行糖皮质激素治疗、熬夜、用眼过度、精神兴奋紧张等容易诱发本病。

(三)护理评估

1.健康史

询问患者有无视网膜或脉络膜的原发疾病史,了解患者是否进行过糖皮质激素的治疗、近期有无用眼过度疲劳、精神紧张或长时间熬夜等情况。

2.症状及体征

本病多发生于健康的 20～45 岁男性,也可见于女性妊娠期;患者突发单眼或双眼视力模糊,但常不低于 0.5,且可用凸透镜部分矫正;同时患眼自觉视物变小、变远,眼前固定暗影;眼底检查可见黄斑中心凹反射消失,黄斑区可见灰白色视网膜后沉着物,后极部视网膜盘状脱离。

3.心理-社会状况评估

该病起病较急,伴有不同程度的视力下降,患者常有紧张、焦虑的不良情绪,注意评估患者对疾病的认知度、患者的性格特点及心理状况等。

4.辅助检查

(1)FFA 检查:可以具体显示色素上皮的损害程度和病变范围,了解病情进展。

(2)OCT 检查:有助于诊断并了解病变范围。

(四)护理诊断

1.感知改变

感知改变与黄斑区沉着物等因素导致的视力障碍、视物变形有关。

2.焦虑

焦虑与疾病反复发作、病程长等因素有关。

3.知识缺乏

缺乏此病的防治知识。

(五)护理措施

(1)主动与患者交流,讲解疾病相关知识,缓解其紧张焦虑的不良情绪,帮助患者保持稳定情绪,以积极乐观的心态接受治疗和护理;有视物变小、变形者应减少活动,防止碰撞。

(2)定期检测患者的视力及其眼底情况,以便了解病情的进展。

(3)健康教育:注意用眼卫生,不要长时间用眼,不熬夜,避免过度劳累,建立规律的作息时间。病情重者尽量不用眼,闭目养神,使眼得到休息;病情轻者连续用眼看物时间不可超过 30 分钟。进食补充视网膜组织所必需的维生素类食物(如动物肝脏、奶类、菠菜、胡萝卜等),富含维生素 A 的食物,以及植物油、坚果等富含维生素 E 的食物,同时戒除烟酒及刺激性食物。

(4)告知患者该病禁用糖皮质激素类药物。嘱患者定期随访,一般 6～8 周检查一次。

五、视网膜脱离

（一）概述

视网膜脱离是指视网膜的色素上皮层和神经上皮层之间的分离,可分为孔源性(原发性)视网膜脱离、渗出性(继发性)视网膜脱离及牵拉性视网膜脱离三种类型。

（二）病因与发病机制

孔源性视网膜脱离是因视网膜神经上皮层发生裂孔,液化的玻璃体经此裂孔进入视网膜神经上皮与色素上皮之间积存,从而导致视网膜脱离,多见于老年人、高度近视、无晶体眼、眼外伤后等;非裂孔性视网膜脱离是由于脉络膜渗出所致的视网膜脱离,又称渗出性视网膜脱离,多见于视网膜血管病变、脉络膜病变葡萄膜炎等;牵拉性视网膜脱离指因增殖性玻璃体视网膜病变的增殖条带牵拉而引起的没有裂孔的视网膜脱离,多见于视网膜缺血、眼球穿通伤等。

（三）护理评估

1.健康史

(1)评估患者是否为高度近视眼、白内障摘除术后的无晶体眼、老年人和眼外伤患者、中心性浆液性脉络膜视网膜病变、葡萄膜炎、后巩膜炎、妊娠高血压综合征、恶性高血压及特发性葡萄膜渗漏综合征等疾病。

(2)了解患者的发病情况,如发病时间等。

(3)评估患者重要脏器的功能及对手术的耐受程度。

2.症状及体征

(1)孔源性视网膜脱离主要表现为眼前闪光感和眼前黑影飘动,某一象限视野缺损,累及黄斑时中心视力下降或视物变形等。眼底可见视网膜隆起合并裂孔,玻璃体常有变性、混浊、积血、浓缩或膜形成。

(2)渗出性视网膜脱离主要表现为不同程度的视力减退和视野缺损。眼底可见视网膜隆起,视网膜下积液可随体位而向低位移动,玻璃体混浊。如果黄斑区受到影响则有中心视力减退。

(3)牵拉性视网膜脱离可无症状,也可出现视力减退和视野缺损,眼底检查可见视网膜表面出现玻璃体膜、玻璃体积血或混浊。

3.心理-社会状况评估

多数患者由于视力障碍,担心预后不好,心理上容易产生紧张、焦虑、悲观的情绪,应注意评估患者的年龄、性别、职业、性格特征等,评估患者对疾病的认知程度。

4.辅助检查

(1)散瞳检查眼底:采用双目间接检眼镜结合巩膜压迫法及裂隙灯三面镜检查,可以发现视网膜裂孔,并确定裂孔的数目、大小、形态及分布情况,视网膜隆起和受牵拉的部位。

(2)眼部 B 超检查:确定视网膜脱离的部位、大小等。

(3)眼部荧光血管造影:了解视网膜的渗出情况。

（四）护理诊断

1.感知改变

感知改变与视网膜的脱离导致视力下降及视野缺损有关。

2.焦虑

焦虑与视功能损害及担心预后有关。

3.潜在并发症

术后高眼压、感染等。

（五）护理措施

视网膜脱离的治疗原则是手术封闭裂孔,根据视网膜裂孔的大小或数量选择不同的手术方式使视网膜复位。

1.手术前护理

(1)按内眼手术护理常规做好术前准备。

(2)向患者讲解视网膜脱离的相关知识,说明充分散瞳,详细查明脱离及裂孔的部位、大小、个数,选择适宜的术式是手术治疗成功的关键,使患者能稳定情绪积极配合检查。若病程短并且视网膜下积液较多、不易查找裂孔时,应卧床休息,戴小孔眼镜,使眼球处于绝对安静状态,2~3天后再检查眼底。

(3)嘱患者安静卧床,并使裂孔区处于最低位,减少视网膜脱离范围扩大的机会。

(4)以低盐、富含维生素饮食为原则,保持大便通畅。

2.手术后护理

(1)包扎双眼,安静卧床休息一周。玻璃体注气患者为帮助视网膜复位和防止晶状体混浊应低头或给予俯卧位,以裂孔位于上方位为原则,待气体吸收后行正常卧位。

(2)药物治疗的护理:术后患眼继续散瞳至少1个月。玻璃体注气患者若出现眼痛应及时给予止痛药或降眼压药,必要时适当放气。

(3)出院前嘱患者继续戴针孔眼镜3个月,半年内勿剧烈运动或从事重体力劳动,尤其避免拖、拉、提重物等用力动作,选择座位平稳的交通工具。按时用药,按时复查。如有异常,随时来诊。

（朱　君）

第六章

妇 科 护 理

第一节 子 宫 颈 炎

子宫颈炎是指子宫颈发生的急性或慢性炎症。子宫颈炎是妇科常见疾病之一,包括宫颈阴道部炎症及宫颈管黏膜炎症。临床上分为急性子宫颈炎和慢性子宫颈炎。临床多见的子宫颈炎是急性子宫颈管黏膜炎,若急性子宫颈炎未经及时诊治或病原体持续存在,可导致慢性子宫颈炎症。

由于宫颈管黏膜上皮为单层柱状上皮,抗感染能力较差。当遇到多种病原体侵袭、物理化学因素刺激、机械性子宫颈损伤、子宫颈异物等,引起子宫颈局部充血、水肿,上皮变性、坏死,黏膜、黏膜下组织、腺体周围大量中性粒细胞浸润;或子宫颈间质内有大量淋巴细胞、浆细胞等慢性炎细胞浸润,可伴有子宫颈腺上皮及间质增生和鳞状上皮化生。因子宫颈阴道部鳞状上皮与阴道鳞状上皮相延续,亦可由阴道炎症引起宫颈阴道部炎症。

病原体种类。①性传播疾病的病原体:主要是淋病奈瑟菌及沙眼衣原体。②内源性病原体:与细菌性阴道病病原体、生殖道支原体感染有关。

一、护理评估

(一)健康史

1.一般资料

年龄、月经史、婚育史,是否处在妊娠期。

2.既往疾病史

详细了解有无阴道炎、性传播疾病及子宫颈炎症的病史,包括发病时间、病程经过、治疗方法及效果。

3.既往手术史

详细询问分娩手术史,了解阴道分娩时有无宫颈裂伤;是否做过妇科阴道手术操作及有无宫颈损伤、感染史。

4.个人生活史

了解个人卫生习惯,分析可能的感染途径。

(二)生理状况

1.症状

(1)急性子宫颈炎:阴道分泌物增多,呈黏液脓性,阴道分泌物的刺激可引起外阴瘙痒及灼热感;可出现月经间期出血、性交后出血等症状;常伴有尿道症状,如尿急、尿频、尿痛。

(2)慢性子宫颈炎:患者多无症状,少数患者可有阴道分泌物增多,呈淡黄色或脓性,偶有接触性出血、月经间期出血,偶有分泌物刺激引起外阴瘙痒或不适。

2.体征

(1)急性子宫颈炎:检查见脓性或黏液性分泌物从子宫颈管流出;用棉拭子擦拭子宫颈管时,容易诱发子宫颈管内出血。

(2)慢性子宫颈炎:检查可见宫颈呈糜烂样改变,或有黄色分泌物覆盖子宫颈口或从宫颈管流出,也可见子宫颈息肉或子宫颈肥大。

3.辅助检查

(1)实验室检查:分泌物涂片做革兰染色,中性粒细胞>30/高倍视野;阴道分泌物湿片检查白细胞>10/高倍视野;做淋菌奈瑟菌及沙眼衣原体检测,以明确病原体。

(2)宫腔镜检查:镜下可见血管充血,宫颈黏膜及黏膜下组织、腺体周围大量中性粒细胞浸润,腺腔内可见脓性分泌物。

(3)宫颈细胞学检查:宫颈刮片、宫颈管吸片,与宫颈上皮瘤样病变或早期宫颈癌相鉴别。

(4)阴道镜及活组织检查:必要时进行,以明确诊断。

(三)高危因素

(1)性传播疾病,年龄<25岁,多位性伴侣或新性伴侣且为无保护性交。

(2)细菌性阴道病。

(3)分娩、流产或手术致子宫颈损伤。

(4)卫生不良或雌激素缺乏,局部抗感染能力差。

(四)心理-社会因素

1.对健康问题的感受

是否存在因无明显症状,而不重视或延误治疗。

2.对疾病的反应

是否因病变在宫颈,又涉及生殖器官与性,而不愿及时就诊;或因阴道分泌物增多引起不适;或治疗效果不明显而烦躁不安;或遇有白带带血或接触性出血时,担心疾病的严重程度,疑有癌变而恐惧、焦虑。

3.家庭、社会及经济状况

家人对患者是否关心,家庭经济状况及是否有医疗保险。

二、护理诊断

(一)皮肤完整性受损

其与宫颈上皮糜烂及炎性刺激有关。

(二)舒适的改变

其与白带增多有关。

（三）焦虑

其与害怕宫颈癌有关。

三、护理措施

（一）症状护理

1.阴道分泌物增多

观察阴道分泌物颜色、性状、气味及量,选择合适的药液进行阴道冲洗。在不清楚种类时,不可滥用冲洗液,指导患者勤换会阴垫及内裤,保持外阴清洁干燥。

2.外阴瘙痒与灼痛

嘱患者尽量避免搔抓,防止外阴部皮肤破损,减少活动,避免摩擦外阴。

（二）用药护理

药物治疗主要用于急性子宫颈炎。

1.遵医嘱用药

（1）经验性抗生素治疗:在未获得病原体检测结果前,采用针对衣原体的经验性抗生素治疗,阿奇霉素 1 g,单次顿服,或多西环素 100 mg,每天 2 次,连服 7 天。

（2）针对病原体的抗生素治疗:临床上除选用抗淋病奈瑟菌的药物外,同时应用抗衣原体感染的药物。对于单纯急性淋病奈瑟菌性子宫颈炎,常用药物有头孢菌素,如头孢曲松钠 250 mg 单次肌内注射,或头孢克肟 400 mg 单次口服等;对沙眼衣原体所致子宫颈炎,治疗药物有四环素类,如多西环素 100 mg,每天 2 次,连服 7 天。

2.用药观察

注意观察药物的不良反应,若出现不良反应,立即停药并通知医师。

3.用药注意事项

注意药物的半衰期及有效作用时间;注意药物的配伍禁忌;抗生素应现配现用。

4.用药指导

若病原体为沙眼衣原体及淋病奈瑟菌,应对性伴侣进行相应的检查和治疗。

（三）物理治疗及手术治疗的护理

1.宫颈糜烂样改变

若为无症状的生理性柱状上皮异位,无需处理;对伴有分泌物增多、乳头状增生或接触性出血,可给予局部物理治疗,包括激光、冷冻、微波等,也可以给予中药作为物理治疗前后的辅助治疗。

2.慢性子宫颈黏膜炎

针对病因给予治疗,若病原体不清可试用物理治疗,方法同上。

3.子宫颈息肉

配合医师行息肉摘除术。

4.子宫颈肥大

一般无需治疗。

（四）心理护理

（1）加强疾病知识宣传,引导患者正确认识疾病,及时就诊,接受规范治疗。

（2）向患者解释疾病与健康的问题,鼓励患者表达自己的想法。对病程长、迁延不愈的患者,给予关心和耐心解说,告知疾病的过程及防治措施;对病理检查发现宫颈上皮有异常增生的病例,告知通过密切监测,坚持治疗,可阻断癌变途径,以缓解焦虑心理,增加治疗的信心。

(3)与家属沟通,让其多关心患者,支持患者,坚持治疗,促进康复。

四、健康指导

(一)讲解疾病知识
向患者讲解子宫颈炎的疾病知识,告知及时就诊和规范治疗的重要性。

(二)个人卫生指导
嘱患者保持外阴清洁,每天清洗外阴 2 次,养成良好的卫生习惯,尤其是经期、孕产期及产褥期卫生,避免感染发生。

(三)随访指导
告知患者,物理治疗后有分泌物增多,甚至有多量水样排液,在术后 1~2 周脱痂时可有少量出血,是创面愈合的过程,不必应诊;如出血量多于月经量则需到医院就诊处理;在物理治疗后 2 个月内禁止性生活、盆浴和阴道冲洗;治疗后经过 2 个月经周期,于月经干净后 3~7 天来院复查,评价治疗效果,效果欠佳者可进行第二次治疗。

(四)体检指导
坚持每 1~2 年做 1 次体检,及早发现异常,及早治疗。

五、注意事项

(1)治疗前,应常规做宫颈刮片行细胞学检查。

(2)在急性生殖器炎症期不做物理治疗。

(3)治疗时间应选在月经干净后 3~7 天内进行。

(4)物理治疗后可出现阴道分泌物增多,甚至有大量水样排液,在术后 1~2 周脱痂时可有少许出血。

(5)应告知患者,创面完全愈合时间为 4~8 周,期间禁盆浴、性交和阴道冲洗。

(6)物理治疗有引起术后出血、宫颈管狭窄、感染的可能,应定期复查,观察创面愈合情况直到痊愈,同时检查有无宫颈管狭窄。

(毕雪梅)

第二节 盆腔炎性疾病

盆腔炎性疾病(PID)是指女性上生殖道的一组炎性疾病,主要包括子宫内膜炎、输卵管炎、输卵管卵巢脓肿、盆腔腹膜炎。最常见的是输卵管炎及输卵管卵巢脓肿。

女性生殖系统具有比较完善的自然防御功能,当自然防御功能遭到破坏,或机体免疫力降低、内分泌发生变化或外源性病原体入侵而导致子宫内膜、输卵管、卵巢、盆腔腹膜、盆腔结缔组织发生炎症。感染严重时,可累及周围器官和组织,当病原体毒性强、数量多、患者抵抗力低时,常发生败血症及脓毒血症,若未得到及时治疗可能发生盆腔炎性疾病后遗症。

一、护理评估

(一)健康史

(1)了解既往疾病史、用药史、月经史及药物过敏史。

(2)了解流产、分娩的时间、经过及处理。

(3)了解本次患病的起病时间、症状、疼痛性质、部位、有无全身症状。

(二)生理状况

1.症状

(1)轻者无症状或症状轻微不易被发现,常表现为持续性下腹痛,活动或性交后加重;发热、阴道分泌物增多等。

(2)重者可表现为寒战、高热、头痛、食欲减退;月经期发病者可表现为经量增多、经期延长;腹膜炎者出现消化道症状,如恶心、呕吐、腹胀等;若脓肿形成,可有下腹包块及局部刺激症状。

2.体征

(1)急性面容、体温升高、心率加快。

(2)下腹部压痛、反跳痛及肌紧张。

(3)检查见阴道充血;大量脓性臭味分泌物从宫颈口外流;穹隆有明显触痛;宫颈充血、水肿、举痛明显;子宫体增大有压痛且活动受限;一侧或双侧附件增厚,有包块,压痛。

3.辅助检查

(1)实验室检查:宫颈黏液脓性分泌物或阴道分泌物在0.9%氯化钠溶液湿片检查中见到大量白细胞;红细胞沉降率升高;血C反应蛋白升高;宫颈分泌物培养或革兰染色涂片淋病奈瑟菌阳性或沙眼衣原体阳性。

(2)阴道超声检查:显示输卵管增粗,输卵管积液,伴或不伴有盆腔积液、输卵管卵巢肿块。

(3)腹腔镜检查:输卵管表面明显充血;输卵管壁水肿;输卵管伞端或浆膜面有脓性渗透物。

(4)子宫内膜活组织检查:证实子宫内膜炎。

(三)高危因素

1.年龄

盆腔炎性疾病高发年龄为15～25岁。

2.性活动及性卫生

初次性交年龄小、有多个性伴侣、性交过频及性伴侣有性传播疾病;有使用不洁的月经垫、经期性交等。

3.下生殖道感染

性传播疾病,如淋病奈瑟菌性宫颈炎、衣原体性宫颈炎以及细菌性阴道病。

4.子宫腔内手术操作后感染

刮宫术、输卵管通液术、子宫输卵管造影术、宫腔镜检查、人工流产、放置宫内节育器等手术时,消毒不严格或术前适应证选择不当,导致感染。

5.邻近器官炎症直接蔓延

如阑尾炎、腹膜炎等蔓延至盆腔。

6.复发

盆腔炎性疾病再次发作。

(四)心理-社会因素

1.对健康问题的感受

是否存在因无明显症状或症状轻,而不重视致延误治疗。

2.对疾病的反应

是否由于慢性疾病过程长,患者思想压力大而产生焦虑、烦躁情绪;若病情严重,则担心预后,患者往往有恐惧、无助感。

3.家庭、社会及经济状况

是否存在因炎症反复发作,严重影响妇女生殖健康甚至导致不孕,且增加家庭与社会经济负担。

二、护理诊断

(一)疼痛

其与感染症状有关。

(二)体温过高

其与盆腔急性炎症有关。

(三)睡眠形态紊乱

其与疼痛或心理障碍有关。

(四)焦虑

其与病程长治疗效果不明显或不孕有关。

(五)知识缺乏

其与缺乏经期卫生知识有关。

三、护理措施

(一)症状护理

1.密切观察

分泌物增多,观察阴道分泌物颜色、性状、气味及量,选择合适的药液进行阴道冲洗。在不清楚阴道炎的种类时,不可滥用冲洗液,指导患者勤换会阴垫及内裤,保持外阴清洁干燥。

2.支持疗法

卧床休息,取半卧位,有利于脓液积聚于直肠子宫陷凹,使炎症局限;给高热量、高蛋白、高维生素饮食或半流质饮食,及时补充丢失的液体;对出现高热的患者,采取物理降温,出汗时及时更衣,保持身体清洁舒服;若患者腹胀严重,应行胃肠减压。

3.症状观察

密切监测生命体征,测体温、脉搏、呼吸、血压,每 4 小时 1 次;物理降温后 30 分钟测体温,以观察降温效果。若患者突然出现腹痛加剧、寒战、高热、恶心、呕吐、腹胀,应立即报告医师,同时做好剖腹探查的准备。

(二)用药护理

1.门诊治疗

指导患者遵医嘱用药,了解用药方案并告知注意事项。常用方案:头孢西丁钠 2 g,单次肌内注射,同时口服丙磺舒 1 g,然后改为多西环素 100 mg,每天 2 次,连服 14 天,可同时加服甲硝唑

400 mg,每天 2～3 次,连服 14 天;或选用其他第三代头孢菌素与多西环素、甲硝唑合用。

2.住院治疗

严格遵医嘱用药,了解用药方案并密切观察用药反应。

(1)头霉素类或头孢菌素类药物:头孢西丁钠 2 g,静脉滴注,每 6 小时 1 次。头孢替坦二钠 2 g,静脉滴注,每 12 小时 1 次。加多西环素 100 mg,每 12 小时 1 次,静脉输注或口服。对不能耐受多西环素者,可用阿奇霉素替代,每次 500 mg,每天 1 次,连用 3 天。对输卵管卵巢脓肿患者,可加用克林霉素或甲硝唑。

(2)克林霉素与氨基糖苷类药物联合方案:克林霉素 900 mg,每 8 小时 1 次,静脉滴注;庆大霉素先给予负荷量(2 mg/kg),然后予维持量(1.5 mg/kg),每 8 小时 1 次,静脉滴注;临床症状、体征改善后继续静脉应用 24～48 小时,克林霉素改口服,每次 450 mg,1 天 4 次,连用 14 天;或多西环素 100 mg,每 12 小时 1 次,连续用药 14 天。

3.观察药物疗效

若用药后 48～72 小时体温持续不降,患者症状加重,应及时报告医师处理。

4.中药治疗

主要为活血化瘀、清热解毒药物。可遵医嘱指导服中药或用中药外敷腹部,若需进行中药保留灌肠,按保留灌肠操作规程完成。

(三)手术护理

1.药物治疗无效

经药物治疗 48～72 小时,体温持续不降,患者中毒症状加重或包块增大者。

2.脓肿持续存在

经药物治疗病情好转,继续控制炎症数天(2～3 周),包块仍未消失但已局限化。

3.脓肿破裂

突然腹痛加剧、寒战、高热、恶心、呕吐、腹胀,检查腹部拒按或有中毒性休克表现。

(四)心理护理

(1)关心患者,倾听患者诉说,鼓励患者表达内心感受,通过与患者进行交流,建立良好的护患关系,尽可能满足患者的合理需求。

(2)加强疾病知识宣传,解除患者思想顾虑,增加其对治疗的信心。

(3)与家属沟通,指导家属关心患者,与患者及家属共同探讨适合个人的治疗方案,取得家人的理解和帮助,减轻患者心理压力。

四、健康指导

(一)讲解疾病知识

向患者讲解盆腔炎性疾病的疾病知识,告知及时就诊和规范治疗的重要性。

(二)个人卫生指导

保持会阴清洁做好经期、孕期及产褥期的卫生宣传。

(三)性生活指导及性伴侣治疗

注意性生活卫生,月经期禁止性交。

(四)饮食生活指导

给高热量、高蛋白、高维生素饮食,增加营养,积极锻炼身体,注意劳逸结合,不断提高机体抵抗力。

(五)随访指导

对于抗生素治疗的患者,应在 72 小时内随诊,明确有无体温下降、反跳痛减轻等临床症状改善。若无改善,需做进一步检查。对沙眼衣原体以及淋病奈瑟菌感染者,可在治疗后 4～6 周复查病原体。

五、注意事项

(一)倾听患者主诉

应仔细倾听患者主诉,全面了解患者疾病史,认真阅读治疗方案,制订相应的护理计划,配合完成相应治疗和处理。

(二)预防宣传

(1)注意性生活卫生,减少性传播疾病。

(2)及时治疗下生殖道感染。

(3)进行公共卫生教育,提高公民对生殖道感染的认识,明白预防感染的重要性。

(4)严格掌握妇科手术指征,做好术前准备,严格无菌操作,预防感染。

(5)及时治疗盆腔炎性疾病,防止后遗症发生。

(毕雪梅)

第三节 痛 经

痛经是指在行经前、后或月经期出现下腹疼痛、坠胀伴腰酸及其他不适,严重影响生活和工作质量者。痛经分为原发性痛经与继发性痛经两类。前者指生殖器官无器质性病变的痛经,称功能性痛经;后者指盆腔器质性病变引起的痛经,如子宫内膜异位症等。本节仅叙述原发性痛经的护理。

一、护理评估

(一)健康史

原发性痛经常见于青少年,多发生在有排卵的月经周期,精神紧张、恐惧、寒冷刺激及经期剧烈运动可加重疼痛。评估时需了解患者的年龄和月经史、疼痛特点及与月经的关系、伴随症状和缓解疼痛的方法等。

(二)身体状况

1.痛经

痛经是主要症状,多自月经来潮后开始,最早出现在月经来潮前 12 小时,月经第 1 天疼痛最剧烈,持续 2～3 天后逐渐缓解。疼痛呈痉挛性,多位于下腹正中,常放射至腰骶部、外阴与肛门,少数人的疼痛可放射至大脚内侧。可伴面色苍白、出冷汗、恶心、呕吐、腹泻、头晕、乏力等。痛经多于月经初潮后 1～2 年发病。

2.妇科检查

生殖器官无器质性病变。

(三)心理-社会状况

患者缺乏痛经的相关知识,担心痛经可能影响健康及婚后的生育能力,表现为情绪低落、烦躁、焦虑;伴随着月经的疼痛,常常使患者抱怨自己是女性。

(四)辅助检查

B超检查生殖器官有无器质性病变。

(五)处理要点

以解痉、镇痛等对症治疗为主,并注意对患者的心理治疗。

二、护理问题

(一)急性疼痛

与经期宫缩有关。

(二)焦虑

与反复疼痛及缺乏相关知识有关。

三、护理措施

(一)一般护理

(1)下腹部局部可用热水袋热敷。

(2)鼓励患者多饮热茶、热汤。

(3)注意休息,避免紧张。

(二)病情观察

(1)观察疼痛的发生时间、性质、程度。

(2)观察疼痛时的伴随症状,如恶心、呕吐、腹泻。

(3)了解引起疼痛的精神因素。

(三)用药护理

遵医嘱给予解痉、镇痛药,常用药物有前列腺素合成酶抑制剂如吲哚美辛、布洛芬等,亦可选用避孕药或中药治疗。

(四)心理护理

讲解有关痛经的知识及缓解疼痛的方法,使患者了解经期下腹坠胀、腰酸、头痛等轻度不适是生理反应。原发性痛经不影响生育,生育后痛经可缓解或消失,从而消除患者紧张、焦虑的情绪。

(五)健康指导

进行经期保健的教育,包括注意经期清洁卫生,保持精神愉快,加强经期保护,避免剧烈运动及过度劳累,防寒保暖等。疼痛难忍时一般选择非麻醉性镇痛药治疗。

（毕雪梅）

第四节　闭　　经

闭经是妇科常见症状,分为原发性闭经和继发性闭经两类。原发性闭经指年龄超过16岁,第二性征已发育,或年龄超过14岁,第二性征尚未发育,且无月经来潮者;继发性闭经指正常月经建立后,因病理性原因月经停止6个月,或按自身原来月经周期计算停经3个周期以上者。青春期以前、妊娠期、哺乳期以及绝经后的无月经均属生理现象。

一、护理评估

(一)健康史

原发性闭经较少见,常由于遗传性因素或先天性发育缺陷所致,评估时应注意患者生殖器官和第二性征发育情况及家族史。继发性闭经发病率高,病因复杂,评估时应详细询问患者月经史,已婚者应注意有无产后大出血、不孕及流产史。根据控制正常月经周期的四个环节,按病变部位将闭经分为下丘脑性闭经、垂体性闭经、卵巢性闭经及子宫性闭经。

1.下丘脑性闭经

下丘脑性闭经最常见,以功能性原因为主。

(1)精神因素:精神创伤、紧张忧虑、环境改变、过度劳累、盼子心切或畏惧妊娠等可使内分泌调节功能紊乱而发生闭经。闭经多为一时性,可自行恢复。

(2)剧烈运动、体重下降和神经性厌食:均可诱发闭经。因初潮发生和月经维持有赖于一定比例(17%～20%)的机体脂肪,中枢神经对体重下降极为敏感。

(3)药物:一般在停药后3～6个月月经恢复。

2.垂体性闭经

垂体器质性病变或功能失调可影响卵巢功能而引起闭经。

(1)垂体梗死:常见于产后出血使垂体缺血坏死,出现闭经、性欲减退、毛发脱落、第二性征衰退等席汉综合征。

(2)垂体肿瘤:可引起闭经溢乳综合征。

3.卵巢性闭经

因性激素水平低落,子宫内膜不发生周期性变化而导致闭经。

(1)卵巢功能早衰:40岁前绝经者称卵巢功能早衰,常伴有围绝经期综合征的表现。

(2)卵巢功能性肿瘤、卵巢切除或组织破坏。

(3)多囊卵巢综合征:表现为闭经、不孕、多毛、肥胖、双侧卵巢增大。

4.子宫性闭经

月经调节功能及第二性征发育正常,但子宫内膜受到破坏或对卵巢激素不能产生正常的反应而引起闭经。

(1)先天性子宫发育不良或子宫切除术后者。

(2)子宫内膜损伤:子宫腔放疗后、结核性子宫内膜炎、子宫腔粘连综合征,后者因人工流产刮宫过度,使子宫内膜损伤粘连而无月经产生。

5.其他内分泌功能异常

甲状腺功能减退或亢进、肾上腺皮质功能亢进、糖尿病等可引起闭经。

（二）身体状况

了解患者的闭经类型、时间及伴随症状。注意观察患者精神状态、智力发育、营养与健康状况；检查全身发育状况，测量身高、体重、四肢与躯干比例；第二性征如音调、毛发分布、乳房发育状况，挤压乳腺有无乳汁分泌；妇科检查生殖器官有无发育异常和肿瘤等。

（三）心理-社会状况

患者担心闭经对自己的健康、性生活及生育能力有影响,病程过长及治疗效果不佳会加重患者及其家属的心理压力,产生情绪低落、焦虑,反过来又加重闭经。

（四）辅助检查

1.子宫功能检查

（1）诊断性刮宫：适用于已婚妇女,必要时可在宫腔镜直视下检查。

（2）子宫输卵管碘油造影：了解子宫腔及输卵管情况。

（3）药物撤退试验：①孕激素试验可评估内源性雌激素水平；②雌、孕激素序贯疗法。

2.卵巢功能检查

通过 B 超检查、基础体温测定、宫颈黏液结晶检查、阴道脱落细胞检查、血清激素测定、诊断性刮宫,了解排卵情况及体内性激素水平。

3.垂体功能检查

如垂体兴奋试验等。

4.其他检查

B 超检查、染色体检查及内分泌检查等。

（五）处理要点

（1）积极治疗全身性疾病,增强体质,加强营养,保持正常体重。

（2）精神因素所致闭经,应行心理疏导。

（3）子宫腔粘连、先天畸形、卵巢及垂体肿瘤等采取相应手术治疗。

（4）性激素替代疗法：根据病变部位及病因,给予相应激素治疗,常用雌激素替代疗法,雌、孕激素序贯疗法和雌、孕激素合并疗法。

（5）诱发排卵,常用氯米芬、HCG。

二、护理问题

（一）焦虑

与担心闭经对健康、性生活及生育的影响有关。

（二）功能障碍性悲哀

与长期闭经及治疗效果不佳、担心丧失女性形象有关。

三、护理措施

（一）一般护理

1.鼓励患者增加营养

营养不良引起的闭经者,应供给足够的营养。

2.保证睡眠

工作紧张引起的闭经者,鼓励患者加强锻炼,增强体质,注意劳逸结合。如为肥胖引起的闭经,指导患者进低热量饮食,但需要富有维生素和矿物质,嘱咐患者适当增加运动量。

(二)病情观察

(1)观察患者情绪变化,有无引起闭经的精神因素,如工作、家庭、生活等情况。

(2)对有人工流产、剖宫产史的闭经患者,应监测阴道流血情况及月经变化。

(3)注意患者体重增加或减少的数据和时间,与闭经前、后的关系。

(4)观察患者甲状腺有无肿大、有无糖尿病症状。

(三)用药护理

指导患者合理使用性激素,说明性激素的作用、不良反应、用药方法及注意事项。

(四)心理护理

讲解月经的生理知识,使患者了解闭经与女性特征、生育及健康的关系,减轻心理压力,避免闭经加重。对原发性闭经者,特别是生殖器官畸形者进行心理疏导,使患者保持心情舒畅,正确对待疾病,提高对自我形象的认识。

(五)健康指导

(1)告知患者要耐心坚持规范治疗,在医师的指导下接受全身系统检查。

(2)短期治疗效果可能不明显,要有心理准备,不要放弃治疗,树立战胜疾病的信心。

(毕雪梅)

第五节　经前紧张综合征

经前紧张综合征是指妇女在月经来潮前出现的一系列异常现象,如头痛、乳房胀痛、失眠、情绪不稳定、抑郁、焦虑、全身水肿等。严重时影响正常的生活和社会活动。

一、护理评估

(一)病史

经前紧张综合征常发生于30～40岁的妇女,年轻女性很少出现。症状在排卵后即开始,月经来潮前几天达高峰,经血出现后消失。

(二)身心状况

主要表现为紧张、烦躁易怒、抑郁、焦虑、失眠、注意力不集中、疲乏无力、头痛等。有些妇女出现手足及面部水肿、乳房胀痛,少数妇女因肠黏膜水肿而出现腹泻现象。

(三)检查

盆腔检查及实验室检查均属正常。

二、护理诊断

(一)焦虑

其与一系列精神症状及不被人理解有关。

（二）体液过多

其与水钠潴留有关。

三、护理目标

让患者正确认识经前紧张综合征,以减轻症状。

四、护理措施

（1）进行关于经前紧张综合征的有关知识的教育和指导,告知患者避免经前过度紧张,以及注意休息和充足的睡眠。

（2）帮助患者适当控制食盐和水的摄入。

（3）给患者服用适当的镇静剂如安定,也可服用谷维素来控制神经和精神症状,还可服用适当的利尿剂减轻水肿,以改善头痛等不适。

（4）遵医嘱用孕激素或雄激素拮抗雌激素与醛固酮的作用。

五、护理评价

（1）患者能够了解经前紧张综合征的相关知识。

（2）患者症状减轻,自我控制能力增强。

（毕雪梅）

第六节　围绝经期综合征

绝经是每一个妇女生命过程中必然发生的生理过程。绝经提示卵巢功能衰退,生殖功能终止,绝经过渡期是指围绕绝经前、后的一段时期,包括从绝经前出现与绝经有关的内分泌、生理学和临床特征起,至最后一次月经后一年。

围绝经期综合征（menopausal syndrome,MPS）以往称为更年期综合征,是指妇女在绝经前、后由于卵巢功能衰退、雌激素水平波动或下降所致的以自主神经功能紊乱为主,伴有神经心理症状的一组症候群。多发生于45～55岁,约2/3的妇女出现不同程度的低雌激素血症引发的一系列症状。绝经分为自然绝经和人工绝经。自然绝经是指卵巢内卵泡生理性耗竭所致的绝经;人工绝经是指双侧卵巢经手术切除或受放射线损坏导致的绝经,后者更易发生围绝经期综合征。

一、护理评估

（一）健康史

了解患者的发病年龄、职业、文化水平及性格特征,询问月经情况及生育史,有无卵巢切除或盆腔肿瘤放疗,有无心血管疾病及其他疾病病史。

（二）身体状况

1.月经紊乱

半数以上妇女出现2～8年无排卵性月经,表现为月经频发、不规则子宫出血、月经稀发（月经周期超过 35 天)以至绝经,少数妇女可突然绝经。

2.雌激素下降相关征象

(1)血管舒缩症状:主要表现为潮热、出汗,是血管舒缩功能不稳定的表现,是围绝经期综合征最突出的特征性症状。潮热起自前胸,涌向头颈部,然后波及全身。在潮红的区域患者感到灼热,皮肤发红,紧接着大量出汗。持续数秒至数分钟不等。此种血管功能不稳定可历时 1 年,有时长达 5 年或更长。

(2)精神神经症状:常有焦虑、抑郁、激动、喜怒无常、脾气暴躁、记忆力下降、注意力不集中、失眠多梦等。

(3)泌尿生殖系统症状:出现阴道干燥、性交困难及老年性阴道炎,排尿困难、尿频、尿急、尿失禁及反复发作的尿路感染。

(4)心血管疾病:绝经后妇女冠状动脉粥样硬化性心脏病(简称冠心病)、高血压和脑出血的发病率及死亡率逐渐增加。

(5)骨质疏松症:绝经后妇女约有 25% 患骨质疏松症、腰酸背痛、腿抽搐、肌肉关节疼痛等。

3.体格检查

全身检查注意血压、精神状态、皮肤、毛发、乳房改变及心脏功能,妇科检查注意生殖器官有无萎缩、炎症及张力性尿失禁。

(三)心理-社会状况

因家庭和社会环境的变化或绝经前曾有精神状态不稳定等,更易引起患者心情不畅、忧虑、多疑、孤独等。

(四)辅助检查

根据患者的具体情况不同,可选择血常规、尿常规、心电图及血脂检查、B 超、宫颈刮片及诊断性刮宫等。

(五)处理要点

1.一般治疗

加强心理治疗及体育锻炼,补充钙剂,必要时选用镇静剂、谷维素。

2.激素替代疗法

补充雌激素是关键,可改善症状、提高生活质量。

二、护理问题

(一)自我形象紊乱

与对疾病不正确认识及精神神经症状有关。

(二)知识缺乏

缺乏性激素治疗相关知识。

三、护理措施

(一)一般护理

改善饮食,摄入高蛋白质、高维生素、高钙饮食,必要时可补充钙剂,能延缓骨质疏松症的发生,达到抗衰老效果。

（二）病情观察

（1）观察月经改变情况，注意经量、周期、经期有无异常。

（2）观察面部潮红时间和程度。

（3）观察血压波动、心悸、胸闷及情绪变化。

（4）观察骨质疏松症的影响，如关节酸痛、行动不便等。

（5）观察情绪变化，如情绪不稳定、易怒、易激动、多言多语、记忆力降低。

（三）用药护理

指导应用性激素。

1.适应证

主要用于治疗雌激素缺乏所致的潮热多汗、精神症状、老年性阴道炎、尿路感染，预防存在高危因素的心血管疾病、骨质疏松症等。

2.药物选择及用法

在医师指导下使用，尽量选用天然性激素，剂量个体化，以最小有效量为佳。

3.禁忌证

原因不明的子宫出血、肝胆疾病、血栓性静脉炎及乳腺癌等。

4.注意事项

（1）雌激素剂量过大可引起乳房胀痛、白带多、头痛、水肿、色素沉着、体重增加等，可酌情减量或改用雌三醇。

（2）用药期间可能发生异常子宫出血，多为突破性出血，但应排除子宫内膜癌。

（3）较长时间的口服用药可能影响肝功能，应定期复查肝功能。

（4）单一雌激素长期应用可使子宫内膜癌危险性增加，雌、孕激素联合用药能够降低风险。坚持体育锻炼，多参加社会活动；定期健康体检，积极防治围绝经期妇女常见病。

（四）心理护理

使患者及其家属了解围绝经期是必然的生理过程，介绍减轻压力的方法，改变患者的认知、情绪和行为，使其正确评价自己。

（五）健康指导

（1）向围绝经期妇女及其家属介绍绝经是一个生理过程，绝经发生的原因及绝经前、后身体将发生的变化，帮助患者消除因绝经变化产生的恐惧心理，并对将发生的变化做好心理准备。

（2）介绍绝经前、后减轻症状的方法，适当的摄取钙质和维生素 D；坚持锻炼如散步、骑自行车等。合理安排工作，注意劳逸结合。

（3）定期普查，更年期妇女最好半年至一年进行 1 次体格检查，包括妇科检查和防癌检查，有选择地做内分泌检查。

（4）绝经前行双侧卵巢切除术者宜适时补充雌激素。

（毕雪梅）

第七节 功能失调性子宫出血

功能失调性子宫出血(dysfunctional uterine bleeding,DUB)简称功血,为妇科常见病。它是由于调节生殖系统的神经内分泌机制失常引起的异常子宫出血,而全身及内、外生殖器官无器质性病变存在。常表现为月经周期长短不一、经期延长、经量过多或不规则阴道出血。功血可分为排卵性功血和无排卵性功血两类,约 85% 病例属无排卵性功血。功血可发生于月经初潮至绝经期间的任何年龄,约 50% 患者发生于绝经前期,育龄期约占 30%,青春期约占 20%。

一、护理评估

(一)健康史

1.无排卵性功血

(1)青春期:与下丘脑-垂体-卵巢轴调节功能未健全有关,过度劳累、精神紧张、恐惧、忧伤、环境及气候改变等应激刺激,以及肥胖、营养不良等因素易导致下丘脑-垂体-卵巢轴调节功能紊乱,卵巢不能排卵。

(2)绝经过渡期:因卵巢功能衰退,卵巢对促性腺激素敏感性降低,卵泡在发育过程中因退行性变而不能排卵。

(3)生育期:可因内、外环境改变,如劳累、应激、流产、手术或疾病等引起短暂无排卵。亦可因肥胖、多囊卵巢综合征、高催乳素血症等因素长期存在,引起持续无排卵。

2.排卵性功血

黄体功能不足原因在于神经内分泌调节功能紊乱,导致卵泡期促卵泡生成素(FSH)缺乏,卵泡发育缓慢,雌激素分泌减少,正反馈作用不足,促黄体生成素(LH)峰值不高,使黄体发育不全、功能不足。子宫内膜不规则脱落者由于下丘脑-垂体-卵巢轴调节功能紊乱或黄体机制异常引起萎缩过程延长。

评估时注意了解患者的发病年龄、月经史、婚育史及发病诱因,有无性激素治疗不当及全身性出血性疾病史。

(二)身体状况

1.月经紊乱

(1)无排卵性功血:最常见的症状是子宫不规则性出血,特点是月经周期紊乱,经期长短不一,经量多少不定。可先有数周或数月停经,然后阴道流血,量较多,持续 2~3 周或更长时间,不易自止,无腹痛或其他不适。

(2)排卵性功血:黄体功能不足者月经周期缩短,月经频发(月经周期短于 21 天),不易受孕或怀孕早期易流产;子宫内膜不规则脱落者月经周期正常,但经期延长,长达 9~10 天,多发生于产后或流产后。

2.贫血

因出血多或时间长,患者出现头晕、乏力、面色苍白等贫血征象。

3.体格检查

体格检查包括全身检查和妇科检查,排除全身性疾病及生殖器官器质性病变。

(三)心理-社会状况

青春期患者常因害羞而影响及时诊治,生育期患者担心影响生育而焦虑,围绝经期患者因治疗效果不佳或怀疑为恶性肿瘤而焦虑、紧张、恐惧。

(四)辅助检查

1.诊断性刮宫

诊断性刮宫可了解子宫内膜反应、子宫内膜病变,达到止血的目的。不规则流血者可随时刮宫,用以止血。确定有无排卵或黄体功能,于月经前一天或者月经来潮 6 小时内做诊断性刮宫,无排卵性功血的子宫内膜呈增生期改变,黄体功能不足显示子宫内膜分泌不良。子宫内膜不规则脱落,于月经周期第 5～6 天进行诊断性刮宫,增生期与分泌期子宫内膜共存。

2.B超检查

了解子宫内膜厚度及生殖器官有无器质性改变。

3.血常规及凝血功能检查

了解有无贫血、感染及凝血功能障碍。

4.宫腔镜检查

直接观察子宫内膜,选择病变区进行活组织检查。

5.卵巢功能检查

判断卵巢有无排卵或黄体功能。

(五)处理要点

1.无排卵性功血

青春期和生育期患者以止血、调整周期、促排卵为原则。围绝经期患者以止血、防止子宫内膜癌变为原则。

2.排卵性功血

黄体功能不足的治疗原则是促进卵泡发育,刺激黄体功能及黄体功能替代,分别应用氯米芬、人绒毛膜促性腺激素(HCG)和黄体酮;子宫内膜不规则脱落的治疗原则是促使黄体及时萎缩,子宫内膜及时完整脱落,常用药物有孕激素和 HCG。

二、护理问题

(一)潜在并发症

贫血。

(二)知识缺乏

缺乏性激素治疗的知识。

(三)有感染的危险

与经期延长、机体抵抗力下降有关。

(四)焦虑

与性激素使用及药物不良反应有关。

三、护理措施

(一)一般护理

患者体质往往较差,应加强营养,改善全身情况,可补充铁剂、维生素 C 和蛋白质。成人体内大约每 100 mL 血中含 50 mg 铁,行经期妇女,每天从食物中吸收铁 0.7～2.0 mg,经量多者应额外补充铁。向患者推荐含铁较多的食物如猪肝、胡萝卜、葡萄干等。按照患者的饮食习惯,为患者制订适合于个人的饮食计划,保证患者获得足够的营养。

(二)病情观察

观察并记录患者的生命体征、出量及入量,嘱患者保留出血期间使用的会阴垫及内裤,以便更准确地估计出血量,对于出血较多者,督促其卧床休息,避免过度疲劳和剧烈活动,对于贫血严重者,遵医嘱做好配血、输血、止血措施,执行治疗方案,维持患者正常血容量。

(三)对症护理

1.无排卵性功血

(1)止血:对大量出血患者,要求在性激素治疗 8 小时内见效,24～48 小时内出血基本停止,若 96 小时以上仍不止血者,应考虑有器质性病变存在。

1)性激素止血。①雌激素:应用大剂量雌激素可迅速提高血内雌激素浓度,促使子宫内膜生长,短期内修复创面而止血,主要用于青春期功血。目前多选用妊马雌酮 2.5 mg 或己烯雌酚 1～2 mg。②孕激素:适用于体内已有一定水平雌激素的患者。常用药物如甲羟孕酮或炔诺酮,用药原则同雌激素。③雄激素:拮抗雌激素、增加子宫平滑肌及子宫血管张力而减少出血,主要用于围绝经期功血患者的辅助治疗,可随时停用。④联合用药:止血效果优于单一药物,可用三合激素或口服短效避孕药,血止后逐渐减量。

2)刮宫术:止血及排除子宫内膜癌变,适用于年龄大于 35 岁、药物治疗无效或存在子宫内膜癌高危因素的患者。

3)其他止血药:卡巴克洛和酚磺乙胺可减少微血管的通透性,氨基己酸、氨甲苯酸、氨甲环酸等可抑制纤维蛋白溶酶,有减少出血量的辅助作用,但不能赖以止血。

(2)调整月经周期:一般连续用药 3 个周期。在此过程中务必积极纠正贫血,加强营养,以改善体质。①雌、孕激素序贯疗法:也称人工周期疗法,通过模拟自然月经周期中卵巢的内分泌变化,将雌、孕激素序贯应用,使子宫内膜发生相应变化,引起周期性脱落。适用于青春期功血或生育期功血者,可诱发卵巢自然排卵。雌激素自月经来潮第 5 天开始用药,妊马雌酮 1.25 mg 或己烯雌酚 1 mg,每晚 1 次,连服 20 天,于服雌激素最后 10 天加用甲羟孕酮每天 10 mg,两药同时用完,停药后 3～7 天出血。于出血第 5 天重复用药,一般连续使用 3 个周期。用药 2～3 个周期后,患者常能自发排卵。②雌、孕激素联合疗法:可周期性口服短效避孕药,适用于生育期功血、内源性雌激素水平较高者或绝经过渡期功血者。③后半周期疗法:于月经周期的后半周期开始(撤药性出血的第 16 天)服用甲羟孕酮,每天 10 mg,连服 10 天为 1 个周期,共 3 个周期为 1 个疗程。适用于青春期或绝经过渡期功血者。

(3)促排卵:适用于育龄期功血者。常用药物如氯米芬、人绒毛膜促性腺激素(HCG)等。于月经第 5 天开始每天口服氯米芬 50 mg,连续 5 天,以促进卵泡发育。B 超监测卵泡发育接近成熟时,可大剂量肌内注射 HCG 5 000 U 以诱发排卵。青春期不提倡使用。

(4)手术治疗:以刮宫术最常用,既能明确诊断,又能迅速止血。绝经过渡期出血患者激素治疗前宜常规刮宫,最好在子宫镜下行分段诊断性刮宫,以排除子宫内细微器质性病变。对青春期功血刮宫应持慎重态度。必要时行子宫次全切除或子宫切除术。

2.排卵性功血

(1)黄体功能不足:药物治疗如下。①黄体功能替代疗法:自排卵后开始每天肌内注射黄体酮 10 mg,共 10～14 天,用以补充黄体分泌孕酮的不足。②黄体功能刺激疗法:通常应用 HCG 以促进及支持黄体功能。于基础体温上升后开始,隔天肌内注射 HCG 1 000～2 000 U,共 5 次,可使血浆孕酮明显上升,随之正常月经周期恢复。③促进卵泡发育:于月经第 5 天开始,每晚口服氯米芬 50 mg,共 5 天。

(2)子宫内膜不规则脱落:药物治疗如下。①孕激素:自排卵后第 1～2 天或下次月经前 10～14 天开始,每天口服甲羟孕酮 10 mg,连续 10 天,有生育要求可肌内注射黄体酮。②HCG:用法同黄体功能不足。

3.性激素治疗的注意事项

(1)严格遵医嘱正确用药,不得随意停服或漏服,以免使用不当引起子宫出血。

(2)药物减量必须按规定在血止后开始,每 3 天减量 1 次,每次减量不超过原剂量的 1/3,直至维持量,持续用至血止后 20 天停药。

(3)雌激素口服可能引起恶心、呕吐等胃肠道反应,可饭后或睡前服用;对存在血液高凝倾向或血栓性疾病史者禁忌使用。

(4)雄激素用量过大可能出现男性化不良反应。

(四)预防感染

(1)测体温、脉搏。

(2)指导患者保持会阴部清洁,出血期间禁止盆浴及性生活。

(3)注意有无腹痛等生殖器官感染征象。

(4)按医嘱使用抗生素。

(五)心理护理

注意情绪调节,避免过度紧张与精神刺激。特别是青春期少女,父母们不仅要关注女孩的学习状况与膳食状况,还要重视女孩的情绪变化,与其多沟通,了解其内心世界的变化,帮助其释放不良情绪,以使其保持相对稳定的精神-心理状态,避免情绪上的大起大落。

(六)健康指导

(1)宜清淡饮食,多食富含维生素 C 的新鲜瓜果、蔬菜。注意休息,保持心情舒畅。

(2)强调严格掌握雌激素的适应证并合理使用,对更年期及绝经后妇女更应慎用,应用时间不宜过长,量不宜大,并应严密观察反应。

(3)月经期避免剧烈运动,禁止盆浴及性生活,保持会阴部清洁。

(毕雪梅)

第八节 子宫内膜异位症

子宫内膜异位症是指具有生长功能的子宫内膜生长在子宫腔内壁以外引起的症状和体征。

异位的子宫内膜绝大多数局限在盆腔内的生殖器官和邻近器官的腹膜面,故临床上称为盆腔子宫内膜异位症。当子宫内膜生长在子宫肌层内称子宫腺肌病,部分患者两者可合并存在。

子宫内膜异位症的发病率近年来明显增高,是目前常见的妇科病之一。多见于 30～40 岁的妇女。本病为良性病变,但有远距离转移和种植能力。初潮前无发病者,绝经后异位的子宫内膜组织可逐渐萎缩吸收,妊娠或使用性激素抑制卵巢功能可暂时阻止本病的发展,因此,子宫内膜的发病与卵巢的周期性变化有关。也发生周期性出血,引起周围组织纤维化、粘连,病变局部形成紫蓝色硬结或包块。卵巢的子宫内膜异位症最为常见,卵巢内的异位内膜因反复出血而形成多个囊肿,但以单个多见,故又称为卵巢子宫内膜异位囊肿。囊肿内含暗褐色黏稠的陈旧血,状似巧克力液体,故又称为卵巢巧克力囊肿。

一、护理评估

(一)病史

1.月经史

初潮年龄,月经周期、经期、经量是否正常,有无痛经或其他伴随症状。痛经的性质,是否为进行性加重。

2.婚育史

结婚年龄,婚次,夫妻性生活情况,有无经期性交,生育情况,足月产、早产、流产次数,现有子女数等。

3.既往病史

有无先天性生殖道畸形、子宫手术或经期盆腔检查等情况。

(二)身心状态

1.身体状态

(1)痛经:痛经是子宫内膜异位症的典型症状,其特点为继发性和进行性加重。疼痛多位于下腹部和腰骶部,可放射至阴道、会阴、肛门或大腿,常于月经来潮前 1～2 天开始,经期第一天最为剧烈,以后逐渐减轻,至月经干净时消失。

(2)月经失调:部分患者有经量增多和经期延长,少数出现经前期点滴出血。月经失调可能与卵巢无排卵、黄体功能不足等有关。

(3)性交痛:由于异位的内膜出现在子宫直肠陷凹或病变导致子宫后倾固定,性交时子宫颈受到碰撞及子宫收缩和向上提升,可引起疼痛。

(4)不孕:占 40％左右,其不孕的原因可能与盆腔内器官和组织广泛粘连和输卵管的蠕动减弱影响卵子的排出、摄取和受精卵的运行有关。

2.心理状态

由于疼痛、不孕造成患者顾虑重重,心理压力大,需要手术的患者会有紧张、恐惧等心理问题。

(三)诊断性检查

1.妇科检查

典型者子宫后倾固定,盆腔检查可扪及盆腔内有触痛性结节或子宫旁有不活动的囊性包块。

2.辅助检查

(1)B超检查:可确定卵巢子宫内膜异位囊肿的位置、大小和形状。

（2）腹腔镜检查：可发现盆腔内器官或子宫直肠陷凹、子宫骶骨韧带等处有紫蓝色结节。

二、护理诊断

（一）焦虑
其与不孕和需要手术有关。

（二）知识缺乏
其与缺乏自我照顾及与手术相关的知识有关。

（三）舒适改变
其与痛经及手术后伤口有关。

三、护理目标

（1）患者能正确认识疾病的性质及发生原因，解除紧张、恐惧的心理，坚定治疗信心。

（2）患者自觉疼痛症状缓解。

四、护理措施

（1）心理护理：许多年轻患者因顽固的痛经、不孕等情况而焦虑。护理人员应多关心和理解患者，说明该病只要坚持用药或采取必要的手术便可改善症状，鼓励患者树立信心，积极配合治疗，对尚未生育的患者应给予指导和帮助，促使其尽早受孕。

（2）做好卫生宣传教育工作，防止经血逆流，如有先天性生殖道畸形或后天性炎性阴道狭窄、宫颈粘连等应及时手术。凡进入宫腔内的经腹手术，应保护腹壁切口和子宫切口，防止子宫内膜种植到腹壁切口或子宫切口。经期应避免盆腔检查和性交。

（3）对于使用激素治疗患者，应介绍服药的注意事项及用后可能出现的反应（恶心、食欲缺乏、闭经、乏力或体重增加等），使其解除思想顾虑，提高治疗效果。

（4）用药期间注意有无卵巢子宫内膜异位囊肿破裂的征象，如出现急性腹痛应及时通知医师，并做好剖腹探查的各项准备。

（5）对需要手术者应按腹部手术做好术前准备和术后护理。

（6）出院健康教育：加强患者对病程及治疗的认识，指导伤口处理和康复教育，术后 6 周避免盆浴和性生活，6 周后来院复查。

五、护理评价

（1）患者无焦虑的表现并对治疗充满信心。

（2）患者能按时服药并了解药物的反应。

（3）自觉症状缓解和消失。

（毕雪梅）

第七章

老年病科护理

第一节　老年护理学概述

老年护理是以老年人群及其主要照顾者为服务对象提供护理服务的过程,指导老年护理实践的主要方法是护理程序。老年护理学是研究、诊断和处理老年人对自身存在和潜在的健康问题反应的学科。起源于现有的护理理论及生物学、心理学、社会学、健康政策等学科理论。重视老年护理的研究,为老年人提供个体化、专业化、普及化和优质化的护理服务是老年护理的主要任务。

一、老年护理的发展

20 世纪 20 年代在国外开始出现了一门新兴学科—老年学,直到 20 世纪 60 年代才开始出现老年护理教育计划和教科书,从此老年护理在国外不断发展。

(一)国外老年护理的发展

世界各国老年护理发展状况不尽相同,各有特点,这与人口老龄化程度、国家经济水平、社会制度、护理教育发展等有关。老年护理作为一门学科最早出现于美国。1900 年,老年护理作为一个独立的专业需要被确定下来。1961 年美国护理协会设立老年护理专科小组,1966 年晋升为"老年病护理分会",确立了老年护理专科委员会,老年护理真正成为护理学中一个独立的分支。从此,老年护理专业开始有较快的发展。1966 年 7 月通过立法,美国老年人开始享有老年健康保障。1970 年首次正式公布老年病护理执业标准,1975 年开始颁发老年护理专科证书,同年,《老年护理杂志》诞生,"老年病护理分会"更名为"老年护理分会",服务范围也由老年患者扩大至老年人群。1976 年美国护理学会提出发展老年护理学,关注老年人对现存的和潜在的健康问题的反应,从护理的角度和范畴执行业务活动。至此,老年护理显示出其完整的专业化发展历程。

自 20 世纪 70 年代以来,美国老年护理教育开始发展,特别是开展了老年护理实践的高等教育和训练,培养高级执业护士(APNs),具备熟练的专业知识技能和研究生学历,经过认证,能够以整体的方式处理老年人的复杂的照顾问题。高级执业护士包括老年病开业护士(GNPs)、老年病学临床护理专家(CNSs)。老年病开业护士在多种场所为老年人提供初级保健,社区卫生服务主要由开业护士来管理。老年病学护理专家具有对患者及其家庭方面丰富的临床经验,具有设计卫生和社会政策的专业知识,多数护理专家在医院内工作,作为多科医疗协作组的咨询顾问。并协助在职护士在医院、养老院或社区卫生代理机构之间建立联系。目前,在老年病护理专业训练中增加了老年精神病护理,老年精神病护理专家一般在医院、精神卫生中心和门诊部工作。美国护理协会每年为成千上万名护理人员颁发老年护理专科证书。在美国老年护理发展的影响下,许多国家的护理院校设置了老年护理课程,并开展了老年护理学硕士和博士教育。

1870年荷兰成立了第一支家居护理组织,以后家居护理在荷兰各地相继建立起来。德国的老年护理始于18世纪,1900年老年护理成为一种正式职业。英国1859年开始地段访问护理,19世纪末创建教区护理和家庭护理,1967年创办世界第一所临终关怀医院。

目前,欧洲是世界上人类寿命最长的地区,也是人口老化现象发生最早的地区。在北欧,瑞典人平均寿命已达80岁以上,位于该地区的瑞典、丹麦、芬兰等国政府和卫生行政机构非常重视老年护理服务,不仅投入相当数目的经费,还建立了完善的服务网络。如瑞典在20世纪90年代初期就建立了健康护理管理委员会(简称HCB),主要负责家庭护理、老人护理院及其他老年护理机构的事务,其中包括精神和智力残障老人的护理。

日本从1961年开始实行全民健康保健,实行按服务项目收费制度,以公司和社区为单位参加保险。虽然日本老年保健起步很晚,但是发展很快。日本1963年成立了老人养护院。1973年开始,65岁以及以上的老人医疗费用全部由政府承担。日本一系列老年保健措施被立法,如老年人健康检查制度、卧床老人功能锻炼康复以及家庭护理和访问指导等。1982年日本老年保健法建立。1983年完善了老年保健对策综合体系。1984年政府修订老年保健法,规定医疗费用10%由受益人承担。

针对全球人口老龄化趋势,1990年WHO提出健康老龄化战略。健康老龄化不仅体现为寿命跨度的延长,更重要的是生活质量的提高。健康老龄化使老年护理的内涵发生了重大转变,即护理对象从个体老年患者扩大到全体老年人;护理内容从老年疾病的临床护理扩大到全体老年人的生理、心理、社会、生活能力和预防保健;工作范围从医院扩展到了社会、社区和家庭。护理模式由"以患者为中心的整体护理模式"转向了"以人为中心、以健康为中心的全人护理模式"。许多发达国家如日本,已经把"提高老年人的生活质量"作为老年护理的最终和最高目标,同时也作为老年护理活动效果评价的一个有效判断标准。

(二)中国老年护理的发展

中国老年医疗强身、养生活动已有3 000多年历史,但作为现代科学研究,中国老年学与老年医学研究开始于20世纪50年代中期,比起国际老年学发展,我国起步并不算晚,但由于"十年动乱"所致护理事业的停滞与倒退,严重影响了老年护理学的发展。直到1977年后老年护理得以再一次复生,尤其是20世纪80年代以来,中国政府对老年工作十分关注,在加强领导、人力配备、政策指引、机构发展、国内外交流、人才培养和科研等方面,各级政府都给予了关心和支持。成立了中国老龄问题委员会,建立了老年学和老年医学研究机构,促进了我国老年学的发展,老年护理也随之提到我国护理工作的正式议事日程。

从1977年至今,中国老年护理体系的雏形是:医院的老年人护理,如综合性医院设的老年病科,主要以专科系统划分病区,按专科管理患者。此外,老年病专科医院的设立,如按病情分阶段管理划分病区,即急性阶段——加强治疗护理;恢复阶段——加强康复护理;慢性阶段——加强生活护理;终末阶段——加强以心理护理及家属护理为主的临终关怀护理。另外老年护理医院的设立也适应了我国城市人口老龄化的需要。

从 1984 年起，北京、湖南、上海、广州等地相继成立了老年病医院，沿海城市的一些街道还成立了老年护理中心，对管理区域内的高龄病残、孤寡老人提供上门医疗服务，建立家庭病床，对老年重症患者建立档案，定期巡回医疗咨询，老人可优先入院接受治疗、护理一条龙和临终关怀服务。广西南宁市成立了老年护理中心，为老年患者提供治疗护理及陪视的全程护理服务，并把护理服务推向社会，走进每个有需求的家庭。

1988 年在天津成立了我国第一所临终关怀医院，1988 年在上海建立了第一所老年护理医院，1996 年 5 月中华护理学会倡导要发展和完善我国的社区老年护理，1997 年在上海成立老人护理院，随后深圳、天津等地成立了社区护理服务机构。

我国老年护理教育滞后，专业人才严重短缺，于 1994 年才增设社区护理学课程，1998 年以后，老年护理学课程才在华西医科大学等几所高等护理学院开设。《老年护理学》本科教材于 2000 年 12 月才正式出版。目前虽然增设了老年护理学以及相关的人文学科，但老年专科护士的培养仍是一片空白。从事社区护理和老年护理的护士学历低、人数少，且没有接受过社区护理和老年护理的系统教育，知识结构老化。因此，我国老年护理的专业人才严重短缺，高级专业人才更是奇缺。

面对老年学未来发展和趋势，我国老年护理发展还远远不能满足老年人的需求，老年护理教育明显后滞，从事老年护理专业人员的数量和质量远远不够。老年护理应及时适应新时期的变化，注意加强老年护理教育和专业老年护理人员的培养，开发老年护理设备，鉴国外先进经验，构建具有中国特色的老年护理理论与实践体系，满足老年护理工作的需要，满足人民卫生事业的需求，不断推进我国老年护理事业的发展。

二、中国老年护理发展的前景

随着我国老龄化进程的加快，将来从事老年医学的人才将走俏，保健医师、家庭护士也将成为热门人才。另外，专门为老人服务的护理人员的需求量也将增大。根据卫健委的统计，到 2015 年我国的护士数量将增加到 232.3 万人，平均年净增加 11.5 万人，这为学习护理专业的毕业生提供了广阔的就业空间。

我国养老服务市场供给缺口甚大。养老服务业作为新兴行业，具有广泛的社会需求和广阔的发展前景。根据调查，60 岁以上老年人口余寿中有平均 1/4 左右的时间处于肌体功能受损状态，需要不同程度的照料和护理。照此推算，我国约有 3 250 万老年人需要不同形式的长期护理。根据 2004 年《中国的社会保障状况和政策》白皮书公布，中国共有各类老年人社会福利机构 3.8 万个，床位 112.9 万张，平均每千名 60 岁以上的老年人拥有床位 8.4 张。而在发达国家养老床位数约为老年人口总数的 3% 至 5%。假如我国养老机构床位占老年人口的比重从现在的 0.84% 提高到发达国家目前的低限 3%，按入住老人与护理人员之比 3：1 测算，即可提供 150 多万个就业岗位。

全国老龄委发〔2006〕7 号文件《中国老龄事业发展"十一五"规划》明确提出，鼓励吸引社会力量投资兴办不同档次的养老服务机构。支持信息服务、管理咨询、人才培训等社会中介机构的发展，鼓励社会力量开展以社区为基础的养老服务，逐步形成为老年人提供生活照料、医疗保健、康复护理、家政服务、心理咨询、文化学习、体育健身、娱乐休闲等综合性的服务网络，为居家老人提供优质、便捷的服务。积极推进方便老年人生活的基础设施建设，建立健全适应家庭养老和社会养老相结合的为老服务网络和满足老年人特殊需求的老年用品市场，进一步营造敬老、养老、助老的良好社会氛围,为实现"老有所养、老有所医、老有所教、老有所为、老有所学、老有所乐"的目标创造更为有利的社会条件,进一步为我国老年护理的前景创造了良好的氛围。

老年护理专业不仅在国内走俏,而且一直是国际上地位较高、薪水丰厚的职业之一。如护士在美国平均年薪达5万美元,而美国护士缺口达30万人。在澳洲,护士最容易找工作或获得升迁,同时,只要拥有了澳洲注册护士的资格,等于拿到了通向英联邦国家工作的"绿卡"。英、法、德等西方发达国家对护士均有许多优惠的政策,因此,有深厚的专业知识、较高的综合素质和流畅的国际交流语言的护士在国际上就业、发展前景十分广阔。目前,很多医院都设有老年门诊和涉外门诊,如果护理学人才在具备老年护理学、护理人际沟通、护理礼仪等专业知识外,还能具备一定的外语能力,就业选择将更为广阔。

三、老年护理人员应具备的素质

随着全球经济的发展和老年人口的急剧增加,老年人的问题越来越严重,各国对老年护理人员的需求量也越来越大。那么老年护理人员应该具备怎样的素质和如何提高老年护理人员的素质也迅速提到了理论研究日程上来。

(一)国外老年护理工作者的专业要求

在北欧,从事老年护理专业的工作者均需接受护理专业或社会工作专业的正规教育,一般具有本科以上学历。此外,护理专业毕业后还需接受1年以上的老年护理专科训练,而社会工作专业课程设置除了社会学等人文学科的相关课程外,还包括老年医学、精神伤残学、听力伤残学、沟通与交流、学习与健康等科目,主要为老年社会服务机构或老人护理中心培养经理人员。

(二)我国老年护理人员应具备的素质

老年护理工作者需要具备广泛的知识和敬业精神,将以老人护理为中心的观念贯彻始终,他们不仅在家庭访问、老人护理院等机构中完成专业的医护工作,还需与老年人及其家属建立良好的人际关系,给予必要的健康指导和介绍。老年人具有特殊的生理心理特点,因而从事老年护理工作的人员也应具备严格的素质。

1.观念的转变

由过去的单纯照顾老人向科学化、人文化转变。过去照顾老人在传统观念上不需要特殊知识、技能和态度,到现在过渡到正规护理,提前预防老年疾病和老年保健等方面。实际上老年护理学的发展在不断引导人们积极转变观念,并重新认识老年护理的重要性、特殊性及专业性。从业人员一定要熟悉老年护理学的特殊知识、技能和态度。通过宣传,让全社会都能认识到促进健康和预防疾病之间的关联性,大力宣传老年护理知识。转变观念有利于提高老年人进行自我保健和护理能力,从而达到提高自身生活质量的目的。

2.职业道德素质

(1)爱心:从事老年护理工作的护士首先要有爱心。和谐的护患关系,是老年患者满意的前提。人到暮年,会有一种孤独感,尤其是空巢家庭中的老人,这种心理状态更加明显。他们希望得到他人的关心、渴望亲情的温暖。面对患者的心理状态,护士的爱心远比护理技术显得更为重要。帮助患者维持良好的心理状态,需要针对老年患者的心理特点进行护理。护士要满腔热情地,态度和蔼地主动去关心、体贴患者。在与之交流过程中,要耐心聆听老人的倾诉,帮助老年患者提高认知水平。对不良心理状态进行疏通引导,鼓励患者学会自我调适,自我解脱,化解不良心理,梳理情绪,跳出孤独烦恼的圈子,促进患者心理健康,达到身心最佳状态。

（2）同情心：从事老年护理工作的护士必须要有一颗真诚、善良的同情心。否则对他人的事情就表现得麻木不仁。有了同情心，才能视患者如亲人，急患者所急，想患者所想，才会主动关心患者的疾苦。

（3）责任心：从事老年护理工作的护士还须有责任心。一个有高度责任感的护士，在工作中一丝不苟，善于发现问题，能预见疾病的潜在危险，老年人病程长、病情重而复杂。护理老年患者要一丝不苟，严格履行岗位职责，认真恪守"慎独"精神，用新知识、新方法、新技术指导自己的工作，在任何情况下均应自觉地对老年人健康负责。

（4）良好的沟通技巧和团队合作精神：老年护理的开展需要多学科的合作，因此护理人员必须具备良好的沟通技巧和团队合作精神，促进专业人员、老年人及其照顾者之间的沟通与配合，老人来自四面八方，有职位高低、病情轻重、自我护理能力和经济状况不同的特点，护理人员应时刻注意老年人的情感变化，在各种不同情况下给老年人提供个性化的护理。

3.业务素质

我国的老年护理专业教育与北欧相比有较大的差距，目前，几乎没有专门人才。要满足老龄化现状对老年护理服务的需求，除了在医学院校设置老年护理专业外，还要有计划地培养一批具有博、专兼备的专业知识，精益求精的老年专科护理工作者，只有这样才能做到全面考虑、处理问题，有重点地解决问题，帮助老年人实现健康方面的需求。

4.能力素质

具有准确、敏锐的观察能力、正确的判断力和良好的沟通能力是对护理人员的能力素质要求。老年人的机体代偿功能相对较差，健康状况复杂多变，因此要求老年护理人员能及时发现老年人问题与各种细微的变化，对老年人健康状况做出评估、判断，及早采取相应护理措施，保证护理质量。

四、老年护理执业标准

老年护理学科是护理学科中具有挑战性的专业，护理人员必须通过学校教育、在职教育、继续教育和岗前培训等增加老年护理的知识和技能。我国尚无老年护理的执业标准，目前参照美国老年护理的执业标准。这个标准是1967年由美国护理协会提出，1987年修改而成。它是根据护理程序制订的，强调增加老年人的独立性及维持其最高程度的健康状态。具体要求如下。

（一）老年护理服务组织

所有的老年护理服务必须是有计划、有组织且是由护理人员执行管理。执行者必须具有学士以上学历且有老年护理及老年长期照料或急性救护机构的工作经验。

（二）老年护理理论

护理人员参与理论的发展和研究，护理人员以理论的研究及测试作为临床的基础，用理论指导有效的老年护理活动。

（三）收集资料

老人的健康状态必须定期、完整、详尽、正确且有系统的评估。在健康评估中所获得的资料可以和健康照护小组的成员分享，包括老人及其家属。

（四）护理诊断

护理人员使用健康评估资料来确定老年人存在的健康问题，提出护理诊断。

（五）护理计划及持续护理

护理人员与老人及参与老年人照护者中的适当人选共同制订护理计划。计划包括共同的目标、优先顺序、护理方式以及评价方法，以满足老人治疗性、预防性、恢复性和康复性需求。护理计划可协助老人达到及维持最高程度的健康、安宁、生活质量和平静的死亡，并帮助老人得到持续的照顾，即使老人转到不同地方也能获得持续照顾，且在必要时修改。

（六）护理措施

护理人员依据护理计划的指引提供护理措施，以恢复老人的功能性能力，并且预防合并症和残疾的发生。护理措施源自护理诊断且以老年护理理论为基础。

（七）护理评价

护理人员持续地评价老人和家属对护理措施的反应，并以此决定目标完成的进度和修正护理诊断和护理计划。

（八）医疗团队合作

护理人员与健康照顾小组成员合作，在各种不同的情况下给予老人照顾服务。小组成员定期开会以评价对老人及家属护理计划的有效性，并依需要的改变调整护理计划。

（九）护理研究

护理人员参与老年护理研究，以发展老人护理知识，宣传并在临床运用。

（十）护理伦理

护理人员依据"护理人员守则"作为伦理决策的指引。

（十一）专业成长

护理人员不仅对护理专业的发展负有责任，并对健康照护小组成员的成长有贡献。

（武　楠）

第二节　老年人躯体健康的评估

由于老化和某些慢性疾病的困扰，到了老年期躯体的功能状况不如年青时期。对老年人进行躯体健康的评估须从生理功能和日常生活功能两方面进行。老年人的躯体健康评估包括：健康史、成长发育的评估、环境评估、体格检查、功能状态评估；日常生活活动能力评估可用不同的量表进行。

一、健康史

评估老年人的过去疾病史，手术、外伤史，食物、药物过敏史，参与日常生活活动和社会活动的能力。目前的健康状况，急慢性疾病，起病时间和患病年限，治疗情况，目前疾病的严重程度，对日常生活活动能力和社会活动的影响。

二、成长发育的评估

老年人常常面临社会角色两大变化：一是退休，结束职业生活，由一名社会力量的中坚成员变为一个需要得到社会力量保护的对象；二是丧偶，这些可导致失去以往的社会或家庭地位和作用。

根据老年期变化的需要，个体所要努力完成的发展任务主要如下。

（1）适应衰老，正确对待衰老，正确对待死亡。

（2）适应退休，尽快完成退休以后向新角色的过渡。

（3）适应丧偶，尽快从丧偶的悲伤中摆脱出来，增强对环境的适应，消除孤独感，努力与自己年龄建立联系，协调自己完善自己，为自己的生活增添色彩。

三、环境评估

包括物理环境和社会环境。评估老年人居住生活的环境，住房条件，同住的亲戚、子女，亲属的健康状况，有无家族遗传性疾病等。

四、体格检查

(一)一般原则

1.保暖

老年人血流缓慢、皮下脂肪减少，比成年人容易受凉，体检时应注意调节室内温度。

2.体位

根据体检要求，选择舒适的体位。如果有移动障碍的老人，可取任何适合的体位。

3.避免过度劳累

如果需要做全身评估时可以分时分段进行。让老人有充足的时间回忆过去发生的事件。不要催促老人，使其感到疲乏，而获得不正确的信息。

4.全面检查

检查易于发生皮损的部位。

5.检查口腔和耳部

要取下义齿和助听器。

6.感知觉检查

老年期一些触觉感觉消失，要较强的刺激才能引出，特别是检查痛觉和温觉。注意不要损伤老人。

(二)检查前准备

选择安静的环境、无干扰，注意保护老人的隐私。有条件的可准备特殊检查床，床高应低于普通病床，易于起降，并可按要求让患者取坐位或半坐位。

(三)检查及记录要点

确定与年龄相关的正常改变；区分正常变化和现存或潜在的健康问题；确定功能状态；检查的常用方法如其他人群的体检方式，包括视诊、触诊、叩诊、听诊。

(四)体检步骤

1.测身高、体重

正常人从 50 岁起身高可缩短，男性平均缩 2.9cm，女性平均缩 4.9cm。由于肌肉和脂肪组织的减少，80～90 岁，体重明显减轻。

2.头面部检查

（1）头发：随年龄增长头发变成灰白，发丝变细，头发稀疏，并有脱发。

（2）眼及视力：老年时，由于脂肪组织的缺失，眼睛呈凹陷状；眼睑下垂；瞳孔直径缩小，反应变慢；由于泪腺分泌减少，出现眼干；角膜上出现脂肪赘积，随着年龄的增加角膜上出现白灰色云翳。老年人中远视功能增加,近视功能下降,出现老花眼。区分色彩、适应暗室或强光的能力降低。异常病变可有白内障,斑点退化,眼压增高或青光眼,血管压迹。

(3)耳:外耳检查可发现老年人的耳郭增大,皮肤干燥,失去弹性,耳垢干燥。听力检查可通过询问,控制音量,手表的嘀嗒声,耳语来检查。老年人对高音量或噪声易产生焦虑;常有耳鸣,特别在安静的环境下明显。

(4)鼻腔:鼻腔黏膜干燥。

(5)口腔:唇周失去红色;由于毛细血管血流减少,口腔黏膜及牙龈显得苍白;唾液分泌减少,使口腔黏膜干燥;味蕾的退化和唾液的减少使味觉减低。由于长期的损害、外伤、治疗性调整,老年人多有牙齿缺失,常有义齿。牙齿颜色发黄、变黑及不透明。

3.颈部检查

颈部结构与成年人相似,无明显改变。

4.胸部检查

(1)乳房视诊和触诊:随年龄的增长,女性乳房变长和平坦,乳腺组织减少。如发现肿块,要高度疑为癌症。男性如有乳房发育常是由于体内激素改变或是药物的不良反应。

(2)胸肺部:视诊、听诊及叩诊过程同成年人体检。由于生理性无效腔增多,肺部叩诊常示过清音。胸部检查发现与老化相关的有:胸腔前后径增大,胸廓横径缩小,胸腔扩张能力减弱,呼吸音强度减轻。

(3)心前区:肩部狭窄,脊柱后凸,心脏下移,使得心尖冲动可出现在锁骨中线旁。胸廓坚硬,使得心尖冲动幅度减小。听诊第一及第二心音减弱,心室顺应性减低可闻及第四心音。静息时心率变慢。主动脉瓣、二尖瓣的钙化、纤维化,脂质堆积,导致瓣膜僵硬和关闭不全,听诊时可闻及异常的缩张期杂音,并可传播到颈动脉。

5.腹部检查

老年人皮下脂肪堆积在腹部,使得腹部隆起,但腹肌松弛易于触诊。由于肺扩张,膈肌下降致肋缘下可触及肝脏。随年龄增大,膀胱容量减少,很难触诊到膨胀的膀胱。听诊可闻肠鸣音减少。

6.会阴部检查

老年女性由于雌激素缺乏使外阴发生变化:阴毛稀疏,呈灰色;阴唇皱褶增多,阴蒂变小;由于纤维化,阴道变窄,阴道壁干燥苍白,皱褶不明显。子宫颈变小,子宫及卵巢缩小。男性外阴改变与激素水平降低相关。阴毛变稀及变灰,阴茎、睾丸变小;双阴囊变得无皱折和晃动。

7.皮肤

皮肤变薄及不透明,弹性和体毛失缺;皮肤变干,有皱纹。异常改变可见皮脂腺角化过度、疣样损害、白癜风等。40岁后常可见浅表的毛细血管扩张。

8.骨骼肌肉系统

肌张力下降,腰脊变平,导致上部脊柱和头部前倾。由于关节炎及类似的损害,致使某些关节活动范围受限。椎间盘退行性改变使脊柱后凸。步态变小,速度变慢。

9.神经系统

反应变慢。

五、功能状态评估

功能的完好状态很大程度上影响着老年人的生活质量,由于老化和长期慢性疾病的影响可导致老年人一些功能的丧失,因此,身体功能的评估对老年人群很重要。功能状态评估包括日常生活活动功能,工具性日常生活活动功能,高级日常生活活动能力等。

(一)功能状态评估的目的

护理人员对老年人功能状态的评估有助于了解老人的功能状态、起居、生活状况、判断功能的缺失,以制订相应的护理措施,帮助老人完善功能以满足老年人独立生活的需要,继而提高老年人的生活独立性,提高生活质量。

(二)功能状态评估的目标

对老年人身体功能状态评估要达到以下目标:判断早期功能缺失,以防进一步的残疾;制订护理计划提高实施功能的能力;确保护理的重点在于最大限度地提高老人的生活质量;通过随时检测老人的功能状况,以决定最有效的治疗、康复护理的方案。

(三)评估的注意事项和方法

在功能状态测评时,老年人往往高估自己的能力,而其家属则往往低估老年人的能力。因此,必须由护理人员对老年人进行客观的功能状态评估。评估时,必须注意周围环境对评估过程和对老年人的影响,通过直接观察老人的进食、穿衣、如厕等进行评估,以避免主观判断中的偏差。评估时应注意避免出现霍桑效应,即老人在做某项活动时,表现得很出色而掩盖了平时的状态。因此,在评估时要客观,尽可能避免影响因素。

常用的评估方法有观察法和自述法。

(四)常用功能状态的评估工具

日常生活活动(activities of daily living,ADL)能力是指满足个体自身每天的更衣、洗澡、如厕、行走、大小便控制等。ADL 的得分是基于能否独立完成各项活动功能和所需帮助的类型给分。ADL 量表常用于描述个体功能的基础状态,以及监测这些功能改变与否的指标,以作为制定护理措施的依据。

1.日常生活能力量表

日常生活能力量表(activity of daily living scale,ADL),由美国的 Lawton 和 Brody 于 1969 年制定。主要用于评定被试者的日常生活能力。该量表项目细致,简明易懂,比较具体,便于询问。评定采用计分法,易于记录和统计,非专业人员也容易掌握和使用。

(1)评定方法:评定时按表格逐项询问,如被试者因故不能回答或不能正确回答(如痴呆或失语),则可根据家属、护理人员等知情人的观察评定。评分分 4 级:①自己完全可以做。②有些困难。③需要帮助。④完全不能自己做。

(2)量表结构和内容:ADL 共有 14 项,包括两部分内容。①躯体生活自理量表,共 6 项:上厕所、进食、穿衣、梳洗、行走和洗澡;②工具性日常生活能力量表,共 8 项:打电话、购物、备餐、做家务、洗衣、使用交通工具、服药和自理经济(表 7-1)。

(3)解释:评定结果可按总分和单项分进行分析。总分低于 16 分为完全正常,大于 16 分有不同程度的功能下降,最高 64 分。单项分 1 分为正常,2~4 分为功能下降。凡有 2 项或 2 项以上≥3,或总分≥22,为功能有明显障碍。

ADL 受多种因素影响,年龄,视、听或运动功能障碍,躯体疾病,情绪低落等,均影响日常生活功能。对 ADL 结果的解释应谨慎。

表 7-1 日常生活能力量表(ADL)

					圈上最适合的情况				
1.使用公共车辆	1	2	3	4	8.梳头、刷牙等	1	2	3	4
2.行走	1	2	3	4	9.洗衣	1	2	3	4
3.做饭菜	1	2	3	4	10.洗澡	1	2	3	4
4.做家务	1	2	3	4	11.购物	1	2	3	4
5.服药	1	2	3	4	12.定时上厕所	1	2	3	4
6.吃饭	1	2	3	4	13.打电话	1	2	3	4
7.穿衣	1	2	3	4	14.处理自己钱财	1	2	3	4

注:1.自己完全可以做;2.有些困难;3.需要帮助;4.自己完全不能做。

2.日常生活功能指数

日常生活功能指数评价表是 Katz 等人设计制定的语义评定量表。

(1)评定方法:通过观察,确定 6 个 ADL 功能的评分,总分值与活动范围和认知功能相关。此量表可用作自评或他评,以决定各项功能完成的独立程度。该量表可用于测量评价慢性病的严重程度及治疗的效果,还可用于预测某些疾病的发展。

(2)量表结构和内容:共有六项功能评分,包括:洗澡、更衣、如厕、移动、控制大小便和进食(表 7-2)。

表 7-2 Katz 日常生活功能评价表

姓名 _____ 评价日期 _____

每个功能项目中,帮助是指监护、指导、亲自协助。

评估下列相关功能,在相应的地方打"√"

1.洗澡——擦浴、盆浴或淋浴

☐ 　　　　　　　　　　☐ 　　　　　　　　　　☐

独立完成(洗盆浴时进出浴缸自如)　　仅需要部分帮助(如背部或一条腿)　　需要帮助(不能自行洗浴)

2.更衣——从衣橱或抽屉内取衣穿衣(内衣、外套),以及扣扣、系带

☐ 　　　　　　　　　　☐ 　　　　　　　　　　☐

取衣、穿衣完全独立完成　　　　只需要帮助系鞋带　　　　取衣、穿衣要协助

3.如厕——进厕所排尿、排便自如,排泄后能自洁或整理衣裤

☐ 　　　　　　　　　　☐ 　　　　　　　　　　☐

无须帮助,或者借助辅助　　进出厕所需帮助(需帮助排便后清洁　　不能自行进出厕所,
器具进出厕所　　　　或整理衣裤,或夜间用便桶或尿壶)　　完成排泄过程

4.移动——起床、卧床;从椅子上站立或坐下

☐ 　　　　　　　　　　☐ 　　　　　　　　　　☐

自如(包括使用手杖等辅助器具)　　　需要帮助　　　　　不能起床

5.控制大小便

☐ 　　　　　　　　　　☐ 　　　　　　　　　　☐

完全能自控　　　　　偶尔有失禁　　　　排尿、排便别人观察控制,
需要使用导尿管或失禁

6.进食

☐ 　　　　　　　　　　☐ 　　　　　　　　　　☐

进食自理无需帮助　　　需帮助备餐,能自己吃食物　　需帮助进食,部分或全部
通过胃管喂食,或需静脉输液

（3）解释：Katz 认为功能活动的丧失按特定顺序进行，复杂的功能首先丧失，简单的动作丧失较迟。对功能性独立和依赖分级如下。

A——能够独立完成进食，控制大、小便，移动，如厕，更衣，洗澡。

B——能够独立完成上面六项中的五项。

C——除洗澡和另一项活动外，能够独立完成其余四项。

D——不能洗澡，更衣和另一项活动，能够独立完成其余三项。

E——不能完成洗澡，更衣，如厕，移动和另外一项活动，余项能够独立完成。

F——只能独立完成控制大、小便或进食，余不能完成。

G——六项都不能独立完成。

其他一至少两项功能不能独立完成，但不能用 C、D、E、F 的分类法来区分。

3.Pfeffer 功能活动调查表

Pfeffer 的功能活动调查表（functional activities questionnaire，FAQ）编制于 1982 年，目的是更好地发现和评价功能障碍不太严重的老年患者，即早期或轻度痴呆患者。该调查表常在社区调查或门诊工作中应用。

（1）评定方法：评定由访问员或被试者家属完成。评定时，每一道问题只能选择一个评分，不要重复评定，也不要遗漏。做出最合适地反映老人活动能力的评分。如被试者无法完成或不能正确回答问题，应向了解被试者情况的知情者询问。一次评定仅需 5 分钟。

评分采用 0～2 的三级评分法：0 级没有任何困难，能独立完成，不需要他人指导或帮助；1 级有些困难，需要他人指导或帮助；2 级本人无法完成，完全或几乎完全由他人代替完成。如项目不适用，例如老人一向不从事这项活动，记 9 级，不记入总分。

（2）量表结构和内容：共 10 项问题组成（表 7-3）。

表 7-3　功能活动调查表（FAQ）

请仔细地阅读（读出问题），并按老人的情况，做出最能合适地反映老人活动能力的评定，每一道问题只能选择一个评定，不要重复评定，也不要遗漏。

项目				
1.使用各种票证（正确的使用，不过期）	0	1	2	9
2.按时支付各种票据（如房租、水电费等）	0	1	2	9
3.自行购物（如购买衣、食及家庭用品）	0	1	2	9
4.参加需技巧性的游戏或活动（下棋、打麻将、绘画、摄影）	0	1	2	9
5.使用炉子（包括生炉子、熄灭炉子）	0	1	2	9
6.准备和烧一顿饭菜（有饭、菜、汤）	0	1	2	9
7.关心和了解新鲜事物（国家大事或邻居中发生的重要事情）	0	1	2	9
8.持续一小时以上注意力集中地看电视或小说，或收听收音机并能理解、评论或讨论其内容	0	1	2	9
9.记得重要的约定（如领退休金、朋友约会、接送幼儿等）	0	1	2	9
10.独自外出活动或走亲访友（指较远距离，如相当于三站公共汽车的距离）	0	1	2	9

（3）解释：FAQ 只有两项统计指标：总分 0～20 和单项分 0～2。临界值：FAQ 总分 25，或有 2 个或 2 个以上单项功能丧失（2 分）或 1 项功能丧失，2 项以上有功能缺损（1 分）。

FAQ≥5，并不等于痴呆，仅说明社会功能有问题，尚需临床进一步确定这类损害是否新近发生，是因智力减退还是另有原因，如年龄，视力缺陷、情绪抑郁或运动功能障碍等。

4.高级日常生活活动

由 Reuben 和 Solomon 定义的高级日常生活活动是指与生活质量相关的一些活动如娱乐，

职业工作,社会活动等,而不包括满足个体保持独立生活的活动。高级日常生活活动能力的缺失一般比日常生活活动和工具性日常生活活动能力缺失较早出现。高级日常生活活动能力的下降,可预示着更严重的功能下降。一旦发现老年人有高级日常生活活动能力的下降,则需要对老年人进行进一步的功能性评估,包括日常生活活动能力和工具性日常生活活动能力的评估。

日常生活活动能力、工具性日常生活活动以及高级日常生活活动受年龄、视力、躯体疾病、运动功能障碍、情绪低落等因素的影响。因此,对老年人的评估要全面地结合机体健康、心理健康及社会健康状态进行评估,慎重考虑。

(武 楠)

第三节 老年人心理健康的评估

心理健康是反映老年人健康的一个重要方面,老年人面临离休、退休、社会地位改变、生理功能减退及身患各种慢性病、丧偶、亲朋好友去世、经济收入减少、空巢等生活事件,对心理健康影响很大。因此,要维持健康的心态,老年人要适应离退休,尽快完成离退休后的角色转变,建立健康的养老生活方式,培养有益身心健康的兴趣爱好;适应衰老带来的身心变化,正确认识生、老、病、死这一生命的自然规律;对丧偶要有心理准备,尽快地从丧偶的悲伤中解脱出来,适应环境变化,消除孤独感。若不能有效地应对,就会出现焦虑、抑郁等不良情绪,影响老年人的生活质量。

老年人的心理评估包括认知、焦虑和抑郁等三方面。心理评估的方法有交谈法、观察法、心理测量学方法、医学检测法等。

一、认知的评估

认知的评估包括对个体的思维能力、语言能力以及定向力的评估。认知能力对老年人晚年能否独立生活以及生活质量起着重要作用。

(一)认知状态的评估范围和内容

认知状态的评估范围和内容见表 7-4。评估时要考虑视力和听力的情况,视力不良或听力缺损会影响评定结果。

表 7-4 认知状态的评估范围和内容

评估范围	评估内容
外观与行为	意识状态、姿势、穿着、打扮等
语言	音量、速度、流畅性、理解力、复述能力等
思考和知觉	判断力、思考内容、知觉
记忆力和注意力	短期记忆、长期记忆、学习新事物的能力、定向力
高等认知功能	知识、计算能力,抽象思考能力,结构能力

(二)老年人常用的认知状态评估量表

常用评定老年人认知状态的量表有简易智力状态检查(Mini-Mental state examination,MMSE)和简短操作智力状态问卷(short portable mental status questionnaire,SPMSQ)。

1.简易智力状态检查(MMSE)

MMSE是认知缺损筛选工具之一。评定方法是直接询问被试者,排除其他干扰,鼓励老年人配合完成。一次检查5~10分钟。量表结构和内容见表7-5。

表7-5　中国修改版本简短精神状态检查(MMSE)

题目	指导语	得分
1.执行连续命令	我给您一张纸,请按照我说的话去做:"用右手将这张纸拿起来,对折,然后放在腿上。"	3
2.阅读理解	请念一下这句话,并按照他的意思去做(出示写有"闭上你的双眼"的纸片)	1
3.命名	(出示手表)这是什么?(出示钢笔)这是什么?	2
4.构图能力	(出示图案,同原图)请您照这个样子画一个	1
5.书写	请写出您的名字	1
6.识记	我给您说三件东西,您听好:"钥匙、杯子、尺子"请您复述一下。好,请您记住,待会儿我要问您,请您再说出来	3
7.时间定向	今天是星期几?几日?几月?哪一年?什么季节?	5
8.地点定向	我们现在在什么地方(医院名称)?什么街道?这是几层(门牌号)?哪个城市?什么国家?	5
9.记忆	请您回忆一下我刚才让您记住的3件东西是什么?	3
10.注意与计算	请您计算一下100-7是多少?在向下连着减7(共5次)	5
11.注意与集中	请您从10数到1	1

注:回答或操作正确记1分,错误不记分。全部答对总分记为30分。分值:正常平均分27.6分,低于23分,轻度认知功能损伤;16分以下,重度认知功能损伤;痴呆:9.7分;忧郁:19分;情感障碍:25分。

2.简短操作智力状态问卷(SPMSQ)

主要评估定向力、短期记忆、长期记忆和注意力。

无论老年患者是否出现认知功能损害,都要进行认知功能筛查,以作为今后比较是否有认知功能改变的基本信息,作为评定老年人认知状态改变的对比资料。

(三)主观完美状态和应对方式的评估

1.主观完美状态的评估

主观完美状态常通过测量生活满意度来评估。生活满意度是指个体对生活总的观点及现在实际情况与希望之间,与他人之间差距的判断。生活满意度是对完美状态的表面测量,测量与活动、健康和社会经济水平相关的因素。

2.压力应对方式的评估

应对是指当人的内外部需求难以满足或远远超过其所能承受的范围时,个体采用持续性的行为、思想和态度改变来处理这一特定情形的过程即为应对。

对老年人应对能力的正确评价能够更准确地分配社会资源,有利于帮助老年人适应环境变化,应对疾病和生活事件所带来的压力。了解老年人对生活事件的应对方式有助于护士制订有效的护理计划。了解过去应对过的主要事件和应对的方式有助于判断这些方式是否对现存的可能要面对的问题有效。同时还需要评估老年人有无靠酒精或药物来应对突发事件。评估方法可用交谈法和量表测验法。

(1)交谈法:通过提问题来了解评估对象的应对能力:①通常情况下,你采取哪些措施减轻压力?②过去碰到类似的情况时,你是如何应对的?有效吗?③你觉得你惯用的应对压力的方式方法上需作哪些改进?④当你遇到困难时,你的家人、亲朋好友或同事中有谁能帮助你?⑤在应对压力方面,你觉得你目前需要护士为你做些什么?

（2）评定量表测验法：常用 Jaloviee 应对方式量表。

二、情绪与情感的评估

情绪和情感直接反映人们的需求是否得到满足，是身心健康的重要标志，通常需求获得满足就会产生积极的情绪和情感，反之会产生消极的情绪和情感。老年期的任务是自我整合，进入老年期后，若不能适应离退休、疾病、丧偶等变化，就会出现对生活不满、焦虑、抑郁等情绪。

焦虑的评估如下。

评估时应首先明确评估对象有无焦虑，再判断其程度，最后还需明确其产生的原因。常用的方法如下。

1.交谈与观察

通过提问与观察了解焦虑的程度及原因，如"你为什么感到焦虑?"或"能不能告诉我是哪些事情让你感到焦虑?"等，同时观察有无紧张、忐忑不安、皱眉、表情僵硬，发抖等。

2.焦虑状态评估量表

焦虑自评量表（self-rating anxiety scale,SAS）用于有焦虑症状的成年人自评其焦虑程度的量表，常用 Zung 的焦虑自评量表（表 7-6）。

表 7-6　焦虑自评量表（SAS）

评估项目	A	B	C	D	E
1.我觉得比平常容易紧张或着急	☐	☐	☐	☐	☐
2.我无缘无故的感到害怕	☐	☐	☐	☐	☐
3.我容易心里烦乱或觉得惊恐	☐	☐	☐	☐	☐
4.我觉得我可能要发疯	☐	☐	☐	☐	☐
5.我觉得一切都很好,不会发生不幸	☐	☐	☐	☐	☐
6.我手脚发抖打颤	☐	☐	☐	☐	☐
7.我因头痛/颈痛和背痛而苦恼	☐	☐	☐	☐	☐
8.我感觉容易衰弱和疲乏	☐	☐	☐	☐	☐
9.我觉得心平气和,并且容易安静坐着	☐	☐	☐	☐	☐
10.我觉得心跳得很快	☐	☐	☐	☐	☐
11.我因为一阵阵头晕而苦恼	☐	☐	☐	☐	☐
12.我有晕倒发作,觉得要晕倒似的	☐	☐	☐	☐	☐
13.我吸气呼气都感到很容易	☐	☐	☐	☐	☐
14.我的手脚麻木和刺痛	☐	☐	☐	☐	☐
15.我因为胃痛和消化不良而苦恼	☐	☐	☐	☐	☐
16.我常常要小便	☐	☐	☐	☐	☐
17.我的手脚常常是干燥温暖的	☐	☐	☐	☐	☐
18.我脸红发热	☐	☐	☐	☐	☐
19.我容易入睡并且睡得很好	☐	☐	☐	☐	☐
20.我做噩梦	☐	☐	☐	☐	☐

注:上面有 20 条文字,请仔细阅读每一条,把意思弄明白,然后根据你最近一星期的实际情况在适当的方格画一个"√",每一条文字后又五个格,表示:A.没有或很少时间;B.小部分时间;C.相当多时间;D.绝大部分或全部时间;E.由工作人员评定。

（武　楠）

第四节 老年人循环系统疾病的护理

一、概述

随着年龄的增长,心血管系统也随着发生老化,不仅在功能上,而且在形态结构方面也发生一系列的变化。虽然多种疾病可以严重影响老年人的心血管系统功能,但即使是健康的老人,生理性的变化也是不可抗拒的,正确了解老年人的这种特点,对防治老年心血管疾病具有很大的意义。

(一)心脏的老年化改变

1.形态结构的改变

研究证明,心脏的细胞总数从 40 岁以后开始逐渐减少。因此,随着年龄的增长,心肌细胞数减少,但心脏重量与大小并未发生变化。老年心脏结构最明显的改变是左心室肥厚,右心室相对变小,这主要是因为心肌细胞体积增大所致。由于心脏毛细血管网分布并未增加,导致心肌细胞供需不平衡,缺血、缺氧,从而导致心脏的功能变化。

除了心肌发生变化外,同时还发生心肌间质的退行性变,胶原的致密度增加,并发生硬化,致使心肌顺应性进一步下降。老年人冠状动脉发生迂曲、钙化、管腔内皮功能下降,致使冠状动脉硬化,降低了冠状动脉的储备能力。

综上变化,老年人的心脏泵功能随年龄增长而减退。研究表明,进入老年期后,心肌收缩力每年下降 0.9%,70 岁老人心功能储备只相当于 40 岁的 50%,加之老年人心率减慢,故心搏量明显下降。

2.心脏电生理的改变

老年人以及窦房结内起搏细胞数量减少,结缔组织增多,因此,起搏功能发生生理性衰退。老年人的最大起搏心率随年龄的增长而减退。据研究,70 岁老人的最大心率仅为年轻人的78%,显示老龄心脏自律性下降。

(二)血管与血压的老年化改变

老年人动脉血管中层弹力纤维逐渐僵直、断裂,动脉弹性下降,在大动脉中使管腔增宽、迂曲、延长。研究表明,随着年龄增长而导致的渐进性的动脉硬化不一定都使外周收缩压随之增加。从 20 岁到 79 岁,动脉收缩压逐渐增高,但 80 岁以后变得平稳,反而有所下降。

二、高血压

(一)疾病概述

高血压是老年常见病,其患病率随年龄增长。西医已证明,心脑血管病是老年人主要的致死、致残原因,两者均与高血压有密切关系,因此,控制治疗老年高血压对于增进健康,延长寿命至关重要。其发病原因与遗传、饮食、职业、环境、吸烟、肥胖程度有关。

2011 年美国心脏病学院基金会(ACCF)发布的老年高血压专家共识及 2010 年我国发布的《中国高血压发布防治指南》中已明确将老年人年龄定义为≥65 岁,其与一般成人的高血压诊断标准相同,即血压持续 3 次以上非同日坐位收缩压≥18.7 kPa(140 mmHg)和/或舒张压≥12.0 kPa(90 mmHg)。若收缩压≥18.7 kPa(140 mmHg,舒张压<12.0 kPa(90 mmHg),则定义为老年单纯收缩期高血压(ISH)。

老年高血压中,除一部分是从老年前期的舒张期高血压演变而来,大部分是由于血管内膜和中层变厚,大动脉弹性减退而产生。这些改变,可使收缩压增高,舒张压减低脉压增大。老年性高血压有以下特点:①收缩压升高为主。②血压波动较大。③容易有直立性低血压,尤其在降压治疗过程中。④容易发生心力衰竭。

(二)主要表现

1.症状

高血压起病隐匿,病程长。可有头晕、头痛、颈项部板紧感、耳鸣、眼花、健忘、注意力不集中、失眠、烦闷、乏力、四肢麻木、心悸等。这些症状并非都是由高血压直接引起,无临床特异性。此外,尚可出现身体不同部位的反复出血,如眼结膜下出血、鼻出血等。约 1/5 患者无症状,仅在测量血压时或发生心脑肾并发症时才被发现。

2.体征

患者血压随季节、昼夜、情绪等因素有较大波动。冬季白昼血压较高,夜间较低,清晨起床活动后血压迅速升高,形成清晨高峰期。患者在家中的自测血压值往往低于诊所血压值。听诊主动脉瓣区第二心音亢进、收缩期杂音或收缩早期喀喇音,少数患者可在颈部或腹部听到血管杂音。

3.恶化或急性型高血压

少数患者急骤发病,舒张压多持续在 16.7 kPa~18.7 kPa(130~140 mmHg)或更高。头痛等症状明显,可伴有视物模糊、眼底出血、视盘水肿、肾损害等,病情严重、进展迅速,如不及时治疗,常于数月至 1~2 年内出现严重的脑、心、肾损害,发生脑血管意外、心力衰竭和尿毒症。最后多因尿毒症而死亡,但也可死于脑血管意外或心力衰竭。病理上以肾小动脉纤维样坏死为特征。发病机制不明,部分患者继发于严重肾动脉狭窄。

(三)治疗要点

1.非药物治疗

非药物治疗是治疗高血压的重要方法。它适应于初发高血压而又无明显症状的老年人。血压略高于临界水平。

(1)饮食治疗:限制钠盐的摄入,增加钙、钾、镁的摄入,可使大多数轻度高血压,早期高血压患者的血压降至正常。富含钙、钾、镁的食物有蔬菜、水果、奶制品、豆制品、海产品、木耳、香菇、瘦肉等。

(2)纠正不良生活方式,避免精神刺激,保持良好的心理状态,劳逸结合,保证充足的睡眠。

(3)适当参加体育锻炼,从事力所能及的体力劳动。

(4)控制体重,适度减肥。

(5)正规治疗与高血压有关的疾病,如高脂血症、糖尿病、肾病等。

2.药物治疗

(1)药物分类:目前高血压药物可归五大类。①钙通道阻滞剂:硝基地辛、硫草氨酮、氨氯地平等较常用。②血管紧张素转换酶抑制剂:卡托普利、依那普利等。③利尿剂:氢氯噻嗪、呋塞米、螺内酯等。④β受体阻滞剂:普萘洛尔、阿替洛尔、美托洛尔等。⑤α₁ 受体阻滞剂:哌唑嗪、特拉唑嗪等。

(2)使用降压药应遵循的原则:①治疗初期应从小剂量开始,治疗效果不显著时,逐步加大剂量。应以最小的剂量达到治疗的目的。达到高效后应用合理剂量维持治疗。②有条件者,应测24小时血压动态变化,测得血压的高峰时刻,以利把药物安排在血压高峰出现前半小时至1小时服用。③老年人最好用一天只服1次的长效、缓释降压药,这样不易遗忘,效果稳定。

(四)护理措施

1.病情观察

(1)密切观察患者生命体征。定时测量血压并做好记录,尽量做到同一人、同一血压计、同一体位测量,以保证所测数量的准确性。并注意每次测血压前应保持患者处于安静状态。

(2)观察并督促患者按时服药,并注意药物的不良反应。

(3)注意观察有无其他脏器损伤的征象,如心绞痛、头晕、黑矇、恶心呕吐、视力模糊、尿量减少、心悸气短等。

2.护理要点

(1)做好一般护理,保持患者有一个安静舒适的环境,避免一切不必要的精神刺激,保证患者有充足的睡眠时间。

(2)指导患者做适量的运动,避免做突然的剧烈活动,防止摔倒。

(3)给予清淡、低盐饮食,保证足够入量,保持大便通畅。

(4)发生高血压时的护理:①加强监测,密切观察患者病情变化,特别是神志的变化。②保护患者安全,防止坠床,开放静脉通道,以便及时给药。③如有恶心呕吐时应将头偏向一侧,防止误吸。④当患者出现胸闷等心力衰竭症状时,应及时抬高床头,给予吸氧。⑤血压较高时,不要使血压下降幅度过大、下降速度过快,否则可导致心、脑、肾供血不足而加重损害或出现意外。不要在临睡前服降压药,以免夜间血压过低而发生不测。⑥不要自行减少用药剂量或停药,否则致血压"反跳"而出现心、脑、肾急危症状,后果严重。⑦服药期间注意观察血压变化,自行测血压可一天数次,及时与医师联系,以便调整用药。

3.健康教育

(1)要广泛宣教有关高血压的知识,合理安排生活,注意劳逸结合,定期测量血压。

(2)向患者或家属说明高血压需坚持长期规则治疗和保健护理的重要性,保持血压接近正常水平,防止对脏器的进一步损害。

(3)提高患者的社会适应能力,维持心理平衡,避免各种不良刺激的影响。

(4)注意饮食控制与调节,减少钠盐、动物脂肪的摄入,忌烟、酒。

(5)保持大便通畅,必要时服用缓泻剂。

(6)适当参与运动。

(7)定期随访,高血压持续升高或出现头晕、头痛、恶心等症状时,应及时就医。

三、心律失常

(一)室性期前收缩

1.疾病概述

室性期前收缩是一种常见的心律失常,在老年人中也最为常见。室期前收缩可发生于健康人,与精神、疲劳、情绪、吸烟、饮酒有关,故属生理性期前收缩。但各种心脏病,如冠心病、风湿性心脏病、心肌炎、心肌病、二尖瓣脱垂常可引起室性期前收缩,故属病理性期前收缩。

2.主要表现

患者可感到心悸不适。如发生频繁或连续出现时可出现乏力、心绞痛、胸闷憋气等症状,并可有心脏漏跳感,听诊时呈心律不齐。

3.治疗要点

(1)先单独用药,然后联合用药。

(2)以最小的剂量取得满意的治疗效果。

(3)先考虑降低危险性,再考虑缓解症状。

(4)充分注意药物的不良反应及致心律失常的作用。

4.护理措施

(1)病情观察。①心律。当心电图或心电示波监护中发现以下任何一种心律失常,应及时与医师联系,并准备急救处理:频发室性期前收缩(每分钟 5 次以上)或室性期前收缩呈二联律;连续出现 2 个以上多源性室性期前收缩或反复发作的短阵室上性心动过速;室性期前收缩落在前一搏动的 T 波之上;心室颤动或不同程度房室传导阻滞。②心率:当听心率、测脉搏 1 分钟以上发现心音、脉搏消失,心率低于每分钟 40 次或心率大于每分钟 160 次的情况时应及时报告医师并做出及时处理。③血压:如患者血压低于 10.6 kPa(79.5 mmHg),脉压差小于 2.6 kPa(19.5 mmHg),面色苍白,脉搏细速,出冷汗,神志不清,四肢厥冷,尿量减少,应立即进行抗休克处理。④阿-斯综合征:患者意识丧失,昏迷或抽搐,此时大动脉搏动消失,心音消失,血压测不到,呼吸停止或发绀,瞳孔放大。⑤心脏骤停:突然意识丧失,昏迷或抽搐,此时大动脉搏动消失,心音消失,血压为 0,呼吸停止或发绀,瞳孔放大。

(2)护理要点。①休息:对于偶发、无器质性心脏病的心律失常,不需卧床休息,注意劳逸结合;对有血流动力学改变的轻度心律失常患者应适当休息,避免劳累。严重心律失常者应卧床休息,直至病情好转后再逐渐起床活动。②饮食:宜给予高维生素、易消化饮食,少量多餐,避免刺激;还应限制钠盐食物。③心理护理:护理人员应保持良好工作情绪,关心、体贴、鼓励患者,做好充分的解释、安慰工作,避免他人谈论任何使患者烦恼、激动的事,协助患者克服各种不利于疾病治疗的生活习惯和嗜好。④药疗护理:根据不同抗心律失常药物的作用及不良反应,给予相应的护理。如利多卡因可致头晕、嗜睡、视力模糊、抽搐和呼吸抑制,因此静脉注射累积不宜超过 300 mg/2 h;苯妥英钠可引起皮疹、白细胞计数减少,故用药期间应定期复查白细胞计数;普罗帕酮易致恶心、口干、头痛等,故宜饭后服用;奎尼丁可出现神经系统方面改变,同时可致血压下降、QRS 增宽、Q-T 延长,故给药时须定期测心电图、血压、心率,若血压下降、心率慢或不规则应暂时停药。

(3)健康教育。①积极治疗各种器质性心脏病,调整自主神经功能失调。②避免情绪波动,戒烟、酒,不宜饮浓茶、咖啡。③坚持服药,不得随意增减或中断治疗。④加强锻炼,预防感染。⑤定期随访,检测心电图,随时调整治疗方案。⑥安装人工心脏起搏器患者应随身携带诊断卡和异丙肾上腺素或阿托品药物。

(二)心房颤动

1.疾病概述

心房颤动简称房颤,是一种十分常见的心律失常,其发生率随年龄的增长而增加。阵发性房颤可见于正常人,在情绪波动、手术后、运动或急性酒精中毒时发生,但绝大多数见于器质性心脏病,如风湿性心脏病、冠心病、心肌病,还常见于甲状腺功能亢进、洋地黄中毒等。

2.主要表现

心房颤动的症状,受心室率快慢的影响。心室率60～80次/分的患者可无明显症状或仅有易疲劳、乏力感;心率超过100次/分以上时,患者感到心悸、气短、胸闷、头昏等,也可诱发心绞痛、心力衰竭,并出现相应的症状。听诊时可发现心室率绝对不齐,心音强弱不等,呈短绌脉。

3.治疗要点

(1)对原发病要积极正规治疗,如治疗冠心病、高血压、肺源性心脏病、风湿性心脏病、甲状腺功能亢进症等。

(2)阵发性房颤发作时,患者要保持冷静、安静休息,必要时服用小剂量镇静剂。有的很快可恢复窦性心律。如果心率快、发作时间长,应及时就医。

(3)慢性持续性房颤者,在医师指导下服用洋地黄维持治疗,控制到休息状态下心率在60～70次/分为宜,同时遵医嘱服用阿司匹林,防止心房内血栓形成。

4.护理措施

(1)一般心律失常者无症状或仅有轻微症状者,应做好患者的心理治疗,帮助患者解除思想顾虑,教会合理安排生活节律,正确用药。

(2)按医嘱给予抗心律失常药物,密切观察药物有可能出现的不良反应。静脉给药时严格控制给药速度及总量,用药过程中出现新的心律失常应及时处理。

(3)对严重心律失常者,应认真严格对待:①嘱患者卧床休息,减少一切不必要的体力及精神负担,稳定患者情绪,做好基础护理。②出现心、脑供氧不足者,应及时给予吸氧,最好采用面罩给氧。③严格心电、血压、呼吸、血氧饱和度的监测。④开放静脉通路,保证抢救用药时有通畅的给药通路。⑤准备好抢救药品,特别是抗心律失常药物,如胺碘酮、利多卡因、溴卞胺、苯妥英钠等。⑥所有抢救器材保持备战状态,如除颤器、临时起搏器、气管插管、喉镜。⑦如突发心室颤动,患者出现抽搐或意识丧失时,应立即电除颤或心外按摩、气管插管,以争取时间抢救。

(4)健康教育:①一般生理性心律失常无特殊危险性,应注意劳逸结合,生活规律化,避免过分激动,适当参加体育锻炼,平衡心态,无需服用过多的药物治疗。②注意生活方式,戒烟、限酒,避免刺激性食物及饮料,如浓茶、咖啡等。③对原发病要积极正规治疗,如冠心病、高血压、肺源性心脏病、风湿性心脏病、甲状腺功能亢进等。④心律失常患者家庭康复期要在医师指导下服药,不可随意增减,并了解可能出现的不良反应及自我处理方法。患者要学会自己测量脉搏,心率过慢时应先停药,并立即到医院复查。⑤患者家庭中应备用必要的急救药品及正确使用方法,患者亲属应掌握如何进行最简单的心肺复苏方法。

四、心绞痛

(一)疾病概述

本病是老年人常见的疾病,是由冠状动脉供血不足,心肌急剧和暂时的缺血与缺氧而致阵发性前胸压榨感或疼痛为特点的临床证候。常有劳累或情绪激动诱发,持续数分钟,经休息或使用硝酸酯制剂后完全缓解。

(二)主要表现

心绞痛是患者自觉症状,典型病史诊断率达90%。因此,仔细询问病史是诊断心绞痛的主要手段,任何实验室检查均不能替代。心绞痛症状包括以下5个方面。

1.疼痛部位

典型部位位于胸骨后或左胸前区,每次发作部位相对固定,手掌大小范围,甚至横贯全胸,界限不很清楚。可放射至左肩、左臂内侧,达无名指和小指,或放射至咽、牙龈、下颌、面颊。

2.疼痛性质

疼痛为一种钝痛,常为压迫、发闷、紧缩、烧灼等不适感,重症发作时常伴出汗。

3.诱因

劳力性心绞痛发生在劳力时或情绪激动时,包括饱餐、排便均可诱发;卧位心绞痛常在平卧后1～3小时内,严重者平卧数十分钟发生;自发心绞痛发作常无诱因;变异心绞痛常在午间或凌晨睡眠中定时发作。

4.持续时间

持续时间一般为3～5分钟,重度可达10～15分钟,极少数＞30分钟,超过者需与心肌梗死鉴别。

5.缓解方式

劳力性心绞痛发作时被迫停止动作或自行停止活动数分钟即可完全缓解;舌下含硝酸甘油1～3分钟即完全缓解,一般不超过5分钟;卧位心绞痛需立即坐起或站立才可逐渐缓解。

(三)治疗要点

心绞痛的治疗原则是降低心肌耗氧量、增加心肌供血、改善侧支循环。

1.纠正冠心病易患因素

治疗高血压、高血脂、糖尿病、戒烟、减轻体重等;对贫血、甲状腺功能亢进症、心力衰竭等增加心肌氧耗的因素亦加以纠治。

2.调整生活方式

减轻或避免心肌缺血的发生。对于心绞痛患者,应养成良好的生活习惯,消除各种诱发因素,如避免劳累、情绪激动、饱餐、寒冷、大量吸烟等。

3.药物治疗

(1)硝酸酯类:重要的抗心绞痛药物。硝酸酯类药物系静脉和动脉扩张剂,在低剂量下以静脉扩张为主,大剂量时同时扩张动、静脉。

(2)β受体阻滞剂:β受体阻滞剂治疗心绞痛的机制是通过降低心率、心肌收缩力和心室壁张力而使心肌耗氧量降低,故适用于劳力性心绞痛。

(3)钙通道阻滞剂:①阻滞钙离子细胞内流,使心肌收缩力降低,血管扩张。②解除冠状动脉痉挛。③减慢心率。④对抗缺血引起的心肌细胞内钙超负荷。

(4)抗血小板药物:常用阿司匹林50～150 mg,每天1次;双嘧达莫25 mg,每天3次。

4.手术和介入性治疗

对于心绞痛患者,待临床症状控制以后,有条件者应行冠脉造影检查,根据造影结果,视病变的范围、程度、特点分别选择行冠状动脉腔内成形术(PTCA)或冠状动脉搭桥术。

(四)护理措施

1.病情观察

(1)症状观察。①部位:常见于胸骨中段或上段之后,其次为心前区,可放射至颈、咽部,左肩与左臂内侧,直至环指和小指。②性质:突然发作的胸痛,常呈压榨、紧闷、窒息感,常迫使患者停止原有动作。③持续时间:多在1～5分钟内,很少超过15分钟。④诱因因素:疼痛多发生于体力劳动、情绪激动、饱餐、受寒等情况下。⑤缓解方式：休息或含服硝酸甘油后几分钟内缓解。

(2)体征：发作时患者面色苍白、冷汗、气短或有濒死恐惧感，有时可出现血压波动或心律、心率的改变。

(3)密切观察脉搏、血压、呼吸的变化情况；密切观察疼痛的部位、性质、范围、放射性、持续时间、诱因及缓解方式，以利于及时正确地判断、处理。在有条件情况下应进行心电监护，无条件时，对心绞痛发作者应定期检测心电图观察其改变。

2.护理要点

(1)患者主要表现为疼痛，应即刻给予休息、停止活动、舌下含服硝酸甘油，必要时给予适量镇静剂，如地西泮等，发作期可给予吸氧。休息心绞痛发作时应立即就地休息、停止活动。

(2)饮食：给予高维生素、低热量、低动物脂肪、低胆固醇、适量蛋白质、易消化的清淡饮食，少量多餐，避免过饱及刺激性食物与饮料，禁烟酒，多吃蔬菜、水果。

(3)保持大便通畅。

(4)心理护理：护理人员应关心、体贴、鼓励患者，做好充分的解释、安慰工作。

3.健康教育

(1)指导患者合理安排工作和生活，急性发作期间应就地休息，缓解期注意劳逸结合。

(2)消除紧张、焦虑、恐惧情绪，避免各种诱发因素。

(3)指导患者正确使用心绞痛发作期及预防心绞痛的药物。

(4)宣传饮食保健的重要性让患者主动配合。

(5)嘱患者定期复查。

五、急性心肌梗死

(一)疾病概述

急性心肌梗死是冠心病 4 种类型中最严重的一种，也是危害老年人最严重的疾病之一，由于冠状动脉分支完全梗死，引起心肌坏死。本病多发生于安静状态或夜间睡眠时，但是尽管其发作突然，但它在发作之前大多有些征兆，如原来没有心绞痛者，突然发作心绞痛，或者原来有心绞痛发作者，发作越加频繁，时间延长，服硝酸甘油效果不佳甚至无效，或者原来有高血压，心绞痛发作时血压反而下降，并出现晕厥等情况，此时均应警惕急性心肌梗死的发生。

(二)主要表现

1.先兆

据统计 15%～65% 的患者有各种先兆症状，表现为发作性肌无力，以四肢最为明显，或诉乏力、体力下降、消化不良、呕吐等，或有稳定型心绞痛突然演变为恶性心绞痛，或临床表现为梗死前心绞痛的患者均提示心肌梗死随时可能发生。

2.疼痛

疼痛最常见的是原有的稳定型心绞痛变为不稳定型，或继往无心绞痛，突然出现长时间心绞痛。疼痛典型的心肌梗死症状包括突然发作剧烈持久的胸骨后压榨性疼痛、休息和含硝酸甘油不能缓解，常伴烦躁不安、出汗、恐惧或濒死感；少数患者无疼痛，一开始即表现为休克或急性心力衰竭；

3.胃肠症状

部分患者疼痛位于上腹部，被误认为胃穿孔、急性胰腺炎等急腹症，脑卒中样发作可见于年龄大的患者。

4.全身症状

全身症状包括发热、白细胞增高,血沉增快;胃肠道症状多见于下壁梗死患者;心律失常见于75%～95%患者,发生在起病的1～2周内,而以24小时内多见,前壁心肌梗死易发生室性心律失常,下壁心肌梗死易发生房室传导阻滞;心力衰竭主要是急性左心衰竭,在起病的最初几小时内发生,发生率为32%～48%,表现为呼吸困难、咳嗽、发绀、烦躁等症状。

5.体征

心界可轻到中度增大,心率增快或减慢,心音减弱,可出现第四心音或第三心音,10%～20%患者在发病2～3天出现心尖部收缩期杂音提示乳头肌功能不全,但要除外室间隔穿孔,此时常伴有心包摩擦音,若合并心衰与休克会出现相应体征。

(三)治疗要点

及早发现,及早住院,并加强入院前就地处理。治疗原则为挽救濒死的心肌,缩小梗死面积,保护心脏功能,及时处理各种并发症。

1.监护和一般治疗

急性期绝对卧床1～3天;吸氧;持续心电监护观察心率、心律变化及血压和呼吸,监护3～5天,必要时监测肺毛楔入压和静脉压;低盐、低脂、少量多餐、保持大便通畅,1周下床活动,2周在走廊内活动,3周出院,严重者适当延长卧床与住院时间。

2.镇静止痛

用吗啡或哌替啶肌内注射,4～6小时可重复1次。烦躁不安者用哌替啶和异丙嗪肌内注射或静脉注射。

3.调整血容量

入院后尽快建立静脉通道,前3天缓慢补液,注意出入平衡。

4.溶栓治疗

溶栓治疗可缩小梗死面积,可使血运重建,心肌再灌注。发病6小时内,有持续胸痛,ST段抬高,且无溶栓禁忌证者,可选用尿激酶或链激酶加入0.9%氯化钠溶液中30分钟内滴入,继用肝素抗凝治疗3～5天。

5.抗心律失常

利多卡因预防性用于易产生心室颤动、发病6小时内的初发年轻患者。

6.急性心肌梗死二期预防

出院前利用24小时动态心电监测、超声心动图、放射性同位素运动试验,发现有症状或无症状性心肌缺血和严重心律失常,了解心功能,从而估计预后,决定并实行冠状动脉造影,经皮腔内冠状动脉成形术或冠状动脉搭桥术,以预防再梗死或猝死。

(四)护理措施

1.病情观察

(1)急性心肌梗死的早期发现:①突然严重的心绞痛发作或原有心绞痛程度加重,发作频繁,时间延长或含服硝酸甘油无效并伴有胃肠道症状者,应立即通知医师,并加以严密观察。②心电图检查S-T段一时性上升或明显下降,T波倒置或增高。

(2)三大合并症观察。①心律失常:室性期前收缩,即期前收缩出现在前一心搏的T波上;频发室性期前收缩,每分钟超过5次;多源性室性期前收缩或室性期前收缩呈二联律。以上情况有可能发展为室性心动过速或心室颤动。必须及时给予处理。②心源性休克:患者早期可以出现烦躁不安,呼吸加快,脉搏细速,皮肤湿冷,继之血压下降、脉压变小。③心力衰竭:心衰早期患者突然出现呼吸困难、咳嗽,心率加快、舒张早期奔马律,严重时可出现急性肺水肿,易发展为心源性休克。

2.护理要点

(1)疼痛患者绝对卧床休息,注意保暖,并遵医嘱给予解除疼痛的药物,如硝酸异山梨酯,严重者可选用吗啡等。

(2)心源性休克应将患者头部及下肢分别抬高 30°～40°,高流量吸氧,密切观察生命体征、神志、尿量,必要时留置导尿管观察每小时尿量,保证静脉输液通畅,有条件者可通过中心静脉或肺微血管楔压进行监测。应做好患者的皮肤护理、口腔护理、按时翻身预防肺炎等并发症,做好 24 小时监测记录。

(3)密切观察生命体征的变化,预防并发症,如乳头肌功能失调或断裂、心脏破裂、室壁瘤、栓塞等。

3.健康教育

(1)积极治疗高血压、高脂血症、糖尿病等疾病。

(2)合理调整饮食,适当控制进食量,禁忌刺激性食物及烟、酒,少吃动物脂肪及胆固醇较高的食物。

(3)避免各种诱发因素,如紧张、劳累、情绪激动、便秘、感染等。

(4)注意劳逸结合,当病程进入康复期后可适当进行康复锻炼,锻炼过程中应注意观察有否胸痛、呼吸困难、脉搏增快,甚至心律、血压及心电图的改变,一旦出现应停止活动,并及时就诊。

(5)按医嘱服药,随身常备硝酸甘油等扩张冠状动脉的药物,并定期门、随访。

(6)指导患者及家属当病情突然变化时应采取简易应急措施。

六、心力衰竭

(一)疾病概述

心力衰竭是由于心肌收缩力减弱,不能将静脉回流的血液等量地排入动脉,造成静脉系统淤血,动脉系统供血不足,全身重要器官如心、脑、肺、肾、肝、胃、肠等严重缺血和缺氧,由此引起的一系列病象。按照心力衰竭发生及发展的速度可分为急性和慢性两大类。按心力衰竭涉及的部位不同可分为左心衰竭、右心衰竭和全心衰竭。其发病原因:一是心脏本身的疾病,如冠心病、高血压性心脏病、肺源性心脏病、风湿性心脏病、老年性心脏瓣膜病等;二是心脏以外的疾病,常见于甲状腺功能亢进症、贫血。而老年人发生心力衰竭大多可找到诱因,多见于呼吸道感染、过度疲劳、心律失常、精神紧张、输液速度过快以及药物使用不当等。

(二)主要表现

1.左心衰竭

(1)呼吸困难:为最早症状,开始多在劳累后出现,休息后可缓解。随着病情加重,呼吸困难可在轻微活动时,甚至在休息时出现,并可发生夜间阵发性呼吸困难,以此为典型的左心衰竭表现,严重者可出现端坐呼吸。但老年人有时已处于中度心力衰竭时还可以无明显呼吸困难症状,仅感重度疲劳。

(2)咳嗽、咯痰、咯血:咳嗽常同时伴有呼吸困难,坐位可稍有缓解,咯痰常为白色泡沫浆液性,严重时可在痰中带血丝或咯粉红色泡沫样痰。

(3)其他:乏力、活动能力明显下降,头晕,失眠,尿少,心悸等。

2.右心衰竭

右心衰竭主要为体循环淤血,表现为脏器淤血的症状如上腹部胀满伴食欲缺乏、恶心、呕吐、尿少、水肿。水肿一般首先出现在身体的最低部位,如双下肢足、踝部,随病情加重,水肿可逐渐向上发展到双小腿、大腿、腰骶部,甚至全身水肿。

3.全心衰竭

心力衰竭早期常从单侧开始,一般多是先左心衰竭,而后发展波及右心,从而出现全心衰竭。

(三)治疗要点

对老年人而言,要完全驱除导致心力衰竭的病因几乎是不可能的,但应争取积极措施防止心脏进一步损害。

1.减轻心脏负荷

(1)休息:解除体力疲劳及精神紧张,必要时给予镇静剂,严重者需卧床休息,病情好转后应及时鼓励患者早做适量活动。

(2)饮食:控制钠的摄入。但对使用利尿剂的患者,应及时调整钠的摄入量。

(3)利尿剂的应用:排出体内过多的水分及钠盐,减少循环血容量,减轻心脏的前负荷,如氢氯噻嗪、螺内酯。

(4)血管扩张剂的应用:通过扩张静脉及动脉,减轻心的前后负荷,如硝酸甘油、卡托普利、硝普钠等。

2.加强心肌收缩力

洋地黄类药物可加强心肌收缩力,减慢心室率,增加排血量。但应注意洋地黄中毒反应,并应及时处理。

3.治疗及预防各种诱因

其中控制感染尤为重要,对老年人肺部感染是导致心力衰竭发生及发展的重要因素,几乎绝大多数老年人都伴有肺部感染。合理选用抗生素非常重要。此外,老年人调节水、电解质平衡的能力下降,容易发生紊乱,尤其是长期或过量使用利尿剂时,因此,必须监控患者的出入量,保持平衡。

(四)护理措施

1.病情观察

(1)严密观察病情变化:注意呼吸困难的程度,呼吸节律、频率、湿度,有无发绀、咳嗽、咳痰症状的变化,注意痰量、性质、有无咯血或粉红色泡沫样痰。测量心率、心律、血压、体温是否正常。观察心衰的变化,水肿情况等。

(2)注意及时发现可能出现的药物不良反应或毒性反应,患者有无食欲减退、恶心、呕吐、头痛、黄绿视等。服药前先测心率,如心率低于 60 次/分,先停止服药。

2.护理要点

(1)根据心衰程度,采取半卧位或高枕卧床休息。

(2)精神紧张或过分焦虑的患者应及时给予心理护理,令其安静休息,配合治疗,随时了解患者心理状况,并及时给予疏导。

(3)给予持续或间断用氧,最好用双侧鼻导管法或面罩法。

(4)严格记录出入量,准确测量体重。

(5)严格控制输液的速度,防止加重心衰。

(6)老年卧床患者,应注意继发感染的可能,尽量鼓励患者多翻身、咳嗽,必要时采取辅助方法帮助排痰,适当在床上活动,做好口腔及外阴部的护理。

3.健康教育

(1)患者及亲属都应了解低盐饮食的重要性,食用清淡、易消化食品为主,控制患者的摄入量。

(2)嘱患者如有不适,应立即到医院检查。

七、慢性肺源性心脏病

(一)疾病概述

肺源性心脏病是老年常见病。慢性支气管炎反复发作,支气管黏膜充血、水肿,大量黏液性渗出物阻塞小气道,气道不通畅,造成肺泡间隔断裂,影响气体交换功能,就会出现肺气肿。由于支气管炎不断发作,甚至引起支气管周围炎和肺炎,炎症波及附近的肺动脉和支气管动脉,致使这些动脉的管壁增厚、管腔变得狭窄,就会引起肺动脉压力增高,进而引起右心室和右心房肥大。发展成为阻塞性肺气肿,最后导致肺源性心脏病。支气管炎→肺气肿→肺源性心脏病,这就是本病演变的 3 个阶段。

(二)主要表现

1.原有肺部疾病的表现

患者有长期的咳嗽、咯痰、气促和哮喘等症状和肺气肿体征,如桶状胸,肺部叩诊呈高清音,肺下界下移。听诊呼吸音减弱或有干湿啰音,心浊音界不易叩出,心音遥远,某些患者可伴有杵状指。

2.心脏受累的表现

肺部疾病累及心脏的过程是逐渐的长期的,早期仅为疲劳后感到心悸气短,以及肺动脉高压及右心室肥大,如肺动脉第二心音亢进。剑突下有较明显的心脏搏动。叩诊可能肺动脉及心浊音界扩大,但多数患者因伴有肺气肿而不易查出,随病程进展逐渐出现心悸,气急加重,或有发绀。后期可出现右心衰竭的表现,如颈静脉曲张、肝大和压痛、下肢水肿和腹水。心悸常增快,可有相对性二尖瓣关闭不全,在三尖瓣区或剑突下可闻及收缩期吹风样杂音,或心前区奔马律。

3.呼吸衰竭的表现

病变后期如继发感染,往往出现严重的呼吸困难、咳喘加重。白黏痰增多或吐黄绿色脓痰,发绀明显,头痛,有时烦躁不安,有时神志模糊,或嗜睡,或谵语,四肢肌肉抖动即所谓"肺性脑病";其原因是血氧减少,二氧化碳潴留中毒,酸碱平衡失调,电解质紊乱及脑组织 pH 下降等一系列内环境紊乱所致。

(三)治疗要点

1.基础疾病和发病诱因的治疗

在治疗肺实质性疾病引起的肺源性心脏病时,应积极有效地控制感染。根据临床表现和痰细菌培养及药物敏感试验结果合理选用抗生素。感染细菌不明确时应使用兼顾球菌和杆菌的抗菌药物。保持呼吸道通畅,鼓励患者咯痰,气道局部湿化或用祛痰药排痰,应用支气管扩张药,包括 β-受体激动药、茶碱及抗胆碱药物等。合理实施氧疗,合并呼吸衰竭伴中度以上二氧化碳潴留的患者宜用持续性控制性给氧,以达到既能将血氧含量提高到生命安全水平,又能避免二氧化碳过度升高对呼吸的抑制。氧流量通常控制在 0.8～1.5 L/min,使氧分压调整在 6.65～8.0 kPa(50～60 mmHg);往往病情愈重,氧流量控制愈严格。若在前述治疗过程中神志状态恶化,呼吸明显抑制,咳嗽反射减弱,二氧化碳分压>10.6 kPa(80 mmHg)时,可试用呼吸兴奋药。对其效果尚有不同的看法。常用药物的疗效依次为多沙普仑、香草酸二乙胺、氨苯噻唑、巴豆丙酰胺及尼可剎米。重症呼吸衰竭患者经保守治疗 12～24 小时无效时,应及时实施机械通气治疗。经鼻腔插管比经口腔或气管切开有更多的优点,已被普遍应用。在治疗肺血管病引起的肺源性心脏病时,对肺血栓形成或栓塞患者宜应用口服抗凝药(如华法林)或肺动脉血栓摘除术治疗;活动性肺血管炎需抗炎或服用肾上腺皮质激素。

2.肺动脉高压的降压治疗

降低肺动脉压为一辅助治疗,常用的血管扩张药有钙通道阻滞剂(硝苯地平)、肼屈嗪、肾上腺能受体阻断药(酚苄明、酚妥拉明、妥拉唑林、哌唑嗪)、硝酸盐制剂及血管紧张素转换酶抑制剂(后者只用于缺氧性肺源性心脏病)。血管扩张药可产生某些不良反应,特别在重症患者,可引起低血压、低氧加重、矛盾性肺动脉压升高,甚至猝死,因此,应在密切监护下使用。

3.心力衰竭的治疗

该病与一般心力衰竭的治疗基本相同,可慎用地高辛,使用利尿剂、血管扩张药和血管紧张素转换酶抑制剂(卡托普利、依那普利)等。当并存重度呼吸衰竭时,应侧重于使呼吸通畅,注意防止过度利尿引起排痰困难。

4.稳定期的康复治疗

康复治疗的目的是稳定患者情绪,逆转患者的心理和心理病理状态,并尽可能提高心肺功能和生活质量。常用的疗法如下。

(1)教育:对患者及其家庭成员进行有关肺源性心脏病的卫生常识教育和医护指导,以调动战胜疾病的主动精神。

(2)长期家庭氧疗:每天吸氧至少 15 小时,长期坚持。这不仅能降低肺动脉压力,增加心排血量,缓解症状,增强体质,改善预后,甚至可使增厚的肺血管改变逆转。

(3)预防感冒、及时控制肺部感染:可用肺炎球菌疫苗和流感病毒疫苗预防肺内感染,也可试服黄芪或间歇注射核酪以提高机体的免疫功能。继发于病毒感染的呼吸道细菌感染以流感嗜血杆菌、肺炎链球菌及部分革兰阴性杆菌最为常见,因此,应及时选用对这些细菌比较敏感的抗生素进行治疗。

(4)改善心肺功能:常用的药物有肾上腺能受体激动药和茶碱类药物,部分患者可试用皮质激素。其他尚有气功疗法、呼吸治疗及物理治疗等。

(四)护理措施

1.心理护理

患者因长期患病,对治疗失去信心,护士应经常与患者谈心,解除对疾病的忧虑和恐惧,增强与疾病斗争的信心;同时要解决患者实际困难,使其安心治疗。

2.生活护理

患者心肺功能代偿良好时,可让患者适当参加体能锻炼,但不易过度活动,还应注意休息。当患者出现呼吸困难、发绀、水肿等症状加重时,心肺功能失代偿时,应绝对卧床休息或半坐卧位,抬高床头减轻呼吸困难,给低流量持续氧气吸入,生活上满足患者需求,做好生活护理,加强巡视病情。

3.基础护理

病室保持整洁、光线充足，经常开窗，空气对流，温湿度要适当。对长期卧床患者应预防压疮发生，保持皮肤清洁，每4小时按摩受压部位或给气垫床，骨突部位给棉垫圈或气圈，每天早晚用温水擦洗臀部，经常为患者翻身，更换衣服。保证营养供给，做好口腔护理，防止口腔溃疡、细菌侵入，必要时用复方硼砂溶液。减少院内感染，提高护理质量。

4.饮食指导

肺源性心脏病是慢性疾病，应限制钠盐摄入，鼓励患者进高蛋白、高热量、多维生素饮食，同时忌辛辣刺激性食物，戒烟、酒，出汗多时应给钾盐类食物，不能进食者可行静脉补液，速度不宜过快，以减轻心脏负担。

5.控制感染

控制呼吸道感染是治疗肺源性心脏病的重要措施。应保持呼吸道通畅，可给氧气吸入，痰多时可行雾化吸入，无力排痰者及时吸痰，协助患者翻身；按医嘱给抗生素，注意给药方法和用药时间，输液时应现用现配，以免失去疗效；做好24小时出入量记录，对于全身水肿患者，注射针眼处应压迫片刻，以防感染。用利尿剂时，需观察有无水电解质紊乱及给药效果。

6.密切观察病情

要认真观察神志、发绀，注意体温、脉搏、呼吸、血压及心率变化，输液速度不宜过快，一般以20～30滴/分为宜，以减轻心脏负担。护士夜间加强巡视，因肺源性心脏病的死亡多发生夜间，询问病情要详细，观察有无上消化道出血及肺性脑病的征象，警惕晚期合并弥散性血管内凝血，发现情况及时报告医师，所以护士在抢救治疗肺源性心脏病患者中起着重要作用。

7.健康教育

(1)严寒到来时，要及时增添衣服，尽量避免着凉，不能让自己有畏寒感，外出时更要注意穿暖。因一旦受凉，支气管黏膜血管收缩，加之肺源性心脏病患者免疫功能低下，很容易引起病毒和细菌感染。一般先是上呼吸道，而后蔓延至下呼吸道，引起肺炎或支气管肺炎。此外，脚的保暖对肺源性心脏病患者也十分重要，不可忽视。

(2)多参加一些户外活动，接触太阳光。天气晴朗时早上可到空气新鲜处如公园或树林里散散步，做一些力所能及的运动，如打太极拳、做腹式呼吸运动，以锻炼膈肌功能，并要持之以恒。出了汗及时用干毛巾擦干，并及时更换内衣。研究结果表明，长期坚持力所能及的运动，可提高机体免疫功能，能改善肺功能。运动量以不产生气促或其他不适为前提。避免到空气污浊的地方去。

(3)保持室内空气流通：早上应打开窗户，以换进新鲜空气。在卧室里烧炭火或煤火尤其是缺乏排气管时，对肺源性心脏病患者不利，应尽量避免。

(4)生活要有规律：每天几点钟起床，几点钟睡觉，何时进餐，何时大便，何时外出散步，都要有规律。中午最好睡睡午觉。心情要舒畅，家庭成员要和睦相处。肺源性心脏病患者由于长期受疾病折磨，火气难免大些，应尽量克制，不要发脾气。

(5)吸烟者要彻底戒烟，甚至不要和吸烟者一起叙谈、下棋、玩牌等，因被动吸烟对肺源性心脏病患者同样有害。有痰要及时咳出，以保持气道清洁。

(6)要补充营养：肺源性心脏病患者多有营养障碍，消瘦者较多，但又往往食欲不好。原则上应少食多餐，还可适当服一些健胃或助消化药。不宜进食太咸的食品。

（7）肺源性心脏病并发下呼吸道感染的表现往往很不典型,发热、咳嗽等症状可能不明显,有时仅表现为气促加重、痰量增多或痰颜色变浓。这都应及时到医院就诊,不要耽误。

（8）自己不要滥用强心、利尿和普萘洛尔类药物。因用药不当可加重病情,甚至发生意外。

（9）有条件者可进行家庭氧疗,这对改善缺氧,提高生活质量和延长寿命都有所裨益。

（10）为提高机体免疫功能,在严寒到来之前可肌内注射卡介苗注射液,每次 1 mL,每周 2 次,共 3 个月。这样可减少感冒和上呼吸道感染发生。

（武　楠）

第八章

体检科护理

第一节　健康体检的重要性

　　影响国民的常见慢性病主要有心脑血管疾病、糖尿病、恶性肿瘤、慢性呼吸系统疾病等,慢性病发生和流行与生态环境、生活方式、饮食习惯等因素密切相关。近年来我国居民慢性病患病率逐年增长,流行现状日益严峻,已经发展成重大的公共卫生问题和社会经济问题。《中国自我保健蓝皮书(2015－2016)》发布的数据显示,我国居民慢性病患病率由 2003 年的 123.3‰上升到 2013 年的 245.2‰,十年增长了一倍。2012 年 5 月,卫生部(现国家卫健委)等 15 部门印发的《中国慢性病防治工作规划(2012－2015 年)》指出,现有确诊慢性病患者 2.6 亿人,疾病的经费负担占总疾病负担的 70％。目前估计慢性病患者已超过 3 亿,而且在现有的医疗技术条件下绝大部分慢性病均是不可治愈的。慢性病死亡人数占中国居民总死亡的构成已上升至 85％。慢性病已经呈现年轻化发展趋势,开始侵袭四五十岁的中年人。所以,如何预防慢性病或推迟慢性病的发生发展,成为越来越多的民众关注的健康话题。而健康体检作为一种早期发现身体异常状况的有效手段,受到了广大国民的欢迎。

一、健康体检的意义

　　健康体检是一种医疗行为,是通过医学手段和方法对受检者进行身体检查,了解受检者健康状况,早期发现疾病线索和健康隐患的诊疗行为。其目的是对疾病进行提前预防、早期发现、及时诊断、积极治疗。通过体检数据观察身体多项功能反应,适时给予干预,改变不良的生活习惯,建立健康生活方式。

　　健康是人生的第一大财富。从预防医学角度讲,所有健康人群至少应每年参加一次健康体检。尤其是 35 岁以上的人更应每年进行一次健康体检。这样做的好处是及时消除健康隐患,有助于重症疾病的防治。

　　世界卫生组织曾经提出一个口号:"千万不要死于无知。"很多人由于无知,将小病熬成大病,最终发展成不治之症。要改变这种状况,最好的办法就是体检。通过定期健康体检,可以明确了解自己身体处于何种状态。

(一)健康人群

　　热爱健康的群体已认识到健康的重要性,但由于健康知识不足,希望得到科学的、专业的、系

254

统的、个性化的健康教育与指导,这类人需要的是促进健康。

(二)亚健康人群

处于四肢无力、心力交瘁、睡眠不好等症状人群,身体中存在某些致病因素,需要管理健康,消除致病隐患,向健康转归。

(三)疾病者群

发现了早期疾病或各种慢性病,需要前往医院就医,在治疗的同时希望积极参与自身健康改善的群体。需要对生活环境和行为方面进行全面改善,从而监控危险因素,降低风险水平,延缓疾病的进程,提高生命质量。

疾病特别是慢性非传染性疾病的发生、发展过程及其危险因素具有可干预性。一般来说,从健康到疾病的发展过程,是从健康到低危险状态,再到高危险状态,然后发生早期病变,出现临床症状,最后形成疾病。这个过程可以很长,往往需要几年到十几年,甚至几十年的时间。其间变化的过程多也不易被察觉。但是,健康体检通过系统检测和评估可能发生疾病的危险因素,帮助人们在疾病形成之前进行有针对性的预防性干预,可以成功地阻断、延缓、甚至逆转疾病的发生和发展进程,实现维护健康的目的。

二、健康体检的作用

(1)可早期发现身体潜在的疾病。对社会人群进行定期健康体检使受检人员在没有主观症状的情况下,发现身体潜在的疾病。以早期发现、早期诊断、早期治疗,从而达到预防保健的目的。

(2)健康体检是制定疾病预防措施和卫生政策的重要依据。利用健康体检的大量体检资料数据,通过卫生统计、医学科研方法,对某地区、某群体的健康状况及疾病的发病情况和流行趋势进行统计分析,为制定卫生政策法规等提供科学依据。

(3)社会性体检是发现某些职业禁忌证或某些人群的传染病、遗传病、保证正常工作和生活的重要手段。

(4)招生、招工、招聘公务员、征兵等体检是必不可少的工作。健康体检是对他们适应环境、保障工作能力的基本评估,也是培养合格人才的重要条件。

(5)对从事出入境、食品和公共场所的工作人员进行体检。能及时发现他们中的传染病,是控制传染源、切断传播途径的重要措施,从而使社会人群免受传染,同时也能保证被检者身体健康。

(6)对从事或接触有职业危害因素的人员进行上岗前的职业性和定期性的健康体检。可以早期发现职业病和就业禁忌证,尽快采取有效预防措施,降低或消灭职业病的发生,早期治疗职业病或阻止病态发展,以保证职工健康和改善职工工作环境。

(7)婚前健康检查可以发现配偶双方中的遗传病、传染病及其他暂缓或放弃婚姻的疾病,是保证婚后家庭幸福、婚姻美满、减少和预防后代遗传性疾病发生以及提高人口素质的重要手段。

通过体检,可以随时掌握自己身体的状况,建立起自己的健康档案,若有病症,提早发现并及时采取对策;能够在疾病的早期进行预防和治疗,大大降低了发病率、致残率、死亡率。健康体检的目的就是让大家合理地恢复健康、拥有健康、促进健康,有效地降低医疗费用的开支,更好地提高我们的生活质量和工作效率,使我们保持健康状态。

三、单位职工健康体检的意义

(一)提高工作效率

通过健康体检,单位可以了解员工身体状况,更加有效合理地安排员工的工作任务和计划,减少因生病缺勤等产生的工作不协调影响工作进度;对员工健康关心,提高员工企业归属感和工作热情,提高工作效率。

(二)节约人才损失

通过健康体检,单位可以及时对员工进行健康干预来降低发病率,避免因身体状况出现的人才损失和精英的流失,更能对于员工体检所检查出的疾病,采取及时的医疗手段,让员工早日康复,回归工作岗位。

(三)提升单位福利

定期的健康体检,可作为提升员工福利的一种手段,将单位对员工的关怀落到实处。关心员工的身体健康,为员工安排健康体检,也能起到激励员工士气的作用。

四、健康体检的价值

(1)健康是"1",智慧、财富、地位、荣誉等都是"0"。只有拥有健康这个1,其他所有的0才能十倍、百倍的呈现价值;而一旦失去了健康这个1,所有的智慧、财富、荣誉、地位都将失去意义。健康是人生最大的财富,是一切生命意义的基础。

(2)从医学角度讲,疾病的发生可分为5个阶段:易感染期、临床前期、临床期、残障期、死亡。这是一个进行性的过程,对健康的忽视将导致疾病逐渐深入,向前发展,直至终止人的生命。遗憾的是,一般人总是要等到疾病出现症状时才会被动地去寻求治疗。治疗疾病的最好方法,就是提前预防。如果在疾病的易感染期或者临床前期就通过体检的手段发现疾病隐患,并采取相应的措施,那么疾病就会被扼制在最初阶段,通过保健或者治疗轻松消除疾病,大大减轻了患者的身体和经济负担,也避免了疾病对身体的损害。

(3)建立健康档案:系统完整的健康档案可为医师提供患者全面的基础资料,是医师全面了解患者情况、做出正确临床决策的重要基础。健康档案记录为解决健康问题提供资料。通过对受检者疾病谱等资料进行统计分析,全面了解受检者的主要健康问题,制订出切实可行的卫生服务规划。健康档案是评价体检中心服务质量和医疗技术水平的重要工具之一。

进入21世纪以来,人类寿命在延长,但是亚健康状态人群的大量存在。随着人们生活水平的不断提高,保健意识的不断增强,人们对健康也有了更为深刻的理解和认识,并形成了需求,健康体检越来越受到社会和政府的普遍关注和重视。在自我感觉身体健康时,每年进行全面的身体检查,通过专业的医疗仪器的检查和专家的诊断,对自己的健康状况有了一个更详细的了解,做到"未雨绸缪""防患于未然",这种关注自己健康的行为已被大多数人所接受,并把健康体检成为现代人生活水平提升的重要标志。因此,要重视和按时进行健康体检,定期健康体检是社会发展的必然趋势。

(许 会)

第二节 健康体检的质量控制

体检作为早期发现疾病、全面了解身体状况的重要手段,严格质量管理非常关键。随着体检机构的不断增加,社会公众对体检服务与质量要求越来越高。为顺应体检市场的发展,满足不同层次体检人群的需要,取得良好的经济与社会效益,各体检机构应按照岗位特点制定各岗位工作职责和工作流程,规范操作程序,把握好体检的每个环节,使体检的服务和质量达到优质标准。

一、健康体检机构管理

(一)机构执业资质
(1)健康体检机构是专门从事成人健康体检服务的独立或附设医疗机构,应具有合法有效的《医疗机构执业许可证》。

(2)执行国家卫生计生委制定的《健康体检基本项目目录》。

(3)体检收费标准应执行当地物价相关部门关于各级医疗机构的收费标准。体检项目、价格等应在公共区域公示。

(二)医护人员资质及配置
(1)至少具有2名内科或外科副主任医师及以上专业技术职务任职资格的执业医师,每个诊查科室至少有1名中级及以上专业技术职务任职资格的执业医师。

(2)主检医师由主治医师及以上专业技术职务任职资格的执业医师担任。

(3)医技人员具有专业技术任职、资格,医师按照《医师执业证书》规定的执业范围和职业类别执业。专业技术人员必须具有相应的专业执业资质证书和上岗证。

(三)健康体检场所要求
(1)有相对独立的健康体检场所及候检场所,应与医疗机构门诊、急诊场所分开,体检人员与就医人员分离。

(2)健康体检区域的建筑总面积不小于 400 m²,环境清洁、整齐。

(3)体检区域布局和流程合理,符合医院感染控制要求及医院消毒卫生标准。

(4)具有候诊区域,体检秩序有序、连贯、良好。

(5)备有抢救车或箱、急救设备和必要的抢救药品,专人管理,良好备用。

(6)备有便民服务设施,如:轮椅、饮水设施、残疾人卫生间等设施。

(7)设有健康教育宣传栏、健康宣传册等多种形式的健康教育宣传方式。

(四)诊室要求
(1)设有独立诊查室,每个诊查室面积不小于 6 m²。

(2)X 射线检查室及使用分区符合国家相关标准的规定[应达到《医用 X 射线诊断放射防护要求》(GBZ 130−2013)中相关要求]。

(3)有清楚、明确的诊室标识。

(4)相应检查有公示告知。

(5)诊室有保护体检人员隐私设施。

(6)诊室清洁整齐,布局规范、合理,配备有效、便捷的手卫生设施及设备。

(五)消防安全

(1)环境布局、建筑符合消防规范。

(2)有消防安全管理制度、应急预案及安全员。

(3)根据消防安全要求,认真开展消防安全检查,有完整的检查记录。

(4)保持消防通道畅通、防护器材完好,在有效期内。

二、健康体检质量控制管理

各体检机构有完整的科室管理制度、各岗位工作职责、工作流程和操作规程。体检机构各岗位工作人员上岗工作,均需佩戴有本人相关信息的标牌。

(一)各岗位工作职责

1.诊室体检医师岗位职责

(1)主动热情接待每位受检者,耐心细致沟通。

(2)检查前认真核对受检者个人信息,包括姓名、年龄、性别、身份证号。

(3)严格按照体检的技术指标和操作规范,确保体检质量和体检结果的准确性,努力做到不漏诊、不误诊。

(4)如在体检过程中受检者出现急危重症情况,应及时上报领导,并建议到相关科室进一步诊治。

(5)体检医师应具有对体检中的疑难病、少见病的独立诊断能力,不能解决时与上级领导沟通。

(6)体检医师均为该诊室"危急值"第一责任人。

2.体检报告主检医师工作职责

(1)熟悉各种临床多发病及常见病的诊断标准及治疗原则,具备一定的沟通能力及技巧,做好体检报告书修改的沟通事宜。

(2)主检医师应熟悉并掌握各诊室阳性体征与科室小结所提供的不同临床意义。

(3)综合受检者的全面资料,包括疾病史、一般检查、各科室查体结论、实验室结果、辅助检查结果,做出全面合理的诊断及健康体检建议,并提交总检医师审核,对该报告负有相应的临床责任。

3.体检报告总检医师工作职责

(1)熟悉各种临床多发病及常见病的诊断标准及治疗原则,具备一定的沟通能力及技巧,做好体检报告书修改的沟通事宜,指导下级医师工作。

(2)综合受检者的全面资料,包括疾病史、一般检查、各科室查体结论、实验室结果、辅助检查结果,对主检医师审核的报告书进行评价审核、修改,为体检报告书的整体质量把关。

(3)对主检医师报告中可能出现的漏诊、误诊及时判断、更改,并指导主检医师提高工作。

(4)认真学习新技术的应用,提出相应的体检意见,不断提高体检报告书水平。

4.检查室护士工作职责

(1)严格执行消毒隔离制度及无菌技术操作原则。

(2)主动热情接待每位受检者,并做好检前解释工作,维持良好体检秩序。

(3)协助体检医师诊查,随时清理诊台,保持良好的诊室环境卫生。

（4）妇科检查前与受检者核对好个人婚姻情况,讲解妇科检查注意事项,并指导受检者如何配合医师完成体检,做好解释工作。

（5）掌握各诊室治疗椅、治疗台、诊疗器械的使用情况,保证正常使用。

5.采血室护士工作职责

（1）严格执行消毒隔离制度及无菌技术操作原则。

（2）主动热情接待每位受检者,并做好解释工作。

（3）静脉采血认真执行一人一针一管一巾一带制度。

（4）严格执行核对制度:认真与受检者核对个人信息,做好化验项目的核对工作。

（5）熟练掌握静脉取血操作技术。

（6）掌握晕针、晕血人员的救护方案,做好紧急救护,必要时卧位取血。

6.技师工作职责

（1）熟练掌握仪器正常操作规程,严格按仪器操作流程进行检查。

（2）认真做好仪器日常维护及使用记录,保证机器正常使用。

（3）检前认真做好受检者信息、项目核对及病史询问等工作。

（4）检查时注意保护受检者的隐私。

（5）严格掌握各项检查禁忌证,并做好解释工作。

（6）检查完成后,认真核对检查报告单内容,检查无误交于诊断医师出最终报告。

7.导检员工作职责

（1）具有主动热情的服务意识,耐心解释受检者提出的疑问。

（2）正确引导及指导受检者进入体检流程。

（3）维持导检区域内的候检秩序,做到有序、安静、噪音小。

（4）熟练掌握体检内容及体检流程,合理安排体检流程,避免体检项目漏检、误检。

8.预约接待员工作职责

（1）随时热情接待体检咨询,耐心介绍体检项目、答疑。

（2）与体检客户确定体检项目及体检日期,协助咨询受检者准确无误办理各项体检手续。

（3）向体检受检者讲解体检注意事项,做好检前准备工作。

（4）单位体检结束后根据需要提供体检统计分析报告。

（5）体检项目确定后联系体检单位提供受检者名单,认真核对单位体检项目内容并对名单进行初步分类后交登录室。

（二）设备管理

（1）体检机构应具有开展健康体检项目要求的仪器设备及相关许可证书,如《医疗器械生产企业许可证》《中华人民共和国医疗器械注册证》《中华人民共和国医疗器械经营企业许可证》,医疗器械的购置和使用符合国家相关规定。

（2）设备计量管理符合相关要求,每项设备都应具有计量合格证书。

（3）根据医学设备情况建立相应的设备管理制度。

（4）有设备管理员岗位职责。

（5）有医用设备使用安全监测制度,定期对设备进行安全考核和评估。

（三）医院感染管理

（1）依据《医院感染管理办法》制定相应的规章制度和工作流程。

(2)配备专职或兼职人员,负责院内感染管理工作。

(3)能按照制度和流程要求,监测《医院感染监测规范》要求的全部项目,并有记录。

(4)有医院感染暴发报告流程与处置预案,并按要求上报医院感染暴发事件。

(5)体检机构手卫生设施种类、数量、安置位置、手卫生用品等符合《医护人员手卫生规范》要求。重点科室(检验科、妇科、外科、采血室)的手卫生设施,如非接触式水龙头、流动水、洗手液、干手器或纸巾、速干手消毒剂等要求更严格。

(6)体检机构医务工作人员手卫生依从性与正确性应符合《手卫生规范》。

(7)体检机构应为医务工作人员提供必要合格的防护用品,如在采血室、清洗消毒间、医疗废物暂存处等必备防护用品。

(8)体检机构医疗用品重复使用的消毒工作应符合《医院消毒技术规范》《医院消毒供应中心清洗消毒及灭菌技术操作规范》《医院消毒供应中心清洗消毒及灭菌效果监测标准》的要求。

(9)一次性使用医疗用品管理,如医疗用品的资质、验收、储存条件、使用前检查、使用后处置等参照《一次性使用无菌医疗器械监督管理办法》。

(10)体检机构医疗废物的管理应执行《医院废物管理条例》,加强医院感染的预防与控制,做好健康体检医疗废物的处理工作。定期进行医疗废物知识培训、并做好医疗废物处理流程、环节记录、转运合同等明细。损伤性废物处理应使用利器盒。

(11)体检机构应为受检者提供必要的合格的清洁消毒隔离设施,包括眼罩、采血用品(一人一巾一带一针)、妇科、腔内超声等供受检者使用的隔离单等一次性用物。

(四)体检信息管理

(1)依据国家卫生行政部门相关卫生信息标准和规范,制定体检报告管理制度及信息保密管理制度,保护体检人员隐私。

(2)体检机构有独立的"健康体检计算机管理信息系统",体检信息系统操作权限分级管理。

(3)体检信息系统应配备专职或兼职信息系统专业维护人员。

(4)有体检信息安全监管制度及记录,专人管理。

(五)实验室管理

(1)按照《医疗机构临床实验室管理办法》开展临床实验室项目检测。

(2)检验项目符合卫生计生委《医疗机构临床检验项目目录》范围。

(3)检验试剂、仪器设备应三证齐全(仪器注册证、经营许可证、生产许可证),符合国家有关部门标准和准入范围,检验设备应有标识并定期校准、保养、维修等维护制度和相关记录。

(4)有实验室安全流程,制度和相应的标准操作流程。

(5)具有相关资质人员负责检验全程的质量控制工作。

(6)执行实验室室间质控相关制度,有室间质控和室间质评程序文件。

(7)委托其他实验室检验的应符合《委托医学检验管理规范》,体检机构应有"委托检验服务协议书",协议书应规定双方的职责、委托服务应达到的标准,协议书须有法人或法人制定的委托人签署,并有单位公章。受托实验室应具有执业许可证,具有通过认可、认证或权威评审的证明材料、质量保证文件、作业指导书、标本交接记录和报告单交接发送纸质或电子记录等。

(六)医学影像学质量控制管理

(1)医学影像检查应通过医疗机构执业诊疗科目许可登记,符合《放射诊疗管理规定》,取得《放射诊疗许可证》。

(2)有放射安全管理相关制度与落实措施。

(3)有专职人员负责对设备进行定期校正和维护,并有记录。

(4)诊断报告书写规范,有审核制度与流程。

(5)放射检查室门口设有电离辐射警告标志,并通过环境评估。

(6)有完整的放射防护器材与个人防护用品,保障医患防护需求,具有放射防护技术服务机构出具的设备及场所的年度《检测报告》。

(7)放射检查项目设置合理。

三、健康体检医疗安全管理

(一)一医疗安全制度及应急流程

(1)制定严格的医疗安全工作制度及意外应急处理流程及预案。

(2)在诊查活动中,要严格执行"查对制度",确保对受检者实施正确的操作。

(3)对受检者实施唯一标识(体检号或身份证号)管理。

(4)定期进行质量检查,召开质量管理会议,有分析、有整改,有落实、有记录。

(5)体检区域内应设有安全器材及设施(如应急灯、消防器材、无障碍通道等),安全类警示牌(如小心碰头、当心滑到、当心触电等)和消防类警示牌(如安全逃生图、紧急出口、禁止吸烟、灭火器等)。

(二)体检结果危急值紧急处理制度和流程

(1)制定适合本单位的"危急值"报告制度与流程。

(2)根据工作需要制定"危急值"项目和范围。

(3)专人管理,有完整的"危急值"报告登记资料。

(4)对高危异常结果做到及时通知、登记,并有随访记录。

(5)传染病上报符合国家相关规定,做到及时上报。

(三)投诉管理相关制度

(1)具有投诉管理部门处理投诉,设立有效的投诉电话或投诉岗位。

(2)具有明确的投诉管理制度和处理流程以及投诉处理记录、改进措施。

(3)具有明确的投诉电话、意见箱和投诉处理时限。

(4)在显要位置公布投诉管理部门、地点、投诉电话。

(5)有完整、明确的投诉登记记录,体现投诉处理全过程。

(四)服务管理相关制度

(1)体检机构应设有体检流程相关指引或指示,体检科室标识准确,公告设施牌,如洗手间、电梯、公用电话、楼梯灯等标识应明显独立。

(2)体检机构应在体检场所公共区域进行明显展示有关体检项目公示内容如基础体检项目、价格、项目意义介绍等;以及委托公示项目如体检项目外送单位名称和资质。

(3)体检区域内应设立方便受检者看到的体检相关情况的指导或告知,如具体工作时间、体检须知、体检流程。

(4)妇科检查和腔内超声检查针对女性(未婚者)应设有告知栏和知情同意书。

(5)体检时有身体暴露检查的科室(如内科、外科、妇科、B超等),应做到一受检者一室,检查时关门或有遮挡。

(许　会)

第三节　健康体检超声波检查相关知识

一、发展现状

近半个世纪以来,随着超声医学迅速发展及超声新技术的不断出现,超声医学作为影像医学的重要组成部分在临床应用中发挥着重要作用。回顾超声诊断发展历程,从 20 世纪 50 年代的 A 超、M 超发展到如今的二维(B 超)、三维超声;从静态的灰阶超声成像发展到实时二维、实时三维超声成像;由黑白超声显像发展到彩色多普勒血流显像;随着超声造影技术的应用,超声诊断开始从解剖成像向功能成像迈进;超声技术与其他技术结合应用,相得益彰,开辟了超声检查的新途径,如内镜超声、腹腔镜超声、术中超声、介入超声等。超声显像技术已经与 X 线、CT、MR、放射性核素并驾齐驱,成为诊断信息丰富、临床使用最多、最方便、无创和安全的医学影像诊断方法之一。

二、基本特性

超声波是指超过人耳听力范围的高频率的声波($>20\ 000$ Hz)。诊断常用的超声频率为 $2\sim 10$ MHz(兆赫)。超声具有不同于 X 线的重要物理特性,其中与临床检测和诊断密切相关的特性如下。

(一)方向性

超声在介质(如人体软组织和水)中可以类似光线一样成束发射(声束),直线传播,方向性很强。

(二)声阻抗

超声在介质传播过程中会遇到声阻抗。超声垂直通过两个不同介质构成的交界面上,产生最大的界面反射——回声。

(三)声衰减

超声在人体组织中传播,能量逐渐减低,这种现象称做声衰减。

(四)频移

超声遇到运动中的物体,如血管内流动的大量红细胞,反射回来的声波频率发生改变即频移,称为多普勒效应。

三、超声诊断的优点和不足

(一)优点

(1)无创伤、无放射性。

（2）分辨力强,取得的信息丰富。

（3）可以实时、动态观察组织及器官。

（4）可以观察血流方向及流速。

（5）能多方位、多切面地进行扫查。

（6）检查浅表器官及组织不需空腹、憋尿及排便,随时可以检查。

（7）可在床旁、急症及手术中进行检查,不受条件限制。

（8）可以追踪、随访观察,并比较前后两次治疗的效果等。

（二）不足

（1）超声检查切面的随意性较大,对切面的认识和理解还没有形成完全统一的规范标准。

（2）现有的探头构造技术限制了一个切面的扫查范围,不能保证一幅图像具有如 CT、MRI 图像一样的完整性。

（3）图像质量受呼吸、心搏等生理活动,以及气体、骨骼等解剖因素的影响或干扰等。

四、临床应用

随着影像医学的飞速发展,超声影像学已经成为一门具有临床特色的独立学科,其临床应用的领域得到了不断的拓展。超声波属纵波,即机械振动波。它在不同的介质中,传播速度不相同,反射的声波亦不相同。超声对人体软组织、脏器(如膀胱、胆囊)内液体有良好的分辨力,有利于诊断及鉴别微小病变。

（一）检查内容

（1）形态学检查:体积大小、形态改变、有无占位等。

（2）功能检查:心脏功能、血流动力学、胆囊收缩功能等。

（3）介入性诊断和治疗:在超声引导下,将穿刺针刺入病灶,进行细胞学及组织学的诊断,同时也可以对某些部位的积液、积脓、囊肿等进行抽液并注入药物治疗。

（二）应用范围

（1）腹腔脏器:腹部疾病种类繁多,病情复杂,高敏感度彩色多普勒血流显像技术在腹部疾病的应用研究进展迅速,显示了极为重要的临床应用价值,更拓宽了超声在腹部领域的诊断范围,使超声诊断为腹部外科临床解决了大量的难题,在临床医学中占有举足轻重的地位,已成为各级医疗机构不可缺少的重要诊断手段之一。在肝脏、胆囊、胰腺、脾脏、肾脏、输尿管、膀胱、肾上腺、前列腺、胃肠道等领域可为临床提供丰富且有价值的影像诊断信息。

（2）盆腔脏器:妇产科是超声应用的一个非常广阔的领域。自 20 世纪 70 年代超声诊断应用于妇产科临床后,使妇产科疾病的诊断水平有了大幅度的提高。

（3）心血管:作为重要的心血管影像学技术,超声心动图的最大优势是能够为临床医师提供心血管系统结构、心内血流和压力以及心脏功能等重要信息。超声心动图对一些心血管疾病起着决定性的诊断作用,例如结构性心脏病、心肌疾病、心腔内肿瘤、心包积液、主动脉夹层、急性心肌梗死后机械并发症等。

（4）浅表器官:随着高频探头(10～20 MHz)的出现,使皮肤及皮下等浅表组织的超声探测,不仅成为可能,而且有了迅速发展。应用范围包括眼部、甲状腺、甲状旁腺、颌面与颈部、乳腺、浅表淋巴结、肌肉与肌腱、骨与关节等。

（5）颅脑与外周血管:20 世纪 90 年代随着超声血流成像多普勒技术的使用,使超声诊断颅脑与外周血管疾病从形态学与血流动力学结合,得到客观图像特征及血流动力学的参数表达。应用范围包括脑血管、颈部血管、腹腔血管、上肢血管、下肢血管等。

(6)介入性超声:采用超声影像引导经皮穿刺抽吸、活检和引流等介入技术,实现对病灶的诊断和治疗目的。主要优点是实时监护,无放射损伤,操作重复性强。对人体内微量积液、微小肿物和微细管腔的穿刺准确率高。经体腔超声显像技术如经食管、经膀胱、经血管和术中超声检查等也归纳于介入超声的范畴。

(7)超声造影:随着超声成像技术的不断发展,新型声学造影技术成功地运用于临床诊断。超声造影剂是一类能够显著增强超声检测信号的诊断用药,在人体微循环和组织灌注检验与成像方面用超声造影剂进行超声检测,简便、实时、无创、无辐射,具有其他影像学检查方法如 CT、MRI 等无法比拟的优点。应用新型造影增强超声成像技术,可清楚显示微细血管和组织血流灌注,增加图像的对比分辨率,显著提高病变组织在微循环灌注水平的检测水平,进一步开拓了临床应用范围,是超声医学发展历程中新的里程碑。

五、超声诊断在体检预防医学中的重要价值

(一)脂肪性肝病

1.临床病理

体检中脂肪性肝病发生率高居榜首。脂肪在组织细胞内贮积量超过肝重量的 5%,或在组织学上有 30%肝细胞出现脂肪变性时,称为脂肪肝。脂肪肝是一种常见的肝脏异常现象,而不是一个独立的疾病。常见的原因有过量饮酒、肥胖、糖尿病、妊娠和药物毒性作用等引起的肝细胞内脂肪堆积。与脂肪性肝病肝脏不同程度的脂肪浸润及肝细胞变性有关。肝外组织的甘油三酯主要由高密度脂蛋白携带通过高密度脂蛋白(HDL)受体途径进入肝脏代谢。当高血脂导致肝组织被脂肪堆积、浸润变性时,会使血脂代谢和脂蛋白合成障碍,尤其是 HDL 合成减少。肝细胞被浸润变性,同样使肝脏生成极低密度脂蛋白障碍,导致肝内的脂类不能以脂蛋白形式运出肝脏,造成甘油三酯在肝内堆积,形成和加重脂肪肝。由于腹部周围的脂肪细胞对刺激敏感,脂肪易沉积于腹部内脏,将大量脂肪酸输送到肝脏导致脂肪肝。按肝细胞脂肪贮积量的多少,分为轻、中、重度:轻度时脂肪量超过肝重 5%～10%;中度在 10%～25%之间;重度者25%～50%。根据脂肪在肝内的分布情况,分为均匀性和非均匀性脂肪肝两大类,前者居多。

2.超声诊断标准

(1)肝脏呈弥漫性肿大,轮廓较整齐,表面平滑,肝边缘膨胀变钝

(2)肝实质回声增强,呈点状高回声(肝回声强度＞脾、肾回声)。

(3)肝深部回声衰减,＋～＋＋。

(4)肝内血管显示不清。

(5)不规则脂肪肝可表现为节段型(地图型)、局灶型(图 8-1)。

(二)肝硬化

1.临床病理

肝硬化由多种原因引起肝细胞变性、坏死、继而出现纤维组织增生和肝细胞的结节状再生。这三种改变反复交替进行,结果导致肝脏的小叶结构和血液循环系统逐渐改变,形成假小叶,随之肝脏质地变硬。肝硬化是一种常见的慢性疾病,根据病因、病变和临床表现的不同有多种临床分型。常见的有门脉性肝硬化、坏死性肝硬化、胆汁性肝硬化、淤血性肝硬化和寄生虫性肝硬化,

其致病因素有肝炎病毒、饮酒、胆道闭锁、淤血等。

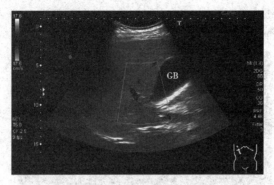

图 8-1 脂肪性肝病超声诊断

2.超声诊断标准

(1)肝脏改变:①形态,右叶萎缩,左叶肿大;②表面,不光滑,凹凸不平或波浪状;③边缘,边缘显著变钝;④回声,增粗、增强;⑤肝静脉,管腔狭窄,粗细不等。

(2)门脉改变:门静脉、脾静脉扩张、脾大、侧支循环。

(3)其他改变:胆囊壁水肿、腹水(图 8-2)。

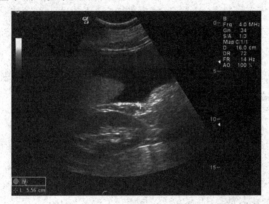

图 8-2 肝硬化超声诊断

(三)肝囊肿

1.临床病理

肝囊肿病因不明确,有先天性和后天性之分。先天性肝囊肿多认为起源于肝内迷走的胆管,或因肝内胆管和淋巴管在胚胎期的发育障碍所致,或胎儿时期患胆管炎导致肝内小胆管闭塞,引起近端胆管呈囊性扩张。部分患者出生时可能已存在类似的囊肿基础,所以年轻人群中也有很小一部分肝囊肿发现。而后天性肝囊肿则由于肝内胆管退化而逐渐形成,为生理性退行性变,与年龄关系密切。因此肝囊肿检出率随年龄增长而增加,但囊肿的大小与数目发展与年龄的增长无相关。超声检查肝囊肿具有敏感性高、无创伤、简便易行等优点,而且能肯定囊肿的性质、部位、大小、数目和累及肝脏的范围,也易与其他囊性病变鉴别。超声为本病的首选检查方法。

2.超声诊断标准

(1)囊肿形态呈类圆形或椭圆形,大小不一。

(2)囊壁薄,轮廓平滑、整齐。

（3）内部回声呈无回声区。

（4）两侧壁处可出现声影。

（5）后方回声明显增强（图 8-3）。

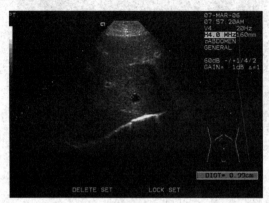

图 8-3　肝囊肿超声诊断

（四）肝血管瘤

1.临床病理

肝脏血管瘤属先天性发育异常,是肝脏最常见的良性肿瘤,分为海绵状血管瘤和毛细血管瘤。切面为蜂窝状的血窦腔,由纤维组织分隔,大的纤维隔内有小血管,血窦壁有内皮细胞覆盖。一般质地柔软有弹性,边界清晰,可呈分叶状或较平整,有纤维性包膜。血窦腔内可有血栓形成,血栓及间隔可发生钙化。肝脏血管瘤一般生长缓慢,较小者无症状,常由体检中发现,多为单发,多发的可并发身体其他部位(如皮肤)血管瘤。

2.超声诊断标准

（1）呈类圆形或不规则形。

（2）常为单个,亦可多发,大小不一。

（3）典型呈高回声,不典型呈混合回声或低回声。

（4）与周围肝组织境界清晰或无明显境界（图 8-4）。

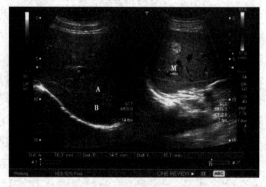

图 8-4　肝血管瘤超声诊断

（五）胆囊结石

1.临床病理

胆囊结石是最常见的胆囊疾病。女性胆囊结石发病率明显高于男性与两方面因素相关:

①女性妊娠、多孕、产次可引起胆囊排空功能降低,致使胆汁淤积形成胆结石;②雌酮是绝经期女性体内的主要雌激素,可提高胆汁中胆固醇的饱和度,促使胆石的形成。并且绝经期前的中年妇女因为内分泌改变的关系,常影响胆汁的分泌和调节。研究发现,年轻女性易患胆囊结石,与饮食不规律有关,不吃早餐、喜吃甜食等。其原因是空腹时间延长,控制饮食减轻体重等导致胆酸的分泌下降,胆固醇过饱和,从而成石指数升高。年龄增长,胆囊收缩能力呈下降趋势,胆囊中胆汁排泄不畅易造成结石的形成;另外生活水平提高,高蛋白、高胆固醇、高热量类饮食摄入导致胆汁成分和理化性质发生了改变,胆汁中的胆固醇处于过饱和状态,易于形成结石。超声对胆囊结石的诊断有很高的敏感性和特异性,准确率在95%以上。使用高分辨力超声仪在胆汁充盈状态下可发现直径小至1 mm的结石,被公认为是诊断胆囊结石的最好方法,是影像诊断的首选方法。

2.超声诊断标准

国内常用Crade分类。①典型结石:胆囊形态完整,有一个或多个结石强回声光团,其后方有清晰声影。②充满型结石:胆囊轮廓前半部呈半圆形或弧形强回声带,其后方有较宽的声影,胆囊后半部和胆囊后壁不显示,呈"WES"征。③泥沙型结石:胆囊内有多个小的强回声光团,呈细砂样随体位移动,其后有或无声影(图8-5)。

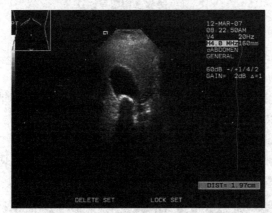

图8-5 胆囊结石超声诊断

(六)胆囊息肉

1.临床病理

胆囊息肉为一种非炎症性慢性胆囊疾病。因胆囊黏膜固有层的巨噬细胞吞噬胆固醇,逐渐形成向黏膜表面突出的黄色小突起,有弥漫型和局限型,以后者多见,呈息肉样,故又称胆固醇息肉。随着高分辨力实时超声仪的广泛应用,发病率逐年增加。发病率男女均等,原因不明,似与肥胖、血脂升高、胆固醇结石、胆汁中胆固醇过多积聚等有关。

2.超声诊断标准

(1)形态多呈颗粒状或乳头状,有蒂或基底较窄。

(2)内部呈强回声或中等回声,后方无声影。

(3)体积小,最大直径多小于10 mm。

(4)一般为多发性,以胆囊体部较多见(图8-6)。

(七)前列腺增生

1.临床病理

发病年龄多在50岁以上,并随年龄的增长,发病率逐渐增高,是老年人最常见的前列腺疾病。发病原因尚不清楚,可能与人体雄性激素-雌性激素的平衡失调有关。增生常发生于前列腺移行带和尿道周围腺,即内腺。增生的前列腺由腺体、平滑肌和间质组成,形成纤维细胞性、肌纤维性、肌性、腺体增生性和肌腺性等不同的病理类型,较多见的是肌腺增生,向各个方向发展,呈分叶状或结节状增大,形成体积较大的肌腺瘤。

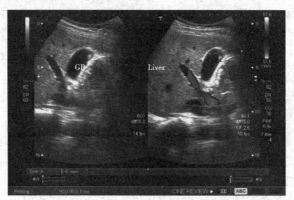

图 8-6 胆囊息肉超声诊断

2.超声诊断标准

(1)前列腺形态异常:各径线不同程度增大,通常左右对称,外形规整;少数局限性增生者,外形可不规则。

(2)内腺结节状增大:多数呈分叶状或结节状(结节型),少数为非结节状(弥散型)、内部回声多数呈均匀低回声,少数呈等回声或高回声、外腺被挤压萎缩。

(3)包膜回声平滑、连续、无中断现象。

(4)常有钙质沉着或结石:沿交界处形成弧形排列的散在强回声点或强回声团。

(5)精囊可能受压变形,但无浸润破坏征象(图 8-7)。

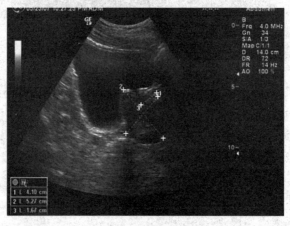

图 8-7 前列腺增生超声诊断

(八)子宫肌瘤

1.临床病理

子宫肌瘤为女性生殖系统最常见的良性肿瘤,受多种因素的影响。雌激素是子宫肌瘤发生与发展的重要促进因素。研究显示 40 岁组发病率最高,低于或高于此年龄段发病率逐渐下降。

此年龄段女性生殖功能旺盛,体内雌激素水平较高,同时社会压力、琐碎家庭事务导致中年妇女机体内分泌紊乱。摄取含有激素的食物、药物等,促进子宫肌瘤发生发展。肌瘤增长速度与年龄增加无相关性,肌瘤好发于生育年龄,绝经后肌瘤停止生长,甚至萎缩,受女性激素水平调节。

2.超声诊断标准

(1)壁间肌瘤:最多见,子宫正常或增大;肌壁可见结节状低回声或旋涡状混合回声,伴后壁回声衰减;如肌瘤压迫子宫腔,可见宫腔线状反射偏移或消失。

(2)浆膜下肌瘤:宫体表面有低回声或中等回声的结节状凸起;子宫形体不规则;常与壁间肌瘤同时存在。

(3)黏膜下肌瘤:宫腔分离征,其间有中等或低回声团块(图8-8)。

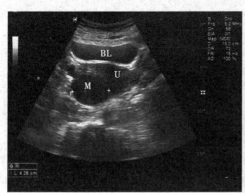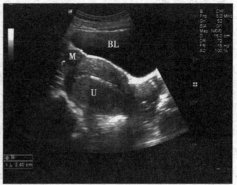

图 8-8 子宫肌瘤超声诊断

(九)卵巢囊肿

1.临床病理

卵巢囊性肿瘤分为非赘生性囊肿和赘生性囊肿两大类。非赘生性囊肿包括滤泡囊肿、黄体囊肿、黄素囊肿、多囊卵巢;赘生性囊肿包括浆液性囊腺瘤(癌)、黏液性囊腺瘤(癌)、皮样囊肿。

2.超声诊断标准

(1)形态呈圆形或椭圆形无回声区,可单个或多个,可伴线状或粗细不均的分隔光带。

(2)无回声区内可有细小或粗大光点,壁上可有局限性光团突向囊内或囊外。

(3)无回声区内可有规则或不规则的实性回声(图8-9)。

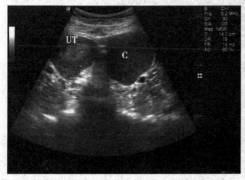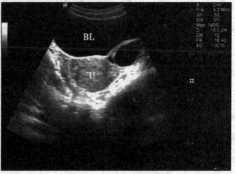

图 8-9 卵巢囊肿超声诊断

（十）甲状腺结节

1.临床病理

为代谢障碍引起甲状腺组织增生或腺体增大,过去认为是由于腺垂体分泌促甲状腺素过多所致,现在认为是与原发性免疫疾病有关。年轻女性多见,与精神因素有关。随着高频超声技术的普及,超声体检时可发现越来越多的甲状腺结节,超声不仅对鉴别甲状腺良恶性结节有重要价值,还可以发现有无局部及远处转移,高频超声检查已经成为甲状腺疾病的首选影像学检查方法。

2.甲状腺影像报告和数据系统分级(TI-RADS)

(1)0级影像学评估不完全,需要进一步评估。

(2)1级阴性发现。

(3)2级阳性发现。

(4)3级可能良性发现(恶性可能<5%)。

(5)4级:①4a低度可疑恶性(恶性可能5%～45%);②4b中度可疑恶性(恶性可能45%～75%);③4c高度可疑恶性(恶性可能75%～95%)。

(6)5级典型恶性征象(恶性可能≥95%)。

(7)6级已行活检证实的恶性肿瘤。

目前在国内许多医院已应用甲状腺影像报告和数据系统分级。超声科医师应在甲状腺影像报告和数据系统分级方面统一认识(改良甲状腺影像报告和数据系统分级,同时为进一步明确诊断,可采取超声引导下细针穿刺活检,必要时辅助分子标志物检测,可使甲状腺微小乳头状癌术前诊断的准确率得到进一步的提高。超声造影及超声弹性成像对于高分辨率超声影像检查诊断困难的患者,可作为补充手段,但不建议常规使用(图8-10)。

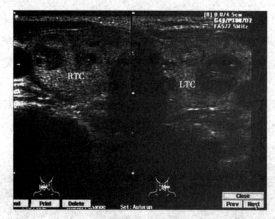

图8-10 甲状腺结节超声诊断

（十一）乳腺增生

1.临床病理

乳腺增生好发于育龄妇女。研究发现30～40岁乳腺增生发病率高,余各年龄段呈逐渐下降趋势,20～30岁之间发病率上升较快。调查分析显示人们工作、生活条件、人际关系、压力所致精神紧张,内分泌紊乱导致体内性激素失衡,使乳腺导管、腺泡和间质增生和复旧变化同时存在,导致乳腺的组织结构发生紊乱,乳腺导管上皮和纤维组织不同程度增生。国内外学者研究证实,口服避孕药增加年轻女性乳腺增生症的患病风险。50岁以上乳腺增生的发病率逐渐降低,该年龄段绝经期卵巢功能逐渐衰退,雌激素水平相对下降,降低了乳腺增生的发病风险。大量流行病学、病理研究也证实,部分乳腺良性疾病癌变是乳腺癌发生的重要原因。因此,定期检查乳腺非常必要,对降低乳腺癌发病率具有重要意义。

2.超声诊断标准

(1)两侧乳房增大,但边界光滑、完整。

(2)内部质地及结构紊乱,回声分布不均,呈粗大强回声点及强回声斑。

(3)如有囊性扩张,乳房内可见大小不等的无回声区,其后壁回声稍强(图8-11)。

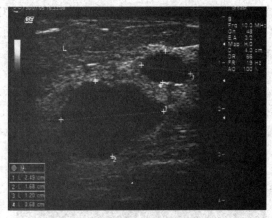

图8-11　乳腺增生超声诊断

(十二)恶性肿瘤

恶性肿瘤是威胁人类生命的一大杀手,恶性肿瘤筛查是肿瘤早发现、早诊断、早治疗,获得较好的预后和生活质量的先决条件。体检中以肝癌、肾癌、卵巢肿瘤、甲状腺癌、乳腺癌、胰腺癌、膀胱癌、前列腺癌居多,往往都无明显症状和临床体征。因此超声诊断在肿瘤早期筛查中具有重要意义,早期发现,早期治疗,降低恶化风险(图8-12)。

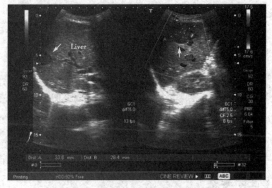

图8-12　肝脏恶性肿瘤超声诊断

(十三)颈动脉硬化

1.临床病理

动脉粥样硬化为脑卒中最重要的原因,是散在分布于动脉血管壁的一种慢性发展的一系列病理变化,包括脂质沉积、平滑肌增殖、纤维增殖、斑块形成。动脉粥样硬化斑块又可以发生钙化、坏死、出血、溃疡、附壁血栓形成等,使血管狭窄、闭塞或破裂,以及斑块脱落堵塞远端血管,导致脑血管病的发生。

2.超声诊断标准

(1)颈动脉内膜增厚:颈动脉 IMT≥1.0 mm,颈动脉分叉处≥1.2 mm 作为内-中膜增厚的标准,是动脉粥样硬化的早期改变。

(2)颈动脉粥样硬化斑块:IMT 局限性增厚≥1.5 mm 时,称为斑块,斑块的大小、质地、形态变化,可造成不同程度的血管狭窄和血流动力学的改变。

(3)颈动脉狭窄:颈动脉狭窄在 60% 以上,就应积极采取有效的治疗手段。颈内动脉狭窄>70%,可引起缺血性脑血管病的发生,外科治疗效果明显高于药物治疗。

(4)颈动脉闭塞:是在颈动脉狭窄的基础上发生的,颈内动脉或颈总动脉闭塞可造成一侧脑供血中断,产生一系列病理变化和临床改变(图 8-13)。

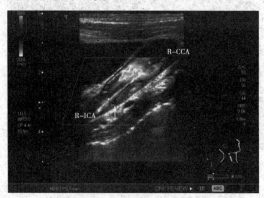

图 8-13　颈动脉硬化超声诊断

(十四)冠心病

1.临床病理

冠心病全称为冠状动脉性心脏病,又称缺血性心脏病,是指冠状动脉粥样硬化或功能性痉挛使血管腔阻塞导致心肌缺血、缺氧而引起的心脏病。

2.超声诊断标准

(1)内膜增厚:左冠状动脉主干及右冠状动脉近端管腔内径为 3～6 mm,当管腔内径<3 mm或>6 mm者均为异常,而内膜增厚、回声增强且不均匀是冠状动脉粥样硬化的证据。

(2)节段性室壁运动异常:伴随着冠状动脉缺血的心肌缺血常导致左心室壁某个部位发生局限性的运动异常,它是切面超声心动图诊断冠心病的较特异性指标。

(3)心肌梗死:是指冠状动脉血供急剧减少或中断,使相应的发生心肌严重而持久的缺血、坏死,表现为室壁运动减弱、消失或矛盾运动;室壁变薄、室壁瘤形成、心功能不全等(图 8-14)。

(十五)下肢动脉硬化性闭塞症

1.临床病理

动脉硬化的病因至今仍无定论。目前认为高脂血症、高血压、糖尿病、吸烟及肥胖等通过引起血液中低密度脂蛋白水平增高,损伤内膜,将胆固醇带入动脉壁的平滑肌细胞内,使细胞增殖,形成泡沫细胞和斑块。同时,高血压使内膜对低密度脂蛋白的通透性增加、糖尿病引起高脂血症并伴有不明刺激使动脉中膜细胞增殖、吸烟主要使血液中一氧化碳增加,血小板聚集损伤动脉壁的细胞使动脉壁中脂质增加、肥胖为产生胰岛素抵抗的重要因素,在 2 型糖尿病,肥胖参与胰岛素抵抗机制,或独立地引起,或与糖尿病协同加重 2 型糖尿病的胰岛素抵抗。

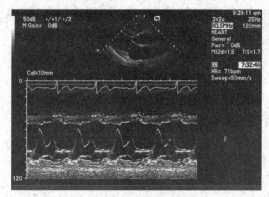

图 8-14　冠心病超声诊断

2.超声诊断标准

(1)病变部位的动脉内中膜增厚,回声增强,局部亦可弥漫性增厚;有斑块者可呈低回声或强回声团块伴声影,部位可局部亦可多处;如动脉闭塞,则灰阶超声显示管腔消失,腔内被中等不均匀回声所占据。

(2)如引起管腔变窄,则彩色多普勒显示彩色流道变细,流道边界不平整;如严重狭窄,则明显变细,迂曲,或呈断续状,血流颜色呈多彩镶嵌状;如动脉闭塞,彩色多普勒不能显示血流流道,而狭窄远段血流颜色变暗。

(3)管腔轻度狭窄,收缩峰值流速(PSV)可不同程度增加,脉冲多普勒频谱形态仍呈三相波,曲线增宽;严重狭窄,可导致血流动力学明显改变,频谱形态呈单峰,反向血流消失,频窗减小或消失;动脉近乎闭塞,频谱形态显示单相低速波形,即收缩峰值流速减低,加速时间延长,反向血流消失(图 8-15、图 8-16)。

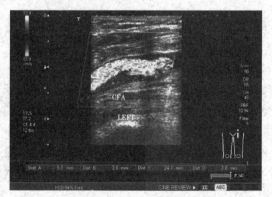

图 8-15　下肢动脉硬化性闭塞症超声诊断

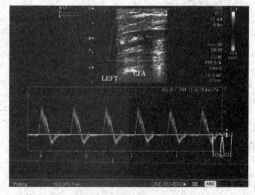

图 8-16　下肢动脉硬化性闭塞症超声诊断

(许　会)

273

第四节　健康体检项目及其临床意义

如今健康体检越来越普及,想保证自身健康指数的大多数朋友都会选择每年定期体检,但是大家清楚某些健康体检的项目和意义吗？了解了每个体检项目的具体内容及意义,才能让每次的健康体检更有意义,下面对于健康体检的项目和意义做全面的介绍。

一、一般情况

(一)身高

正常人体的身高随年龄变化也会有不同,从出生开始,男性到 25 岁左右,女性到 23 岁左右停止长高,从 40 岁开始男性的身高平均要降低 2.25%,女性平均要降低 2.5%,甚至一天中也会有 1～3 cm 的改变。影响身高的因素有很多,遗传因素较为普遍但也不是绝对,一个人后天的生活习惯,运动方式,都会影响到身高。国际上也有不同年龄段身高的计算方法,可适用于大多数人群。一般在常规检查中用身高增长来评定生长发育、健康状况和疲劳程度。

(二)体重

体重是反映和衡量一个人健康状况的重要标志之一。

(三)体质指数(BMI)

$BMI=$体重$(kg)/[$身高$(m)]^2$。

正常体重:$18.5 \leqslant BMI < 24$。

超重:$24 \leqslant BMI < 28$。

肥胖:$BMI \geqslant 28$。

(四)血压

血管内的血液对于单位面积血管壁的侧压力。通常所说的血压是指动脉血压。

(1)理想血压:收缩压<16.0 kPa(120 mmHg)、舒张压<10.7 kPa(80 mmHg)。

(2)正常血压:收缩压<17.3 kPa(130 mmHg)、舒张压<11.3 kPa(85 mmHg)。

(3)血压升高:血压测值受多种因素的影响,如情绪激动、紧张、运动等;若在安静、清醒的条件下采用标准测量方法,至少 3 次非同日血压值达到或超过收缩压 18.7 kPa(140 mmHg)和(或)舒张压 12.0 kPa(90 mmHg),即可认为有高血压,如果仅收缩压达到标准则称为单纯收缩期高血压。高血压绝大多数是原发性高血压,约 5% 继发于其他疾病,称为继发性或症状性高血压,如慢性肾炎等。高血压是动脉粥样硬化和冠心病的重要危险因素,也是心力衰竭的重要原因。

(4)血压降低:凡血压低于 12.0/8.0 kPa(90/60 mmHg)时称低血压。低血压也可有体质的原因,患者自诉一贯血压偏低,患者口唇黏膜,使局部发白,当心脏收缩和舒张时则发白的局部边缘发生有规律的红、白交替改变即为毛细血管搏动征。

二、体格检查

(一)内科检查

1.脉搏

脉搏是心脏搏动节律在外周动脉血管的表现,检查的常用部位有桡动脉、颞动脉、足背动脉。其节律同心律。

2.胸廓

检查胸廓的前后、左右径,是否对称,有无扁平胸、桶状胸、鸡胸,有无胸椎后凸(驼背)、侧弯,有无呼吸困难所致"三凹征"等。

3.肺部

肺部主要检查气管是否居中,呼吸动度、呼吸音是否正常,有无过清音、实音,有无干湿啰音、胸膜摩擦音,并叩诊肺下界,初步诊断肺炎、慢性支气管炎、肺气肿、气胸、胸腔积液等。

4.心率

心脏搏动频率,正常 60~100 次/分;>100 次/分为心动过速;<60 次/分为心动过缓。

5.心界

用叩诊法在前胸体表显示出的心脏实音区,初步判断心脏大小及是否存在左、右心室肥大。

6.心律

心脏搏动节律。正常为窦性心律,节律规整,强弱一致,且心率在正常范围。否则为心律不齐,常见异常心律有期前收缩、二或三联律、房颤等。

7.杂音

血流在通过异常心脏瓣膜时发出的在第一、二心音以外的声音。根据杂音发生时限可分为收缩期或舒张期杂音;根据杂音强弱可分为 6 级杂音;根据杂音所在听诊区可确定某处瓣膜病变。正常心脏无杂音或仅闻及一到二级收缩期杂音。三级以上收缩期或舒张期杂音均视为异常。瓣膜病变的确诊须行心脏彩超检查。

8.腹部压痛

正常腹部触诊为柔软、无压痛、无反跳痛、无包块。如有压痛应考虑所在部位病变。腹部以九分法分区,腹部分区相对应的器官如下。①右上腹:肝、胆、十二指肠、结肠肝曲。②上腹部:胃、横结肠、胰。③左上腹:脾、胰尾,结肠脾曲。④右侧腹:右肾、右输尿管、升结肠。⑤中腹部:小肠。⑥左侧腹:左肾、左输尿管、降结肠。⑦右下腹:回盲部(阑尾)、右输尿管。⑧下腹部:膀胱。⑨左下腹:左输尿管、乙状结肠。

9.肝脏

肝脏呈楔形位于右上腹,上界为右锁骨中线第 5 肋间,下界于剑突下小于 3 cm,右肋缘下不能触及质地柔软,边缘锐,无结节,无压痛。肝脏主要功能为糖、蛋白、脂肪代谢场所;分泌胆汁;并有防御及解毒功能。肝脏疾病时其上下限可发生改变。

10.脾脏

脾脏位于左上腹,正常于左肋下不能触及。其主要功能为处理衰老红细胞及血小板,并能储存血液。如脾大常为肝脏、血液、免疫系统疾病。

11.肾脏

肾脏呈半圆形,左右各一,位于腰椎两侧肋脊角。主要功能是产生尿液,调节体液,排泄代谢废物。如有病变常表现肾区叩痛。

12.肿块

医师可通过视触叩听的检查方法初步判断有无腹部包块,并提出进一步检查的建议。

(二)外科检查

1.淋巴结

人体皮下有许多表浅淋巴结群,其主要分布在头颈部、腋下、腹股沟,这些淋巴结汇集相应皮肤表层淋巴液。淋巴结是人体防御器官,将淋巴液中有害物质吞噬清除。当淋巴结肿大压痛时常表示相应区域有病变。

2.甲状腺

甲状腺呈蝶形位于颈前气管甲状软骨两侧,其分泌的甲状腺素对人体新陈代谢起重要作用。正常甲状腺外观不明显,不可触及,无血管杂音,无结节。甲状腺常见病变有单纯性肿大、甲状腺炎、甲亢、甲减、腺瘤、囊腺瘤,极少数有癌症。

3.脊椎

人体脊柱由 32 个椎体相互连接从头后枕骨大孔直至臀部尾骨,其中颈椎 7 个,胸椎 12 个,腰椎 5 个,骶椎 5 个,尾椎 3 个。正常脊柱无侧弯,有 4 个生理弯曲:颈、腰椎稍前凸;胸、骶椎稍后凸。胸椎和骶椎无活动度,颈椎和腰椎具有一定的活动度,不注意保护易造成损伤如颈椎病、腰椎间盘突出等。组成人体脊柱的 32 个椎体的椎弓相连形成椎管,穿行其内的脊髓是神经传导的重要组成部分,自椎间孔发出外周神经控制躯干及四肢的运动和感觉。故脊椎病变还可表现外周神经损伤的症状。

4.四肢

注意患者步态,检查上下肢有无畸形、外伤、感染、活动障碍及水肿等。

5.关节

检查有无关节畸形、红、肿、热、痛及活动障碍等。

6.皮肤

(1)检查皮肤颜色:苍白、发红、发绀、黄染及色素。

(2)有无皮疹:斑疹、丘疹、荨麻疹等。

(3)有无脱屑。

(4)有无皮肤出血:瘀点、瘀斑。

(5)有无肝掌及蜘蛛痣、水肿、皮下结节及瘢痕等。

7.外周血管

有无下肢静脉曲张、有无动脉血管搏动减弱或消失。

(三)眼科检查

1.视力

常使用远视力表(在距离视力表 5 m 处)及近视力表(在距离视力表 33 cm 处),两表均能看清 1.0 视标者为正常视力。近视力检查能了解眼的调节功能,配合远视力检查可初步诊断屈光不正(包括散光、近视、远视)、老视或器质性病变(如白内障、眼底病变)。

2.辨色力

辨色力可分为色弱和色盲两种。可分为先天性和后天性。先天性以红绿色盲最常见;后天性多由视网膜病变、视神经萎缩、和球后神经炎引起。

3.外眼

外眼包括眼睑、泪器、结膜、眼球位置和眼压的检查。

4.内眼

内眼包括角膜、前房、虹膜、瞳孔、晶状体、玻璃体和眼底的检查。常见疾病有角膜炎、青光眼、白内障、视网膜病变等。

(四)耳鼻喉科检查

1.耳

检查外耳(耳郭、外耳道)、中耳(鼓膜)、乳突、听力。常见疾病有外耳道疖肿、中耳炎、鼓膜穿孔、胆脂瘤和听力减退等。

2.鼻

检查鼻外形、鼻腔(鼻甲、鼻黏膜、鼻中隔、鼻腔分泌物)、鼻窦(上颌窦、额窦、筛窦等)。常见疾病有鼻中隔偏曲、鼻炎、鼻出血、鼻息肉、鼻甲肥大及萎缩和鼻窦炎等。

3.咽

咽分为鼻咽、口咽及喉咽部。常见疾病有咽炎、扁桃体炎、扁桃体肿大和鼻咽癌等。

4.喉

检查声带和会厌。常见疾病有喉炎、声带小结、会厌囊肿、声带麻痹和喉癌等。

(五)口腔科检查

1.牙齿

牙齿主要是检查有无龋齿、残根、缺齿等。

2.黏膜

口腔黏膜及腺体有无异常。

3.牙周

牙龈、牙周及下颌关节有无异常。

(六)妇科检查

1.外阴部

已婚妇女处女膜有陈旧性裂痕,已产妇处女膜及会阴处均有陈旧性裂痕或会阴部可有倒切伤痕。必要时有时医师会嘱患者向下屏气,观察有无阴道前后壁膨出、子宫脱垂或尿失禁等。

2.阴道

阴道壁黏膜色泽淡粉,有皱襞,无溃疡、赘生物、囊肿、阴道隔及双阴道等先天畸形。

3.子宫颈

子宫颈糜烂的分度(轻、中、无),宫颈肥大的程度,以及赘生物的大小、位置等。

4.子宫及附件

子宫位置,有无肌瘤。卵巢及输卵管合称"附件",有无囊肿。

三、实验室检查

(一)糖尿病筛查

1.空腹血糖

即空腹时血液中的葡萄糖浓度,葡萄糖是供给人体能量最重要的物质,它在血中的浓度受肝脏、胰岛素及神经系统等的调节,保持在正常范围内。参考范围:$3.8 \sim 6.1$ mmol/L,若

≥7.0 mmol/L(126 mg/dL)应考虑为糖尿病,如血糖超过肾糖阈(9 mmol/L)即可出现尿糖。如果长时间的糖尿病未治疗,可能引起心脏血管、脑血管、神经系统、眼底病变及肾脏功能障碍等并发症。此外血糖增高还可见于内分泌疾病(肢端肥大症、皮质醇增多症、甲亢、嗜铬细胞瘤、胰高血糖素瘤),应激性高血糖(如颅脑损伤、脑卒中、心肌梗死),药物影响(口服避孕药等)。亦可见于生理性增高(如饱食后、高糖饮食、剧烈运动、情绪紧张)。

2.餐后 2 小时血糖

当空腹血糖稍有升高时,需做餐后 2 小时血糖测定,它是简化的葡萄糖耐量实验,可以进一步明确有无糖尿病。若餐后 2 小时血糖值界于 7.8~11.1 mmol/L(140~200 mg/dL)之间,应考虑为糖耐量降低,表示体内葡萄糖代谢不佳,可能存在胰岛 β 细胞分泌胰岛素功能减退,或胰岛素抵抗,应予以饮食和运动治疗。若≥11.1 mmol/L(200 mg/dL),就可诊断为糖尿病,应进一步咨询糖尿病专科医师。

3.糖化血红蛋白

糖化血红蛋白是血糖与血红蛋白的结合产物,由于糖化过程非常缓慢,一旦形成不易解离,故反映的是在检测前 120 天内的平均血糖水平,而与抽血时间,患者是否空腹,是否使用胰岛素等因素无关,不受血糖浓度暂时波动的影响。对高血糖、特别是血糖、尿糖波动较大的患者有独特的诊断意义,也是判定糖尿病各种治疗是否有效的良好指标。糖化血红蛋白的测定结果以百分率表示,指的是和葡萄糖结合的血红蛋白占全部血红蛋白的比例。

糖化血红蛋白正常值为 4%~6%。①<4%:控制偏低,患者容易出现低血糖;②6%~7%:控制理想;③7%~8%:可以接受;④8%~9%:控制不好;⑤>9%:控制很差,是糖尿病并发症发生发展的危险因素。慢性并发症包括糖尿病性肾病、动脉硬化、白内障等,并有可能出现酮症酸中毒等急性并发症。

4.糖尿病风险评估

通过汗腺离子密度的测定来分析自主神经病变的程度,检测出胰岛素抵抗的病变程度,判断出糖尿病并发症罹病风险。

(二)血流变检测

血液流变学是研究血液中各种成分的流变规律。当血液的流动性和黏滞性(即黏稠度)发生异常时,可出现血流缓慢、停滞和阻断,可致血液循环障碍,组织缺血缺氧,引起一系列的病理变化。临床常见的与血黏度增高有关的疾病有:高脂血症、冠心病、高血压病、糖尿病、动脉硬化、脑血栓、心力衰竭、急性肾炎、肾病综合征、慢性肾衰竭、急性肾衰竭等。例如血液中脂蛋白和胆固醇增加,可使血液黏稠度增加,血流速度减慢,血管内皮损害,血管壁内膜粗糙,形成粥样硬化,造成血管弹性变差,易导致血栓形成。此外吸烟、超重(肥胖)也是血栓性疾病的发病因素。因此检测全血黏度、血浆黏度、红细胞变性的临床意义,要结合患者具体情况综合判断。

(三)血常规

血常规检查项目及临床意义见表 8-1。

(四)冠心病危险因素检测指标

同型半胱氨酸(HCY):HCY 水平升高与遗传因素和营养因素有关。现认为 HCY 反应性的增高是引起血管壁损伤的重要因素之一,它与心肌梗死和心绞痛的发生率和死亡增高有关,目前国内外逐渐把它作为心血管疾病临床常规检查指标。

表 8-1 血常规检查项目及临床意义

项目	参考值	临床意义
红细胞(RBC)	男:$(4.0\sim5.5)\times10^{12}/L$ 女:$(3.0\sim5.5)\times10^{12}/L$	升高:生理性增高见于禁(脱)水、重体力劳动、妊娠、高原居住。病理性增高见于真性红细胞增多症,各种先天性心脏病、慢性肺疾病、异常血红蛋白病 降低:各种贫血,如再障、营养不良、阵发性睡眠性血红蛋白尿、溶血、失血如消化道出血、功能性子宫出血、痔疮、外伤
血细胞比容(Hct)	$0.37\sim0.49$	升高:可能有脱水或红细胞增多症 降低:可能有贫血,但贫血程度与红细胞数不一定平行,有助于贫血分型
平均红细胞体积(MCV)	$80\sim100$ fl	升高:见于缺乏维生素 B_{12} 和叶酸的贫血,如巨幼红细胞性贫血、口服避孕药、停经妇女及老人。 降低:见于缺铁性贫血,地中海性贫血以及慢性疾病造成的贫血
血红蛋白(Hb)	男:$120\sim165$ g/L 女:$110\sim160$ g/L	同红细胞计数。但不同性质的贫血,红细胞数量与血红蛋白数量不一定平行
血小板(PLT)	$(100\sim300)\times10^{9}/L$	升高:骨髓增生异常综合征、脾切除后、急性大出血、血小板增多症等 降低:骨髓生成障碍和体内消耗过多。常见于再障、放射病、骨髓原发和转移性肿瘤、急性白血病、DIC、血小板减少性紫癜、脾亢及药物等
白细胞计数(WBC)	$(4.0\sim10.0)\times10^{9}/L$	升高:急性细菌感染,极度增高则可能存在白血病 降低:病毒感染,射线照射,药物化疗,再障,脾亢等

超敏 C 反应蛋白(hs-CRP):hs-CRP 是用高灵敏度的方法检测的血浆 C 反应蛋白水平,大量研究证实,hs-CRP 可能是比 LDL-C 更有效的独立的心血管疾病预测指标。个体 hs-CRP 的观测值应取两次(最好间隔 2 周)检测的平均值。hs-CRP 可对表观健康的人群预示未来发生脉管综合征的可能性,对急性冠脉综合征(ACS)患者则是预后指标。心肌梗死后的 hs-CRP 水平预示未来冠心病的复发率和死亡率,和梗死面积无关。

(五)胃蛋白酶原检测

胃蛋白酶原(PG)分为 I、II 两个亚型。目前普遍认为萎缩性胃炎是很重要的癌前病变,在癌症的发病机制中起着至关重要的作用。PG I/PG II 可作为萎缩性胃炎的标志物,实现对于胃癌高风险人群的识别。PG I 降低对检出胃癌相对不够敏感,但如果与 PG I/PG II 比值相结合,则检出胃癌的灵敏度(64%~80%)和特异性(70%~84%)都大大提高,可用于胃癌普查。目前日本专家一般建议用 PGI≤70 ng/mL 和 PG I/PG II≤3.0 作为入选标准。

(六)骨代谢指标

1.甲状旁腺激素

甲状旁腺激素是由甲状旁腺主细胞分泌而来。其生理作用主要是升高血钙、降低血磷,调节钙离子水平。通常,血浆钙离子水平与血浆甲状旁腺激素水平成反比。测定甲状旁腺激素对鉴别高钙血症和低钙血症上具有一定的价值,同时对甲状旁腺疾病的诊断及血液透析的监测都有重要意义。

参考值范围:RIA 法,0.1~1.8 μg/L。

升高见于:①原发性甲状旁腺功能亢进症、假性特发性甲状旁腺功能低下;②继发性甲状旁腺功能亢进症、慢性肾衰竭、单纯甲状腺肿;③甲状腺功能亢进、老年人、糖尿病性骨质疏松、异位甲状旁腺激素分泌综合征;④药物或化学性,如磷酸盐、降钙素、氯中毒等。

降低见于:①特发性甲状旁腺功能减退症、低镁血症性甲状旁腺功能减退症,由于甲状旁腺激素分泌减少引起低钙血症;②非甲状腺功能亢进性高钙血症如恶性肿瘤、结节病、维生素 D 中毒、甲状腺功能亢进症及其他由于高钙血症抑制甲状旁腺激素分泌。

2.25-羟基维生素 D

维生素 D 又称抗佝偻病维生素,是类固醇衍生物,属脂溶性维生素。维生素 D 主要包括维生素 D_2(又称麦角钙化醇)及维生素 D_3,在体内主要的储存形式为 25-羟基维生素 D,其在血液中的含量是具有活性的 1,25-双羟基维生素 D 的 1 000 倍。其生物学作用主要包括:①促进小肠钙吸收;②促进肾小管对钙、磷的重吸收;③调节血钙平衡;④对骨细胞呈现多种作用;⑤调节基团转录作用。

参考值范围:47.7~144 nmol/L(酶联免疫法)。

维生素 D 缺乏常见于以下几种。①骨质软化症:表现为骨质软化,腰腿部骨疼痛、易变形等;②骨质疏松症:常见于老人,由于其肾功能降低,胃肠吸收欠佳,户外活动减少,影响骨钙化可发生自发性骨折;③佝偻病。

维生素 D 过多常由于过量摄入维生素 D 引起。其主要毒副作用是血钙过多,早期征兆主要包括痢疾或者便秘、头痛、无食欲、头昏眼花、走路困难、肌肉骨头疼痛,以及心律不齐等。晚期症状包括发痒、骨质疏松症、体重下降、肌肉和软组织石灰化等。严重可引起肾、脑、肺、胰腺等脏器有异位钙化灶和肾结石。

(七)尿常规

检查项目包括尿糖、尿酮体、尿胆原、尿比重、尿蛋白、尿红细胞、尿白细胞、尿酸碱度、尿胆红素、尿亚硝酸盐。

(八)大便常规

检查项目包括大便的颜色、形态、细胞、潜血,粪胆素,粪胆红素。

四、影像学检查

(一)心电图

心电图是诊断心血管疾病最常用的辅助手段。分析各波形出现的顺序及基线水平的变化可为诊断各种心脏疾病或全身疾病提供线索。P 波为心房兴奋产生;QRS 波为心室所形成;T 波为心室激动恢复(复极)的结果;P-R 间期代表激动由心房传到心室时所需的时间,正常值为 0.12~0.20 秒,当 P-R 间期延长时提示房室间传导障碍;QRS 间期为心室除极时间,正常应在 0.08 秒以内,Q-T 间期代表心室复极的时间,在某些疾病时 Q-T 间期可明显延长。

可用心电图诊断的疾病包括以下几种。①心律失常:如房性及室性期前收缩、室性及室上性心动过速、病窦综合征、房室及室内传导阻滞。其主要表现为 P、QRS 波群出现的顺序及形态,节律的异常以及 P-R 段的延长或 P、QRS 波无固定关系。②心肌梗死:主要表现为异常 Q 波及 ST 段的上移,T 波倒置等。③冠心病心绞痛:主要表现为 S-T 段下移和 T 波倒置或低平。④药物中毒或电解质紊乱:可表现为 QRS 波增宽,Q-T 间期延长及巨大 U 波等。⑤心包积液:表现为肢体导联低电压。

心电图与运动试验相结合称为运动心电图,主要用于诊断冠心病及某些心律失常如窦性心动过缓及室性心动过速。平时心电图正常者,若运动后出现 S-T 段压低则为冠心病的临床诊断提供了重要依据。

(二)胸部 X 线

1.如何数肋骨

数肋骨是看片的基础,看片时常常是以肋骨作为标志。正常胸部 X 线片肋骨从后上向前下数,第1肋与锁骨围成一个类圆形的透亮区,这一部分也是肺尖所在的区域,两侧对比有利于发现肺尖的病灶。

2.如何判断肺纹理是否正常

一侧肺野从肺门到肺的外周分为三等份,分别称为肺的内、中、外带,正常情况下肺内中带有肺纹理,外带无,如果外带出现了肺纹理则有肺纹理的增多,反之内中带透亮度增加则肺纹理减少。对肺内、中、外带的区分还有一个意义,那就是对肺气肿时肺压缩的判断,一般来说肺内、中、外带占肺的量分别为 60%、30%、10%。

3.纵隔与肺门

肺门前方平第 2～4 肋间隙,后平对第 4～6 胸椎棘突高度,在后正中线与肩胛骨内侧缘连线中点的垂直线上。关于纵隔主要是判断是否有移位。

4.心脏

心脏后对第 5～8 胸椎,前对第 2～6 肋骨,心胸比<0.5。主动脉结是主动脉弓由右转向左出突出于胸骨左缘的地方,它平对左胸第 2 肋软骨。肺动脉段位于主动脉结下方,对判断肺动脉高压很有意义。

5.膈肌和肋膈角

一般右肋膈顶在第 5 肋前端至第 6 肋前间水平,由于右侧有肝脏的存在,右膈顶通常要比左侧高 1～2 cm。意义:胸腔或腹腔压力的改变可以改变膈肌的位置,如气胸时膈位置可以压低;膈神经麻痹出现矛盾呼吸。正常的肋膈角是锐利的,如果肋膈角变钝则有胸腔有积液或积血存在,一般地说肋膈角变钝,积液 300 mL;肋膈角闭锁,500 mL。

6.乳头位置

男性乳头一般位于第 4 肋前间,女性乳头位置可较低,两侧不对称的乳头阴影易误诊为结节病灶。

7.如何判断病灶是来自肺内还是来自胸膜腔

一般来说如果病灶大部分在肺内则病灶来自肺内;可以结合侧位 X 线片来判断,同时 CT 可以精确鉴别。

(三)骨密度检查

检测部位为腰椎 L_1～L_4、髋关节及股骨颈。骨密度测定是目前诊断早期骨质疏松最敏感的特异指标。

(四)经颅多普勒

经颅多普勒是检测颅内、外血管病变的无创伤性新技术,是目前诊断脑血管疾病的必备设备。经颅多普勒在临床上主要应用于高血压病;此外尚可用于脑血管疾病,包括脑动脉硬化症、脑供血不足、脑血管狭窄及闭塞等;以及椎动脉及基底动脉系疾病等。还可应用于临床疾病的病因学诊断,包括头痛、头晕、眩晕、血管性头痛、功能性头痛、神经症、偏头痛等,并可用于脑血管疾病治疗前后的疗效评价等方面。

五、特殊检查

(一)呼气试验

1.^{13}C 尿素呼气试验

它是敏感性和特异性都较高的无创性检测方法;能方便、快捷地反映出胃内幽门螺杆菌感染的情况,且无放射性,广泛适用于各种人群,尤其是老年人及患高血压、心脏病等不能耐受胃镜检查者。并能监测幽门螺杆菌经治疗后的效果。

2.^{14}C 检测

^{14}C 呼气试验对上消化道疾病中胃幽门螺杆菌感染的检出率及胃幽门螺杆菌感染对上消化道疾病具有诊治意义。

(二)女性 TCT 检查

TCT 是液基薄层细胞检测的简称,TCT 检查是采用液基薄层细胞检测系统检测宫颈细胞并进行细胞学分类诊断,它是目前国际上最先进的一种子宫颈癌细胞学检查技术,与传统的宫颈刮片巴氏涂片检查相比明显提高了标本的满意度及宫颈异常细胞检出率。

(三)人乳头瘤病毒(human papillomavirus,HPV)检查

HPV 检查主要检测是否携带有 HPV 病毒的。HPV 某些分型具有高度致子宫颈癌危险。HPV 包括 HPV6、11、42、43、44 等型别,常引起外生殖器湿疣等良性病变包括宫颈上皮内低度病变(CINⅠ),高危险型 HPV 包括 HPV16、18、31、33、35、39、45、51、52、56、58、59、68 等型别,与子宫颈癌及宫颈上皮内高度病变(CINⅡ/Ⅲ)的发生相关,尤其是 HPV16 和 HPV18 型。不属于此范围,都属于正常。妇女感染 HPV 后,有 30%～50% 的妇女出现宫颈上皮细胞的轻度病变,但大部分妇女会在清除病毒后 3～4 个月时间内转为正常,所以如果在这段时间内同时检查 HPV 和细胞学,会出现 HPV 阴性而细胞学为异常的现象。

(四)动脉硬化检测

脉搏波传播速度、踝臂血压指数。

1.意义

通过脉搏波传播速度、踝臂血压指异常,诊断下肢动脉疾病,常提示可能存在全身动脉粥样硬化疾病。及时进一步检查、通过改变不良生活习惯及药物治疗等方式进行干预,避免将来重大心脑血管疾病的发生。

2.适用人群

(1)年满 20 周岁以上。

(2)已被诊断为高血压(包括临界高血压)、高脂血症、糖尿病(包括空腹血糖升高和糖耐量异常)、代谢综合征、冠心病和脑卒中者。

(3)有早发心脑血管疾病家族史、肥胖、长期吸烟、高脂饮食、缺乏体育运动、精神紧张或精神压力大等心脑血管疾病高危因素者。

(4)有长期头晕不适等症状尚未明确诊断者;有活动后或静息状态下胸闷、心悸等心前区不适症状尚未明确诊断者。

3.不适于检查的人群

(1)外周循环不足(有急性低血压、低温)。

(2)频发心律失常。

(3)绑袖捆绑位置局部表皮破损、外伤。

(4)正在静脉注射、输血、血液透析行动静脉分流的患者。

(五)人体成分分析

对身体脂肪比例和脂肪分布进行测定可以对身体进行健康检查及老年病,如高血压、动脉硬化和高血脂的筛查诊断。另外,它还可以广泛应用于肥胖的诊断、营养状态评估、康复治疗后肌肉物质的变化、身体平衡、物理治疗、透析后体内水分改变和激素治疗后身体成分的改变。通过人体成分分析仪的分析检测,可以找到身体状况改善的轨迹;查找健康隐患,为体检者提供保持健康的建议和知识。对细胞内外液的质量以及比例进行分析尤其适合儿童青少年生长发育过程中的监控。

(许　会)

第五节　体检中心护士职责

一、体检中心护士长职责

体检中心护士长在体检中心主任和体检部主任的领导下,履行下列职责。

(1)全面负责体检中心护理部的日常管理工作。

(2)组织拟制中心护理工作计划和管理制度。

(3)安排中心护理人员的日常管理、培训、排班、考勤等各项工作。

(4)组织领导中心护理教学、科研、业务训练、技术考核工作。

(5)组织落实各项护理规章制度和技术操作常规,并监督检查。

(6)组织中心护理交班和护理巡查,分析中心护理、心理服务工作质量和安全情况。

(7)负责安排各岗位护士的具体工作,根据需要进行适当调整,提出本科室护理人员调整的建议。

(8)做好与各部门协调工作,加强医护配合。

(9)掌握每天预约的参检人数、人员组成和具体要求,合理安排人员。

(10)负责体检中心消毒隔离制度的修订和组织实施。

(11)负责对中心的内部环境的全面管理。

(12)做好护理相关部门每月的物耗预算上报及日报、月报统计工作。

(13)指导中心护理人员开展新业务、新技术和信息化项目的应用。

(14)完成中心主任交办其他工作。

二、前台护士职责

(1)在护士长的领导下进行工作。

（2）提前 15 分钟到岗,做好体检前准备工作。

（3）负责制作、发放受检客人的《体检指引单》,嘱客人填写个人资料。

（4）负责向受检客人发放标本管(尿、便、尿 TCT 等标本),并负责说明标本管使用方法及注意事项。

（5）熟悉各检测项目、目的、价格等内容,做到熟练掌握。

（6）负责体检客人临时加减项目的录入与确认。

（7）体检结束后,负责收集《体检指引单》并进行认真仔细的查对,防止体检表遗失或体检漏项,一旦发现立即联系相关部门予以弥补。

（8）负责每天体检统计工作,与财务核对个检、团检收费和体检单项收费总额,填写体检日报表。

（9）负责为个检客人开具收费单。

（10）负责做好《体检指引单》在前台期的临时管理与交接工作。

（11）负责做好体检客人的相关咨询与解释工作。

（12）负责做好待查、漏查项目的统计,并在规定时间向外联人员上报及时通知客人补检。

三、导检护士职责

（1）在护士长和主管护士的领导下进行工作。

（2）负责迎接与指引体检客人。

（3）负责协助客人办理存包手续。

（4）负责体检客人体检顺序的组织,根据客人的多少,合理安排体检顺序(餐前餐后)。

（5）对空腹项目检查完毕的客人,引导其用餐。

（6）随时根据体检流程情况合理安排检测项目,防止科室忙闲不均,减少客人等候时间。

（7）维持现场秩序,做好客人的疏导工作。

（8）熟悉各检查项目、目的、价格等内容,耐心回答受检客人提出的问题。

（9）对检查完毕的客人嘱其将《体检指引单》交到前台。

（10）负责指导、监督保洁人员将体检客户的尿、便标本及时收集送至检验科。

（11）负责及时收集妇科检查标本,并及时送至检验科。

（12）负责更换体检公共场所的饮用水。

（13）协助相关人员做好客户投诉的处理工作。

四、测量血压、身高、体重室护士职责

（1）在护士长的领导下进行工作。

（2）负责体检客人的身高、体重、血压的测量。

（3）负责体检前的准备工作,检查测量仪器是否正常,确保检测数据准确无误。

（4）熟练掌握测量方法、步骤及注意事项,准确记录测量结果。

（5）认真核对受检者姓名、性别及检测项目,防止测量或记录错误。

（6）对异常血压要进行复测并与相关科室联系。

（7）负责测量仪器的使用与保管,需要维修时,要提前申报,不得影响体检工作。

五、采血室护士职责

(1)在护士长的领导下进行工作。

(2)负责体检客人的血液采集工作。

(3)严格执行无菌技术操作规程,熟练掌握静脉穿刺技术。

(4)认真执行"三查七对"制度,核对化验单与客人的名字并与客人确认,一旦发现有误,须速与前台核对。

(5)严格执行一次性医疗用品的使用管理有关规定,做到一人、一针、一管、一巾、一条止血带。

(6)按照医疗废物管理规定,负责对使用过的棉签和一次性注射器的处理,并及时送交收集地点集中管理。

(7)做好当日工作量的核对、登记、统计工作(体检表、化验单、外送标本等)。

(8)负责采血物品的请领和保管,并做好使用消耗登记。

(9)负责采血室内的消毒工作。

(10)负责收集整理各科检查报告。

(许 会)

第六节 体检的人性化护理

21世纪以人为本,人则是以健康为本。健康是人生的第一财富,随着我国经济的快速发展、国民生活水平的提高和社会的整体健康意识的增强,人们对预防保健的需求愈加强烈,健康体检中心应运而生,服务模式从过去单一的健康体检发展为健康管理、健康咨询、健康教育等综合的服务模式。以人的健康为中心的护理观念使护理对象从患者扩展到健康者的预防保健,因而对体检中心护理工作提出了更高的要求,实行医院人性化服务是坚持以人为本理念的必然要求。也是医学模式转变的必然要求,更是医院提高核心竞争力的必然要求。

到医院进行健康体检者心理不尽相同,他们希望能够用相对少的时间和精力高质量地完成体检活动并获取准确的有针对性的健康信息。人性化服务的核心就是要了解和重视体检者的健康需求,如人格尊严和个人隐私的需求、体检环境舒适和体检结论准确无误的需求、受到医务人员重视的需求、体检过程温馨方便的需求、体检费用项目知情同意的需求、体检中尊重体贴关心的需求、体检时提前沟通的需求、体检后获得健康指导的需求、对医院工作制度人性化的需求、护士职业形象的需求。因此,这就要求医务人员应该牢记以体检者为中心,以质量为核心,以体检者满意作为我们的工作目标。服务应从细微之处入手,贴近生活,贴近社会。积极主动地用亲情和爱心全程全方位地为体检者提供满意的人性化服务。要尊重体检者的健康需求、人格尊严和个人隐私,营造优美温馨舒适的体检环境,创建方便快捷的工作流程,完善护理服务内容,提供精湛的操作技术,才能使体检者得到满意服务,提高护理工作价值。使其在体检过程中感受到人性的温暖,享受到符合体检者的个性化、专业化、人性化的服务。

一、实施人性化护理工作的具体措施

(1)医务人员要强化服务更新理念,树立以人为本的服务意识,护士要具备良好的职业素质和丰富的人文知识还要掌握心理学、社会学等方面的知识。不断提高沟通技巧,另外,还应具备一定的健康教育水平,熟练掌握各个医技检查项目方法、目的和注意事项。

(2)在体检中心,虽然面对的都是一些健康人群和亚健康人群,但是医院对于护士的礼仪要求、服务要求更加严格。这是为了体现体检中心的特色,减轻体检者对医院的恐惧感。

(3)要形成良好护理行为规范,重视外部形象,做到工作制服合体整洁,头发不过肩,首饰不佩戴整体感觉清新利落,淡妆上岗,微笑服务。让人们看着轻松、舒服,缩短相互之间的距离。

(4)要规范服务礼仪,礼仪服务不仅体现于站姿、微笑,还包括护士的仪表、仪容、风度、气质等。所以要用规范的动作和语言向大家展示标准的仪表、站姿、坐姿、行姿和礼貌用语,做到:来有迎声,问有答声,走有送声等"三声"服务。见面先问您好,导检先用请,操作失误先道歉,操作完毕说谢谢,体检结束不忘嘱咐今后按时体检。

二、要建立便民预约服务系统

体检者可通过上网查询体检项目套餐,电话预约和制定体检项目。根据专家的意见针对不同年龄层次、不同生活方式和不同单位以及具体要求、经济基础等特点,设计制定相应的体检项目,如有特殊情况可临时增减体检项目;做到不乱收、多收费用,让体检者明明白白的消费,让受检者放心,充分体现以人为本的思想。并保存和传真体检者体检结果的信息资料,实现体检系统网络自动化管理,方便快捷,准确无误。

三、营造一种充满人情味的、尽可能体现温馨和舒适的体检环境

由于等待往往令人焦急、烦躁不安,对体检本来持迟疑态度的人会因此而动摇。所以休闲厅应该设置舒适的座椅、配备饮水机,一次性水杯,微波炉等供体检者使用。摆放各种健康保健宣传资料、创办健康教育专栏、利用电视等多媒体传播医学保健知识,使体检者在等待中获取相关的保健知识,同时也减轻了体检者在等待体检过程中的焦躁情绪。

四、实施全面详细健康教育,提高体检者保健意识

(一)体检前健康教育

介绍体检环境,体检流程,向体检者讲解体检前需注意的事项。其内容是体检前饮食注意的事项,以保证体检结果的真实性、准确性,减少误诊。交代体检项目,让患者了解体检过程中的禁忌,如忌采血时间太晚、忌体检前贸然停药、忌随意舍弃检查项目、忌忽略重要病史陈述、忌轻视体检结果。

(二)体检中的健康教育

体检中医务人员应主动向体检者讲解一些相关的检查知识和保健知识,包括各项检查的目的和意义,针对存在的健康问题讲解一些相关的疾病知识及注意事项等。

(三)体检后的健康教育

医务人员在发放体检报告时应向体检者详细讲解其目前的健康状况,以使体检者对自己的健康状况有一个全面而客观的认识,并进行相关的防病知识的宣传,包括健康的生活方式,合理

的饮食指导及用药注意事项等。

五、建立导诊巡诊岗位

挑选知识全面工作能力强,有亲和力的护士担任导检,结合体检业务特征和功能要求,充分考虑体检者的年龄、职业、文化背景等因素。做到热情接待语言文明,语气柔和。妥善安排体检者排队次序及诊室分流。并及时做好与体检者沟通交流工作,合理调整各科室待检人数既保障体检工作顺利进行又保证每位体检者都享受到了全时服务。从而使体检流程紧密衔接,缩短体检者排队和等待的时间。对受检者提出的疑问,及时耐心地解答,对情绪急躁、有误解的受检者,应及时做好解释和安抚工作。合理安排体检顺序最大限度地减少人员流动,工作人员要自觉做到"四轻":说话轻、走路轻、操作轻、开关门轻,加强宣传使体检者自我约束避免大声喧哗,以减少噪声污染,共同创造一个安静舒适的体检环境,全心全意为体检者提供优质、高效、安全、舒适的体检服务。

六、体检各诊室应色彩宜人,空气清新,温度适宜

每天体检完毕应彻底打扫各诊室卫生。每天空气紫外线消毒。家具陈设消毒液擦拭。注意常开窗通风。

七、创建方便快捷的人性化一站式体检服务流程

使体检者相对集中在一层楼内完成检验、B超、心电图、内外科、五官科、放射科、妇科、皮肤科、口腔科的检查。以减少来回奔波之苦。

八、建立绿色通道

为年老体弱行动不方便者安排专人全程陪护,优先检查,缩短检查时间,让体检者感到受尊重、爱护。对特殊检查者应提前预约并专人陪同以保障查体活动高质量高效率完成。

九、提供熟练的操作技术,体检中心护士对受检者应文明用语

微笑服务,如在操作前要说"请";抽血后要说"请屈肘按压5分钟";操作完毕后要说"下一步请做某某检查"。严格执行"一人一巾一带消毒制度",穿刺采用无痛技术,操作熟练轻巧,要求做到"稳、准、快、一针见血",同时也要运用沟通技巧与体检者交流以分散其注意力消除紧张恐惧心理,而达到减轻疼痛的目的。晕针者采取平卧抽血,专人监护,保障安全,并配备热牛奶及糖水等,以免发生意外。测血压体位舒适正确,测量值准确无误。

十、提供免费的早餐

就诊者检查完毕后,他们的体能消耗较多,感觉饥饿时能吃到医院提供的品种丰富、花样齐全的免费早餐,心情舒畅,能体会到浓浓的人情味,对医院的信任度、满意度也提高了。

十一、后续服务

(1)建立健康档案:将体检结果保存在电脑中以方便体检者查询与对比,方便两次体检结果之间的分析,从而制定出更适合体检者的保健治疗方案。体检结论根据体检者需要,可邮寄、送

达或自取。需进一步了解健康状况可电话或上门咨询。实行重大疾病全程负责制,对一些检查出重大疾病的体检者,争取在最短的时间内通知患者单位及本人来院就诊治疗,帮助患者联系相关科室的专家为其诊治并负责联系住院床位,使其尽快接受治疗,争取早日康复。

(2)建立同访制度:满意度调查,对每一个体检单位负责人进行同访,并发放满意度调查表,了解本单位职工对体检工作的满意度,对存在的问题及时分析原因,提出整改措施,以不断改进工作。

(3)电话回访:对存在健康问题的体检者,定时电话了解健康情况,提醒其做必要的复查,并送去温馨的祝福。

(4)对体检者出现的异常指标进行归纳整理,根据情况请专家进行会诊,以明确诊断。应一些单位的特殊要求,派专家到体检单位对体检结果进行详细讲解,并制定出合理的治疗方案。

总之,在健康体检中进行人性化护理是一种整体的、创造性的、个性化的、有效的护理模式。同时补充了"以人为本,以患者为中心"整体护理内涵,充分展现了护士的多种角色功能,扩大了护理范畴。随着人性化护理服务措施的不断完善,注重体检者人性关爱。使体检者感受到了方便、舒适、温馨、满意,赢得了体检者的信任与尊重。使他们获得了满足感和安全感。而放心地接受体检。并且都能在体检后保持良好的心态,把握自己的健康状况,调整自己的生活方式正确合理用药。不断提高自己的生活质量。使健康者继续更好的保持健康,使亚健康状态逐渐转化为健康状态。达到早诊断、及时治疗、早日康复的目的。此外,人性化护理管理工作运用到体检服务中,医务人员责任感增加了,工作质量和效率不断提高,通过群体的健康筛查还为医院各科室提供了一定数量的门诊及住院患者。使医院的社会效益和经济效益不断得到了提高。

(许　会)

第九章

公共卫生护理

第一节　医疗服务与公共卫生服务

医疗机构是公共卫生服务体系重要的组成部分,也是公共卫生服务的重要环节。随着社会经济的快速发展和广大人民群众健康需求的日益提高,医疗机构在公共卫生工作中的地位也日渐突出,大量的疾病控制和妇女儿童保健等工作需要医疗机构共同合作完成,医疗机构与专业公共卫生机构、医疗服务与公共卫生服务的关系也日益紧密。

一、公共卫生基本知识

(一)公共卫生基本概念

公共卫生内涵随着社会经济的发展和人类对健康认识的加深而不断发展。19世纪,公共卫生在很大程度上被理解为环境卫生和预防疾病的策略,如疫苗的使用。20世纪,公共卫生扩大到包括环境卫生、控制疾病、进行个体健康教育、组织医护人员对疾病进行早期诊断和治疗,发展社会体制,保障公民都享有应有的健康权益。目前,学术界通常采用WHO的定义:公共卫生是一门通过有组织的社区活动来改善环境、预防疾病、延长生命与促进心理和躯体健康,并能发挥个人更大潜能的科学和艺术。

公共卫生就是组织社会共同努力,改善环境卫生条件,预防控制传染病和其他疾病流行,培养良好卫生习惯和文明生活方式,提供医疗卫生服务,达到预防疾病,促进健康的目的。

(二)公共卫生基本职能

公共卫生的基本职能指的是影响健康的决定因素、预防和控制疾病、预防伤害、保护和促进人群健康、实现健康公平性的一组活动。具体来说,基本职能包括以下服务内容。

(1)疾病预防控制管理。

(2)公共卫生技术服务。

(3)卫生监督执法。

(4)妇女儿童保健。

(5)健康教育与健康促进。

(6)突发性公共卫生事件处理等。

(三)公共卫生基本特点

公共卫生是以促进人群健康为最终目标、以人群为主要研究重点、强调防治结合和广泛的社会参与、以多学科公共卫生团队为支撑,具有以下基本特点。

1.社会性

公共卫生服务是一项典型的社会公益事业,是人民的基本社会福利之一,因此公共卫生服务不能以营利为目的。

2.公共性

公共卫生服务表现为纯公共产品或准公共产品的供给,具有排他性和消费共享性的特点。

3.健康相关性

公共卫生服务的直接目的是保障公民的健康权益,所采取的措施和方法必须遵循医学科学理论和技术。

4.政府主导性

公共卫生服务的提供是政府公共服务职能的一个重要内容,政府必须承担公共卫生服务的供给责任:统一组织、领导和直接干预,提供必要的公共财政支出。

二、医疗服务与公共卫生服务的关系

(一)医疗机构与公共卫生专业机构

医疗机构和专业公共卫生机构均是依据相关法规设立的具有独立法人代表资格的机构,前者主要依据《医疗机构管理条例》而设立,为当地居民提供临床诊疗服务以及部分公共卫生服务,主要包括临床综合医院和肿瘤、口腔、眼科、传染病、妇产、儿童等专科医院。后者主要依据《中华人民共和国传染病防治法》《精神卫生法》《中华人民共和国食品卫生法》《职业卫生法》等设立的专业公共卫生机构,主要包括疾病预防控制中心、卫生监督中心(所)、妇幼保健中心(院)、职业病防治院(中心)、健康教育和健康促进中心(所)、精神卫生中心(所)等。在同一地区医疗机构和专业公共卫生机构均隶属同级卫生行政部门管理。

医疗机构在医院内部为了统筹协调、指导和监督落实院内公共卫生服务工作,预防与控制医院内感染的发生和流行,并联系相关专业公共卫生机构,依据《医疗机构管理条例》的要求,设立了预防保健科(或公共卫生科)和医院感染控制科。在我国绝大部地区医院都设立预防保健科和医院感染控制科。近年来,我国许多地方卫生行政部门为了进一步明确医疗机构公共卫生职能,规定医院统一设置公共卫生科,便于辖区内公共卫生工作的衔接。无论称谓是预防保健科,还是公共卫生科,其基本职责都是统筹协调院内公共卫生服务工作,指导和监督院内各有关科室开展公共卫生服务工作,联系并接受专业公共卫生机构业务技术指导。

公共卫生专业机构是以开展和完成区域内公共卫生服务业务为主的部门,负责区域内公共卫生规划、计划的制订,公共卫生监测,开展专项调查研究,提出并落实预防与控制措施,分析和评估实施效果。

公共卫生专业机构与医疗机构之间是密不可分的合作伙伴关系,在公共卫生服务中,医疗机构离不开公共卫生机构,公共卫生机构也离不开医疗机构,两者间应实行无缝衔接。

(二)公共卫生服务与医疗服务的关系

医疗服务主要是针对个体,为个体提供诊断、治疗、预防保健方面服务。与医疗服务相比,公共卫生服务是针对群体,以人群为主要重点,强调防治结合和广泛的社会参与,以多学科公共卫生团队为支撑。公共卫生服务是一项典型的社会公益事业,不能以营利为目的,表现为纯公共产品或准公共产品的供给。除了基本医疗服务以外,医疗服务都不能列为公共产品。因此,公共卫生服务的提供是政府公共服务职能的一个重要内容,政府在公共卫生领域的主要职能包括:制定政策法规,制订和实施公共卫生发展规划计划,协调部门的公共卫生职责,执行公共卫生监督执法,组织、领导和协调公共卫生的应急服务。

三、医疗机构在公共卫生工作中的地位和作用

公共卫生工作离不开医疗机构,医疗机构是公共卫生体系不可或缺的重要组成部分,无论是传染病、慢性病、寄生虫病、地方病、职业病、因病死亡,还是突发公共卫生事件、食物中毒的发现都离不开医疗机构,其报告也依赖医疗机构,新生儿预防接种、妇女儿童保健、疾病监测、健康教育与干预,以及实施传染病的预防控制和传染病的救治、慢性病的治疗与控制均在医疗机构内完成。

医疗机构本身是传染病传播的高危场所,也是院内感染发生的高危场所,因而对医院在预防控制传染病的播散和医院内感染的发生提出了更高的要求,医院的规划、设计、布局,空调通风冷暖系统,给排水及污水处理系统,人流和物流系统,传染病门诊、洁净手术室、洗消供应室和ICU室等设置必须充分考虑满足控制传染病播散和院内感染发生的需要。医疗机构的医务工作者应掌握公共卫生基本知识,有承担公共卫生的责任意识,还应按相应法律、法规的要求切实履行其职责,及时、准确地发现报告传染病、精神病、职业病、糖尿病、高血压等疾病,实施重要传染病的监测、控制工作,做好就诊者的健康教育和干预工作。

(刘　苗)

第二节　医疗机构公共卫生基本职能

医疗机构种类繁多,有综合医院,也有专科医院。医疗机构的级别也不尽相同,有三级甲(乙)医院,也有二级甲(乙)等医院,还有一级医院、门诊等。不同类型的医疗机构所承担的公共卫生职能不尽统一,根据国家有关法律法规以及我国医疗机构开展公共卫生工作的实际,医疗机构的公共卫生基本职能主要包括以下几方面:突发公共卫生事件的报告及应急处理;食物中毒的发现报告与救治;传染病的发现报告及预防控制;预防接种服务;主要慢性病的发现报告与管理;职业病的发现与报告;精神病的发现与报告;医院死亡病例的报告;妇女儿童保健服务;健康教育与健康促进;放射防护和健康监测;医院感染与医疗安全管理。

一、突发公共卫生事件的发现报告及应急处理

突发公共卫生事件发现。无论是重大传染病,还是食物中毒和职业中毒,当患者感到身体不适时,首先就诊地点为医疗机构,医疗机构医师生根据诊疗规范、诊断标准和专业知识,进行疑似或明确诊断。

(一)突发公共卫生事件报告

医疗机构发现突发公共卫生事件或疑似突发公共卫生事件,医院应及时启动突发公共卫生

事件处置应急程序,逐级汇报。

(二)患者救治或转诊

医疗机构在报告的同时要做好患者救治工作,特殊情况需要转诊者,应做好相应转诊工作。

二、食物中毒发现报告与救治

患者食用了被生物性(如细菌、病毒、生物毒素等)、化学性(如亚硝酸钠等)有毒有害物质污染的食品,出现急性或亚急性中毒症状。

(一)食物中毒的发现

患者到医疗机构就诊,医疗机构医师生根据食物史、患者症状,结合相关诊断标准确认食物中毒或疑似食物中毒。

(二)食物中毒的报告

医疗机构发现群体性食物中毒,应及时启动疑似食物中毒事件处置应急程序,逐级汇报,并协助疾病预防控制机构进行事件的调查及确证工作。

(三)食物中毒患者救治

医疗机构在报告的同时做好中毒患者的救治工作。

三、传染病的发现报告及预防控制

传染病的预防控制是医疗机构主要工作内容之一,包括传染病的发现、报告、监测、预防控制、救治及转诊工作。

(一)传染病的发现

医疗机构医师接诊疑似传染病患者,应按《传染病诊断标准》对疑似传染病例进行诊断,必要时请会诊予以明确诊断。

(二)传染病的报告

医疗机构发现疑似或确诊传染病后,要按《中华人民共和国传染病防治法》规定的内容及时限,录入中华人民共和国国家疾病预防控制信息系统进行网络直报。

(三)传染病监测

医疗机构应按公共卫生专业机构要求,开展传染病的监测工作,报送相关监测信息。做好传染病阳性标本留样,传送给疾病预防与控制中心实验室复核。

(四)传染病预防控制

在医疗机构中实施传染病的预防与控制,如预防控制艾滋病乙肝梅毒母婴传播项目,孕产妇进行筛查、随访、治疗,都需在医疗机构内实施。

(五)传染病的救治

传染病治疗和重症传染病的救治都需依赖医疗机构。

(六)慢性传染病患者的转诊

有些传染病发现后需转至专门机构进行随访治疗,如疑似麻风患者(临床诊断为主)、疑似肺结核患者(临床诊断和胸部X线片结果为主)医疗机构除报告外,还要转诊至辖区慢性病防治院或传染病医院进行治疗。

四、预防接种服务

预防接种是最有效、最经济的预防控制疾病的措施,预防接种服务主要在社区健康服务中心完成,医疗机构主要承担新生儿疫苗接种,犬伤后狂犬疫苗接种及冷链的管理。

(一)新生儿疫苗接种

孕妇在医院生产后,医院应及时为新生儿免费接种乙肝疫苗、卡介苗,接种时应严格按疫苗接种规范操作。

(二)狂犬疫苗接种

对动物咬伤的就诊者,医疗机构应根据狂犬病暴露预防处置工作规范处理伤口及接种狂犬疫苗,必要时注射狂犬免疫球蛋白。

(三)冷链管理

医疗机构应严格按预防用生物制品保存要求执行存放(在冷藏或冷冻区)、领取、运输等。

五、主要慢性非传染病的发现报告与管理

主要慢性非传染病是指高血压、糖尿病,以及恶性肿瘤、脑卒中和冠心病等,医疗机构承担患者发现、报告、治疗及转诊工作。

(一)患者的发现

医疗机构要积极主动发现高血压、糖尿病患者,落实首诊测血压措施。

(二)病例的报告

医疗机构一旦发现高血压、糖尿病患者,以及恶性肿瘤、脑卒中和冠心病病例,按要求报告给公共卫生专业机构。

(三)患者的治疗

一旦明确诊断,医疗机构应采取合适的措施对患者进行治疗。

(四)患者的转诊

医疗机构待患者病情稳定后转诊至所在的社区健康服务中心,由社区健康服务中心进行随访管理。

六、职业病的发现与报告

医疗机构对有职业接触的疑似职业病的病例,应结合职业接触史和临床表现进行诊断和鉴别诊断,必要时邀请职业病防治机构的专家会诊,一旦发现疑似的职业病,应及时按要求进行报告,必要时转诊至相应的专业机构进行治疗。

七、重症精神病的发现与报告

医疗机构对疑似精神病患者应进行诊断和鉴别诊断,必要时邀请精神病专科医院专家会诊,一旦发现疑似精神病患者,按要求进行报告,必要时转诊至精神病专科医院进行明确诊断和治疗。

八、死亡病例的报告

医疗机构出现死亡病例,应按要求及时、准确填报死亡医学证明,专人定期收集全院死亡医学证明信息,组织病案管理室给予规范编码,录入国家死因登记信息报告系统并网络上传。

九、妇女儿童保健服务

具有相应资质的医疗机构提供孕产妇保健服务和儿童保健服务,并管理出生医学证明和妇

幼保健信息。

（一）孕产妇保健

医疗机构为育龄期妇女开展孕前妇女保健检查和咨询，对孕期妇女提供定期产检服务和相关疾病的筛查，以及适宜的生产技术，指导母乳喂养，发现与报告孕产妇死亡情况。

（二）儿童保健

医疗机构提供新生儿疾病筛查、儿童保健服务，发现与报告新生儿和 5 岁以下儿童死亡情况。

（三）出生医学证明管理

专人管理、核发出生医学证明，并及时上报。

（四）妇幼信息管理

医疗机构负责管理妇幼保健信息系统和母子保健手册，准确录入妇幼保健相关内容，按权限完成相应工作，按期完成妇幼保健报表的统计、核实、报送等工作。

十、健康教育与健康促进

医疗机构根据其特殊性提供健康教育宣传、健康处方、健康指导，并带头做好控烟工作。

（一）健康教育

各医疗机构各专业科室应根据自身专业特点，定期制作健康教育宣传栏，宣传相关知识。

（二）健康处方

各专业科室编写本专业诊治疾病的健康处方，对就诊者进行宣传，普及相关专业知识。

（三）健康指导

医务人员适时对患者或家属进行健康指导，住院部医务人员应对患者进行健康教育指导并在病历记录。

（四）控制吸烟

禁烟标识张贴、劝止吸烟行动、医院内吸烟现况监测，带头控烟。

十一、放射防护与健康监测

医疗机构为了疾病的诊断和治疗配备了许多带有放射性的装置，如 X 线机、CT 等，因而要加强辐射防护，并做好医护人员和就诊者的保护。

（一）放射防护

对带有放射性的装置，其选址、布局及防护设计要合理，设计方案应报批，竣工后要通过专业部门验收，场所要进行防辐射处理。

（二）放射人员防护

放射工作人员要做好个人防护，上班时佩戴个人放射剂量仪，定期进行健康体检。

（三）患者的防护

医疗机构在给患者进行带有放射线装置检查或治疗时，要做好防护，尤其是敏感部位务必采取有效的防护措施。

十二、医院感染与医疗安全管理

医院内感染控制是医疗机构的重要职责，包括医院感染的报告与处理，医院消毒效果监测，医疗废弃物管理,实验室感染控制,以及感染性职业暴露处置等工作内容。

(一)医院感染的报告与处理

医务人员按《医院感染诊断标准(试行)》发现院内感染个案时,应及时报告。如果发生医院感染暴发,要按医院感染暴发处理程序进行调查、报告,必要时请专业机构协助处理,提出感染控制措施并部署实施。

(二)医院消毒效果监测

医院感染管理部门应定期对消毒剂、消毒产品、医务人员的手、空气、物体表面等进行消毒效果监测,并向当地专业公共卫生机构报告,接受公共卫生机构督导检查。

(三)废弃物管理

医院机构应按《医疗废物管理条例》要求做好医院污水处理,定期监测污水处理后的卫生指标,定期检查医疗废物处理是否规范。如果发生医用废物的流失、泄漏、扩散等意外事故应及时报告并做好相应处理。

(四)实验室感染控制

医疗单位实验室,尤其是感染性实验室要严格按照实验室生物安全要求进行规范操作,做好个人防护、菌种保藏、运输等安全防范工作。

(五)感染性职业暴露处理

医务人员要严格执行各项诊疗操作规范,发生感染性职业暴露要及时报告、评估并给予医学处理,根据职业暴露级别定期随访。

（刘　苗）

第三节　公共卫生与社区护理

一、公共卫生

(一)公共卫生护理的定义

美国耶鲁大学公共卫生教授温斯乐指出:"公共卫生是一种预防疾病、延长寿命、促进身心健康和工作效能的科学与艺术。通过有组织的社会力量,从事环境卫生、传染病控制及个人卫生教育;并组织医护事业,使疾病能获得早期预防及诊断治疗;进而发展社会机构,以保证社会上每一个人都能维持其健康的生活;使人人都能够实现其健康及长寿的权利。"

公共卫生的定义是:"公共卫生是通过有组织的社会力量,以维持、保护和增进群众健康的科学和艺术。它除了提供特殊团体的医疗服务和关心疾病的防治外,对需要住院的群众,尤其贫穷的群众更是如此,以此保护社会。"

(二)目的及重要性

公共卫生的目的,主要是保护和促进整个社区人群的健康、预防疾病、早期发现、早期诊断和早期治疗疾病,如遇不可避免的残障及某些疾病,寻求最有效的措施,并争取服务对象的参与,以发挥每个人最大的潜能。因此,社区医疗与社区护理应运而生。自解放尤其是改革开放以来,我国的政治、经济、文化、教育等方面均有长足发展,社区卫生从死亡率的降低、平均寿命的延长、急性传染病的有效控制、医疗人力资源的增长及医疗设施的不断提高等方面,更显示出社区医疗和社区护理工作的成效及重要性。

(三)目标

公共卫生的目标是减少不应发生的死亡、残障、疾病和不适,同时要保护、维持和促进人们的健康,以保证整体社区的福利。

二、公共卫生与社区护理

(一)公共卫生的业务范围

公共卫生业务是为解决大众健康问题而设的,它随时代的不同而异,可概分为"环境问题"与"卫生服务"两大类。

1.公共卫生的范围

自温斯乐及世界卫生组织的定义来分析公共卫生的范围如下。

(1)以"人"为对象:包括孕产妇、婴幼儿、托儿所、幼稚园学童、学生、员工等。

(2)环境:如环境卫生、安全用水、食物、营养、农药污染、噪音等。

(3)法规:如传染病防治条例、医疗法、护理人员法等法规的制定。

(4)医护人员训练、流行病学等调查、各项研究、卫生计划的执行及评价、生命统计、电脑化等。

(5)其他:如法律、政治体制、经济生活、生物环境、农业、工业、住宅、交通、教育等。

2.亨伦将公共卫生工作归纳为七类

(1)需以社区为基础来处理的活动。

(2)防范易引起疾病、残障或夭折的疾病因子或环境因子。

(3)综合性健康照顾活动。

(4)生命统计资料的收集、保存、分析和管理。

(5)开展个人及社区民众的卫生教育。

(6)从事卫生计划及评估。

(7)从事医学、科学、技术及行政管理的研究工作。

我国的业务范围:预防、医疗、保健、康复、健康教育、计划生育、技术服务。

综合以上可知,凡是能够促进健康、维护健康、预防疾病、早期诊断、早期治疗、加强复健及安宁照护等医学及与健康息息相关的非医学部门的业务,都是公共卫生的业务范围。

(二)社区护理的业务范围

社区保健服务中心是直接提供群众公共卫生护理的服务单位,而其护理人员亦是公共卫生团体中与群众接触最频繁的人员,以下就护理人员在社区保健服务中心的业务介绍如下。

1.医疗

门诊、转介服务,如在山区等医疗资源缺乏的边远地区另设有观察床及急救设施。

2.预防及传染病管理

各项预防接种、性病防治、肝炎防治、寄生虫防治、结核病控制、慢性病(高血压、糖尿病、精神病、脑卒中)防治。

3.家庭计划

应加强两性平等平权教育、家庭咨商、组织家庭的意义及功能、降低离婚率、单亲家庭子女的辅导。目前的工作着重在优生保健及有偶妇女的生育管理与宣导,并将低收入户、身体功能障碍(智障、残障)、精神科患者、不孕夫妇等列入优先服务对象。

4.妇幼卫生

将孕产妇、婴幼儿有遗传疾病等高危险群列为优先服务,并作子宫颈癌、乳癌筛检、婴幼儿发展测验等服务。

5.卫生教育

对预防、保健、医疗、复健、营养、视力保健、减少抽烟、嚼槟榔等,制定每个月宣导活动的主题,并透过义工、社区事业促进委员会的宣导,使群众获得足够的知识,改变态度,进而影响个人及家庭成员的行为,达到自我照顾的目的。

6.社区评估

评估社区年龄、疾病、十大死因、教育程度、性别、职业、交通等情形,另借由门诊、地段管理、转介及居家护理服务来评估个人、家庭、社区人口的卫生问题。

7.卫生行政

各项资料的搜集、统计、分析,并配合研究、流行病调查开展各项活动,推行政府卫生政策。

三、社区护理的特性、功能、目标与执行方法

(一)社区护理的特性

(1)社区护理的特性随着卫生所设立的宗旨而有所不同。一般而言,卫生所以防疫、传染病管制、促进健康、维持健康及预防保健为主,医疗为辅,对辖区所有群众提供服务。

(2)它运用社区护理专业知识、技术、理论、方法及评价方式来开展工作。

(3)以"家庭"为基本服务单位。

(4)服务对象为社区整体,包括健康与疾病、残障或临终者、家庭、团体、各年龄层及各社会阶层的人群。

(5)提供具有就近性、连续性、方便性、主动性、政策性、综合性、独立性及初级医疗性服务。

(6)运用社区组织力量,如妈妈教室、社区事业促进委员会、家政班等,以及群众的参与来推展工作。

(二)社区护理的功能

(1)控制传染病的发生及蔓延。

(2)发现除个人以外家庭、社区的共同性健康问题,并予以彻底治疗,解决卫生问题。

(3)以最少的预算达到最大的效果,即以预防保健为主,医疗为辅,达四两拨千斤之功能。

(4)以卫生教育的教导方式普及保健常识,群众能达到自我照顾的能力。

(5)社区评估,以社区群众的需求为导向,更切合社区群众的实际需要。运用流行病学的概念,及早发现疾病开始流行前的征兆,以抑制其扩大。

(三)社区护理的目标

公共卫生护理的立足之本是预防疾病,促进和维护健康,它的主要目标是培养社区群众解决健康问题的能力,进而能独立实行健康生活。

1.启发及培养保健观念

公共卫生护理工作步骤中以健康教育最为重要,而健康教育又以学校为基础。"世界卫生组织对学校健康教育主要强调保健教育普及,以及健康行为的养成"。一般公共卫生护理人员在筛

检或团体活动时所做的护理指导或保健教育,其效果远不及家庭访视这种一对一的、密集的、针对个案专门问题的服务来得大。在中老年病服务中,年龄大的个案行为改变非常慢,若不经常家访并改变家人的观念,其饮食及行为改变将更加困难。培养群众正确的保健观念,不仅可减少疾病发生率,更可使人们获得高度的健康状态。

2.协助群众早期发现疾病、早期治疗

公共卫生护理人员接触群众的次数多、时间久,如有基本身体评估技巧及高筛检率,对潜在罹患疾病的个案能及早发现,所获得早期治疗的效果最佳。平时妇女防癌抹片检查、乳房自我检查、量血压、验血糖及个案的一些早期表现(如蜘蛛痣为肝硬化的先兆)等,均为协助群众早期发现疾病并能早期治疗,以及早去除不健康行为,而减少许多疾病的发生及不幸。

3.帮助群众建立健康的生活方式

生活习惯自幼即养成,父母教育及托儿所、幼儿园及其他就学期间培养健康行为较容易。影响健康生活的因素甚多,重要是要辅导群众自助助人,成立志愿者团体或运用社区促进委员会、家政班、妇女会发挥力量,做到保健人人一起来,使社会更健康。

四、社区护理的实施方式

公共卫生护理的执行方式可分为二大类。

(一)综合性的社区护理方式

综合性的公共卫生护理方式采取"社区管理"的不分科护理方式。此种护理方式即由社区护理人员负责该区域与健康有关的一切问题,包括社区的护理需要评估、诊断、计划、执行及评价;而其服务的对象则包括各年龄层、各社会阶层的人口群体,以及各种潜在或已存在的健康问题。

1.优点

(1)护理人员容易与家庭建立专业性人际关系,并取得家庭的信任。

(2)由于对该社区有较深入的了解,因此社区护理人员较能发现群众的真正问题,而所提供的服务也较能满足群众的健康需求。

(3)可减少对社区、家庭的干扰。

(4)可减少护理人力的浪费。

(5)社区护理人员较能以"家庭"整体为中心来考虑健康需要。

2.缺点

护理人员不可能样样专精,因此当其遇到无法解决的问题时,必须有能力去寻求社会资源,并作转介。

(二)分科的社区护理方式

分科的社区护理方式依护理业务的特性来分配工作,每一个护理人员均负责某一特定的业务,如家庭计划、结核病防治等。

1.优点

由于护理人员容易对其所负责的业务专精而成为该方面的专家。

2.缺点

分科的社区护理方式的缺点即为无法达到综合性的社区护理方式的优点。

(刘　苗)

第四节 健 康 教 育

一、健康教育的基本概念

(一)健康的内涵

世界卫生组织将健康定义为:"健康不仅仅是没有疾病或不虚弱,而是身体的、精神的健康和社会适应的完美状态。"在《阿拉木图宣言》中,世界卫生组织不但重申了该定义,还进一步指出:"达到尽可能高的健康水平是世界范围内一项最重要的社会性目标,而其实现则要求卫生部门及社会各部门协调行动。"我国也在宪法中明确规定,维护全体公民的健康和提高各族人民的健康水平,是社会主义建设的重要任务之一。这些均说明健康是人们的基本权利,促进人群的健康是政府及相关部门所应承担的责任。社区卫生服务机构作为卫生部门的基层单位,在维护和促进人群健康的工作中起着举足轻重的作用。社区护士也应当学习和掌握相关知识,做好居民健康"守门人"。

对于健康的理解,应当注意以下两个方面内容。首先,健康是一个全方位的概念,包括生理健康、心理健康及社会适应能力良好。每一个人都是一个完整的整体,不应将其割裂成不同的部分。同样的,一个人的健康也应当是身体、精神的健康和社会适应完好状态,而不仅仅是不得病。基于这种理解,社区护士在工作中应当努力促进居民各方面健康水平的提高,而不仅仅将工作重点放在对躯体疾病的管理上。其次,从健康到疾病是一个连续变化的过程,即健康与疾病之间不存在明确的界限。真正绝对健康和极重度疾病的人在人群中都是极少数,绝大多数人是在两个极端之间的位置上不断地变化。换句话说,健康与疾病的状态是可以相互转化的。如果有适宜的干预,人们就能向更健康的水平发展,反之则可能向疾病的方向变化。因此,社区护士可以积极地采取健康教育、健康促进等干预措施,以便提高人群的健康水平。

(二)影响健康的因素

影响健康的因素种类繁多,基本可以归纳为以下 4 类。

1.行为和生活方式因素

行为和生活方式因素是指因自身不良行为和生活方式,直接或间接给健康带来的不利影响。如冠心病、高血压、糖尿病等均与行为和生活方式有关。

(1)行为因素:行为是影响健康的重要因素,许多影响健康水平的因素都通过行为来起作用。因此,改变不良行为是健康教育的根本目标。按照行为对自身和他人健康状况的影响,健康相关行为可以分成促进健康的行为与危害健康的行为两种。促进健康行为指朝向健康或被健康结果所强化的基本行为,客观上有益于个体与群体的健康。促进健康行为可以分成基本健康行为、预警行为、保健行为、避开环境危险的行为和戒除不良嗜好 5 种。基本健康行为指日常生活中一系列有益于健康的基本行为。如平衡膳食、合理运动等。预警行为指预防事故发生和事故发生以后正确处置的行为,如交通安全、意外伤害的防护等。保健行为指正确合理地利用卫生保健服务,以维持身心健康的行为。例如,定期体检、患病后及时就诊、配合治疗等。避开环境危险的行为指主动地以积极或消极的方式避开环境危害的行为。例如,离开污染的环境、避免情绪剧烈波动等。戒除不良嗜好指戒除生活中对健康有危害的个人偏好,如吸烟、酗酒等。危害健康的行为是指偏离个人、他人乃至社会的健康期望,客观上不利于健康的行为。危险行为可以分成不良生活方式与习惯、致病行为模式、不良疾病行为和违反社会法律、道德的危害健康行为 4 种。不良生活方式是一组习以为常、对健康有害的行为习惯,常见的有高脂饮食、高盐饮食、缺乏锻炼等。这些不良生活方式与肥胖、心血管系统疾病、癌症和早亡等密切相关。致病行为模式是指导致特异性疾病发生的行为模式。常见的是 A 型行为模式和 C 型行为模式。A 型行为模式是与冠心病密切相关的行为模式,其特征为高度的竞争性和进取心,易怒,具有攻击性。而 C 型行为模式是与肿瘤发生有关的行为模式,核心行为表现是情绪过分压抑和自我克制。疾病行为指个体从感知到自身有病到完全康复这一过程中所表现出的一系列行为,不良疾病行为多为疑病、讳疾忌医、不遵从医嘱等。违反社会法律、道德的危害健康行为。例如,吸毒、药物滥用、性乱等。

(2)生活方式:生活方式是一种特定的行为模式,是建立在文化、社会关系、个性特征和遗传等综合因素及基础上逐渐形成的稳定的生活习惯,包括饮食习惯、运动模式、卫生习惯等。生活方式对健康有巨大影响。有资料显示,只要有效控制不合理饮食、缺乏体育锻炼、吸烟、酗酒和滥用药物等不良生活方式,就能减少 40%～70% 的早死,1/3 的急性残疾,2/3 的慢性残疾。

2.环境因素

人的健康不仅仅包括个体的健康,还包括个体与环境的和谐相处。良好的环境可以增进健康水平,反之可能危害健康。一般环境可以分为内环境和外环境。内环境指机体的生理环境,受到遗传、行为和生活方式以及外环境因素的影响而不断变化。外环境则包括自然环境与社会环境。自然环境包括阳光、空气、水、气候等,是人类赖以生存和发展的物质基础,是健康的根本。良好的自然环境对于维持和促进健康具有重要意义。社会环境包括社会制度、法律、经济、文化、教育、人口、职业、民族等与社会生活相关的一切因素,这些因素对健康的影响主要通过影响个体的健康观念、健康行为来实现。

3.生物学因素

常见的生物学因素包括遗传因素、病原微生物及个体的生物学特性。

(1)遗传因素:遗传因素主要影响了个体在某些疾病上的发病倾向。有些人由于遗传缺陷而在出生时即表现为某些先天遗传病,也有些人则由于某些基因的变化而更容易罹患某些慢性疾病,如高血压、糖尿病和肿瘤。

(2)病原微生物:病原微生物导致的感染曾经是引起人类死亡的主要原因,而随着社会的发展,生活方式因素对健康的影响越来越大。但是,在儿童和老年人中间,病原微生物导致的感染仍然十分常见。

(3)个人的生物学特征:个人的生物学特征包括年龄、性别、健康状态等。不同的生物学特征导致个体对疾病的易感性不同。例如,结核病在老人、儿童和体弱的人群中更容易发生。

4.健康服务因素

健康服务又称卫生保健服务,是维持和促进健康的重要因素。社区卫生服务机构就是提供卫生保健服务的重要部门。健康服务水平的高低直接影响到人群的健康水平。

(三)社区健康教育

1.社区健康教育的概念和目标

健康教育是通过有计划、有组织、有系统的社会和教育活动,促使人们自愿改变不良的健康行为和影响健康行为的相关因素,消除或减轻影响健康的危险因素,预防疾病,促进健康和提高生活质量。社区健康教育是在社区范围内,以家庭为单位,社区居民为对象,以促进居民健康为目标,有计划、有组织、有评价的健康教育活动。其目的是发动和引导社区居民树立健康意识,关心自身、家庭和社区的健康问题,积极参与社区健康教育活动,养成良好的卫生行为和生活方式,以提高自我保健能力和群体健康水平。

社区健康教育的目标:①引导和促进社区人群健康和自我保护意识。②使居民学会基本的保健知识和技能。③促使居民养成有利于健康的行为和生活方式。④合理利用社区的保健服务资源。⑤减低和消除社区健康危险因素。健康教育的核心目标是促使个体或群体改变不健康的行为和生活方式。然而,改变行为和生活方式是一项艰巨而复杂的任务。很多不良行为受到社会习俗、文化背景、经济条件和卫生服务状况的影响。仅凭社区卫生服务人员一己之力是很难达到理想效果的。因此,真正的健康教育除了包括卫生宣传,还要提供改变不良行为所必需的条件以便促使个体、群体和社会的不良行为改变。因此,社区护士在工作中,除了要出色地完成健康教育讲座等卫生宣传工作,还要有意识地与社区中各种部门或组织合作,努力创造适宜的环境与完备的条件,以便提高健康教育的效果。

2.社区健康教育的重点对象及主要内容

社区健康教育是面对社区全体居民的,因此,社区健康教育的对象不仅仅包括患者群,还包括健康人群、高危人群及患者的家属和照顾者。

(1)健康人群:健康人群是社区中的主体人群,他们由各个年龄阶段的人群组成。对于这类人群,健康教育主要侧重于促进健康与预防疾病的知识与技能。目的是帮助他们保持健康、远离疾病。由于年龄段不同,各个群体的健康教育重点也不尽相同。儿童的主要健康教育内容包括生长发育的促进、常见病的预防、意外伤害的防治、健康生活习惯的建立等。成年人的主要健康教育内容包括良好生活习惯的维持、避免不良生活刺激、老年期疾病的早期预防、心理健康保健等。女性则还要增加生殖健康、围产期保健、更年期保健等。老年人的主要健康教育内容包括养生保健、老年期常见病的预防以及心理健康等。

(2)具有致病危险因素的高危人群:高危人群主要是指那些目前仍然健康,但本身存在某些致病的生物因素或不良行为及生活习惯的人群。这一类人群发生某些疾病的概率高于一般健康人群,如果希望减少疾病发生率,这类人群是干预的重点。对高危人群的健康教育重点依然是健康促进与疾病预防,但与高危因素有关的疾病预防应当作为首选教育内容。高危人群主要健康教育内容包括对危险因素的认识、控制与纠正。

(3)患者群:患者群包括各种急、慢性病患者。这类人群依据疾病的分期可以分为临床期患者、恢复期患者、残障期患者及临终患者。对前三期患者的健康教育重点是促进疾病的康复,主要健康教育内容是与疾病治疗和康复相关的知识与技能。临床期患者更侧重于与治疗相关的内容,恢复期及残障期患者更侧重于康复的内容。对于临终患者,健康教育重点是如何轻松地度过人生的最后阶段,主要健康教育内容包括正确认识死亡、情绪的宣泄与支持等。

(4)患者的家属和照顾者:患者家属和照顾者与患者长期生活在一起,一方面他们可能是同类疾病的高危人群,另一方面长期的照顾工作给他们带来了巨大的生理和心理压力,因此对他们的健康教育也十分必要。对于这类人群,健康教育的重点是提供给他们足够的照顾技巧以及自我保健知识。主要健康教育内容包括疾病监测技能、家庭护理技巧以及自我保健知识等。

3.社区医护人员的健康教育职责

依照《中华人民共和国执业医师法》等有关法律法规,对患者进行健康教育是社区医护人员必须履行的责任和义务。中国卫生部在 2001 年 11 月印发的《城市社区卫生服务基本工作内容（试行）》中，将健康教育列为社区卫生服务的一项基本工作任务。因此，健康教育是社区医护人员向社区居民提供社区卫生服务的一项重要手段，社区医护人员是社区健康教育的主要实施者，其具体任务如下。

（1）做好辖区内的社区诊断，掌握影响社区居民健康的主要问题。

（2）依据市、区健康教育规划和计划要求，结合本社区的主要健康问题，制订社区健康教育工作计划和实施方案。

（3）普及健康知识，提高社区居民健康知识水平，办好社区健康教育宣传。

（4）针对社区不同人群，特别是老人、妇女、儿童、残疾人等重点人群，结合社区卫生服务，组织实施多种形式的健康教育活动。

（5）负责社区疾病预防控制的健康教育，针对社区主要危险因素，对个体和群体进行综合干预。

（6）对社区居民进行生活指导，引导社区居民建立科学、文明、健康的生活方式。

（7）对社区健康教育效果进行评价。

（8）指导辖区学校、医院、厂矿、企业、公共场所的健康教育工作。

二、健康教育计划的制订

健康教育计划是社区卫生服务人员根据实际情况，通过科学的预测和决策，制定出的在未来一定时期内所要达到的健康教育目标以及实现这一目标的方法、途径的规划表。同时，健康教育计划也应当是质量控制的标尺和效果评价的依据。制订健康教育计划的步骤与护理程序的实施步骤相仿，包括需求评估、确认问题、制订目标、制订计划与评价标准。

（一）健康教育需求评估

社区健康教育需求评估是社区护士通过各种方式收集有关教育对象和教育环境的资料，并对此进行分析，了解教育对象对健康教育的需求，为健康教育诊断提供依据。当社区护士希望在一个社区开展健康教育工作之前，一般需要进行以下两方面的评估。

1.教育对象的评估

在社区中，健康教育的对象可以是人群、小组或个人。对教育对象进行评估的主要目的是掌握教育对象的一般状况、各种健康问题及相对应的各种危险因素的发生率、分布、频率、强度，并了解教育对象的学习能力、学习态度和动机等。教育对象的一般状况包括年龄分布、性别构成、职业状况、受教育程度、家庭经济条件以及一般的生活习惯等，这部分资料可以通过问卷调查的方式获得。健康问题与危险因素则可以通过健康体检和相关因素调查来获得。学习能力可以通过观察、测量、考核等方式确定，学习态度和动机可以通过访谈、问卷调查等方式进行考察。

除了上述常用指标外，在对社区人群进行评估时，还可以调查居民对健康知识的了解程度、对相关信息的信任程度以及健康相关行为实施情况。例如，社区护士希望将高血压的防治作为下一步的健康教育内容，则可以通过访谈或调查问卷的方式了解社区居民是否了解高血压防治的相关知识，他们是否相信自己可以控制高血压，他们是否愿意通过改变自己的生活方式来防治高血压，他们实际的生活方式是什么样的等问题。通过对居民健康知识、健康信念和健康行为现状的评估，还可以发现他们真正的健康教育需求，为进一步开展健康教育工作做好准备。

2.社区环境评估

主要是指对社区的社会环境进行评估,以此了解居民的生产生活环境及可能存在的健康风险。一般包括两方面内容:①社区物理环境。常用的有明确社区边界范围;医疗保健服务地点距离居民居住地的远近,提供的服务是否及时;自然环境是否适宜居住,有无污染源或危险环境;人工建筑是否与自然环境协调,是否会威胁社区安全等。②人文社会环境。主要包括各种社会系统,如保健系统、福利系统、教育系统、经济系统、宗教系统、娱乐系统、沟通系统、安全与运输系统等。

单独依靠社区护士一般难以进行全面详细的社区环境评估,此时就需要借助社区内的其他资源,如居委会、业主委员会等机构,通过它们的协助了解社区基本的生活设施、卫生条件、交通状况及周边单位的性质等。社区护士通过分析获得的信息,可以发现社区内的健康风险并提供相应的健康指导。例如,通过环境评估,社区护士发现某小区有大量建设年代久远的楼房,走廊内的照明条件较差而且楼梯较陡,而在其中又居住了大量离退休老人。通过分析,护士认为这些老人发生跌落伤的可能性高于其他地区的老人,因此,在对这些老人进行合理运动的健康教育时,可以适当增加一些改善关节灵活性的运动方法,以减少老人发生跌落伤的概率。

社区护士在进行健康教育需求评估时,需要注意的问题是,所谓的健康教育需求,并不仅仅指社区居民主动提出希望了解的健康知识,还包括一些隐性的健康教育需求,即通过调查分析所发现的健康问题或健康风险。

(二)确认优先进行健康教育的问题

社区护士通过社区健康教育需求评估,常常会发现社区的需求是多方面的,此时就需要明确优先进行健康教育的问题。它应当是社区居民最迫切需要的,并且教育效果最为明显的问题。确认优先问题的基本原则如下。

1.依据对社区居民健康威胁的严重程度选择

优先选择致残致死率高者进行健康教育;优先选择发病率高者进行健康教育;优先选择相关危险因素影响面大者进行健康教育;优先选择与疾病转归结局有密切联系的内容进行健康教育。以本章开始案例中的社区为例,该社区经过评估,发现社区居民高血压患病率为25%,冠心病为13%,高血脂为11%,糖尿病为10%,脑卒中为3%。在这5类疾病中直接致残致死的疾病应当为糖尿病和脑卒中,但发病率最高者却是高血压,而且与另外几种疾病之间又有一定的联系,因此可以将高血压定为需要优先选择的健康教育问题。

2.依据危险因素的可干预性选择

优先选择明确的致病因素进行健康教育;优先选择可测量可定量评价的项目进行健康教育;优先选择可以预防控制、有明确健康效益的项目进行健康教育;优先选择社区居民能够接受、操作简便的项目进行健康教育。以我国老年人群常见的慢性病为例,高血压、冠心病、高血脂、糖尿病都与肥胖有密切联系,已有的大量研究资料都证实了肥胖与这些疾病的关系。此外,肥胖程度的变化可以通过测量身高体重和腰围等方法进行定量评价,因此,可以选择控制体重作为优先选择的健康教育内容。控制体重的方法有很多,最为简便易行的方法就是改变饮食习惯与适度运动,所以社区护士可以选择从这两方面内容开始进行健康教育活动。

3.按照成本-效益估计选择

优先选择能用最低成本达到最大的效果的项目进行健康教育。

4.分析主客观因素选择

优先选择居民最迫切希望了解而且外部客观环境较为理想的项目进行健康教育。如在2003年"非典"流行的时期,社区护士可以有针对性地对社区居民进行家庭消毒隔离知识的健康教育。

(三)制定健康教育目标

任何一个健康教育计划都必须有明确的目标,这是计划实施和效果评价的依据,如果目标制定不当,将直接影响健康教育计划的执行效果。

1.计划的总体目标

总体目标是计划希望达到的最终结果,是总体上的努力方向。如社区糖尿病管理的总体目标可以是"人人保持正常血糖"。这个目标一般较为宏观,需要长时间的努力才能达到,有时计划制订者本人并不能看到其实现,但正是因为总体目标的存在,可以使健康教育工作具有连续性和明确的方向。

2.计划的具体目标

具体目标是为实现总体目标而设计的具体、量化的指标。其基本要求是具体、可测量、可完成、可信并有时间限制。在实际工作中,经常出现的问题是目标不具体,如"通过健康教育使居民改变不良生活习惯",这个目标就过于笼统。目标不具体的直接表现就是目标的可测量性较差。例如,在上述目标中,不良生活习惯的改变就难以测量。此外,可完成和可信也是容易受到忽视的方面。以某社区糖尿病干预计划为例,其目标是"通过一年的健康教育,降低该社区糖尿病患者的死亡率和并发症的发生率与致残率。"在这个目标中,降低糖尿病患者的死亡率与致残率已经属于三级预防的目标,单纯依靠社区医疗力量已经无法达到。另一方面,降低并发症的发生率虽然属于二级预防目标,但也不是仅仅依靠安排十几次讲座就可以达到的,而是需要综合运用讲座、社区护士个体化咨询、患者同伴教育等手段来完成的。因此,一个良好的具体目标应当可以回答"对谁? 将实现什么变化? 在多长时间之内实现这种变化? 在什么范围内实现这种变化?变化程度多大? 如何测量这种变化?"例如,"通过1年的健康教育,使社区内体质指数超过28的老年人中有30%体质指数下降到24以内"就是一个较好的具体目标的例子。在这个目标中明确回答了对谁(体质指数超过28的老年人),实现什么变化(体质指数控制在24以内),在多长时间之内实现这种变化(1年),在什么范围内实现这种变化(社区内),变化程度多大(30%的目标老人)等问题;对于如何测量的问题则可以在计划中详细阐述。

(四)制订健康教育计划

当健康教育目标确定以后,就需要制订健康教育计划了,其目的是准确地阐明健康教育的内容,即确定具体培训哪些内容,给予多少知识和技能以及如何培训这些技能。健康教育计划的制订主要是通过任务分析的方法来完成。

1.任务分析

设计健康教育的具体内容,首先应对教育对象所要完成的任务进行分解剖析,从分解后的每一部分任务中去寻找需要进行教育的具体内容。其基本原则就是把每一项工作看成是由一系列任务组成的,每一个任务包含不同的子任务,每个子任务的执行都需要一定的能力和技能,而这些能力与技能就是需要进行健康教育的内容。换而言之,健康教育的实质就是培训那些为完成任务所必须具备的知识、态度、交流技能、操作技能和决策技能,而后三者又可以看作为行为技能(图 9-1)。

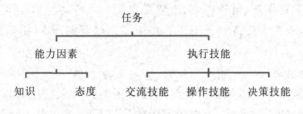

图 9-1 任务分析图示

下面以对社区糖耐量受损人群进行健康教育为例进行任务分析和确定健康教育内容的示例。

依据《中国糖尿病防治指南》中的要求,为减少糖耐量受损人群糖尿病的发生率,需要完成的任务包括重点人群筛查、生活方式干预和药物干预。其中,生活方式干预这一任务又包含下列子任务:使体质指数达到或接近 24,或体重至少减少 5%～7%;至少减少每天总热量 400～500 kcal;饱和脂肪酸摄入占总脂肪酸摄入的 30%以下;体力活动增加到 250～300 分钟/周。根据任务分析可以确定培训内容。

(1)知识:体质指数的定义;食物的热量和饱和脂肪酸的含量;食物烹调方法对热量摄入的影响;有益于减少热量摄入和饱和脂肪酸摄入的食品;体力活动的定义。

(2)态度:相信减低体质指数可以降低糖尿病的发生率;认为可以通过调整饮食和适度运动来控制体重;相信自己可以改变以往的生活习惯。

(3)交流技能:能够向医护人员描述自己目前的生活习惯;能够与同伴交流改变不良健康行为的好处;能够正确寻求医护人员的协助。

(4)操作技能:学会/掌握正确的体重称量方法;正确的食物烹调方法;正确的运动方法。

(5)决策技能:正确选择低热量、低饱和脂肪酸的食品;正确选择适宜的运动;合理安排每天运动时间以便长期坚持。

如果觉得这样的分析还是较为笼统,可以进一步分析子任务的子任务,如在上述例子中可以再进一步分析"饱和脂肪酸摄入占总脂肪酸摄入的 30%以下"这个子任务所需要的能力因素和技能因素,以便使健康教育的内容更为具体化。

2.选择评价方法

通过任务分析得出教育内容之后,可以根据需要培训的内容选择评价方法。知识性的内容可以通过让社区居民复述、解释、判断正误及举例说明的方法来评价其对知识的掌握程度。态度方面的内容可以通过访谈、观察等方法进行评价。交流技能可以通过实例示范或访谈的方法来评价。操作技能可以通过让居民实际操作演示的方法评价。决策技能则可以通过观察、示范、判断正误的方法来评价。

3.完成健康教育计划

明确的健康教育计划可以帮助社区护士准备教学内容、用具以及合理安排时间及准备评价用具,同时还可以使不同的护士在进行相同的健康教育内容时保持一致。

三、社区健康教育方法与技巧

所谓"工欲善其事,必先利其器",要想获得良好的健康教育效果,必须合理选择教育方法。在社区中进行健康教育可以针对个人、家庭和群体,采取多种多样的方法。社区护士常用的健康教育方法有健康教育专题讲座、健康咨询、发放健康教育宣传材料等。社区护理人员掌握健康教育的基本方法和技能，将大大促进社区卫生服务中健康教育的开展，不断提高为社区居民健康服务的水平。

(一)健康教育专题讲座

健康教育专题讲座是专业人员就某一专题向社区的相关人群进行理念、知识、方法、技能等的传授。如糖尿病患者的饮食治疗、高血压患者的家庭用药指导等。在健康教育专题讲座中可能用到的方法和技巧主要有讲授、提问与讨论、角色扮演与案例分析、示教与反示教等。在具体实践过程中，社区护士可以根据教育对象的特点和教育内容的不同，综合选择这些技巧和方法。

1.讲授

讲授适用于传授知识，是最常用的教育方法，常常用来传授机制、定义或概念性的知识等，用其他方法不容易表达清楚，必须使用讲解、逻辑推理等方法方能阐明的部分。社区健康教育中的讲授最好能满足短小精悍、重点突出、直观生动的特点。

(1)短小精悍：是指讲座规模与讲座时间不宜过大过长。一般社区健康教育活动每次人数不超过30个，这样有利于护士和听课者之间的互动，能够提高居民听课的兴趣，也有利于护士观察居民的反应。每次讲授的时间也不要过长，最好不要超过 2 小时，一般以 30～60 分钟为宜。一般成年人注意力集中的时间大约在 1 小时，过长的时间容易引起听课者的疲劳，降低讲授效果。

(2)重点突出：在制订健康教育计划时，应当明确所讲的核心知识点是什么。所谓核心知识点，就是在任务分析中确定的为了达到目标所必须掌握的各种知识与技能。讲授时要给重点内容留出充分的讲授时间，以保证居民可以充分理解所讲的内容。需要的话还可以结合其他的方法反复强调或解释重点内容。

(3)直观生动：讲授时选用的教具以直观教具为宜，如挂图、模型等。直观的教具可以加深居民的理解，提高讲授效果。讲课的语言则应当生动鲜活。用居民可以理解的生活用语代替专业用词，用居民身边的例子代替枯燥的说教的方式可以起到提高讲授效果的作用。

以讲解高血压的监测为例，可以先用小区里高血压患者发生的危险情况作为开端，吸引居民关注高血压的危害性。接下来讲解什么是高血压，此时注意用"高压""低压"代替"收缩压""舒张压"这样的专业术语。接下来就是有关血压监测的意义和方法的讲解，这应当是这一次课的重点，至少要将一半以上的时间留给这部分内容。此外，还可以辅助以常用的血压监测仪器的实物或照片，以便加深居民的印象。

讲授时容易出现的问题是护士单方面向居民灌输知识，此时教育效果不如启发居民学习的动机、与居民产生双向互动的效果好。在上面的例子里，讲授开始时使用的实际例子就是启发居民学习动机的方法，而在讲解血压测量的方法时，还可以向居民提问或请居民协助做示范，这种互动既可以提高居民的学习兴趣，又可以改善居民的注意力，提高讲课效果。

2.提问与讨论

提问和讨论是鼓励居民参与到健康教育互动中来的最常用的方法。一般由护士提出希望大家回答或讨论的问题，然后通过居民的反馈或讨论来了解其对相关内容的认知程度、态度或其他相关技能的掌握程度。提问既可以用于讲授或讨论前的评估，也可以用于健康教育后的评价手段。而讨论则可以通过居民之间的互相交流、互相启发，起到调动居民学习积极性、丰富教学内容、提高教学效果的作用。提问和讨论适用于培训知识、态度、交流技能、决策技能，是使用广泛的健康教育方法。

（1）提问的要点：①问题应当是经过精心准备的，或者能够激发学习兴趣，或者可以开启思路，或者用于评估或评价。②提问之后要给居民留有充分的时间进行思考和反馈，让听众有时间消化问题才能强化认识、加深思考，问题与答案连接过于紧密会降低提问的效果。③当居民对问题进行反馈或讨论时，不要急于评价正确与否，应当为居民提供充分发表自己意见的机会。过快地对居民的看法进行评价容易打消其思考和表达的积极性，对以后类似的活动造成阻碍。④不要过度使用提问。每一次提问都可以吸引居民的注意力，提高他们听课的兴奋性，但过度使用会导致听众疲劳，减弱教育效果。

（2）讨论的要点：①控制分组讨论的人数。如果希望讨论气氛热烈、每个人都能够发表看法，则应控制每组讨论人数以 5～6 人为宜，最多不要超过 15～20 人。②明确需要讨论的内容。要提前充分准备，对需要讨论的内容和中间可能出现的问题要做到心中有数，以便控制讨论的节奏与方向。③讨论的时间要充分。根据讨论内容决定讨论时间，一般至少需要 5～10 分钟。这样才能保证每个人都能有时间思考和表达。④护士在讨论中起到主持的作用。由护士根据讨论的内容和预期的目的来引导讨论的方向与节奏，同时可以做记录。注意在讨论过程中也不要评价居民反应正确与否，以防阻碍讨论的进行。⑤在讨论结束后要及时总结。每一次讨论都有其预期的目的。如果是评估，则在讨论后要将评估的结果予以小结；如果是评价，则在讨论后应当对居民的反应予以评判，说明其对知识或技能的掌握程度如何，应当如何保持或改进。

以促进母乳喂养的健康教育为例，在开始课程之前可以先提问，"请各位妈妈们都说说你们现在用的是哪种喂养方法呀？为什么你们愿意使用这种方法喂养孩子呢？"这是对喂养现状的评估。根据评估结果，护士可以讲授母乳喂养与人工喂养相比所具有的优点。之后，可以组织妈妈们讨论：目前导致她们不愿意母乳喂养的原因是什么？那些选择了母乳喂养的妈妈是如何克服这些困难的？此时应当鼓励听众踊跃表达自己的看法，护士仅仅起到记录和鼓励所有人都发言的作用。在讨论之后护士还应当总结大家的意见，针对干扰母乳喂养的因素提出一些解决的方法或建议。整体时间控制在 1 小时左右，根据参加人数，保证讨论时间不少于 5～10 分钟。

3.角色扮演与案例分析

角色扮演是一种独特的教学方法，它主要用于改善态度和交流技能，培训决策技能时也可以使用这种方法。而案例分析主要用于培训决策技能和解决问题的方法。这两种方法有很多相似的地方，在实际工作中有时会混合使用。为完成一次角色扮演或案例分析，一般经过下列几个步骤。

（1）编写脚本或案例：编写的内容必须与教育内容密切相关，同时应当具有典型的背景、人物、人物关系。为提高教育效果，可以准备正反两个脚本，或者可以选择社区中实际发生的案例进行改编。

（2）组织角色扮演或案例分析：首先，确定角色时本着自愿的原则，决不能强迫。接下来护士需要给表演者解释剧情和各自扮演的角色的特点，保证其能够按照角色的特点表演。之后向观众解释他们需要观察的内容。整体表演时间以 5～10 分钟为宜，过于冗长会令人厌烦。表演结束后，护士可以提问观众对表演的反应，或者请扮演者陈述自己的感受，最后进行小结。组织案例分析的过程一般包括介绍案例、讨论案例、汇报与总结 3 个步骤，与分组讨论的方法相似，在此不再加以赘述。

4.示教与反示教

要达到最好的教育效果，必须同时提供给受教育者听、看和动手实践的机会，示教与反示教就是这样一种教育方法。所谓示教与反示教是指由教育者为教育对象演示一个完整程序及正规的操作步骤,然后由教育对象在教育者的帮助指导下重复这一正确操作的全过程。示教与反示教是培训操作技能的最重要的方法。在进行示教与反示教时应当注意以下几个问题。

(1)充分准备:教育者在进行示教前必须对所示教的内容有充分了解。以示教血压测量为例,护士不但要能够正确进行血压测量的步骤,还要对血压测量过程中容易出现的问题和需要注意的地方有深刻认识,这样在示范的时候才能够既准确又有针对性。此外,在社区开展的健康教育活动一定要立足于居民实际生活情景。还以测量血压为例,护士不但要能够正确使用水银血压计,还要能够使用家庭中常见的电子血压计。因此在准备教具的时候,不能仅仅准备医院里常见的,更应当准备家庭中常见的用具。还要注意的是,为保证练习效果,需要准备数量充足的教具,以便每个受教育者都有机会练习。

(2)分解示范:对居民不太熟悉的各种操作,尤其是较为复杂的操作,或者教育对象是年纪较大的老人,应当把整个操作过程分解成一个个简单的步骤,让受教育者掌握每一个分解步骤之后,再连贯操作。护士可以先连贯地将操作过程示范一次,然后分解示范每一个步骤,并同时讲解每个步骤的操作要点,最后再连贯示范全过程一次。

(3)指导反示教:在护士讲解和示范完毕后,应当让居民进行反示教,即练习。当居民在反示教的过程中,护士需要仔细观察居民每一个步骤是否正确,及时给予指导或纠正。首先可以让居民对每一个步骤单独练习,当每一个步骤都正确无误之后,则开始连贯地进行全部操作的反示教,此时主要是增加受教育者的熟练度。

(二)健康咨询

咨询就是通过帮助咨询对象分析明确他们的问题和提供正确的信息,帮助咨询对象自己做出正确的决定。健康咨询则是围绕健康问题展开的咨询。作为健康教育的形式之一,社区护士进行的健康咨询常常是一对一、面对面的咨询,此时护士不但要有丰富的医学护理知识,还要能够正确运用人际交流技巧。

1.健康咨询的基本步骤

健康咨询有6个基本步骤,而每一步骤又都需要不同的交流技能,各步骤间是相互衔接并需要不断地反复循环使用于咨询过程中。

(1)问候:咨询中的问候不是一般的寒暄,而是与咨询对象建立良好关系的关键性开始,特别是初次见面时的问候。护士不仅要衣着整洁、热情、大方,还要态度真诚。此时,要合理运用语言与非语言沟通技巧,尤其是非语言沟通技巧,让居民产生亲切和信任的感觉,这样才会将自己的真实问题告诉护士。需要注意的是,护士不要将自己的情绪带进咨询过程中,在整个咨询过程中都应该保持积极、宽容的心态,这样才能使健康咨询顺利进行。

(2)询问:询问先从一般性问题问起,逐渐深入到问题的本质。此时宜多使用开放性问题。如"今天感觉如何?""这两天血糖控制得如何?"在交谈中,护士要认真倾听,不要随便打断对方的讲话,以免导致其不能充分表达自己的问题。当居民提出问题之后,护士还要注意自己的反应,应当以正面、积极的反应为主,尽量不要简单评价对与错。

例如,一名新近诊断为糖尿病的老人对护士倾诉:"自从诊断为糖尿病以后,我就什么都不敢吃了。以前我一顿可以吃四两米饭,现在最多吃一两,饿的我好难受!"护士适宜的反应可以是:"是呀,饭量从一顿四两一下子减到一顿一两,这样恐怕谁都难以适应。可是糖尿病患者也可以吃饱呀。您如果有时间的话,我就给您说说怎么才能吃得饱又不会影响血糖,好不好?"在这段话中,护士首先理解了患者的感受,让他感觉到自己被接纳,之后又提出建议,进而引导患者学习食品交换份法。如果护士说的是:"谁让您什么都不吃的?糖尿病患者也不是什么都不能吃呀?来,我给您说说怎么吃。"与上一种方式相比,护士这样的表达会让对方感到自己的行为受到了否定,这种情况下,护士即便给患者讲解,也不容易引起对方的共鸣。

(3)讲解基本知识及方法:讲述和介绍一些基本知识与技能需要利用健康教育的手段。但由于此时教育对象比较单一,常常就只有1个居民在听,因而要针对前来咨询的人的具体情况给予讲解,做到有的放矢。例如,有位居民前来询问母乳喂养的方法,护士就可以不必从母乳喂养的优点谈起,而是直接介绍母乳喂养的具体方法。常用的教育手段可参见前面健康教育方法的介绍。

(4)帮助咨询对象做出合理的选择:咨询是帮助咨询对象做出选择,而不是强迫和劝告。这是护士在进行健康咨询中需要注意的重要问题。作为专业人士,护士常常会下意识地认为自己的建议都是正确的,因而忽略了居民才是真正最了解自己生活的人。要知道,一个人如果不是自觉自愿地做出改变,那么即便是暂时发生的改变,也无法持续很久。在社区健康教育与咨询的内容中,改变生活方式的内容占了很大的比重。对这一类的知识,如果居民不是发自内心的认可接受的话,是很难真正持久地改变自己的习惯的。因而,护士此时要做的是,客观地从各个方面为居民分析利弊,最终让居民自己做出决定。当然,护士此时可以有一定的倾向性。例如,一名高血压患者对是否有必要每天监测血压有疑问,则护士可以向其介绍监测血压的重要性,同时询问是什么原因使他觉得不需要每天监测,然后针对这些原因提出解决的方法。如果最终居民还是没有接受建议,护士也不应该批评对方,而是可以通过主动为其测量血压的方法来完成血压监测。

(5)解释如何使用这些方法:如果希望知识真正转化为行为,则如何运用知识是很重要的问题。同样的,在健康咨询中护士除了讲解基本知识以外,还需要教导居民如何运用这些知识。尤其需要注意的是,知识的运用方法一定要符合居民本身的实际情况。如介绍家庭消毒方法时,应当以家庭内已有的设施为基础,如蒸煮、微波消毒、阳光暴晒等,而不一定非要使用消毒柜。只有符合居民实际条件又简便易行的方法才最容易被居民接受。

(6)接受反馈:接受反馈实际上发生在咨询的每一个步骤当中,每当护士讲解时或讲解后应当注意倾听和观察居民的反应。根据对方的反馈调整下一步要咨询的内容。例如,某位老人因为血压一直控制不稳定前来咨询,经询问,他一直没有改善饮食习惯。于是,护士开始向其讲解高血压患者饮食调节的方法,可是老人表示对此已经很熟悉,并且能够准确说出具体方法。此时护士就应当及时调整咨询方向,转而询问究竟是什么原因使老人无法改善饮食习惯,进而提出相应的解决方案。此外,对咨询对象的随访与追踪也是接受反馈的方法之一,尤其是慢性病管理中,长期连续的追踪有利于调节咨询方案,以便更好地为居民服务。

2.健康咨询的特点

成功而有效的咨询往往具有以下特点,也是护士在健康咨询中需要遵循的。

(1)良好的人际关系:信任是良好人际关系的基础,成功的健康咨询也是以信任为基础的。为建立良好的人际关系,护士必须合理运用沟通技巧,从初次见面开始就发展出相互信任和接纳的关系。

(2)宽松的沟通氛围:在健康咨询中应当允许居民充分地表达自己的意见,无论其问题如何,护士都应该保持着开放与接纳的态度,让对方感到无论自己有什么问题都不会被批评否定。此外,护士的咨询建议也不应该是强迫对方必须执行的,而是充分尊重居民的选择权,由居民自己做决定。开放宽松的沟通氛围有利于咨询的顺利进行。

(3)准确地发现问题:发现问题是解决问题的基础。社区护士在健康咨询中要保持一颗敏感的心,要能对居民的情况感同身受,这样才能准确发现对方的问题。尤其是对于一些隐藏的问题,可能居民本人也说不清楚,这时就需要护士利用专业技能来帮助居民分析和确认问题了。如一位脑卒中患者的家属告诉护士该患者不配合康复。评估后护士发现,一方面这名患者十分迫切地希望康复,另一方面又总是不愿意进行训练。为找出问题所在,护士连续几天上门为患者进行康复训练,还亲自为其进行示范。最终发现,原来家属使用的一些辅助器械与患者的身体不相称,导致患者在使用过程中肢体疼痛,而他本人语言表达又有困难,无法与家属沟通,最后只好选择抵制康复训练的方法来表达。在这个例子中,正是由于护士能够亲自尝试患者的训练过程,才发现了问题。因而,切实体验居民的感受是发现问题的关键。

(4)合理建议:健康咨询的建议应当是针对咨询对象的实际情况、能够确实解决其问题而又简便易行的方法。千篇一律、笼统模糊的建议是难以被接受的,只有结合实际情况、可操作性强的建议才会受到居民的欢迎。如在有关均衡膳食的咨询中,说明每天应当摄入多少热量、蛋白质、脂肪、糖不算好的建议,只有把这些数字转化成相当于多少菜、多少饭、几个鸡蛋、几两肉这样具体的食物时,才是真正解决问题的建议。

(5)保密:由于健康咨询与居民的生活密切相关,因而可能会涉及一些个人隐私问题,所以护士一定要注意遵守保密原则,不可以把居民的情况随便告诉给其他人。这是建立信任的基础。

(三)健康教育资料的设计制作

在进行健康教育时,如何选择和制定合适的教育资料是一项关键性的工作。在社区工作中,除了利用现有的健康教育资料以节省时间和经费外,很多情况下需要制作新的材料。制作健康教育资料应当注意以下的问题。

1.正确选择健康教育资料的媒介

按照媒介的特性不同,教育资料可以分成印刷类媒介和电子类媒介两大类型。基于制作简便、费用低廉的优点,印刷类媒介是最常见的类型。所谓印刷类媒介,就是一般所说的文字性资料,常见的有标语、宣传册或宣传单、宣传画等。其主要的优点是可以让居民享有阅读的主动权,不会产生强迫对方接受的感觉。此外便于保存也是印刷类媒介的一大优点。但由于阅读的主动权在居民手中,为提高阅读兴趣和效果,社区护士需要结合社区居民的特点及需求制作宣传资料,以保证受众的范围。相比较而言,电子媒介,也就是所谓的视听性资料,受众面就比较广,而且传播迅速、生动逼真,因而成为现代社会广为使用的传播手段。但其缺点是需要专业人员制作、费用高昂,因而在一般社区内的小型健康教育中并不经常使用。

2.合理安排健康教育资料的内容和形式

电子媒介的健康教育资料制作过程比较复杂,专业性强,因此通常不是由社区护士制作完成。此处仅介绍印刷类媒介的设计制作。

(1)标语:是最简练和最富有宣传性的一种健康教育形式。为吸引居民的注意,标语应当颜色鲜艳、字体醒目。而标语的内容则应当言简意赅而又具有鼓动性。例如,在小区门口张贴黄底红字的大标语"每天运动一小时,健康长寿过百岁"。要注意的是,由于字数有限,标语最主要的目的就是要告诉居民该做什么。如果还有空间,则可以说明为什么这么做以及如何去做。如"均衡饮食好"就说明了要求做什么。而"均衡饮食保健康"则说明了做什么和为什么这么做。"膳食宝塔为基础,均衡饮食保健康"中则包含了全部 3 个方面的信息。

(2)宣传册或宣传单:是印刷类宣传品中最常用而效果较好的一种。一般适用于内容较多、文字较长的情况。宣传单(册)常常被作为讲座的辅助资料,因而内容应当与讲座密切相关,既可以是讲座重点内容的总结或再现,也可以是讲座内容的补充。例如,讲解糖尿病食品交换份法时,宣传册的内容可以是食品交换份法的具体操作步骤,也可以是常见食物的食品交换份值。在形式方面,图文并茂的宣传单(册)更容易吸引居民的学习兴趣。制作出的宣传单(册)文字与纸张的对比应当强烈,字体应当清晰、大小适中,方便居民,尤其是老年人阅读。

(3)宣传画:是利用直观形象的方式进行健康教育,而且不受文化水平的影响,突破文字和语言的限制,是社区居民喜闻乐见的宣传方式。好的宣传画应当主题突出、色彩鲜明、清晰易懂。如果要配以文字,则注意不可喧宾夺主。

(刘　苗)

第五节　居民健康档案

健康档案是社区卫生机构和乡村卫生院为城乡居民提供社区卫生服务过程中的规范记录,是以居民个人健康为核心、家庭为单位、社区为范围,贯穿整个生命过程、涵盖各种健康相关因素的系统化文件记录。是居民享有均等化公共卫生服务的重要体现,也为各级政府及卫生行政部门制定卫生服务政策提供重要的参考依据。基层医务人员以健康档案为载体,为城乡居民提供连续、综合、适宜、经济的公共卫生服务和基本医疗卫生服务。

一、居民健康档案的建立及内容

(一)建立居民健康档案的意义

居民健康档案是开展基本公共卫生服务和基本医疗服务的重要记录资料,在保证服务质量、科研教学等方面均有十分重要的作用,其意义在于以下方面。

(1)掌握居民一般状况,包括健康水平、危险因素、家庭问题以及可以利用的家庭和社区资源;为制订治疗方案、预防保健计划提供依据。

(2)及时汇总医疗卫生服务信息、更新健康档案,动态记录居民健康状况评价居民、家庭健康状况。

(3)评价社区卫生服务质量和技术水平的工具之一。

(4)系统而规范的居民健康档案为医学教学、科研提供实践依据。

(二)居民健康档案的建立方法

1.建档对象

以辖区内常住居民,包括居住半年以上的户籍及非户籍居民,以 0～6 岁儿童、孕产妇、老年人、慢性病患者和重性精神疾病患者等人群为重点。

2.建档方法

为居民建立健康档案的方法很多,入户建档是常用的方法,尤其是为上班族建档,但更应该充分利用各种机会首先为重点人群建立健康档案。比如辖区居民到乡镇卫生院、村卫生室、社区卫生服务中心(站)接受服务时,或通过入户服务(调查)、疾病筛查、健康体检时等,应及时宣传建档的意义,并为之建立健康档案。

3.建档原则

首先应以政策引导、居民自愿为原则,其次要突出重点、循序渐进。优先为老年人、慢性病患者、孕产妇、0~6岁儿童等建立健康档案。建档时更应资源整合、信息共享,以基层医疗卫生机构为基础,充分利用辖区相关资源,共建、共享居民健康档案信息,逐步实现电子信息化。

4.建档流程

居民在利用社区卫生服务常规门诊时建立健康档案,并进行建档后的第一次健康体检。

(三)居民健康档案的内容

在我国,健康档案内容分成3个部分,即居民健康档案、家庭健康档案、社区健康档案。从下面案例中可以了解到居民健康档案、家庭健康档案内容。规范的健康档案应包括以下基本内容。

1.居民健康档案

个人健康档案的内容包括个人基本信息、健康体检、重点人群健康管理记录和其他医疗卫生服务记录。

(1)个人基本情况。①人口学资料:姓名、年龄、性别、住址、电话、受教育程度、职业、婚姻、种族、经济状况、身份证号、医疗保险号等。②健康行为资料:吸烟、饮酒、饮食习惯、运动、就医行为等。③临床资料:疾病史、心理状况和家族史等基础信息。

(2)健康体检:周期性健康体检,含一般物理检查及部分辅助检查项目,了解健康状况,进行健康评价,目的是早期发现常见的疾病及危险因素及时采取防治措施,提高生活质量。

(3)重点人群健康管理:包括国家基本公共卫生服务项目要求的0~6岁儿童、孕产妇、老年人、慢性病和重性精神疾病患者等各类重点人群的健康管理记录。

(4)其他医疗卫生服务记录:包括上述记录之外的其他诊疗、会诊、转诊记录等。

总之与居民健康管理有关的资料均应归入居民健康档案中,如非药物干预记录、老年自理评估记录、老年居家环境安全评估记录等均应归入居民健康档案中。

2.家庭健康档案

家庭健康档案是以家庭为单位,记录其家庭成员和家庭整体有关健康基本状况、疾病动态、预防保健服务利用情况的系统资料。

包括家庭基本资料、家系图、家庭生活周期、家庭主要问题目录、问题描述等。

(1)家庭基本资料:包括家庭住址、电话、人数及家庭其他成员基本信息,与户主关系,按照年龄大小依次填写。

(2)家系图:以绘图的方式表示家庭结构及各成员的关系、健康状况等,是简单明了的家庭评价综合资料。

(3)家庭生活周期:从建立家庭至家庭成员死亡,通常家庭生活经过8个阶段,每个阶段包含了正常和可预见的转变,但还会遇见不可预见的危机,如夭折、离婚、失业、患上慢性病等,因此会使家庭生活的阶段发生变异,如离婚、再婚、独生子女离家上学、工作使家庭立即进入空巢家庭等。

(4)家庭主要问题目录:记录家庭生活周期各个阶段存在或发生的重大生活压力事件。记载家庭生活压力事件及危机的发生日期、问题。按发生的年代顺序逐一编号记录。

3.社区健康档案

社区健康档案是以社区为基础的卫生保健服务的必备工具,是了解社区卫生工作状况、确定社区中主要健康问题及制订卫生保健计划的重要资料。

通过居民卫生调查、现场调查和现有资料收集等方法记录反映社区主要环境特征、影响居民健康问题以及解决问题可利用的资源,确定社区的疾病防治重点和健康优先解决的问题。

社区健康档案包括社区基本资料、卫生服务资源、卫生服务状况、居民健康状况等几个部分。

二、健康档案的应用与管理

(一)健康档案的应用

按照国家基本公共卫生服务规范要求,下列情况均应使用健康档案。

(1)已建档居民到乡镇卫生院、村卫生室、社区卫生服务中心(站)复诊时,应持居民健康档案信息卡(或医疗保健卡),在调取其健康档案后,由接诊医师根据复诊情况,及时更新、补充相应记录内容。

(2)入户开展医疗卫生服务时,应事先查阅服务对象的健康档案并携带相应表单,在服务过程中记录、补充相应内容。已建立电子健康档案信息系统的机构应同时更新电子健康档案。

(3)对于需要转诊、会诊的服务对象,由接诊医师填写转诊、会诊记录。

(4)利用健康档案中提供的信息进行生活方式、家庭存在问题等干预,并记录于健康档案中。

(二)健康档案的管理

健康档案应统一存放于城乡基层医疗卫生机构。根据有关法律法规,城乡基层医疗卫生机构提供医疗卫生服务时,应当调取并查阅居民健康档案,及时记录、补充和完善健康档案。做好健康档案的数据和相关资料的汇总、整理和分析等信息统计工作,了解和掌握辖区内居民健康动态变化,并采取相应的适宜技术和措施,对发现的卫生问题有针对性地开展健康教育、预防、保健、医疗和康复等服务。以居民健康档案为平台,促进基层医疗卫生机构转变服务模式,实现对城乡居民的健康管理。

基层医疗卫生机构应建立居民健康档案的调取、查阅、记录、存放等制度,明确居民健康档案管理相关责任人,保证居民健康档案的正确使用和保管。

居民健康档案的管理要遵守档案安全制度,不得损毁、丢失,不得擅自泄露健康档案中的居民个人信息以及涉及居民健康的隐私信息。除法律规定必须出示或出于保护居民健康目的,居民健康档案不得转让、出卖给其他人员或机构,更不能用于商业目的。

(三)社区护士对健康档案的利用

在开展社区护理工作中,社区护士通过利用社区居民健康档案,为居民提供及时、有效的护理。

1.社区护士对个人健康档案的利用

(1)建立、完善健康档案:在社区居民首次就诊时,社区护士收集个人的一般资料、健康状况、健康问题等信息,为社区居民建立个人及家庭档案。如果是儿童,应记录免疫接种情况,以便查漏补种;如果是孕妇,应记录孕期检查时间、内容等;慢性病患者的记录内容包括就诊时状态、医疗史、家族史、病情及治疗用药效果、饮食及运动习惯、嗜好等。当个人、家庭的基本情况(如住址、电话等)发生变动时,根据情况及时修订,以完善档案记录。

(2)追踪、补充随访记录:将社区居民接受护理照顾或疾病监测等动态信息及时录入健康档案,使个人健康信息动态、完整,为全科医师的诊疗提供依据。

2.社区护士对家庭健康档案的利用

(1)家庭健康评估:社区卫生服务是"以家庭为单位"的管理,通过对家庭健康档案的信息查询,使社区护士了解家庭的基本特征,家庭内、外环境,家庭结构和功能,从而对家庭的健康状态及影响健康的因素做出整体的评估,制订出护理管理计划。

(2)协助家庭成员适时调整角色,促进家庭支持:通过家庭健康档案,了解家庭成员的特点,动员家庭成员调整内、外资源来改善家庭功能,对慢性病患者在情感、经济、平衡膳食、合理运动等方面给予支持,缓冲慢性病患者的精神压力,解决健康问题。

3.社区护士对社区健康档案的利用

(1)社区健康评估:通过社区卫生诊断,评估社区人口群体特征,包括人口数量、构成、健康状况、职业和医疗保障等,掌握社区资源,根据社区健康问题,为制订社区健康教育计划、社区护理计划提供参考。

(2)对特殊人群进行干预管理:利用社区健康档案中的信息,对特殊群体进行健康管理,可以使工作效率显著提高。通过对健康档案中的慢性病高危人群、空巢老人、低保人群、职业人群等标识的检索,了解特殊人群的特点、生活方式、存在的躯体、心理等方面的问题,追踪、记录特殊人群的身体功能及精神变化,以便提供持续性的照顾和护理。

(3)开展流行病学调查,进行科学研究:健康档案可以提供完整、详尽、客观的居民健康资料,是流行病学调查和护理研究的重要参考资料。

（刘　苗）

第十章

预防接种

第一节 预防接种疫苗的应用

一、乙型肝炎疫苗

乙型肝炎是由乙型肝炎病毒引起的、以肝脏为主要病变并可累及多器官损害的一种传染病。乙型肝炎分布十分广泛,WHO 报道,全球约 20 亿人曾感染过乙型肝炎病毒,其中 3.5 亿人为慢性乙型肝炎病毒感染者,每年约有 100 万人死于乙型肝炎病毒感染所致的肝衰竭、肝硬化和肝癌。《慢性乙型肝炎防治指南》指出,我国是乙型肝炎的高发区,1～59 岁一般人群乙型肝炎表面抗原(hepatitis B surface antigen,HBsAg)携带率为 7.18%,5 岁以下儿童的 HBsAg 携带率为 0.96%。据此推算,我国现有的慢性乙型肝炎病毒感染者约 9 300 万人,其中慢性乙型肝炎患者约 2 000 万例。乙型肝炎主要侵犯儿童及青壮年,是我国病毒性肝炎的主要流行型。乙型肝炎病程迁延,易转变为慢性肝炎、肝硬化及肝癌,是当前威胁人类健康的重要传染病。

目前乙型肝炎尚无根治方法,因此预防乙型肝炎非常重要,而接种乙型肝炎疫苗是预防乙型肝炎最安全、有效、经济的方法。

(一)疫苗的种类和规格

目前国内使用的乙型肝炎疫苗均为基因重组疫苗,主要包括重组乙型肝炎疫苗(酿酒酵母)、重组 CHO 乙型肝炎疫苗(中国仓鼠卵巢细胞)、重组乙型肝炎疫苗(汉逊酵母)3 种。主要规格为每支 10 μg、20 μg、60 μg。

(二)成分和性状

重组中国仓鼠卵巢细胞乙型肝炎疫苗:用基因工程技术将乙型肝炎表面抗原基因片段重组到中国仓鼠卵巢细胞内,通过对细胞培养增殖,分泌 HBsAg。

重组酵母乙型肝炎疫苗:用现代基因工程技术构建含有乙型肝炎病毒表面抗原基因的重组质粒,经此重组质粒转化的酵母能在繁殖过程中产生乙型肝炎病毒表面抗原,经破碎酵母菌体,乙型肝炎病毒表面抗原释放,经纯化、灭活后制成乙型肝炎疫苗。

(三)接种对象

新生儿、乙型肝炎易感者及乙型肝炎病毒密切接触者。尤其是从事医疗工作的医护人员及其他职业高危人群。全年均适宜接种。

(四)免疫程序和剂量

新生儿出生后 24 小时内接种第 1 剂,1 个月及 6 个月时接种第 2、第 3 剂。其他人群免疫程序为 0、1、6 个月,全程接种 3 剂。60 μg 剂型的疫苗按照说明书接种,主要为无应答人群及旅行者程序。

意外暴露程序:意外接触乙型肝炎病毒感染者的血液和体液后,可按照以下方法处理。

1.主动和被动免疫

如已接种过乙型肝炎疫苗,且已知乙型肝炎表面抗体＞10 mU/mL 者,可不进行特殊处理。如未接种过乙型肝炎疫苗,或虽接种过乙型肝炎疫苗,但乙型肝炎表面抗体＜10 mU/mL 或乙型肝炎表面抗体水平不详,应立即注射乙型肝炎免疫球蛋白 200～400 U,并同时在不同部位接种 1 针乙型肝炎疫苗,于 1 个月和 6 个月后分别接种第 2 针和第 3 针乙型肝炎疫苗。

2.血清学检测

立即检测乙型肝炎表面抗原、乙型肝炎表面抗体、乙型肝炎核心抗体,并在 3 和 6 个月内复查。

3.肌内注射

为达到最佳免疫效果,需连续进行 3 次肌内注射。推荐有 2 种初免程序。

(1)加速程序,即 0、1、2 月免疫程序。该程序可快速诱导保护性抗体的产生。在 12 个月时应进行第 4 剂量加强免疫。

(2)0、1、6 月免疫程序,虽然该程序提供保护所需的时间较长,但可诱导较高滴度的乙型肝炎表面抗体。

在某些特殊情况下成人需要更快地产生保护性抗体,例如,到高流行区旅行者,在出发前一个月内开始接触本品,可以使用 0、7、21 天 3 剂肌内注射程序。当应用这一程序时,推荐在首剂接种后 12 个月进行第 4 剂量加强免疫(见血清阳转率的药效学特征)。

对慢性血液透析患者的推荐剂量:对慢性血液透析患者的初免程序为 4 剂量,每次接种剂量为 40 g,于首剂接种后的 1 个月、2 个月和 6 个月分别接种。应适当调整免疫程序以确保乙型肝炎表面抗体滴度＞10 U/L。

(五)接种部位和途径

上臂三角肌肌内注射。

(六)禁忌证

(1)发热、有中重度急性疾病的患者要缓种,等身体状况改善后再接种疫苗。

(2)接种前 1 剂疫苗后出现严重变态反应者不再接种第 2 剂。

(3)对酵母成分有过敏史者禁用酵母重组疫苗。

(七)注意事项

(1)疫苗有摇不散的块状物,疫苗安瓿有裂纹、标签不清或已过效期者,均不得使用。

(2)应备有肾上腺素等药物,以防偶有严重变态反应发生时使用。受种者在注射后应在现场留观至少 30 分钟。

(3)严禁冻结。

(八)不良反应

很少有不良反应。一般见到的不良反应是在接种乙型肝炎疫苗后 24 小时内,接种部位出现疼痛或触痛,多数情况下于 2～3 天消失。

(九)贮藏

于 2～8 ℃避光保存和运输。

二、卡介苗

结核病是由结核杆菌引起的慢性传染性疾病,可累及全身各个器官,其中以肺结核最为多见。我国 1/3 左右的人口已感染了结核杆菌,受感染人数超过 4 亿,是世界上 22 个结核病高负担国家之一。

(一)疫苗的种类和规格

目前国内使用的皮内注射用卡介苗,每支 5 次人用剂量含卡介菌 0.25 mg。

(二)成分和性状

本品是用卡介菌经培养后收集菌体,加入稳定剂冻干制成。为白色疏松体或粉末,复溶后为均匀悬液。本品主要成分为卡介菌,辅料包括明胶、蔗糖、氯化钾等。

(三)接种对象

出生 3 个月以内的婴儿或用 5IU PPD 试验阴性的儿童(PPD 试验后 48～72 小时局部硬结在 5 mm 以下者为阴性)。

(四)免疫程序和剂量

出生时接种 1 剂,皮内注射 0.1 mL。

(五)接种部位和途径

上臂三角肌下缘皮内注射。

(六)禁忌证

(1)已知对卡介苗所含任何成分过敏者。

(2)患结核病、急性疾病、严重慢性疾病、慢性疾病的急性发作期和发热者。

(3)妊娠期妇女。

(4)免疫缺陷、免疫功能低下或正在接受免疫抑制治疗者。

(5)患湿疹或其他皮肤病者。

(七)注意事项

(1)严禁皮下或肌内注射。

(2)使用前请检查包装容器、标签、外观、效期是否符合要求。疫苗瓶有裂纹者不得使用。

(3)本品重溶时间应不超过 3 分钟。

(4)接种对象必须详细登记姓名、性别、年龄、住址、疫苗批号及亚批号、生产厂家和接种日期。

(5)接种卡介苗的注射器应专用,不得用作其他注射,以防产生化脓反应。

(6)使用时应注意避光。

(八)不良反应

相比其他疫苗,卡介苗接种后局部反应较重。接种卡介苗后 2 周左右,局部会出现红肿浸润,6～8 周会形成脓疱或溃烂,甚至流出一些分泌物,一般 8～12 周后结痂,痂皮脱落后留有一个瘢痕,这是接种卡介苗后的正常反应,一般不需要进行处理。

接种卡介苗后局部有脓疱或溃烂时,不必擦药或包扎。但局部要保持清洁,衣服不要穿得太紧,如有脓液流出,可用无菌纱布或棉花拭净,不要挤压,平均 2~3 个月自然会愈合结痂,痂皮要等它自然脱落,不可提早把它抠去。如遇局部淋巴结肿大软化形成脓疱,应及时诊治。

(九)贮藏

于 2~8 ℃避光保存和运输。

三、脊髓灰质炎疫苗

(一)疾病简介

脊髓灰质炎是由脊髓灰质炎病毒引起的急性传染病。病毒主要侵犯人体脊髓前角的灰质、白质部分,对灰质造成永久损害,使这些神经支配的肌肉无力,出现肢体弛缓性麻痹。1988 年,世界卫生组织开始在全球开展消灭脊髓灰质炎活动,取得很大进展。包括中国在内的世界卫生组织西太平洋区已于 2000 年实现无脊髓灰质炎目标。2010 年,全球共 19 个国家检测到脊髓灰质炎野病毒病例,包括 4 个本土脊髓灰质炎流行国家(其中 3 个与我国接壤),15 个输入国家(其中 4 个与我国接壤)。由于我国周边的一些国家还有脊髓灰质炎野病毒病例,所以在全球消灭脊髓灰质炎前,我国仍然存在发生输入性脊髓灰质炎野病毒或疫苗衍生脊髓灰质炎病毒引起脊髓灰质炎病例的可能。本病可防难治,通过接种脊髓灰质炎疫苗来预防脊髓灰质炎是必要的措施。

(二)疫苗的种类和规格

目前使用的脊髓灰质炎疫苗有口服 I 型脊髓灰质炎病毒活疫苗(BOPV)和脊髓灰质炎灭活疫苗(nactivated poliovirus vaccine,IPV)及五联苗 3 种。有接种口服脊髓灰质炎病毒活疫苗禁忌证者,特别是免疫缺陷者和正在使用免疫抑制剂者可以考虑使用脊髓灰质炎灭活疫苗。BOPV 主要是液体疫苗,工艺分别为接种于人二倍体细胞、原代猴肾细胞培养制成。目前国内 BOPV 糖丸每人用剂量为液体疫苗每瓶1.0 mL。每人次剂量为 2 滴(相当于 0.1 mL)。IPV 单剂量:每支 0.5 mL;多剂量:每瓶 5 mL,每 1 次人用剂量为 0.5 mL。

(三)成分和性状

BOPV 采用 Sabin 株脊髓灰质炎病毒 I 型、Ⅲ型减毒株分别接种于人二倍体细胞,经培养、收获病毒液、制成二价液体疫苗加入稳定剂氧化镁制成,为澄清无异物橘红色液体。

(四)接种对象

主要为 2 个月龄以上的婴幼儿。

(五)免疫程序和剂量

BOPV 的免疫程序为与脊髓灰质炎灭活疫苗(IPV)序贯接种第三剂,四岁接种一剂,每 1 次人用剂量为 1 粒[液体疫苗每人次剂量为 2 滴(相当于 0.1 mL)]。IPV 的免疫程序是出生后 2、3、4、18 月龄各接种 1 剂,并于 4 岁时加服 1 剂 OPV。目前已接种过两次 BOPV 但未完成全程免疫的儿童,原则上不推荐使用 IPV。如部分使用 IPV,建议第 1、第 2 剂优先使用 IPV;其余剂次用 BOPV 疫苗,并按 BOPV 的免疫程序完成全程免疫。除常规接种外,有时还需要进行强化免疫。

(六)接种部位和途径

BOPV 为口服制剂;IPV 为注射剂,2 岁以下婴幼儿首选股外侧肌肌内注射,儿童、青少年和成人可在上臂三角肌肌内注射。

(七)禁忌证

(1)对乳制品有过敏史或上次服苗后发生过严重变态反应者、发热、患急性传染病、严重腹泻、免疫缺陷症、接受免疫抑制治疗者及孕妇忌服 BOPV。

（2）对 IPV 中的活性物质、任何一种非活性物质或生产工艺中使用物质，如新霉素、链霉素和多黏菌素 B 过敏者，或以前接种该疫苗时出现过敏者，严禁使用 IPV。

（3）发热或急性疾病期患者，应推迟接种 IPV。

（八）注意事项

（1）口服 BOPV 疫苗不能注射。

（2）BOPV 疫苗为活疫苗，切勿加在热开水或热的食物内服用，服苗前、后半个小时内不要给孩子吃母乳或其他热的食物，服苗后出现呕吐者应重服。

（3）开启疫苗瓶后，剩余未接种的疫苗应放置于－20 ℃保存。

（4）注射过人免疫球蛋白者，应间隔 1 个月以上再接种疫苗。

（5）IPV 严禁血管内注射；应确保针头没有进入血管。

（6）BOPV 液体疫苗一旦出现雾状，请不要使用。

（7）对于多剂量包装，打开后请立即使用。

（8）下列情况应慎重使用 IPV 患有血小板减少症或者出血性疾病者，肌内注射本品后可能会引起出血。正在接受免疫抑制剂治疗或免疫功能缺陷的患者，接种本疫苗后产生的免疫反应可能减弱。接种应推迟到治疗结束后或确保其得到了很好的保护。对慢性免疫功能缺陷的患者，例如 HIV 感染者，即使基础疾病可能会导致有限的免疫反应，也推荐接种本品。

（九）不良反应

口服 BOPV 后一般无不良反应，个别人有发热、呕吐、腹泻、皮疹等，一般不需要进行处理。接种 BOPV 可引起疫苗相关病例，目前国内尚无确切的统计数据。据世界卫生组织官方统计报道，疫苗相关病例的发病率为百万分之二到百万分之四。

1.常见的不良反应

注射部位局部疼痛、红斑（皮肤发红）、硬结；中度、一过性的发热。

2.非常罕见的不良反应

注射部位局部肿胀，接种后可能 48 小时内出现，持续 1～2 天；淋巴结肿大。疫苗任一组分引起的变态反应：风疹、血管性水肿、过敏性休克。中度、一过性关节痛和肌痛。惊厥（伴或不伴发热）。接种后 2 周内可能出现头痛、中度和一过性的感觉异常（主要位于下肢）。接种后最初几小时或几天可能出现兴奋、嗜睡和易激惹，但很快会自然消失。广泛分布的皮疹。

（十）贮藏

BOPV 在－20 ℃以下保存和运输；IPV 在 2～8 ℃避光保存，严禁冰冻。

四、百白破混合疫苗

（一）疾病简介

百日咳是由百日咳杆菌引起的急性呼吸道疾病，通过气沫传播，传染性极强，主要感染婴儿。临床表现为阵发性痉挛性咳嗽，咳嗽终末伴有鸡鸣样吸气性吼声，病程可长达 2～3 个月，故名"百日咳"。广泛接种百日咳疫苗前，每 3～5 年流行 1 次，普遍接种菌苗后，发病率明显下降。常见于儿童，特别是婴幼儿发病率最高，3 岁以下儿童病例占到 70％以上。目前成人和青少年感染百日咳杆菌较以前常见，但多不典型或无症状。幼小的患儿在频繁的痉挛性咳嗽中常常出现惊厥、窒息，可并发肺炎脑病，导致脑缺氧和脑组织损害，是导致死亡的主要原因。如不能及时治疗,可影响小儿智力发育。

白喉是由白喉棒状杆菌引起的急性呼吸道传染病,以咽、喉等处黏膜充血、肿胀并有灰白色假膜形成突出临床特征,严重者可发生心肌炎和末梢神经麻痹,是一种全身中毒性疾病。由于儿童中普遍接种百白破三联疫苗,典型白喉逐渐减少,不典型白喉增多;儿童发病率明显下降,呈发病年龄推迟现象,因此,应关注成人白喉的发病。

破伤风是一种由破伤风杆菌产生外毒素引起的创伤感染性疾病,在皮肤创伤后,存在于土壤、锈铁等处的破伤风芽孢进入伤口;破伤风芽孢在坏死组织内由于氧气的消耗,转变成破伤风杆菌并产生破伤风毒素,侵犯中枢神经,以特有的肌肉强直和阵发性痉挛为特点,包括牙关紧闭、颈项强直、角弓反张等,严重者出现呼吸肌痉挛导致呼吸暂停而死亡,病死率高达 20%～40%。新生儿破伤风为接生时有消毒不严史,或分娩过程中新生儿局部外伤未经消毒史。

(二)疫苗的种类和规格

百白破联合疫苗有无细胞百白破联合疫苗一种。无细胞百白破联合疫苗又分为两组分和三组分两种,三组分含百日咳杆菌黏附素成分,能提供更高的保护效力和更长的保护时间。

吸附无细胞百白破联合疫苗每支 0.5 mL,每 1 次人用剂量 0.5 mL。

三组分无细胞联合疫苗每支 0.5 mL。

(三)成分和性状

无细胞百白破混合疫苗由无细胞百日咳疫苗原液、白喉类毒素原液及破伤风类毒素原液加氢氧化铝佐剂制成。为乳白色悬液,放置后佐剂下沉,摇动后即成均匀悬液,含防腐剂。

三组分无细胞联合疫苗(英芬立适)由白喉类毒素、破伤风类毒素和 3 种纯化的百日咳抗原、百日咳类毒素、丝状血凝素及 69 kD 外膜蛋白(百日咳杆菌黏附素)按一定比例混合,经氢氧化铝吸附而成。

(四)接种对象

3 月龄～6 周岁儿童。全年均适宜接种。

(五)免疫程序和剂量

共接种 4 剂,出生后 3、4、5 月龄各接种 1 剂,18～24 月龄加强免疫 1 剂。每 1 次注射剂量为 0.5 mL。

(六)接种部位和途径

臀部或上臂外侧三角肌深部肌内注射。

(七)禁忌证

(1)对该疫苗的任何一种成分过敏者或接种百日咳、白喉、破伤风疫苗后发生神经系统反应或出现过敏者。

(2)患急性疾病、严重慢性疾病、慢性疾病的急性发作期和发热者。

(3)患脑病、未控制的癫痫和其他进行性神经系统疾病者。

(4)对于患有严重急性发热性疾病的个体应推迟接种本品。

(5)高热惊厥史和惊厥发作家族史者不作为史克公司生产的英芬利适的接种禁忌,HIV 感染亦不是该疫苗的禁忌证。

(八)注意事项

(1)使用时应充分摇匀,如出现摇不散的凝块、有异物、疫苗曾经冻结、疫苗瓶有裂纹或标签不清者,均不得使用。

（2）注射后局部可能有硬结，可逐步吸收。注射第 2 针时应更换另一侧部位。

（3）应备有肾上腺素等药物，以备偶有发生严重变态反应时急救用。接受注射者在注射后应在现场休息片刻。

（4）注射第 1 针后出现高热、惊厥等异常情况者，不再注射第 2 针。

（5）对于所有白喉、破伤风和百日咳疫苗，每次接种应深部肌内注射，且最好轮流接种不同部位。

（6）本疫苗用于有血小板减少症或有出血性疾病的个体时一定要注意，因为这些个体在肌内注射后可能产生出血，本疫苗用于有血小板减少症或有出血性疾病的个体时一定要注意，因为这些个体在肌内注射后可能产生出血，注射后应在注射部位紧压至少 2 分钟(不要揉擦)。

（7）严禁冻结。

（九）不良反应

接种局部可有红肿、疼痛、发痒或有低热、疲倦、头痛、哭闹、腹泻、少食、嗜睡、少觉等，一般不需特殊处理即自行消退，如有严重反应及时诊治。干热敷有助于硬结的消退。发热常发生在接种后 6～8 小时，一般在 48 小时内恢复正常。

（十）贮藏

于 2～8 ℃避光保存和运输。

五、吸附白喉破伤风联合疫苗

（一）疫苗的种类和规格

一种为 12 岁以下儿童用，另一种为成人及青少年用。儿童用白破联合疫苗每 1 次人用剂量 0.5 mL；成人及青少年用吸附白破联合疫苗每 1 次人用剂量 0.5 mL。

（二）成分和性状

吸附白喉破伤风联合疫苗是用白喉类毒素原液和破伤风类毒素原液加入氢氧化铝佐剂制成。为乳白色均匀悬液，长时间放置佐剂下沉，溶液上层应无色澄明，但经振摇后能均匀分散。本品主要成分为白喉抗原、破伤风抗原；辅料包括氢氧化铝、氯化钠、磷酸盐、四硼酸钠、硫柳汞。

（三）免疫程序和剂量

6 岁接种 1 剂儿童用的白破联合疫苗；12 岁以上人群接种 1 剂成人及青少年用的白破联合疫苗。

上臂三角肌肌内注射，注射 1 次，注射剂量 0.5 mL。

（四）接种部位和途径

上臂三角肌肌内注射。

（五）禁忌证

患严重疾病、发热或有过敏史者及注射破伤风类毒素、白喉类毒素后发生神经系统反应者禁用。

（六）注意事项

（1）使用时充分摇匀，如出现摇不散之沉淀、异物、疫苗曾经冻结、疫苗瓶有裂纹或标签不清者，均不得使用。

（2）应备有肾上腺素等药物，以备偶有发生严重变态反应时急救用。受种者在注射后应在现场留观至少 30 分钟。

（3）严禁冻结。

(七)不良反应

局部可能会有红肿、疼痛、发痒，或低热、疲倦、头痛等，一般不需处理可自行消退。局部可能有硬结，1～2个月即可吸收。

(八)贮藏

于2～8 ℃避光保存和运输。

六、麻疹活病毒疫苗

(一)疾病简介

麻疹是由麻疹病毒引起的急性呼吸道传染病，冬春季高发，亦可见于成人。发病前1～2天至出疹后5天内均有传染性。主要症状是发热、出皮疹。在疫苗使用前，几乎所有的孩子都得过麻疹。麻疹很容易并发肺炎、脑炎、喉炎和心肌炎，严重的并发症可导致死亡。WHO估计：在2004年，全球有454 000人死于麻疹，其中多数是儿童。目前，麻疹仍是造成WHO西太平洋区儿童死亡的首要原因。中国1965年开始使用麻疹活病毒疫苗，特别是1978年开展计划免疫工作后，麻疹发病得到有效的控制，1987年以后，全国每年的报道发病率在10/10万左右。但2005年以来，麻疹发病出现反复，不少地区出现了流行和局部暴行，2006年11月卫健委制订了《2006－2012年全国消除麻疹行动计划》。采取常规免疫2针接种率＞95%，再辅以初始强化免疫和后续强化免疫，加强监测和暴发疫情控制及加强病例及其密切接触者的管理，目前我国预防麻疹工作已取得十分显著的成绩。

(二)疫苗的种类和规格

麻疹活病毒疫苗有单价疫苗，也有联合疫苗。单价麻疹活病毒疫苗有1 mL(2人份)和0.5 mL(1人份)两种规格，复溶后每1次人用剂量为0.5 mL。

(三)成分和性状

本品用麻疹病毒减毒株接种原代鸡胚细胞，经培养、收获病毒液，加入适宜稳定剂冻干制成。为乳酪色疏松体，复溶后为橘红色或淡粉红色澄明液体。

(四)接种对象

8个月龄以上的麻疹易感者。

(五)免疫程序和剂量

出生后8月龄接种第1剂，18～24月龄接种第2剂。自2008年开始，我国逐渐将第2剂用麻腮风联合疫苗替代了麻疹活病毒疫苗。除常规免疫外，有时需要进行强化免疫。1剂次0.5 mL。

(六)接种部位和途径

上臂外侧三角肌下缘附着处皮下注射。

(七)禁忌证

(1)已知对该疫苗所含任何成分，包括辅料及抗生素过敏者。

(2)患急性疾病、严重慢性疾病、慢性疾病的急性发作期或发热者。

(3)妊娠期妇女。如对育龄妇女进行接种，接种后3个月内应避免妊娠。

(4)免疫缺陷、免疫功能低下或正在接受免疫抑制治疗者。

(5)患脑病、未控制的癫痫或其他进行性神经系统疾病者。

（八）注意事项

（1）开启疫苗瓶和注射时，切勿使消毒剂接触疫苗。

（2）疫苗复溶后出现异常浑浊、疫苗瓶有裂纹或标签不清者，均不得使用。

（3）疫苗复溶后如不能立即用完，应放置在 2～8 ℃，并于半小时内用完，剩余的疫苗应废弃。

（4）注射过人免疫球蛋白者，应间隔 3 个月以上再接种本疫苗。

（5）本品为减毒活疫苗，不推荐在该疾病流行季节使用。

（6）本疫苗与其他注射减毒活疫苗需间隔 1 个月使用，但与风疹和腮腺炎活疫苗可同时接种。

（7）应备有肾上腺素等药物，以备偶有发生的严重变态反应时急救用。接受注射者在注射后应在现场观察至少 30 分钟。

（九）不良反应

少数儿童接种麻疹活病毒疫苗 24 小时内可能出现接种部位的疼痛，2～3 天自行消退。接种后 6～12 天内，极少数人可能出现一过性发热及散在的皮疹，一般不超过 2 天可自行消退，通常不需特殊处理，必要时可对症治疗。罕见过敏性紫癜、荨麻疹、惊厥等，应对症治疗。

（十）贮藏

于 2～8 ℃避光保存和运输。

七、麻疹和流行性腮腺炎病毒活疫苗

（一）疫苗的种类和规格

目前使用麻疹和流行性腮腺炎病毒活疫苗，规格为 0.5 mL，复溶后每瓶 0.5 mL。

（二）成分和性状

本品是用麻疹病毒减毒株和腮腺炎病毒减毒株分别接种原代鸡胚细胞，经培养、收获病毒液，按比例混合配制，加适量明胶、蔗糖保护剂冻干制成。为乳酪色疏松体，复溶后为橘红色澄明液体。

（三）接种对象

8 个月龄以上的麻疹和流行性腮腺炎易感者。

（四）免疫程序和剂量

8 月龄或 18 月龄部分省份作为麻疹单苗替代，分别接种 1 剂，每 1 次人用剂量为 0.5 mL。

（五）接种部位和途径

上臂外侧三角肌下缘附着处皮下注射。

（六）禁忌证

（1）已知对该疫苗所含任何成分，包括辅料及抗生素过敏者。

（2）患急性疾病、严重慢性疾病、慢性疾病的急性发作期或发热者。

（3）妊娠期妇女。如对育龄妇女进行接种，接种后 3 个月内应避免妊娠。

（4）免疫缺陷、免疫功能低下或正在接受免疫抑制治疗者。

（5）患脑病、未控制的癫痫或其他进行性神经系统疾病者。

（七）注意事项

（1）开启疫苗瓶和注射时，切勿使消毒剂接触疫苗。

（2）疫苗复溶后出现异常浑浊、疫苗瓶有裂纹或标签不清者，均不得使用。

(3)疫苗复溶后如不能立即用完,应放置在 2～8 ℃并于半小时内用完,剩余的疫苗应废弃。

(4)注射过免疫球蛋白者,应间隔 3 个月以上再接种本疫苗。

(5)本品为减毒活疫苗,不推荐在该疾病流行季节使用。

(八)贮藏

于 2～8 ℃避光保存和运输。

八、麻疹和风疹病毒活疫苗

(一)疫苗的种类和规格

目前使用麻疹和风疹病毒活疫苗规格为 0.5 mL 复溶后每瓶 0.5 mL。每 1 次人用剂量为0.5 mL。

(二)成分和性状

麻疹和风疹病毒活疫苗是用麻疹病毒减毒株和风疹病毒减毒株分别接种鸡胚细胞和人二倍体细胞,经培养、收获病毒液,按比例混合配制,加适合稳定剂冻干后制成。为乳酪色疏松体,复溶后为橘红色澄明液体。冻干保护剂主要成分为人血清蛋白、明胶和蔗糖。

(三)接种对象

8 个月龄以上的麻疹和风疹易感者。全年均适宜接种。

(四)免疫程序和剂量

国内部分省市 8 月龄以本苗替代麻疹单苗。

(五)接种部位和途径

上臂外侧三角肌下缘附着处皮下注射。

(六)禁忌证

(1)已知对该疫苗所含任何成分,包括辅料及抗生素过敏者。

(2)患急性疾病、严重慢性疾病、慢性疾病的急性发作期或发热者。

(3)妊娠期妇女。如对育龄妇女进行接种,接种后 3 个月内应避免妊娠。

(4)免疫缺陷、免疫功能低下或正在接受免疫抑制治疗者。

(5)患脑病、未控制的癫痫或其他进行性神经系统疾病者。

(七)注意事项

(1)开启疫苗瓶和注射时,切勿使消毒剂接触疫苗。

(2)疫苗加入灭菌注射用水后,轻轻振摇应能立即溶解。

(3)疫苗复溶后出现异常混浊,疫苗瓶有裂纹、标签不清或过期失效者,均不得使用。

(4)疫苗复溶后如不能立即用完,应放置在 2～8 ℃并于半小时内用完,否则应予废弃。

(5)注射过免疫球蛋白者,应间隔 3 个月以上再接种本疫苗。

(6)本疫苗与其他注射减毒活疫苗须间隔 1 个月使用,但可与腮腺炎活疫苗同时接种。

(7)本品为减毒活疫苗,不推荐在该疾病流行季节使用。

(八)不良反应

注射一般无局部反应,在 6～10 天内,个别人可能出现一过性发热反应及散在皮疹,一般不超过 2 天可自行缓解,通常不需特殊处理,必要时可对症治疗。

(九)贮藏

于 8 ℃以下避光保存和运输。

九、麻疹、腮腺炎和风疹联合病毒活疫苗

(一)疫苗的种类和规格
目前国内使用麻疹、腮腺炎和风疹联合病毒活疫苗。复溶后每瓶 0.5 mL。

(二)成分和性状
本品是用麻疹病毒减毒株和腮腺炎病毒减毒株分别接种原代鸡胚细胞,用风疹病毒减毒株接种人二倍体细胞,经培养、分别收获三种病毒液,按比例混合配制,加稳定剂冻干制成。为乳酪色疏松体,复溶后为橘红色、浅橙色或黄色澄明液体。

(三)接种对象
适用于 8 月龄以上麻疹、腮腺炎和风疹易感者。全年均适宜接种。

(四)免疫程序和剂量
出生后 8 月龄接种 1 剂,18 月建议复种 1 剂。免疫程序按各省(市、自治区)疾病预防控制中心依据当地传染病流行情况、人群免疫状况等制订的使用原则接种。

(五)接种部位和途径
上臂外侧三角肌下缘附着处皮下注射。

(六)禁忌证
(1)已知对该疫苗所含任何成分,包括辅料及新霉素过敏者。

(2)患急性疾病、严重慢性疾病、慢性疾病的急性发作期或发热者。

(3)妊娠期妇女。

(4)免疫缺陷、免疫功能低下或正在接受免疫抑制治疗者。

(5)患脑病、未控制的癫痫或其他进行性神经系统疾病者。

(七)注意事项
(1)开启疫苗瓶和注射时,切勿使消毒剂接触疫苗。

(2)疫苗复溶后出现异常浑浊、疫苗瓶有裂纹或标签不清者,均不得使用。

(3)疫苗复溶后应立即使用,否则复溶后的疫苗应放置在 2~8 ℃并于半小时内用完,超过半小时疫苗应废弃。

(4)育龄妇女注射本疫苗应至少避孕 3 个月。

(5)注射过人免疫球蛋白者,应间隔 3 个月以上再接种本疫苗。

(6)本疫苗与其他注射减毒活疫苗须间隔 1 个月使用。

(7)应备有肾上腺素等药物,以备供偶有发生的严重变态反应时急救用。接受注射者在注射后应在现场观察至少 30 分钟。

(8)本品为减毒活疫苗,不推荐在该三种疾病流行季节使用。

(八)不良反应
接种后 24 小时内可出现注射部位疼痛,2~3 天内自行消失。1~2 周内,可出现一过性发热,一般不需要特殊处理。少数人可出现皮疹,多发生在接种后 6~12 天。极少数人可有轻度腮腺和唾液腺肿大。

(九)贮藏
于 2~8 ℃避光保存。

十、风疹活病毒疫苗

(一)疾病简介

风疹是由风疹病毒引起的急性呼吸道传染病。主要临床表现为发热、皮疹及耳后、枕下、颈部淋巴结肿大和疼痛。风疹引起的最大危害是孕妇患风疹后,可能发生先天性风疹综合征。先天性风疹综合征常见于怀孕 12 周内初次感染风疹病毒者,可造成流产、死产。母体将风疹病毒传染给胎儿,可出现先天性白内障、先天性心脏病、耳聋、智力障碍等先天性损害。我国全国性血清学调查结果表明,15 岁以上耳朵人群中,有风疹抗体者超过 95%,说明感染绝大多数发生在儿童时期。

(二)疫苗的种类和规格

风疹活病毒疫苗有单价疫苗,也有联合疫苗。单价疫苗复溶后每瓶 0.5 mL,每 1 次人用剂量为 0.5 mL。

(三)成分和性状

风疹活病毒疫苗(人二倍体细胞)是用风疹病毒 BRDⅡ减毒株接种 MRC-5 株人二倍体细胞,经培养、收获病毒液,加稳定剂冻干制成。为乳酪色疏松体,复溶后应为橘红色澄明液体。本品主要成分为减毒的风疹病毒抗原,辅料包括 MEM 培养液、蔗糖、明胶、谷氨酸钠、尿素、人血清蛋白。

(四)接种对象

8 个月龄以上的风疹易感者。

风疹活病毒疫苗也可用于育龄期妇女,主要是预防胎儿发生先天性风疹综合征。

(五)免疫程序和剂量

8 月龄、育龄期妇女接种 1 剂。

(六)接种部位和途径

上臂外侧三角肌下缘附着处皮下注射。

(七)禁忌证

(1)患严重疾病、发热者。

(2)有过敏史者。

(3)妊娠期妇女。

(4)对硫酸卡那霉素过敏者。

(八)注意事项

(1)开启疫苗瓶和注射时,切勿使消毒剂接触疫苗。

(2)疫苗复溶不完全、疫苗瓶有裂纹或标签不清者,均不得使用。

(3)疫苗加入灭菌注射用水后,轻风疹轻振摇应能立即溶解。疫苗复溶后如不能立即用完,应放置在 2~8 ℃并于 1 小时内用完,剩余的疫苗应废弃。

(4)育龄妇女注射本疫苗后应至少避孕 3 个月。

(5)注射过人免疫球蛋白者,应间隔 3 个月以上再接种本疫苗。

(6)在使用其他活疫苗前后各 1 个月,不得使用本疫苗,但与麻疹和腮腺炎活疫苗可同时接种。

(7)本品为减毒活疫苗,不推荐在风疹流行季节使用。

（九）不良反应

注射后一般无局部反应。在6~11天内，个别人可能出现一过性发热反应及轻微皮疹，一般不超过2天可自行缓解；成人接种后2~4周内，个别人可能出现轻度关节反应，一般不需要特殊处理，必要时可对症治疗。

（十）贮藏

于2~8℃避光保存和运输。

十一、腮腺炎活病毒疫苗

（一）疾病简介

流行性腮腺炎春季常见，儿童和青少年易感，亦可见于成人。接触患者后2~3周发病。流行性腮腺炎主要表现为一侧或两侧耳垂下肿大，肿大的腮腺常呈半球形，以耳垂为中心边缘不清，表面发热，张口或咀嚼时局部感到疼痛。腮腺肿大多在1~2周内消退。病毒可侵犯中枢神经系统或全身其他腺体，而产生相应的并发症状，可并发胰腺炎、心肌炎、脑炎、睾丸炎、卵巢炎等。我国多数地区流行性腮腺炎发病仍较高，且2岁及以上儿童发病较多，1岁以下儿童和成人发病较少。

（二）疫苗的种类和规格

腮腺炎活病毒疫苗有单价的，也有二联、三联疫苗。2008年起逐渐用麻腮风联合疫苗替代了麻疹活病毒疫苗、腮腺炎活病毒疫苗和风疹单价疫苗，但在一些地区单价腮腺炎活病毒疫苗仍用于疫情暴发后的应急接种。单价疫苗复溶后每瓶0.5 mL，每1次人用剂量为0.5 mL。

（三）成分和性状

腮腺炎活病毒疫苗是用腮腺炎病毒株接种原代鸡胚细胞，经培养、收获病毒液，加适宜稳定剂冻干制成。为乳酪色疏松体，复溶后为橘红色或淡粉色澄明液体。

（四）接种对象

8个月龄以上的流行性腮腺炎易感者。

（五）免疫程序和剂量

每1次人用剂量为0.5 mL。

（六）接种部位和途径

上臂外侧三角肌附着处皮下注射。

（七）禁忌证

(1)患严重疾病、急性或慢性而正当发热者。

(2)对鸡蛋有过敏史者。

(3)妊娠期妇女。

（八）注意事项

(1)开启疫苗瓶和注射时，切勿使消毒剂接触疫苗。

(2)疫苗复溶后出现异常浑浊、疫苗瓶有裂纹或标签不清者，均不得使用。

(3)疫苗复溶后如不能立即用完，应放置在2~8℃并于1小时内用完，剩余的疫苗应废弃。

(4)注射过免疫球蛋白者，应间隔3个月以上再接种本疫苗。

（九）不良反应

注射后一般无局部反应。在6~10天内个别人可能出现一过性发热反应，一般不超过2天可自行缓解,通常不需特殊处理,必要时可对症治疗。

(十)贮藏

于 2～8 ℃避光保存和运输。

十二、乙型脑炎疫苗

(一)疾病简介

流行性乙型脑炎是由乙型脑炎病毒引起、经蚊子传播的人畜共患的自然疫源性疾病。起病急,主要侵犯中枢神经系统。症状有发热、头痛、呕吐和颈项强直等,严重者可发生惊厥、昏迷和死亡。由于该病侵犯中枢神经系统,如治疗不及时病死率高达 10%～20%,约 30%的患者可能有不同程度的后遗症,如痴呆、失语、肢体瘫痪、癫痫、精神失常、智力减退等。该病是世界范围内引起病毒性脑炎的重要原因之一,每年乙型脑炎的发病约 50 000 例,其中 15 000 例死亡。乙型脑炎的流行和散发病例多发生在亚太地区。近年来全国每年发病数 1 万例上下,病死率高达 5%～35%。

(二)疫苗的种类和规格

我国使用的乙型脑炎疫苗有乙型脑炎减毒活疫苗和乙型脑炎灭活病毒疫苗两种。减毒活疫苗规格分别有 0.5 mL、1.5 mL、2.5 mL。每 1 次人用剂量为 0.5 mL。

乙型脑炎灭活疫苗有接种于地鼠肾细胞(是否加氢氧化铝佐剂又分为两种)、Vero 细胞,复溶后每瓶为 0.5 mL,每 1 次人用剂量为 0.5 mL。灭活纯化疫苗还可按剂型分为水针剂型和冻干剂型。

(三)成分和性状

减毒活疫苗是用流行性乙型脑炎病毒减毒株接种原代地鼠肾细胞,经培养、收获病毒液,加适宜稳定剂冻干制成。为淡黄色疏松体,复溶后为橘红色或淡粉红色澄明液体。细胞培养液含有硫酸庆大霉素、硫酸卡拉霉素,制品中可能有微量残留。

传统乙型脑炎灭活疫苗是将乙型脑炎病毒接种地鼠肾单层细胞,培养后收获病毒液,灭活后制成,为橘红色透明液体。为减轻疼痛,注射前在疫苗中加入适量亚硫酸氢钠溶液,疫苗由红色变为黄色。乙型脑炎纯化疫苗(地鼠肾细胞)是用乙型脑炎病毒接种地鼠细胞,经培养、收获、灭活病毒、浓缩、纯化、加氢氧化铝佐剂制成。为乳白色浑浊液体,含硫柳汞防腐剂。

灭活乙型脑炎病毒接种地鼠肾细胞,经培养、收获、灭活病毒后,浓缩,纯化,冻干制成。为白色疏松体,复溶后为澄明液体。冻干保护剂主要成分为人血清蛋白、明胶和麦芽糖。水针剂型为纯化后分装而成,为无色澄明液体。

(四)接种对象

灭活疫苗接种对象为 6 个月龄至 10 周岁儿童和由非疫区进入疫区的儿童和成人。全年均适宜接种。

减毒活疫苗接种对象为 8 月龄以上健康儿童及由非疫区进入疫区的儿童和成人。

(五)免疫程序和剂量

乙型脑炎减毒活疫苗:8 月龄接种第 1 剂,2 岁接种第 2 剂。

乙型脑炎灭活病毒疫苗:8 月龄接种 2 剂,间隔 7～10 天,2 岁种 1 剂。

(六)接种部位和途径

上臂外侧三角肌下缘附着处皮下注射。

(七)禁忌证

(1)已知对该疫苗所含任何成分,包括辅料及抗生素过敏者。

(2)患急性疾病、严重慢性疾病、慢性疾病的急性发作期和发热者。

(3)妊娠期妇女。

(4)免疫缺陷、免疫功能低下或正在接受免疫抑制治疗者。

(5)有惊厥史者,患脑病、未控制的癫痫和其他进行性神经系统疾病者。

(八)注意事项

(1)注射疫苗过程中,切勿使消毒剂接触疫苗。不能进行血管内注射。

(2)疫苗复溶后有摇不散的块状物、复溶前疫苗变红、疫苗瓶有裂纹或瓶塞松动者,均不得使用。

(3)疫苗复溶后立即使用完。

(4)乙型脑炎减毒活疫苗,不推荐在该疾病流行季节使用。与其他活疫苗使用间隔至少1个月。

(5)应备有肾上腺素等药物,以备供偶有发生的严重变态反应时急救用。接受注射者在注射后应在现场观察至少30分钟。

(九)不良反应

接种乙型脑炎灭活病毒疫苗后不良反应较少,局部可出现红、肿、热、痛等反应,1~2天可自愈。接种乙型脑炎减毒活疫苗的不良反应发生率也较低,主要包括接种部位的红、肿、热、痛等,少数人可出现一过性发热等全身症状,可自行缓解。偶有散在皮疹出现,一般不需特殊处理。必要时可对症治疗。

(十)贮藏

于2~8℃避光保存和运输。

十三、甲型肝炎疫苗

(一)疾病简介

甲型肝炎是由甲型肝炎病毒引起的一种肠道传染病,甲型肝炎病毒对各种外界因素有较强的抵抗力,可长期在外界环境中存活,能通过食物、饮用水、握手或生活用品等传播。该病感染率较高,临床表现差异很大,轻者可无症状,重者可出现急性肝细胞坏死而迅速死亡。

(二)疫苗的种类和规格

目前使用的甲型肝炎疫苗有冻干甲型肝炎活疫苗和甲型肝炎灭活疫苗两大类,两种疫苗均具有良好的安全性和免疫效果。

灭活疫苗又分儿童型、成人型。

(三)接种对象

1周岁以上的甲型肝炎易感者。

(四)贮藏

于2~8℃避光保存和运输。

(五)甲型肝炎活疫苗

1.成分和性状

本品是用甲型肝炎病毒减毒株接种人二倍体细胞,经培养、收获病毒液、提纯,加稳定剂冻干制成,为乳酪色疏松体,复溶后为澄明液体。

2.免疫程序和剂量

18月龄接种1剂。每1次人用剂量为0.5 mL或1.0 mL。

3.接种部位和途径

上臂外侧皮下注射。

4.禁忌证

(1)身体不适,腋温超过37.5 ℃者。

(2)患急性传染病或其他严重疾病者。

(3)免疫缺陷或接受免疫抑制剂治疗者。

(4)过敏体质者。

5.注意事项

(1)开启疫苗瓶和注射时,切勿使消毒剂接触疫苗。

(2)疫苗瓶有裂纹或制品复溶后异常浑浊、有异物者不得使用。

(3)注射免疫球蛋白者,应间隔1个月以上再接种本疫苗。

(4)妊娠期妇女慎用。

(5)本品为减毒活疫苗,不推荐在该疾病流行期使用。

6.不良反应

注射疫苗后少数人可能出现局部疼痛、红肿,一般在72小时内自行缓解。偶有皮疹出现,不需特殊处理,必要时可对症治疗。

(六)甲型肝炎灭活疫苗

1.成分和性状

本品是将甲型肝炎病毒株接种于人二倍体细胞,经培养、病毒收获、纯化、灭活、加入氢氧化铝佐剂吸附后制成。疫苗应为乳白色混悬液。

有的灭活疫苗是培养甲型肝炎病毒并灭活,结合到免疫增强性重组流感病毒体上,分装为无色透明、无异物的液体。

2.免疫程序和剂量

基础免疫,1岁接种一剂,18月接种第二剂,2剂间隔≥6个月。

3.接种部位和途径

上臂三角肌肌内注射。

4.禁忌证

(1)身体不适,腋温超过37.5 ℃者。

(2)急性传染病或肝炎或其他严重疾病者。

(3)已知对疫苗任一成分过敏者,或前1次接种后有变态反应者。对硫酸庆大霉素有过敏史者不得使用。

5.注意事项

(1)注射前充分摇匀,开启疫苗瓶和注射时,切勿使消毒剂接触疫苗。

(2)容器有裂纹、疫苗变质或有摇不散的块状物不得使用。

(3)血小板减少症或出血性疾病在注射本品时应慎重,因为肌内注射可导致出血。注射后应压实注射部位至少2分钟(不得揉擦)。

（4）应提供适当的医疗应急处理措施和监测手段，以便在少数人接种本品后发生变态反应时及时采取措施。

（5）妊娠期与哺乳期妇女慎用。

（6）如需要与其他疫苗或免疫球蛋白联合应用时，必须使用不同的注射器和针头并接种于不同部位。

6.不良反应

不良反应大多轻微且持续不超过 24 小时，局部反应为注射部位疼痛，轻微发红和肿胀。全身性不良反应常见头痛、疲劳、不适、恶心、呕吐、发热和食欲缺乏，均可自行缓解。偶有皮疹出现，无须特殊处理。非常罕见报道头晕、腹泻、肌痛、关节痛、中央和外周神经系统炎症病变。可有惊厥发生，必要时应及时做对症治疗。

7.贮藏

于 2～8 ℃避光保存和运输。

（赵　莉）

第二节　疾病状态下的预防接种

一、常见疾病的预防接种

(一)感染急性期

对上呼吸道感染时急性期患者，特别是伴高热者建议应暂缓接种疫苗。因有的疫苗可出现类似上呼吸道感染的症状，影响对呼吸道感染病情的正确判断。

(二)过敏性疾病

过敏性疾病包括变应性鼻炎、变应性皮炎、哮喘与食物过敏。一方面，患过敏性疾病的儿童需接种疫苗预防某些传染病，另一方面，过敏体质的儿童有对疫苗成分过敏或接种后发生变态反应的高危因素。因此，接种过程需兼顾二者。一般，有过敏性疾病的儿童应与正常儿童一样的常规预防接种。但对任何疫苗有变态反应者应禁忌同样疫苗的接种，需注意询问家长儿童既往疫苗相应成分的过敏史，特别是对于过敏体质的儿童。对曾发生疫苗引起的 IgE 介导的速发型变态反应者，基层儿科医师、儿童保健医师应请变态反应科医师评估儿童进行预防接种的安全性。如特别需要接种时，可进行有关成分的皮肤试验，必要时可采用分级剂量的方法进行分次注射。

1.易引起过敏的疫苗成分

包括凝胶(gelatin)、鸡蛋(egg)、酵母(yeast)、乳胶(latex)、新霉素和硫柳汞。含有凝胶的疫苗有 DTaP、流感、乙脑、MMR、狂犬病、伤寒、水痘、黄热病和单纯疱疹疫苗，特别是 MMR、水痘和乙脑。乙肝疫苗和 HPV 含有酵母成分，但很少发生与酵母过敏有关的疫苗反应。疫苗安瓿的瓶塞或者注射器的柱塞可能有橡胶成分，对乳胶过敏的儿童可能有潜在风险。个别报道 MMR 和流感疫苗变态反应可能与新霉素和硫柳汞有关。

含有鸡蛋蛋白的疫苗有麻疹、风疹、部分狂犬病疫苗、流感和黄热病疫苗。其中麻疹、风疹和部分狂犬病疫苗是在鸡胚胎纤维细胞中培养，鸡蛋蛋白含量为纳克级，可正常接种。ACIP、

AAP、2010 年美国食物过敏指南专家组均认为鸡蛋过敏儿童,甚至有严重反应的儿童进行麻疹、腮腺炎、风疹(MMR)或 MMR＋水痘(MMRV)接种是安全的单价水痘疫苗不含鸡蛋蛋白。过去因 MMR 中清蛋白诱发的不良事件,除非对疫苗中的成分过敏,如明胶(gelatin)。

关于流感疫苗接种尚存在争议。因流感疫苗和黄热病疫苗含有鸡蛋蛋白为微克级(流感疫苗鸡蛋蛋白 $1.2\sim42.0\ \mu g/mL$),可能导致鸡蛋过敏儿童的变态反应。接种时需注意询问家长,儿童既往接种两种疫苗或者对鸡蛋的过敏史,包括对生鸡蛋过敏情况。因部分儿童食用熟鸡蛋不发生过敏,但对生鸡蛋过敏,疫苗中的鸡蛋成分未经加热,儿童可能发生过敏。如接种时有对生鸡蛋过敏的儿童,基层儿科医师、儿童保健医师应请免疫科医师对儿童发生过敏的可能性进行评估。

近年关于鸡蛋过敏儿童接种流感疫苗安全性有新的进展。美国 CDC、美国儿科学会(AAP),美国过敏、哮喘和免疫学学院(AACAAI)已不再认为鸡蛋过敏的儿童需禁止接种流感疫苗,也不需要先做皮肤筛查检测(SPT)后再接种。有研究证实 SPT(＋)并不能预测发生疫苗反应,分 2 次接种证据不足,即使有鸡蛋严重过敏史的儿童 1 次接种仍是安全的。因现在疫苗中的清蛋白很少($<1\ \mu g/mL$),较以前更低。较轻反应或局部反应者不是禁忌对象。

2.谨慎接种情况

活的减毒流感疫苗(LAIV)可能在鼻腔中复制而诱发哮喘发作,故＜2 岁婴幼儿、哮喘或反应性气道疾病,或者既往 12 个月内有喘息或哮喘发作的 2～4 岁的儿童均不用 LAIV。患湿疹的儿童应尽量查找和避免接触变应原;急性期特别是伴有发热时不能接种疫苗,病情稳定时可尝试接种疫苗,但应密切观察皮疹情况。

(三)先天性心脏病

文献分析近 20 年美国因疫苗接种发生儿童死亡的死因,未证实与先天性心脏病并发症有关。WHO 认为澳大利亚、欧洲报道的心脏病疫苗接种后死亡很少,死亡可能与心肌病有关。美国心脏病学会认为有先天性心脏病的儿童不仅应常规接种疫苗,还应增加免疫接种,如流感疫苗。冬季应接种疫苗预防病毒(RSV)感冒。

(四)糖皮质激素应用

2014 年 AAP 提出局部的类固醇治疗(如雾化吸入)不影响预防接种。一般短期采用糖皮质激素治疗不影响流感或肺炎球菌疫苗接种,除非用药数月。糖皮质激素治疗期儿童与减毒活疫苗接种情况与疾病、激素剂量、治疗时间等因素有关。患有免疫抑制疾病且接受激素治疗的儿童,禁忌所有活的病毒疫苗。

(五)惊厥

惊厥家族史或神经系统疾病家族史,不影响儿童常规免疫接种。儿科医师需与家长讨论有惊厥高危因素儿童的免疫接种风险-效益,接种前可采用抗惊厥药物预防;有惊厥家族史的儿童可适当给予解热镇痛药(如对乙酰氨基酚)。

二、慢性疾病的预防接种

慢性疾病状态的儿童预防接种较正常儿童复杂,儿科医师、儿童保健医师临床工作需正确处理。

(一)慢性肾脏病

慢性肾脏病(CKD)患者存在细胞及体液免疫功能受损、免疫细胞活性下降、营养状况差等病理状况,接种疫苗后出现血清转化率低、抗体峰值浓度低、抗体浓度下降速度快及维持时间短等问题,故不适用常用的疫苗接种模式。美国 CDC 的免疫接种顾问委员会(ACIP)制订慢性肾脏病及透析患者疫苗接种指南。如无特别禁忌情况儿童 CKD 患者应按年龄接种相应疫苗;但慢性肾脏病患者属于免疫低下人群,只能接种灭活疫苗,不能接种减毒活疫苗;强烈推荐慢性肾脏病患者接种乙肝、流感和肺炎球菌疫苗。如日本透析患者强制接种乙肝疫苗,且需每年测定乙肝表面抗体水平,当乙肝表面抗体水平<10 IU/L 时需加强剂量接种;建议接种 IPV、DTaP、水痘-带状疱疹疫苗、麻疹、MMR、甲肝疫苗、乙肝疫苗、Hib、肺炎链球菌疫苗及流感疫苗。

(二)血液系统疾病

1.急性白血病与恶性肿瘤

原则上建议所有活疫苗均在结束化疗 3 个月后接种。部分灭活的疫苗在肿瘤化疗期间可按免疫计划接种,但因免疫功能抑制可能有效抗体保护不足。如化疗方案中有抗 B 淋巴细胞的抗体(如利妥昔单抗注射液),则化疗结束 6 个月病情稳定后接种疫苗。家庭成员可接种 IPV,禁止接种 OPV,避免病毒泄露后致儿童患病。

2.出血性疾病

接受抗凝治疗儿童避免肌内注射,可采用细针头皮内或皮下注射,按压 2 分钟;如采用凝血因子治疗者宜给凝血因子后尽快预防接种。

(三)原发性免疫缺陷病

2015 年中华医学会儿科分会免疫学组与中华儿科杂志编辑委员会参考 2013 美国感染疾病学会(IDSA)的《免疫功能低下宿主疫苗接种临床指南》撰写《免疫功能异常患儿预防接种专家共识:原发性免疫缺乏病》。IDSA 指南建议原发性免疫缺陷病(PID)儿童禁忌接种活疫苗;免疫功能低下儿童接种灭活疫苗较安全,可常规接种,但免疫反应强度和持久性可降低;原发性补体缺乏症等轻度免疫抑制者按常规免疫接种。儿童免疫抑制治疗前≥4 周接种活疫苗,避免免疫抑制治疗开始 2 周内接种;免疫抑制前≥2 周接种灭活疫苗。联合免疫缺陷症儿童免疫球蛋白治疗前可常规接种灭活的疫苗,产生抗体的能力为评估免疫反应的参考指标。

(四)艾滋病 HIV 感染

可安全接种疫苗,所有灭活的疫苗原则上应按免疫计划常规接种。如艾滋病(HIV)儿童接种其他疫苗可预防疾病,应进行被动免疫预防治疗。HIV 感染的患者疫苗的免疫反应与 $CD4^+$ T 细胞的数量及血浆中的病毒载量明显相关,同时稳定的 cART 治疗对抗体的产生也很重要。

1.一类疫苗

不建议接种口服的脊髓灰质炎糖丸,也不建议接种卡介苗。因 HIV 患者接种乙肝疫苗后抗体很快下降,建议应完成 3 个剂量的接种后 6～12 个月检测相应抗体,如乙肝抗体<10 mIU/mL,建议进行第二次的 3 剂标准剂量的乙肝疫苗接种。>12 岁的 HIV 青少年可接种 3 剂甲乙肝联合疫苗(包含 20 μg 的乙肝表面抗原)。建议未接种 Hib 的>59 月龄的 HIV 患儿接种一剂 Hib 疫苗;临床上无症状,或症状较轻,且 CD4 阳性细胞>15%者接种麻腮风三联疫苗(MMR);感染HIV 的 11～18 岁儿童、青少年至少间隔 2 月接种两次流行性脑膜炎疫苗(MCV4),如果第一剂流脑疫苗在 11～12 岁时接种,则 16 岁时接种第三剂流脑疫苗。

2.二类疫苗

建议接触或感染 HIV 的婴儿接种轮状病毒疫苗;每年接种流感疫苗,但不接种活的增强流感疫苗(LAIV);建议临床上无症状,或症状较轻,CD4 阳性细胞>15%者接种水痘疫苗,2 剂水痘疫苗至少间隔 3 个月,但不建议接种麻腮风水痘(MMRV)的联合疫苗。HIV 感染患者最好在 cART 治疗≥3 个月,特别是 CD4$^+$ T 细胞数量明显改善(≥15%),以及血浆病毒载量明显下降 (<10^3 copies/mL)时再进行预防接种。

(赵　莉)

第三节　小儿预防接种的护理

一、预防接种护理常规

(一)护理评估

(1)仔细查阅小儿预防接种登记簿,核对姓名、年龄,明确接种疫苗名称、种类、次数、剂量、途径、接种的时间间隔等。初始接种的起始月龄不能提前,接种时间间隔不能缩短。一般接种活疫苗后需间隔 4 周,接种死疫苗后需间隔 2 周,再接种其他死或活疫苗。

(2)评估小儿的健康状况,询问有无传染病接触史,排除预防接种的禁忌证。禁忌证:①患自身免疫性疾病、免疫缺陷者。②有明确过敏史者禁种白喉类毒素、破伤风类毒素、麻疹疫苗、脊髓灰质炎疫苗、乙肝疫苗。③患有结核病、急性传染病、肾炎、心脏病、湿疹及其他皮肤病者不予接种卡介苗。④在接受免疫抑制剂治疗期间、发热、腹泻和急性传染病期。⑤因百日咳菌苗可产生神经系统严重并发症,小儿及家庭成员患癫痫、神经系统疾病,有抽搐史者严禁接种。⑥患肝炎、急性传染病或其他严重疾病者不宜进行免疫接种。

(3)询问家长小儿是否进食,接种宜在饭后进行,以免晕针。

(4)了解小儿及家长对预防接种的认知程度和心理反应。

(5)检查环境是否符合要求,如光线明亮、空气流通、温度适宜。

(6)检查接种及急救用物准备是否齐全,包括皮肤消毒剂、无菌注射器、疫苗、氧气吸入装置、肾上腺素等。

(二)护理措施

接种前向家长和小儿耐心解释和讲解接种的目的、方法和注意事项,消除紧张和恐惧心理,争取家长和小儿的合作。

严格查对小儿姓名、年龄和接种疫苗名称等。

掌握主要疫苗的生物制剂特点和接种的注意事项。严格检查疫苗或生物制品的标签,包括名称、批号、有效期及生产单位;检查安瓿有无裂痕,药液有无发霉、异物、凝块、变色或冻结等;按规定方法稀释、溶解、摇匀后使用;若多人分剂疫苗,在短期间内未用完,再用前仍需要再次摇匀。

几种主要生物制品的特点简介如下。

1.麻疹、腮腺炎、风疹减毒活疫苗(MMR 疫苗)

(1)正常疫苗为橘红色透明液体或干燥制剂,如发现颜色变黄、变紫、混浊或絮状物,即不能使用。

(2)不耐热、不耐寒,因此抽吸后放置时间不可超过半小时。

(3)接种对象为出生后 8 个月以上未患过麻疹、腮腺炎、风疹的婴儿。

2.百白破混合制剂(DPT 疫苗)

(1)此制剂属多联多价疫苗,主要供给婴幼儿预防百日咳、白喉及破伤风,作为基础免疫。

(2)使用前,应充分摇匀。

(3)学龄儿童的加强免疫不再使用百白破,而使用白破二联类毒素或其单价制品。

(4)破伤风类毒素和白喉类毒素为吸附制剂,即制剂中加入磷酸铝或氢氧化铝等吸附制剂,使其吸收慢,刺激时间长,免疫效果好。

3.卡介苗(BCG 疫苗)

(1)为无毒无致病性牛型结核菌悬液,不加防腐剂的活菌苗,用于预防结核病。

(2)初种年龄为新生儿出生 24 小时后。

(3)2 个月以上婴儿及成人接种前应做结核菌素试验,阴性反应者可接种卡介苗。阳性反应者表示已获得免疫力,不需要再接种。

(4)BCG 疫苗要准确注入皮内,严禁皮下或肌内注射。

4.乙型肝炎疫苗(HBV 疫苗)

(1)为预防乙型肝炎病毒感染及阻断母婴传播的一种主动免疫生物制品。接种疫苗者 HBV 标志必须阴性。

(2)基础免疫接种程序按婴儿出生 0、1、6 个月的顺序肌内注射,即第一针在新生儿出生后 24 小时内、第二、三针分别在婴儿 1 足月和 6 足月时注射。

严格按照各种疫苗接种的方法、剂量、时间及注意事项进行接种。对于需注射接种者,确定注射部位后进行局部消毒,用 75% 乙醇消毒皮肤,待干后注射;接种活疫苗、菌苗时,用 75% 乙醇消毒。因活疫苗、菌苗易被碘酊杀死,影响接种效果。

接种过程中,严密观察局部和全身有无任何不良反应,及时预防和处理接种的不良反应。交代家长和小儿接种完后,在接种场所至少休息 30 分钟,以免出现异常反应。

接种完毕后,及时记录及预约。保证接种及时、全程足量,避免重种、漏种,未接种者须注明原因,必要时进行补种。

向小儿和家长交代接种后的注意事项和处理措施。

加强疫苗的运送和保存,保证疫苗的安全和有效性。①运送途中应用专用冰包,存放应用专用冰箱分类存放。如脊髓灰质炎活疫苗应存放在 −20 ℃环境中,卡介苗、乙肝疫苗、麻疹疫苗、百白破混合剂存放在 2～8 ℃环境中,切勿冰冻。②冰箱温度须保持稳定,尽量减少开门次数,冰箱内应有温度计。定时记录冰箱温度。③疫苗应避免受阳光照射,现取现用;安瓿启开后的活疫苗超过半小时、灭活疫苗超过 1 小时未用完,不得使用,应将其废弃。

(三)健康指导

(1)向家长和小儿说明在接种时或接种后,可能出现注射局部红、肿、热、痛或不同程度的体温升高等不适。一旦出现,不要惊慌,及时报告医护人员,以便处理。

(2)叮嘱家长和小儿保持注射局部清洁、干燥,切勿按压、搔抓,以免感染。

二、预防接种的一般反应护理常规

(一)护理评估

仔细查阅小儿预防接种登记簿,核对小儿姓名、年龄,明确接种疫苗名称、种类、次数、剂量、途径、接种的时间等。

评估小儿接种疫苗后的不适反应,识别一般反应的类别。一般反应可分为局部反应和全身反应。

1.局部反应

接种后数小时至 24 小时左右,注射部位出现红、肿、热、痛,有时还伴有局部淋巴结肿大或淋巴管炎。红晕直径在 2.5 cm 以下为弱反应,2.6~5.0 cm 为中等反应,5 cm 以上为强反应。局部反应一般持续 2~3 天。如接种活疫(菌)苗,则局部反应出现较晚、持续时间较长。

2.全身反应

一般于接种后 24 小时内出现不同程度的体温升高,多为中低度发热,持续1~2 天。体温 37.5 ℃左右为弱反应,37.5~38.5 ℃为中等反应,38.6 ℃以上为强反应。但接种活疫苗后需经过一定潜伏期(5~7 天)才有体温升高。此外,还可能出现头晕、恶心、呕吐、腹泻、全身不适等反应。个别小儿接种 5~7 天后,可能出现散在皮疹。

评估小儿的精神状态和家长的心理反应。

(二)护理措施

(1)向家长和小儿解释接种疫苗后可能出现的反应。一般症状轻微,无须特殊处理,不必惊慌、害怕。

(2)嘱咐家长小儿应适当休息,鼓励多饮水。

(3)局部反应较重时,用干净毛巾湿热敷,缓解局部炎性反应。

(4)全身反应明显时,遵医嘱对症处理。

(三)健康指导

交代家长和小儿,如接种后局部红肿继续扩大,高热持续不退,应到医院就诊。

三、预防接种的异常反应护理常规

(一)护理评估

(1)仔细查阅小儿预防接种登记簿,核对小儿姓名、年龄,明确接种疫苗名称、种类、次数、剂量、途径、接种的时间等。

(2)评估小儿接种疫苗后的不适反应,识别异常反应的类别。常见有过敏性休克、晕针、过敏性皮疹及全身感染。①过敏性休克:接种后数秒或数分钟内发生。表现为烦躁不安、面色苍白、口唇发绀、四肢湿冷、呼吸困难、脉细速、恶心、呕吐、惊厥、大小便失禁,甚至昏迷。②晕针:接种时或接种后数分钟内发生。表现为头晕、心慌、面色苍白、出冷汗、手足冰凉、心率加快等,重者心率、呼吸减慢,血压下降甚至知觉丧失。③过敏性皮疹:一般在接种后数小时至数天内最常出现荨麻疹。④全身感染:有严重原发性免疫缺陷或继发性免疫功能破坏者,接种活疫苗后可扩散为全身感染。

(3)评估小儿的精神状态和家长的心理反应。

(二)护理措施

向家长和小儿解释接种疫苗后少数人可发生异常反应,出现较重的临床症状,经及时处理一般不会危及生命,缓解家长和小儿的恐惧及害怕。

嘱咐小儿平卧,鼓励多饮水。遵医嘱及时对症处理。

1.对于发生过敏性休克者

(1)立即将小儿平卧,头稍低。

（2）氧气吸入。

（3）立即皮下或静脉注射 1∶1 000 肾上腺素 0.5～1.0 mL，必要时可重复注射。

（4）注意保暖。

（5）密切观察生命体征变化，必要时做好其他抢救准备。

2.晕针

（1）立即将小儿平卧，头稍低，保持安静。

（2）饮少量热开水或糖水。

（3）注意保暖。

（4）密切观察病情变化，一般采取以上措施可恢复正常。如数分钟后仍未缓解，皮下或静脉注射1∶1 000肾上腺素 0.5～1.0 mL，必要时可重复注射。

3.过敏性皮疹

遵医嘱给予抗组胺药物即可痊愈。

4.全身感染

遵医嘱采取全身抗感染治疗。

（三）健康指导

交代家长和小儿，如接种后出现皮肤红疹、发热持续不退等不适，应到医院就诊。

（赵　莉）

参 考 文 献

[1] 陈晓燕.内科护理[M].北京:北京师范大学出版社,2023.

[2] 崔国峰,何小云,邓小凤,等.临床护理策略与个案[M].南昌:江西科学技术出版社,2022.

[3] 谭锦风.临床专科护理实践[M].南昌:江西科学技术出版社,2021.

[4] 陈晓燕.护理技术[M].北京:北京师范大学出版社,2023.

[5] 刘晓.临床护理集萃与案例[M].南昌:江西科学技术出版社,2022.

[6] 高淑平.专科护理技术操作规范[M].北京:中国纺织出版社,2021.

[7] 陈朝亮,兰庆新,班华琼.外科护理[M].武汉:华中科学技术大学出版社,2023.

[8] 夏五妹.现代疾病专科护理[M].南昌:江西科学技术出版社,2022.

[9] 吴雯婷.实用临床护理技术与护理管理[M].北京:中国纺织出版社,2021.

[10] 刁咏梅.现代基础护理与疾病护理[M].青岛:中国海洋大学出版社,2023.

[11] 兰洪萍.常用护理技术[M].重庆:重庆大学出版社,2022.

[12] 孙璇,王雪芬,范慧.医院护理技术及护理管理[M].武汉:湖北科学技术出版社,2021.

[13] 梁艳,甄慧,刘晓静,等.临床护理常规与护理实践[M].上海:上海交通大学出版社,2023.

[14] 李艳.临床常见病护理精要[M].西安:陕西科学技术出版社,2022.

[15] 李娟,郭颖,彭骄英.临床疾病的诊疗与综合护理[M].武汉:湖北科学技术出版社,2021.

[16] 刘明月,王梅,夏丽芳.现代护理要点与护理管理[M].北京:中国纺织出版社,2023.

[17] 秦倩.常见疾病基础护理[M].武汉:湖北科学技术出版社,2022.

[18] 张秀兰.现代医学护理要点[M].武汉:湖北科学技术出版社,2021.

[19] 李阿平.临床护理实践与护理管理[M].上海:上海交通大学出版社,2023.

[20] 郑泽华.现代临床常见病护理方案[M].南昌:江西科学技术出版社,2022.

[21] 王维娜.临床护理理论与护理管理[M].北京:科学技术文献出版社,2021.

[22] 王燕,韩春梅,张静,等.实用常见病护理进展[M].青岛:中国海洋大学出版社,2023.

[23] 廖巧玲.临床护理思维及案例分析[M].南昌:江西科学技术出版社,2022.

[24] 刘敏,袁巍,王慧.临床护理技术与常见疾病护理[M].长春:吉林科学技术出版社,2021.

[25] 程艳华.临床常见病护理进展[M].上海:上海交通大学出版社,2023.

[26] 史永霞,王云霞,杨艳云.常见病临床护理实践[M].武汉:湖北科学技术出版社,2022.

［27］邵秀德,毛淑霞,李凤兰,等.临床专科护理规范［M］.济南:山东大学出版社,2021.

［28］郑玉莲,刘蕾,赵荣凤,等.内科常见病护理规范［M］.上海:上海科学技术文献出版社,2023.

［29］刘晶,马洪艳,荆兆娟.现代全科护理［M］.武汉:湖北科学技术出版社,2022.

［30］杨晓璐,曲淑娜,董玉翠.常见疾病护理技术［M］.长春:吉林科学技术出版社,2021.

［31］包玉娥.实用临床护理操作与护理管理［M］.上海:上海交通大学出版社,2023.

［32］于翠翠.实用护理学基础与各科护理实践［M］.北京:中国纺织出版社,2022.

［33］杨正旭,贤婷,陈凌,等.基础护理技术与循证护理实践［M］.上海:上海科学技术文献出版社,2023.

［34］张海燕,陈艳梅,侯丽红.现代实用临床护理［M］.武汉:湖北科学技术出版社,2022.

［35］李建波,刘畅,齐越.现代护理技术与疾病护理方法［M］.北京:中国纺织出版社,2023.

［36］杜旭芳,李超,王鹏,等.个体化营养管理策略联合延续护理模式对肝硬化患者营养状况和生活质量的影响［J］.护理研究,2023,37(22):4096-4100.

［37］马燕丽,冯程,郭利清,等."聚焦解决模式"护理干预在慢性丙型病毒性肝炎患者中的应用价值［J］.昆明医科大学学报,2023,44(2):177-180.

［38］李思雨,袁媛,安然,等.肝硬化老年衰弱患者综合运动康复护理方案的构建及应用［J］.中华护理杂志,2023,58(20):2437-2445.

［39］王晓娟,张雪雪,王秀静.乙型病毒性肝炎后肝硬化患者医院感染临床分析与护理干预［J］.临床研究,2022,30(5):60-64.

［40］王莹莹,张晓莹,张毅君.循证护理健康教育应用于病毒性肝炎患者护理中的效果观察［J］.保健医学研究与实践,2022,19(9):97-100.